叶氏中医心病真传

苏士澍敬题

叶秀珠 梅煜川 著

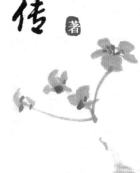

人民卫生出版社
·北京·

图书在版编目（CIP）数据

叶氏中医心病真传/叶秀珠，梅煜川著. —北京：
人民卫生出版社，2022.6
ISBN 978-7-117-33088-6

Ⅰ. ①叶… Ⅱ. ①叶… ②梅… Ⅲ. ①心病（中医）
Ⅳ. ①R256. 2

中国版本图书馆 CIP 数据核字（2022）第 078515 号

人卫智网	www.ipmph.com	医学教育、学术、考试、健康， 购书智慧智能综合服务平台	
人卫官网	www.pmph.com	人卫官方资讯发布平台	

叶氏中医心病真传
Yeshi Zhongyi Xinbing Zhenchuan

著　　者：叶秀珠　梅煜川
出版发行：人民卫生出版社（中继线 010-59780011）
地　　址：北京市朝阳区潘家园南里 19 号
邮　　编：100021
E - mail：pmph @ pmph.com
购书热线：010-59787592　010-59787584　010-65264830
印　　刷：北京汇林印务有限公司
经　　销：新华书店
开　　本：710×1000　1/16　印张：26
字　　数：413 千字
版　　次：2022 年 6 月第 1 版
印　　次：2022 年 6 月第 1 次印刷
标准书号：ISBN 978-7-117-33088-6
定　　价：95.00 元

打击盗版举报电话：**010-59787491**　**E-mail：WQ @ pmph.com**
质量问题联系电话：**010-59787234**　**E-mail：zhiliang @ pmph.com**
数字融合服务电话：**4001118166**　**E-mail：zengzhi @ pmph.com**

遵列位师尊之嘱，

殚精竭虑，几经易稿，

集数十载悬壶心得，

将列祖疗心病不传之秘公之于众，

编集写成《叶氏中医心病真传》一书。

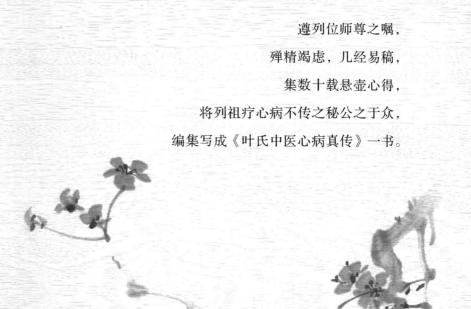

精研医道，行医济世

精研医道
行医济世

以毫为师，医师雅正

辛卯年四月六日
张承烈书

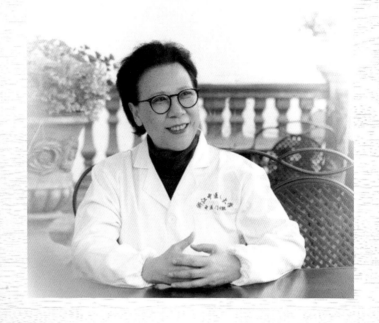

叶秀珠
简介

　　毕业于浙江中医药大学，叶氏中医浙江衢州第五代传人。13岁开始随父著名中医心脏病专家叶宝鑫学医。先后师从浙江省著名药剂师苏为民先生，国家级名中医吉良晨教授，首届国医大师路志正教授，首届国医大师张灿玾教授。从事心脏病临床工作30余年，在学术上孜孜以求，对家传秘方进行创新和完善，临床疗效得以不断提高，引起社会各界的广泛关注。

　　曾任杭州市推拿医院名誉院长，现为叶氏中医非物质文化遗产项目传承人，浙商总会医养传承研究中心第一届执行主任。

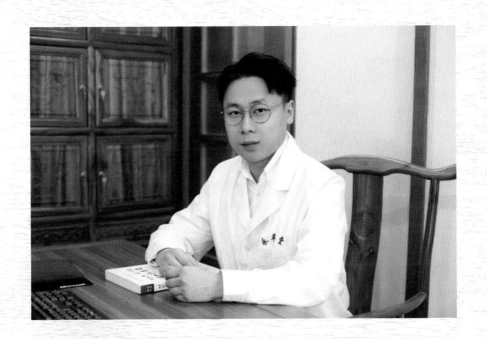

梅煜川
简介

　　1989年生于浙江省衢州市的一个中医世家，母亲叶秀珠是浙江著名中医心脏病专家。从小对中医药展现了极大的兴趣，高中毕业后考入安徽中医药大学，立志成为一名优秀的中医师。大学期间除了学习学校的课程，还利用业余时间跟随母亲抄方临床。后又拜师首届国医大师张灿玾教授。现为叶氏中医非物质文化遗产项目传承人，杭州市青年联合会第十二届委员会委员。

叶氏中医
历代传人

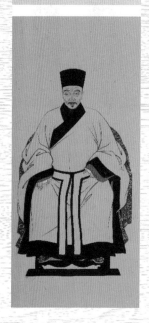

第一代叶廷寿画像

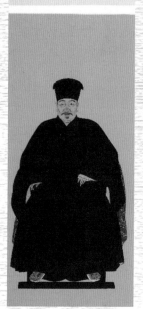

第二代叶维藩画像

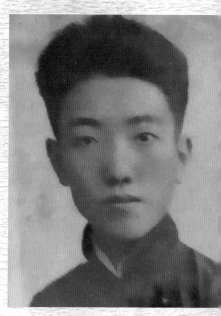

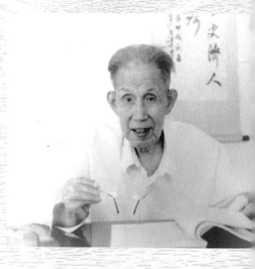

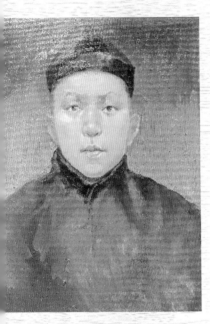
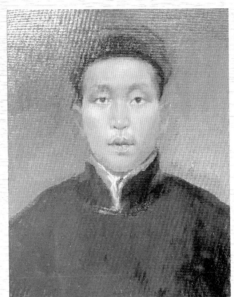
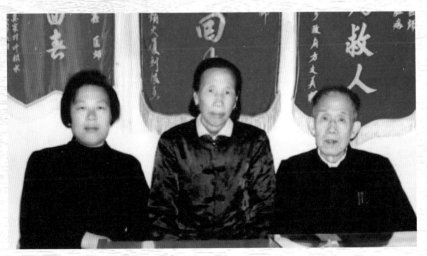

叶秀珠拜师
路志正先生

中醫藥學，博大精深，薪火相繼，待出新人。兹有叶秀珠医师，向來尊師重道一心向學，又摯意入門，升提技藝，治病救人而獻身岐黃。今念其拜師心切，滿懷赤誠，欣慰之余，不揣謭陋，勉爲人師，將其列入門墙，爲路氏醫門第三代傳承人。願師生共勉，不忘初心，勤勤探索，德藝雙馨，造福人民

【師訓】

敬業修德，珍惜時光，精研經典，勤于臨床，集腋成裘，读思果想，虚懷若谷，博采眾長，樂而不倦，仁術俱彰，嘔济蒼桑，同門一心，重振岐黄，尚鴻整堂，華贵志廣，淡泊名利

師字：路志正

見证人：孫光榮

公元二〇一〇年九月十六日

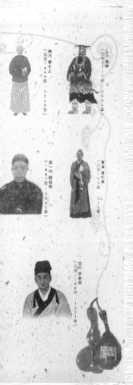

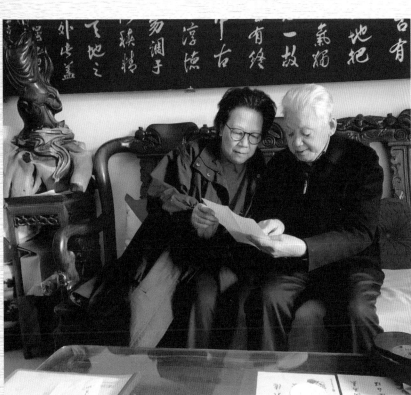

叶秀珠拜师
吉良晨先生

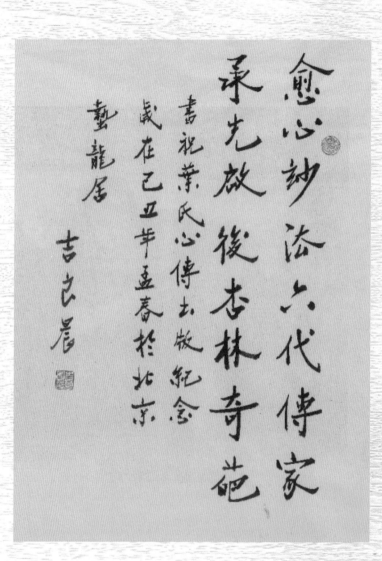

愈心妙法六代傳家
承先啟後杏林奇葩

書祝葉氏心傳出牧紀念
歲在己丑年孟春於北京
蟄龍居
吉良晨

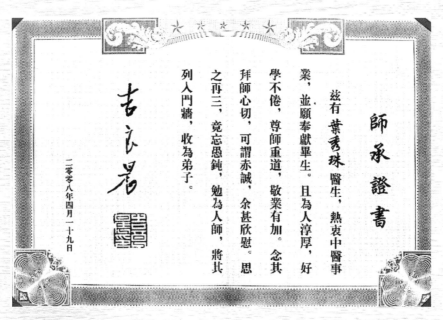

師承證書

茲有葉秀珠醫生，熱衷中醫事業，並願奉獻畢生。且為人淳厚，好學不倦，尊師重道，敬業有加。念其拜師心切，可謂赤誠，余甚欣慰。思之再三，竟忘愚鈍，勉為人師，將其列入門牆，收為弟子。

李良晨

二零零八年四月十九日

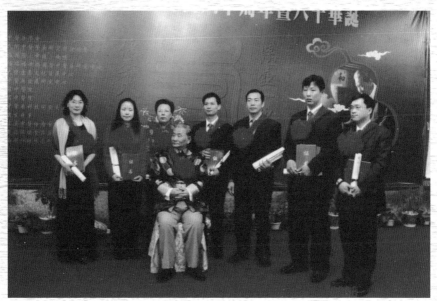

叶秀珠拜师
张灿玾先生

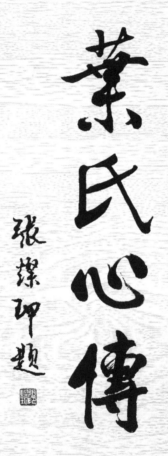

此證

二零一五年十月于山左历下梦石书屋

业师 张灿玾

葉氏心傳

张灿玾题

授徒文帖

技藝及術業之傳承，自來或世家沿襲，或師徒傳授，足而不絕。國醫大業，生生之道，亦猶是也。今佇浙醫葉生秀珠，欲對此道，再行深研，特負笈來魯，以成此願。予感其至誠之心，故應許之。望師生共勉，終生不殆，樂善好施，濟世救人。

三拆不已，負笈擔囊。恭奉拜帖，願入門墙。師徒共勉，山高水長。謹守訓義，繼承發揚。

木風兒，兆芝好多

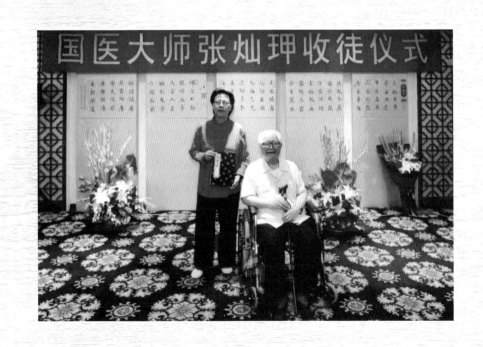

路序

　　人之心脏，《内经》奉为"君主之官"而"神明出焉"，故有"天君""灵台"之美称。方寸之地，莲华之身，人身赖之以通神明，生命赖之而为命关。心之病变，名目繁多，错综复杂，是以古往今来，吾侪医人皆视灵台为蜀道，多叹心病为奈何。

　　自明末清初，医中有叶氏一族，独树"通补"之帜，历举诸贤之能，不畏火官之戛戛，以专治心病为己任；卓然之效，名震一时，华叶递荣，代代相继，于今已有十八代矣！

　　今之叶氏传人秀珠乃吾弟子，其幼承庭训，独嗜岐黄，克绍箕裘，至今越四十年矣。此间，其不仅光大祖传，而且负笈求教，博采国医大师张灿玾、全国名中医吉良晨诸位绛帐传薪。今遵列位师尊之嘱，殚精竭虑，几经易稿，集数十载悬壶心得，将列祖疗心病不传之秘公之于众，编集写成《叶氏中医心病真传》一书，并求余一言以为书首。余素喜板桥《竹石》一诗，且每以"咬定青山不放松，立根原在破岩中"之专注精神和坚韧的毅力自勉。深感医道博大精深，面面俱到之全科通才固属不易，然抟心壹志，深入细致，专攻一病且有佳效者亦难能可贵。余深为叶氏医家十八代人孜孜以求，精研心病的不懈努力之精神所折服；也为多少年来叶氏医家为中医心病的防治做出的杰出贡献和历代灿若星辰之命世奇杰而由衷地钦佩；更为叶氏秀珠怀揣大爱，将祖上秘方公而出之的行为深感欣慰！故乐而为序！

九九医翁 路志正
辛丑春月

心传传薪叶秀珠

叶秀珠是个好医生。医者仁心，非常难能可贵。心病必须心药、心药必须心医，心医就是仁术。

《叶氏中医心病真传》真传传真。叶秀珠老师家族世代行医，每一代都是悉心真心，"指穷于为薪，火传也"，叶医生得的是真传，传的是真才实学。书中有仁术，有秘方，更有德范，既是传承也是奉献，既是雨露更是结晶，她用心传薪的精神生命一定会在中华医学的常青树上叶秀珠明。

《叶氏中医心病真传》心得得心。叶秀珠老师的心学专著，最核心的价值是得于心，知心而后心得，心得而后得心。心病，自有人类以来就是最大的疾患。《内经》认为心是君主之官，主五脏六腑，主身之血脉。心，并非只是一个器官，它与大脑共主意识系统，所以俗有"知人知面不知心"之语，知心难，治心更难；心，还是一个意想空间，医生必须有心得才能得心，叶老师的心得就是知心、宽心、虚心、舒心，而舒心为上，疏导、舒畅、调适、化解，健心又建信，放心而舒心。

《叶氏中医心病真传》督缘缘督。督就是督脉，中华医学源远流长，一脉相传，这个脉就是督脉，中华医学的瑰宝就是"督缘"。医生把脉，是探究生命最深沉的呼唤，把脉准了，就可以缘督，这个"缘"，就是依顺、遵循、承续，缘督是提示也是医治，是探寻也是引导，是继承也是弘扬，缘督以为经，顺心以为主，建立督缘，实施缘督，就可以保身、可以全生、可以养亲、可以尽天年。心传就是缘督，中医的实践要旨也是缘督，叶医生之所以得心应手，就是理解和掌握了中华医学之缘。

希望多一些叶秀珠医生这样的心得，希望多一些真传和传真，希望中医仁术能够治心病还能得人心，希望更多的人领会督缘和缘督，以健心，以全身，以养亲，以享受身心健康的幸福生活。

此为序，助力叶秀珠老师，缘督健心，造福民众。

郭宇民

2021 年 10 月 27 日

前言

心脏病如今已成为威胁人类健康的头号杀手。

我在临床工作 40 多年中，发现来找我看心脏病的人越来越多。近年，经常看到有名人因突发心脏病而去世的消息，但这仿佛仍旧没能引起大众的警惕，人们往往在短暂的叹息之后，还是一如既往地忙碌着，认为心脏病距离自己还很远。可一个残酷的现实是，心脏病这个恶魔早就盯上那些奔波不停而忽视健康的人们，但这些忙碌的人却毫无所觉，直到突然发病，才追悔莫及。对此，我感到很痛惜。

有人会问：怎样才能知道有没有得心脏病呢？

当然有办法。心脏病固然可怕，常常杀人。但是在现代，有诸多的检测手段，足以让心脏病这个恶魔无所遁形。哪怕在初期没有或偶尔有不舒服的表现，也能查出来。所以我经常提醒中老年人要做好定期的体检，一旦发现有被心脏病魔盯上的趋势，必须提前干预。一般来讲，对身心健康的人，病魔是很难下手的。

如果条件不允许，不能依靠现代检测手段，还能知道有没有得心脏病吗？答案是肯定的。因为凡事都有征兆。比如心肌梗死发作之前，身体会有胸闷、胸痛、活动耐力下降、心悸、心慌、乏力、汗多、失眠、不寐、多梦、肩膀发沉等不适的症状出现，症状从无到有，程度从轻到重，频率从偶发到频发，发作从短时到持续，以及从活动后发作到静息下也发作，这就是心脏病的信号啊。如果不提高警惕，心存侥幸，仍然把名利放在第一位，那就会迎来恶魔的死亡镰刀。若是人都没了，依附于人身的名利又有什么意义呢？这是一个值得好好思考的问题。

发现心脏病之后，必须要考虑的就是治疗。西医治疗心脏病主要包括药物治疗和非药物治疗。药物治疗是所有治疗的基础，介入治疗、电复律、电除颤、射频消融术，以及外科手术等在救治心脏病患者中发挥了重要作用。但出于对手术本能的恐惧，好多病人不愿意选择手术治疗，也有很多病人客观上不适合手术治疗，同时，长期服药给家庭带来极大的经济压力。相比之下，中医药治疗心脏病在诸多方面都具有一定的优势。

中医药在我国虽然有很广泛的群众基础，但很多人还是会产生这样的疑惑："中医药的优势在于慢性病的调治，像心脏病的发作，属于急危重的病，不及时抢救，可能数分钟就会危及生命，中医药来得及抢救吗？"

我可以肯定地说，中医药是能急救的。在诊室，我用急救的方法救治过很多心脏病突然发作的患者，在很短的时间内让病人转危为安。

经常有人说："叶医师治心脏病很厉害，医术高超，救了很多人，救人一命胜造七级浮屠。您真的非常了不起！"每当听到如此赞誉的话，我首先感到很开心。我是搞中医的，对我的肯定，就是对我的祖宗的肯定，也就是对中医药的肯定啊。中医的生命力是在临床实践中，疗效是关键。只要能看好病，只要有人选择看中医，我们就能生存下去，通过传承，让中医药继续造福人们。

我对中医药是很有信心的。这种信心，主要源自我祖宗传下来的绝技，通过给病人看病开方，让病人获得痊愈，从而获得病人的认可。所以归根结底，我的自信心来源于我的祖宗。想起我的祖宗，我满怀感恩之心，正是站在我祖辈的肩膀上，习得绝技，我才能在临床一线的战场上，无往不利，才能为广大患心脏病的百姓保驾护航。

我以我是一个中医人而感到无比骄傲。中医是很神奇的，我认为她的神奇就是她的精深。医院请我会诊的时候跟西医人讲，我们的祖宗都懂中医的，不然传不下来。以前人生病，都是靠中医来医治。以前的普通老百姓，很多人都懂中医。只不过慢慢地，社会进步了，分工出现了，正所谓业有专攻技有所长，中医医生就成了治病救人的主力军。

医学的最终目的都是救人，中医、西医没必要比，而是应该配合运用。西医在手术、重症抢救方面很有优势，而中医在治慢性病、预防疾病方面，有极大优势。只有中西医配合起来，才能对人类做出更大的贡献。中西医，是两种不同的医学，各有长处，各有短处。对于治疗慢性病，中医人的理念和医术理应当仁不让。

我的家族世代业医，往上可以追溯到明朝末年，经过清朝年间不断地发展和完善，治疗心脏病的医术已相当成熟，往下随着先祖叶氏第十三代传人叶延寿带领全家从北方南迁，在衢州生根，医脉传承了六代。近一百多年里，家族子弟不断实践祖传的秘方，为解决不断出现的新的心脏疾病，还学习汲取了同时代优秀医家的学术观点为我所用。除了专攻心脏疾病，对内、外、妇、儿等科也各有所长。叶氏医脉传承了大约四百余年，至今已十八代。叶氏家族及门人在衢州、杭州等地行医看病，用祖传的医术治病救人。

我13岁开始跟着父亲叶宝鑫学习中医，后来师从国家级名中医吉良晨、国医大师路志正、国医大师张灿玾，深得传授。我的父亲及几位恩师品德高尚，学验俱丰，在传道中的言行有异曲同工之妙，都是在以自己的言行教育弟子必须德技双修，德为技先，做一个有风骨，有情怀，在任何艰难困苦下都能担当得起治病救人责任的医师。

吉师父在拜师会上赠我由他亲笔书写的《师训》，开篇曰，"医乃仁术，以德行之，贫富不异，官民等齐"，我时刻铭记于心。路师父经常告诫弟子学医要先学会做人的道理，他自己更是虚怀若谷，谦虚诚恳，对待患者贴心贴肺，视若亲人。张师父心怀民众疾苦，对弟子们循循善诱，一心想把好的经验思路传下去，造福更多的人。每想起张师父，我都会被他敬业的精神、无私的胸襟，深深地感动着，激励着。

在诊务之余，我紧跟时代的步伐，重视和学习现代医学的理论，包括西医对心脏病的认识及治疗、中药的药理研究等。把祖传的医术和现代医学理论结合起来，对家传的秘方进行完善与创新，不断寻找心脏病治疗上的突破口，一直是我孜孜不倦的追求。

几十年来，承蒙众多师友关心，屡次建议我把叶氏中医治疗心脏病的相关资料进行系统整理，形成书册，供同道研习，从而造福于广大心脏病患者。多年来，我一直没有下动笔写书的决心，是因为我心里有一道坎：那就是叶氏中医"秘不外传"的祖训。

父亲传我医术，让我传承叶氏中医，能够为广大患者服务。故从学至今，我谨守祖训，一直勤恳业医，治病救人，从不敢有一丝懈怠。时常想起，我用祖上口口相传的经验和方法救治心脏病患者生命的经历。每当看到有的人病情转危为安，患者及其家人看着我，露出感激的神情、流下喜悦的泪水，还有那些他们泣不成声的场景；每当看到病人冠状动脉狭窄状况得到改善，可以不用介入安装支架时患者激动的情形，我由衷地感受到中医药在救治心脏病当中所展现的巨大力量，也愈发感谢我的父亲把我带入中医的殿堂，传授我治病救人的方法。让那些相信中医，信任我的心脏病患者获得救治。

虽叶氏在浙江救治了无数的心脏病患者，奈何医者数人，力薄有所不逮，再加上受地域、交通、经济等条件的限制，未能惠及更多的心脏病患者人群。《中国心血管健康与疾病报告 2019 概要》指出，中国心血管病患病率处于持续上升阶段，心血管病现患病人数达 3.3 亿，其中冠心病 1 100 万、肺源性心脏病 500 万、心力衰竭 890 万、风湿性心脏病 250 万、高血压 2.45 亿。患病人群数量庞大，而个人的力量极其有限。每思及此，我感到有所遗憾，总想尽力做得更多一点。

在繁忙的诊务当中，我带教热心于中医事业的徒弟，悉心传授叶氏中医治疗心脏病的经验。而所带的徒弟已经不限于叶氏本家。在诊务之余，我撰写中医心病相关的小文和拍摄视频，共享于报纸，传播于网络，让更多的群众和心脏病患者受益。

我的两位恩师，张灿玾师父、吉良晨师父生前有交代，一定要我把祖宗的东西整理出来。有一次，张灿玾师父明确地跟我提出要求："你把你家里，你所知道的，几代人，一代代的写出来。"吉良晨师父曾语重心长地对我说："秀珠啊，你要把你祖宗的东西整理出来，要知道，现在中医祖传的东西已经不多了。清朝末年，近一百年，大量的中医，好的中医师，好的家传医术，都在失传。所以你不能把你祖宗的东西光放脑袋里面，无论如何，你要通过文字把它记录下来，写下来，传下去。"对于师父的交代，我一刻也不能忘记。

我的这两个师父，生前一直在呼吁，要注重临床。现在搞理论的人很多，搞临床的人，临床搞得好的人不多。张师父、吉师父，要我把临床写出来，把祖宗的东西写出来，不要让这些珍贵的东西失传。可想而知，两位老人家，对中国的中医，对中国中医的临床，是多么迫切地希望能够使之兴旺起来。确实是的，吉师父、张师父就是迫切希望重振中医的临床。

师父们的交代，像一把剑悬挂在头上，令我不敢丝毫忘怀。在诊务之余，把我从父亲那里听到的祖宗的故事回忆起来，并随时记录下来。经过多年的酝酿，我终于决心动笔写这本书，把叶氏祖传的治心脏病的临床经验及秘方公布于世，以告慰吉良晨、张灿玾两位恩师，也以此告慰我那在九泉之下的父亲和我们叶家的列祖列宗。

对我关怀备至的，还有我的恩师路志正国医大师，感谢路师父对我的悉心教诲，让我更加成熟。路师父一直督促着我，千叮咛万嘱咐，让我务必把祖宗的医术传承下去。路师父倾心施教，治学严谨。尤其是在本书成稿之初，审阅时一丝不苟，字斟句酌，提出明确的修改意见。多次通话，让我务必认真修改，把我祖宗的东西好好写出来。

本书取名《叶氏中医心病真传》。"叶氏"指的来源，本书论及的经验秘方，是从我父亲传来的叶氏先祖的经验，经过我四十余年的临床实践，不断完善创新而成，这是叶氏中医四百年来的学术经验的结晶。"心病真传"，指本书是一本论治心脏病的专著。"心病真传"也是"心传"，我用心传授，读者用心接受，这不正是"心心相印"之意吗？

本书分上、中、下三篇，共19章。上篇共3章，系统总结了古代心病相关的著名论述，深入阐述叶氏医家有关心病的学术观点、特色治疗经验，收录叶氏医脉衢州六代传人治心脉案25则。中篇共13章，围绕高血压心脏病、糖尿病心脏病、病毒性心肌炎、扩张型心肌病、慢性风湿性心脏病、冠心病、房颤、慢性肺源性心脏病、心律失常、先天性心脏病、心力衰竭等进行论述，突出叶氏中医治疗心病的特色，收录我治疗心脏病的医案 59 则。下篇共 3 章，介绍叶氏中医特色用药，叶氏中医传统膏方、叶氏中医传统膏丸方的制作工艺、验案，收录我的膏方、膏丸方验案 18 则。

今天，我以自述的方式将叶氏中医治疗心病的祖传经验毫无保留地奉献给同道们。本书将为心血管病临床医生、中医从业者提供叶氏中医秘传治疗心血管疾病的思路与方法，以期大爱无疆，薪火不绝。但本书为一家之言，惟恐有偏颇、不全之虞。在此，亦恳请同道们给予指正。

叶秀珠

2021年夏写于杭州西子湖畔

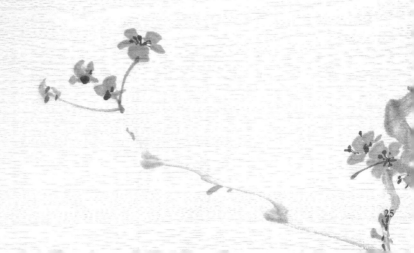

目录
————

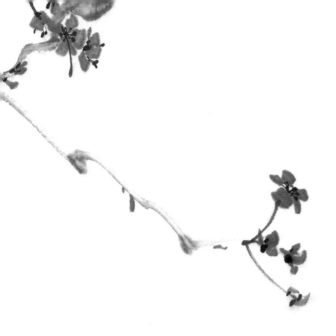

上篇
总论

第一章
心病医论综述

    从先秦时期至今，我国历代的医家在长期临床实践中积累了丰富的心病诊疗经验，并留下了大量的文献资料。在浩如烟海的中医文献中，把与心相关的病证命名加以罗列，可见到如"心痛""厥心痛""真心痛""心痹""脉痹""胸痹""心悸"等等。在漫漫的历史长河当中，一代又一代的医家在传承前人对心病的认识和经验的基础上，又各有发挥，不断完善和丰富着对心病的诊疗经验。翻阅历代先贤们的学术观点，就像是看到一粒粒的珍珠。让我们选取其中较为闪亮的珍珠，用心串起来。

第一节　《黄帝内经》系统论心病

    《黄帝内经》（以下简称《内经》）被誉为"医书之祖"，是我国现存最早的一部伟大的医学典籍。其对心病的证候表现、病因病机等方面，进行了准确的描述。

一、心的生理

    心居胸腔之内，横膈之上，两肺之间，形如倒垂未开之莲蕊，外有心包护卫，内有孔窍相通。心为神之舍，血之主，脉之宗，在五行中属火，为阳中之阳，起着主宰人体生命活动的作用，《内经》称之为"君主之官""五脏六腑之大主"。心气推动血液在脉中运行，流注全身，发挥营养和滋润作用。在心、血、脉，三者当中，心居于主导地位，如《素问·痿论》曰："心主身之血脉。"

二、心病的病因

    心病的致病因素主要有二：一为外感寒邪；二为内伤情志。

    《内经》涉及心之病因以寒邪为主。如《素问·六元正纪大论》曰："故民病寒客心痛，腰脽痛，大关节不利，屈伸不便，善厥逆，痞坚腹满。"描述了寒邪侵犯人体后可能出现的症状有：心痛，腰部与臀部疼痛，大关节活动不灵，屈伸不便，多厥逆，腹部痞满坚硬等。寒性凝滞，侵犯人体往往使经脉气血凝结，阻滞不通，从而出现各种疼痛的症状。如《素问·痹论》云："痛者，寒气多也，有寒故痛也。"寒凝心脉，严重的部分心脉突然闭塞，气血运行中断，可见心胸猝然大痛，而发为真心痛。如《灵枢·厥病》所云："真心痛，手足清至节，心痛甚，旦发夕死，夕发旦死。"其描述的证候，与现代的心肌梗死极为相似。

我们知道，心病患者在天气寒冷的冬季，或在一日当中气温较低的后半夜，或气温骤然降低时心病发作或加重。此为患者正气不足，难以抵御寒冷之邪侵袭所导致。

《内经》认为忧愁恐惧伤心。心藏脉，脉舍神，怵惕思虑则伤神。如《素问·举痛论》曰："悲则心系急，肺布叶举，而上焦不通，荣卫不散，热气在中，故气消矣。"悲忧是一种消极的情感活动，持续过久则使人意志消沉，精神萎靡，神气不足。"惊则心无所倚，神无所归，虑无所定，故气乱矣。"大惊则使气机突然遭受意外的强烈刺激，超越机体对外界事物的适应限度，而发生气行无所定处的紊乱状态。"思则心有所存，神有所归，正气留而不行，故气结矣。"过度思虑，可令气机郁结而不通利。临床上亦发现，惊恐、大惊、悲、忧等情绪的刺激，能诱使心病发作，或加重病情。

三、心病的病机

一般情况下，人体正气旺盛，则不易感邪而得病，此所谓"正气存内，邪不可干"（《素问遗篇·刺法论》）。而当人体正气相对虚弱时，则邪气易乘虚侵犯人体而发病，《素问·评热病论》谓之"邪之所凑，其气必虚"。邪气侵犯机体，人体正气奋起抗邪，正邪斗争过程当中，不断消耗人体的正气，使正气愈发虚弱。这是"邪之所凑，其气必虚"的另一层含义。

心气不足，心失所养，则神明失守，心不藏神。如《素问·本病论》云："人气不足，天气如虚，人神失守……人忧愁思虑即伤心……又遇惊而夺精，汗出于心，因而三虚，神明失守。"先有忧愁思虑伤心，此为一虚；后遇到少阴司天天数不及，即谓天虚，此二虚；又遇大惊夺精，汗出于心，即心中精气减少，此三虚。因而三虚而至，神明失守，故心病生焉。

四、心病的证候

《内经》涉及心病十余种，如"心病""心痹""脉痹""胸痹""真心痛""厥心痛"等病证，散见于诸多章节当中。

"心病"，见于《素问·藏气法时论》，其曰："心病者，胸中痛，胁支满，胁下痛，膺背肩甲间痛，两臂内痛；虚则胸腹大，胁下与腰相引而痛。"手少阴心经和手太阳小肠经，二经气实，可见经脉循行部位疼痛；胁支满者，为手少阴心经之支络，满痛于胁下也。心火气虚，则水浊上乘，故胸腹大。心气不能交于阴，故胁下与腰相引而痛也。

"心痹""脉痹"，见于《素问·痹论》，其曰："脉痹不已，复感于邪，内舍于心……心痹者，脉不通，烦则心下鼓，暴上气而喘，嗌干，善噫，厥气上则恐。"心主血脉，寒湿客络，痹闭而令脉道不通利，故心病患者初期为血脉不和，表现为面色、舌色均较暗，可出现青紫，舌上可能见到紫色瘀斑，脉象涩而不流利，胸前常闷痛，轻者少顷即止。邪气搏结于心下，鼓动而上干心脏则烦。肺为心之华盖，心脉上通于肺。故逆气暴上，则喘而嗌干。心主噫，心气上逆而出，则善噫也。心气厥逆于上，不能下交于肾。肾气虚，故恐也。

"胸痹"，见于《灵枢·本脏》："肺大则多饮，善病胸痹，喉痹，逆气。"肺居胸中，开窍于喉，以司呼吸。大则善病胸痹、喉痹。说明胸痹与肺脏形态增大和饮邪停聚有关。从临床表现看，与现代医学肺源性心脏病相似。

"真心痛"，见于《灵枢·厥病》。心为"君主之官，神明出焉"，故心不受邪。而一旦心脏受邪被伤，则为真心痛，病情非常严重，往往早上发病晚上就会死，晚上发病的第二天早上就会死。现代心脏病的心肌梗死是心内科常见的危急重症疾病，若不及时救治，可导致恶性心律失常、心源性休克，甚至猝死。

他脏之经气厥逆，从脉而上乘于心，为"厥心痛"。在《灵枢·厥病》当中，详细记载了各种厥心痛的证候表现。

第二节　张仲景创治疗心悸胸痹名方

张仲景在继承《内经》关于心病"气不足"病机的基础上，认为

"脉结代，心动悸"，是气血、津液耗损所导致，故创立治疗心悸的经典名方炙甘草汤。又认为，胸痹的病机为"阳微阴弦"，表现为胸阳不振，阴寒太盛，并创立治胸痹经典三方。

一、以虚论心悸，创立名方炙甘草汤

心悸既是病名，又是症状名，以患者自感心跳剧烈、心慌不安为主。古代文献中心悸病证的相关病名很多，出现最多的是"惊悸"和"怔忡"。

张仲景创立的炙甘草汤，被称为心阴阳气血俱虚心脏病之基本方，也是治疗阴阳两虚证的代表方。因其具有滋润养血，长于通经脉利气血的作用，所以又名复脉汤。临床广泛运用炙甘草汤治疗各种心律失常。

炙甘草汤证原文：

> 伤寒，脉结代，心动悸，炙甘草汤主之。
>
> 甘草四两，炙　　　生姜三两，切　　人参二两　　　　　生地黄一斤
>
> 桂枝三两，去皮　　阿胶二两　　　麦门冬半升，去心　麻仁半升
>
> 大枣三十枚，擘
>
> 上九味，以清酒七升，水八升，先煮八味，取三升，去滓，内胶，烊消尽，温服一升，日三服。

分析炙甘草汤方证特点：

首先，根据张仲景以主药命方的原则，本方是以炙甘草作方名，并且重用，故是以炙甘草为君。炙甘草在本方中的作用主要有二：其一，通经脉，利血气。其二，甘缓和中，缓急止悸，是取其和缓之意也。一方面，用甘草大枣之甘，补中益气，使气血生化有源，为复脉之本；另一方面，用甘草桂枝之甘，缓急止悸，以治其标。心神之急不止于悸动，还有心神不宁、躁动不安之诸症皆能缓解。

故本方重用炙甘草为君，补中益气能复脉之本，通利血脉能调脉运行，缓急和中能止悸治标，量不足则不足以成此效，故用量大。又温阳之品多是辛味药物，养阴之品多是酸味药物，加甘味之炙甘草，辛甘化阳，酸甘化阴，有利于阴阳双补。

桂枝味辛、甘，性温，归心、肺、膀胱经，具有散寒解表、温通经脉、通阳化气的功效。现代药理研究表明，桂枝能使心肌营养性血流量增加，具有抗过敏、抗凝血等作用。在本方中，桂枝配伍炙甘草，可治动悸。无论是脐下悸、心下悸，还是心悸，仲景多取桂枝、炙甘草二味

以组方。如桂枝甘草汤、苓桂甘枣汤、茯苓甘草汤、小建中汤等。其二，桂枝振奋心阳，配伍生姜，辛温通阳之品，可制地黄、阿胶等滋补药之黏滞，而使其轻灵流动，更能行气血，调营卫，通心脉。如张景岳所说："善补阳者，必于阴中求阳，则阳得阴助而生化无穷；善补阴者，必于阳中求阴，则阴得阳升而泉源不竭。"又桂枝、生姜为散寒解表之药，此亦寓预防心病患者感寒诱发或加重病情之含义。

血少不能养心，心失所养而动悸；心气少鼓动无力，血行缓慢致脉道不利则脉结代。炙甘草汤中，生地黄、大枣用量超出诸药为臣药，乃取生地黄补肾精，《本草经疏》称生地黄为"补肾家之要药，益阴血之上品"，伍桂枝则化肾气以助卫气，大枣配炙甘草益脾，助化源而益营。人参、大枣补气益胃，配生地、麦冬、阿胶养心血，滋心液，以充养血液。

此外，火麻仁和清酒之用在本方亦极为精妙。火麻仁，在本方中以润肠通便为主，其目的是防止心脏病特别是心衰之病人大便秘结，以防诱发或加重心脏病情。清酒，作为煎剂，是本方独具一格的巧妙配伍。其一，生地黄、麦冬等黏滞之品，得清酒之辛通，使其能补而不滞，故后世流传着"地黄、麦冬得酒者良"的说法；其二，清酒助桂枝、生姜通利血脉，通阳化气。

本方阴阳双补，血气并调。营血得补而脉道充盈，五脏气充而推动有力，血脉复常，营气得行，卫气得通，心神得养而心悸得宁。

二、以"阳微阴弦"论胸痹，创立栝蒌薤白类经典三方

张仲景对"胸痹"的精辟见解主要见于《金匮要略·胸痹心痛短气病脉证治》之"夫脉当取太过不及，阳微阴弦，即胸痹而痛，所以然者，责其极虚也。今阳虚知在上焦，所以胸痹心痛者，以其阴弦故也。"仲景认为胸痹的病机为"阳微阴弦"。阳得阴脉则阳微（寸脉微），表现为上焦阳气不足，胸阳不振。阴得阴脉则阴弦（尺脉弦），表现为阴寒太盛，痰瘀内停之征。

仲景认为，胸痹首先在于阳气亏虚，其次才是心脉痹损，故遣方用药旨在恢复胸阳。治胸痹的经典三方，均以瓜蒌、薤白为基本组成，旨在开胸行气、通阳散结，脉道通利，使胸中阳气恢复，继而胸痹心痛得除。

胸痹之病，喘息、咳唾，胸背痛，短气，寸口脉沉而迟，关上小紧数，栝蒌薤白白酒汤主之。

此为胸痹的基础方。"喘息、咳唾，胸背痛，短气"，是胸痹的症状特点。因胸阳不振，饮邪上乘，闭阻胸中气机，故有胸背疼痛、短气，是胸痹之辨证要点；气闭于胸中，肺失宣降，则喘息、咳唾，又是胸痹中所常有也。寸口脉沉而迟，为上焦阳虚，胸阳不振之象；关上小紧数，主中焦停饮，阴寒内盛。正是"阳微阴弦"之谓也。

胸痹不得卧，心痛彻背者，栝蒌薤白半夏汤主之。

此为痰浊壅盛之胸痹、心痛证。其症除胸痹不得卧外，还有心痛彻背，反映病位病情都有所增加。

胸痹，心中痞，留气结在胸，胸满，胁下逆抢心，枳实薤白桂枝汤主之。

此为胸痹寒气逆满之证。以心中痞、胸满、胁下逆抢心为特点，病变范围已由胸膺部扩至胁下及腹。乃由胸阳不振，胁下阴寒之气乘虚上逆所致。病势急，临证尚可见腹胀、大便不通、脉象弦紧等。

胸痹以胸膺部满闷窒塞，甚则疼痛为主症，治法宜宣痹通阳。栝蒌薤白白酒汤，宣痹通阳，豁痰利气，为胸痹基础方；栝蒌薤白半夏汤，宣痹通阳，降逆逐饮，用治痰饮壅盛；枳实薤白桂枝汤，宣痹通阳，泄满降逆，用治气机郁滞。

瓜蒌，甘寒滑利，开胸行气，善调肺气之宣发肃降；薤白，辛温通阳，散结导滞，善通胸中之阳气，散阴寒之凝结。二药寒温相配，辛开苦降，能散胸中凝滞之阴寒，化上焦结聚之痰浊，宣胸中阳气以宽胸，乃治疗胸痹之要药，共为君药。

瓜蒌、薤白为君，配伍辛散温通，行气活血，引药上行且助药势之白酒为臣药，即瓜蒌薤白白酒汤，此为仲景治胸痹的基本方。宣痹通阳，豁痰利气，适用于胸阳不振，痰浊气滞较轻者，见喘息咳唾，胸背痛、短气，寸口脉沉而迟，关上小紧数。在加大瓜蒌、白酒用量的基础上，伍辛温化痰、下气降逆、消痞散结之半夏，即瓜蒌薤白半夏汤，此方祛痰散结之力较大，适用于胸阳亏虚，阴寒痰浊较甚者，见心痛彻背，不能卧。瓜蒌、薤白配伍下气除满，开痞散结之枳实、厚朴共为臣药，佐通阳散寒、平冲降逆之桂枝，即枳实薤白桂枝汤，又名栝蒌薤白桂枝汤。宣痹通阳，泄满降逆。适用于胸痹影响及胃脘，心中痞气，气结在胸，胸满，胁下逆抢心。

白酒的运用特点：其一，白酒作为一味中药同煮，且不再加水，属单纯用酒煮药。其二，用量较大，栝蒌薤白白酒汤中用酒七升，栝蒌薤白半夏汤中用酒一斗。仲景治胸痹方中加白酒同煮的作用有两方面：一方面，其性辛温，与瓜蒌薤白同伍，可增强其通阳宣痹的作用。另一方面，其性轻扬善行，能载诸药上行直达病所。

仲景从虚论治心病，体现了仲景依证立法、随证治之的辨证施治思想。

第三节　孙思邈从脏腑论治心病

孙思邈对胸痹证候及遣方用药的认识，集中体现在《备急千金要方》卷十三《心脏方·胸痹第七》当中。孙思邈继承张仲景"阳微阴弦"而致胸痹心痛的观点，开辟了以脏腑为基础，以心、肺、脾胃为主的辨证思路，突出了通阳散结宽胸的思想，并创立多种新的治法及方剂，为后世治疗胸痹开辟了新的途径。

一、心胃同治

记载的枳实薤白桂枝汤"治胸痹，心中痞，气结在胸，胸满，胁下逆抢心"，与《金匮要略》中的条文在症状上描述完全一致，在组方思路上也多有继承和发展。在《备急千金要方》的枳实薤白桂枝汤中，薤白的用量较仲景增加一倍，增强了通阳散结的作用。栝楼汤治"胸痹之病，喘息咳唾，胸背痛，短气，寸脉沉而迟，关上小紧数"，沿用了仲景方中栝楼、薤白二味主药，在此基础上去掉白酒，加入生姜、枳实、半夏，增强了和胃降逆、消痰蠲饮之性，以达到通阳泄浊、豁痰开结的目的。体现了胸痹心胃同治法。

二、肺胃同治

从肺论治胸痹的思路清晰。胸痹主证包含"喘息咳唾，短气"症状，提示病机为肺失宣肃，痰浊上逆，继而确立宣肺豁痰的治疗大法。"胸腹背闭满，上气喘息，下气汤方"，以杏仁宣发肺气以化痰，兼加槟榔行气导滞以治胃，属肺胃同治。治"胸中气塞短气"的茯苓汤（方药：茯苓、甘草、杏仁）；治"胸中逆气，心痛彻背，少气不食"的前胡汤；治"胸痹达背"的蜀椒散；治"胸痹达背痛，短气"的细辛散，均体现了肺胃同治的思想。

三、脾胃论治

孙思邈创立"治胸满短气，噎塞"的通气汤；治"胸背恶气，音声塞闭"的槟榔汤，以及治中汤，体现了从脾胃论治胸痹的思路，特别是针对心胃同病，治法尤宜。

孙思邈在继承和发展内治法的同时，增加了外治法治疗胸痹，如熨法、灸法、针法。

第四节　张锡纯以"大气下陷"论心病

张锡纯为清末民初著名医家，他总结前人研究大气学说的成果，详细论述大气理论。提出"大气下陷"理论，并创立治疗大气下陷证的基本方升陷汤。

大气，乃胸中之气，因其为生命之宗主，故又尊之曰宗气。张锡纯在《医学衷中参西录》中说："大气者，充满胸中，以司肺呼吸之气也"，指出是位于胸中之气。大气"以元气为根本，以水谷之气为养料，以胸中之地为宅窟。"大气由先天元气所化生，在人体胸中，由肺吸入的清气与脾胃化生的水谷精气结合而成。《灵枢·邪客》云："故宗气积于胸中，出于喉咙，以贯心脉，而行呼吸焉。"可以看出，积于胸中的大气不但是诸气之纲领，还是周身血脉之纲领。气血的运行、肢体的寒温和活动能力、视听的感觉及语言、声音、呼吸的强弱、心搏的强弱及节律等等，皆与宗气的盛衰有关。

候宗气之处在虚里。《素问·平人气象论》云："胃之大络，名曰虚里，贯膈络肺，出于左乳下，其动应衣，脉宗气也。"因阳明胃经之一支别络，贯膈络肺，注入心中，出于左乳下心尖搏动处，名曰虚里，是候宗气之处。其动应衣，诊察时可见到患者心前区衣服的跳动，这是宗气外泄，即心脏代偿性增强、心功能不全的表现。

大气下陷的原因有很多，包括外感、内伤、饮食和情志等方面。只要伤及心肺损其宗气，皆可引起大气下陷。大气下陷的临床表现：气短不足以息，或努力呼吸，有似乎喘；或气息将停，危在顷刻。可见心病的兼症，如怔忡、胸闷、神昏、健忘、不寐等。严重的大气下陷可以导致神昏、猝死等。大气下陷的脉象为：沉迟微弱，关前尤甚。其剧者，或六脉不全，或参伍不调。

从冠心病的临床表现来看，早期劳力后心绞痛、憋闷，属上焦心肺之气虚即宗气虚，或可出现痰浊、瘀血、寒凝等兼证。随着冠脉狭窄加重，心功能进一步减退，若休息时发生心绞痛，甚至出现急性心肌梗死，当辨为"宗气下陷"。故在治疗上应该以升补宗气为主要治疗原则，应用张锡纯创立治疗大气下陷证的升陷汤。

第二章
叶氏世医治心宗脉

第一节　叶氏医脉传承概况

我开始跟我父亲学医后，讲起我们家医脉是从哪里传来的，听我父亲说起我的祖先从北方迁到南方的事，但说的不多，直到我父亲晚年，经常感叹"树有根，水有源"，这才把他听到的祖先的事讲给我听，并要我记住。我听了之后，在内心深处悄然生起追寻宗族根源的想法。尤其在写这本书的过程中，回想起我父亲曾经说过的话，冥冥中，我更是感到身上背负有一种责任，这种责任促使着我必须把家族的事写出来，不能让我的祖先被埋没在历史的长河当中。

一、起源于明朝末年

我父亲曾经说过，我们祖先原属游牧民族，又被称作马背上的民族，是背着酒纵马驰骋的民族，马走到了哪里，看到野兽之类的猎物，打死，然后用柴火烤了就吃。我的祖先属于一个古老的部族，原来生活在东北吉林省叶赫河，故称叶赫部。在明朝末年，骁勇善战的勇士们骑马四处征战，摔伤骨折的情况非常多，这就需要培养自己的随行医生，我们家这一支脉的始祖正是从那个时候开始从医的，主要研究骨伤科。相传我的始祖名叫佛尔衮，佛尔衮是满语名字，代表灵智、聪智的意思。我的始祖佛尔衮如同他的名字一样，非常聪明、智慧。他通过观察发现，北方寒冷，所以喝酒的时间比较多，加上人们习惯吃烤肉，很容易得心脏病。那个时候的游牧民族得心脏病的人特别多，佛尔衮除了主治骨伤病，开始大量研究心脏疾病，随着越来越多生病的人来看病，我的始祖看心脏病的专科技术一点点地积累了起来，并且把医技毫无保留地传给了儿子松克。松克，是内心通明的意思，始祖佛尔衮希望松克内心通明，不要被世俗名利所蒙蔽，也希望我们家族的后人能潜心学医，救人于危难，又能安身立命。

二、发展成熟于清朝

小时候，我父亲教我们读《药性赋》，我作为小孩子很好奇，就问我们家的医术是怎么传下来的，我父亲说"是从京城宫里出来的御医"。后来又听我母亲徐雨香说，很早以前，我们是叶赫那拉家族，原来生活在东北，后来跟着满族征战，随清兵入关，到北京定居生活。在这过程中，我们家经过一代又一代人的努力，看心脏病的医术得到不断的发展和完善。经过二百多年的经验积累和沉淀，我们家族治疗心脏病的技术逐渐成熟。我现在用的治疗心脏病的方子，就是我父亲口头传授的祖传秘方。

在这一时期，我们家治疗心脏病的手段多样，为了满足不同的需求，药也分别有汤剂、散剂、膏方、丸剂等等。

三、江湖漂泊的岁月

听我父亲说，由于晚清社会动荡，我的太太公叶延寿带着全家，还有好多的书籍、细软贵重的东西，从北京向南迁。先到河北省的某个镇子，好像是石家庄，把一些物品寄存在一个朋友家中。后又去到河南南阳，中医人对南阳是比较向往的，在南阳学习交流，待了几年，又回到河北石家庄，先把存放在那里的东西运到沧州，再搬到大船上，沿着京杭大运河南下。

家里当时买了两只大船，那个年代社会动荡不安，太太公怕路上遇到强盗土匪，买了两具棺材放在船上，棺材里面放的全部是家中的贵重物品和医书。后来，全家人上了船，穿着白衣服，戴着白帽子，两只船，撑船的有八个人，也都穿着白衣服，戴着白帽子，用绳子扎在腰上，过去叫披麻戴孝。一路南行，每到一个码头，都要交过路费，一般的看到我太太公给的钱多，又是披麻戴孝的，就让过了。有一次碰到一伙强盗土匪，拦住船，拎着刀，跳上船，一看船中间摆放着黑漆漆的棺材，船上有披麻戴孝的老少，满面凄苦的样子，就盘问船夫，船夫诚惶诚恐地回话："东家患病暴毙，棺材里放的是病死的人，这是要运回老家安葬。"强盗一听，怕被传染，没有打开棺材，嘴里嚷嚷着晦气就走了。所幸的是，这伙强盗只是想谋财，未曾想害命，就这样全家人才又躲过一劫。船到了杭州后，又沿着钱塘江逆流而行。那是个多雨的五月，端午节发大水的时候，船刚好到衢州水亭街，由于水太大，船走不动了，到水亭街码头停下来，停泊在那里了。

当时的衢州知府，叫什么名字不清楚。这位知府是我太太公的朋友，他们是在京城认识的，两人关系蛮好。知府跟我太太公讲，你就在我这里多待几天，就给找了个地方，安排一家上下住下。船夫就在船上，看东西。在衢州这一住就是十天。

大水十天还没退。我的太太公在那里待着，觉得衢州这个地方很有意思，就问知府地名的寓意，知府说："衢是四通八达的意思，衢州与浙江、福建、江西、安徽相通，所以衢州有'四省通衢'之称。"我太太公听了，觉得蛮好，就喜欢上这个地方。这个知府看出来了，就问："是不是喜欢这个地方？"太太公点头说："是很喜欢，这里民风淳朴，又是南耕文化，是蛮好的。"知府说："那这样，你们家是搞医的，要么你在这里开个药店，怎么样？"我太太公说："好。"

水亭街以前是码头，是衢州最热闹、最繁华的地方，我太太公就把这个药店开在水亭街。知府帮我太太公在水亭街多方打听，看谁的房子要卖。正好有一户人家要把房子卖掉，我太太公就买下了。我太太公让人把旧房子拆掉，在原来的地址上重新建了个二层楼房，这是衢州当时最漂亮的二层楼，也是最高的二层楼。那时候一般的房子都是一楼，或一楼半，我们家的房子是正宗的二层楼。楼上放中药材，是仓库，楼下是药店，又是坐堂医生坐诊的地方。这样，我太太公就在衢州水亭街开了个药店。

在这段漂泊的岁月里，我的太太公尽量保全了祖宗所收藏的大量医书。

四、落地生根于衢州

我家祖坟所在的山，是我太太公买来的。太太公、太太婆都埋在山上。当年山下守坟的是以前在我们家做事的工人，后来那几个人成家立业，有了后人，慢慢地成了一个村。整个村庄的人，都叫我父亲大少爷，我家祖坟所在的那座山叫叶家老爷山。后来我家的祖坟也迁了，因为那个地已经拿来造房子了。

我太太公在衢州水亭街开的药店，取名同德堂。他又在水亭街的河对面买了30亩的土地，造了房子，家和药店隔河相望，休息的时候到河的对面去看看书，家族的好多藏书、宗谱都放在

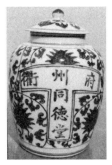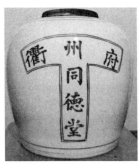

衢州同德堂中药罐

13

河的对面的房子里，这些是我们家最珍贵的东西。

不幸的是，日本侵略者第一次来到衢州，就来到我家，看到好的东西就拿走，而我们家的藏书、宗谱、卷宗等珍贵的资料因为拿不走，就被抱出来，放火烧掉了。

我的父亲、爷爷和我的几位族爷，看到祖宗的东西被烧毁，气愤地想冲上前抢回来，被日本人撵到一边，不让靠前。无力回天的父亲和爷爷们，直接跪下，仰天大哭。日本人看到我们家人在哭，还在旁边哈哈大笑。

家里那么多的东西，烧了三天。我的父亲和爷爷，也足足跪了三天。白天跪在那里，到晚上的时候，被人劝回去，第二天天亮，日本侵略者接着烧我们家的东西，我父亲，我爷爷早早地到来，朝着被烧的祖宗的东西跪下，号啕大哭。第三天，我们家人仍旧跪在地上，看着祖宗的东西被烧成灰烬，垂泪不语，把对日本侵略者的痛恨藏在了心里。

惨绝人寰的战争，令我们家对日本侵略者更加深恶痛绝。抗日救国，匹夫有责。日本侵略者第二次来到衢州，怀着国恨家仇，我二爷爷叶佑生领着弟弟叶龙生以及我父亲叶宝鑫还有同德堂的伙计们，就跟日本侵略者对着干，只要是跟日本侵略者打的人，不论是什么党派，我们都送医送药，哪怕倾家荡产都要帮助中国人，把日本侵略者赶出国门。

目睹祖宗的东西被烧的父亲和爷爷们，此后多年闷闷不乐。特别是我的父亲，为了祖传的藏书、宗谱、卷宗等珍贵的资料被烧这件事，一直耿耿于怀，到死都不能忘记。

我问过村里的老人，老人比我父亲小十来岁，现在近一百岁。提起我祖宗的东西被烧的事，老人家说："日本鬼子太坏了！当年日本鬼子把你家的东西烧掉，你爸还跑到我这里，边讲边哭，说这是把我们的根都断了。"老人说此前从来没见过我父亲哭，那次看到我父亲痛苦地大哭，对日本鬼子恨得咬牙切齿。我听了之后，一想到我父亲那时候痛哭的场景，心里也很难受。

不管怎样，随着我们家在衢州定居，随着家族子弟长大，运用我们祖宗传下来的秘方秘技，救治了众多的老百姓，反哺于这片土地。

在衢州我们家医脉传承了六代。在这一百多年里，家族子弟不断在实践中领会祖宗传下来的秘方，不断适应新的疾病谱，在新的时代背景下，向同时代的大家学习，为我所用，并且不断总结新的经验和体会，充实先人的理论，使之更具有生命力。我爷爷及我的父辈，除了专攻心脏疾病，对内、外、妇、儿等科也各有所擅长。

由于年代久远，我祖宗的这些经历，是我在这些年，经过多方打听，除了听我父亲讲，我还找过我叔叔叶金山（原浙江大学医院办公室主任）、当年跟随太太公的随从的后人，以及曾找我父亲给看过病的老人等，通过和他们交谈，打听当年的一些人和事，再反复对照，从而整理出来的。

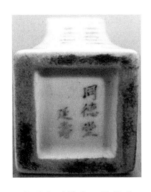

叶氏中医第十三代传人
叶延寿所用脉枕

叶氏医脉传到我太太公叶延寿，是为第十三代。往上可以追溯到明朝末年，经过清朝年间不断地发展和完善，治疗心脏病的医术已相当成熟，有大约三百年的历史；往下随着先祖叶延寿带领全家从北方迁到南方，在衢州生根，又过了一百多年，医脉传了六代。上下加起来，叶氏医脉传承了大约四百余年，至今已十八代。叶氏家族及门人在衢州、杭州等地行医看病，用祖传的秘方治病救人，在当地颇有名气。

第二节　衢第一代传人叶延寿论心病及脉案分析

在我的记忆当中，家里沿袭着家族的一个传统活动，这也是我小时候每天最为期盼的事。那就是晚饭后，大家收拾干净，搬着小凳子坐下，等着听我父亲讲故事。哪怕父亲白日诊务繁忙很是疲惫，哪怕是在极为艰苦的年月，这个传统都没有中断，一直延至今天。

从《三字经》《百家姓》《千字文》开始，到《医学三字经》《药性赋》《雷公药性解》《医宗金鉴四诊心法要诀》《濒湖脉学》等中医启蒙书本的内容，被父亲以一个一个的小故事，娓娓道来，让我感到非常有趣。在我幼小的心灵开启了一扇中医的大门。尤其时常讲到我们叶氏代代相传的祖上治病救人的事迹，让我油然而生一种对祖辈的敬仰之情。并悄悄在心里立下志向：要向我的祖宗学习，长大后要当好医生，多做好事。

听我父亲说，我们叶氏中医源远流长，因年代久远不可考，听他的爷爷叶维藩（我的太公）说，传到太太公叶延寿，为第十三代。我的太太公深得叶氏中医秘传，精通内、外、妇、儿各科，尤其对心脏疾病的论治更有独到之处。

我的太太公叶延寿出生成长于北京城，从小跟着父辈学医识药。出诊的时候也跟着，待回到家中，细说此次应诊病人的病情，如何组方遣药。经常有人慕名来家里延医。

太太公属于"大方脉"（即内科医生），但最为擅长的还是心脏病。在诊务之余，太太公勤于读书，总结治心脉案，并抄写成册留存。然而在晚年，由于社会动荡，带领家族举家离开北京城，一路南下，颠沛流离，携带的大量的书有所遗失。特别是日本侵略者到衢州，到了我们家，一把火把我们家的藏书、宗谱、卷宗等珍贵的资料烧掉了。书烧毁了，但烧不掉的是我们家口口相传的祖宗秘方，这是生生不息的火种，只要有适合的条件，自然会绽放出绚丽的火花，并延绵传承，永不熄灭。

一、论心温通说

我的太太公叶延寿特别重视心阳在人体生命活动中的作用，强调"心以温通为要"。他认为，心犹如天上之太阳，温煦大地，生长万物。正如《素问·六节藏象论》所云："心者，生之本，神之变也，其华在面，其充在血脉，为阳中之太阳，通于夏气。"心位居上焦，为阳脏，以阳气为用。心之阳气具有推动、温通全身血脉使心脉通畅、生机不息的作用。心主通明，心脉通畅需要阳气的鼓动和兴奋作用，心阳能使人精神振奋。若心阳气不足，温煦不及，导致脏腑生理活动减弱，则可见虚寒性病变，临床上表现为畏寒、四肢不温、体温低下等等。

导致心病的原因不外有二：一因寒；二因瘀。因寒，或因瘀，使心脉闭阻，发为心病，甚者为真心痛，可危及生命。

什么是寒？寒多起自内、外两种途径。外寒，缘自环境，每逢天气寒冷，或者保暖措施不及时，寒邪外侵，易导致心脉拘紧，血行不畅。内寒，多由肾阳亏虚，真火不助心阳，水气上犯于心，也可致心阳不振而血脉痹阻。内寒、外寒既可单独为病，也能交织为患，如此则病势危矣！治疗总以温通心阳为第一要务。

什么是瘀？瘀多责之于气与血。所谓"气"，即气虚及气滞。气虚通常是心气不足，血无助力，血行迟缓致瘀；气滞往往是情志不遂，气失调畅，血行不畅致瘀。故治疗上以活血化瘀为主，或助以补中益气，或辅以宁心安神。所谓"血"，即血寒及血热。血寒通常为寒邪凝滞血脉，血行受阻致瘀，治疗上以温里散寒为主；血热往往是心火过于亢盛，或由于肝气相助，或者天气炎热，煽动心火，血受煎熬，血液浓缩黏滞，致使脉道瘀阻，治疗上则当以清心降火为务。

因此，主张用"益气温通"大法治疗心脏疾病。根据病邪的不同性质，病机的不同，有所侧重，标本兼顾，灵活选用益气通阳、温里通阳、活血通脉等方法。

二、治心病重在益气温通

我太太公所处的时代，清朝已开始没落，战争频发，导致社会动荡不安，人心惶惶。每逢社会动荡，民病以心病居多。

人过中年以后，体内的阳气逐渐衰减，而心阳渐衰，容易导致疾病的发生。针对中老年人"多虚""多寒""多瘀"的病理，主张以"益气温通"贯穿心脏病治疗的始终。他认为，单纯的活血化瘀，或有一时之效，但恐元气更伤，瘀阻更甚，非治本之道，故当以温通心阳、补益心气为要。

我的太太公特别崇拜医圣张仲景，当年从北京南迁，第一个目的地就是河南南阳，并在南阳学习交流数年。他反复研读《金匮要略》，对仲景应用黄芪桂枝五物汤治疗"血痹"非常感兴趣，深受启发。血痹乃阳气不足，营卫不和，复感风邪，致营血运行不畅，痹阻于肌肤所致。太太公认为"胸痹""心痛"等病，其病理与"血痹"相似，乃阳气不足，感受寒邪，心脉痹阻而致，用黄芪、桂枝治疗胸痹心痛切实可行。故他继承医圣衣钵，在治疗中模仿运用，并加以发扬。

（一）益气健运，首推北芪

针对心病心气不足的基本病理，治当益气健运，我太太公首推北黄芪，且重用北黄芪。

黄芪，出自《神农本草经》，历代享有"补气诸药之最""气中血药"等美誉。原名黄耆，李时珍在《本草纲目》中记载："耆，长也。黄耆色黄，为补药之长，故名。今俗通作黄芪。"关于黄芪，我父亲讲过一个令我非常感动的小故事。

相传在古时候，有一位非常善良的老人，精通针灸，待人谦和，为人厚道，喜欢帮助别人。但是某一次，这位老人在救助一个坠崖的小孩的时候不幸身亡。老人长得比较瘦，面色淡黄，人们尊称之"黄耆"。老人去世后，百姓为了纪念他，就把长在老人坟墓旁的一种味道有点甜，可以补气、止汗、消肿、生肌的一味草药称为"黄耆"，并用这种草药救治了很多病人，这味药及故事逐渐在民间流传开来。

历代擅用黄芪的医家代表有张仲景和张介宾。张仲景应用黄芪配伍桂枝、芍药、生姜、大枣，为黄芪桂枝五物汤，能益气通脉，用来治疗血痹。明代张介宾在《景岳全书》中以黄芪为主药的举元煎，则用来治疗亡阳垂危之证。

我父亲在传我这味药的时候，曾说过："其根三色分三层，中央黄，次层白，外层褐。其根茎直上，独上独下。其味甘，其气微温，直入中土而行三焦。故能内补中气，中行营气，下行卫气也。能走能守也。"

我的祖宗传下的运用黄芪治疗心脏病，有三个特点：

第一，必用生黄芪。黄芪不仅补气，还能行营卫之气。经过直接加热炮制后，黄芪的行气作用则减弱，为取其行气之力，故必须用生黄芪。第二，必须选用北产的黄芪。因为内蒙古及以北地区产的黄芪，其根体虚松而有孔，味甘微温，具能走而不外泄的作用。第三，常与补气药协同应用。心脏疾病多有心脉瘀阻，治疗常用活血化瘀之品，活血化瘀之品易损伤正气，故常用北黄芪配太子参或党参，增加保护气血之力，祛邪而不伤正。

（二）温通心脉，首推官桂

针对心病寒凝心脉的病理，治当温通心脉，首推桂枝。

历代医家善用桂枝者，唯医圣张仲景是也。仲圣以"温阳、通阳"治疗心病，"通阳"正是桂枝功用的核心。如仲景用桂枝治疗心阳虚损，肾中寒气上冲心胸所致奔豚气，主要取其温通心阳、降逆平冲之功效。太太公用桂枝治心脏疾病，往往得心应手，其精妙细微之处，可见其深厚的功底，让听到之人不禁拍案叫好。

我父亲说，我太太公曾治一老叟，老叟患心痛病多年，长年延医看诊。前医多予温阳活血化瘀之品，效果时好时不好，逢生气或受寒则心痛发作。其家人听闻太太公医术高明，遂面带愁容前来延请。太太公应邀，立刻趋身前往老叟家中。但见老叟心痛发作，四肢厥冷，冷汗淋漓，呼吸微弱，面色苍白。太太公号脉之后，即开方子，嘱去药铺抓取三帖，煎服下。言三帖服尽，则病将去大半。三日后，老叟家人复来延请太太公，神情轻快。一问，知老叟服三帖后，果然病去一半。太太公治此真心痛案，和前医不同之处，就在于用了一味桂枝。

说到这里，我想起我父亲讲的一个关于西施和肉桂的小故事。

相传古代四大美女之一的西施，抚琴吟唱自编的《梧叶落》时，忽感咽喉疼痛，遂用大量清热泻火之药，症状得以缓和，但药停即发。后另请一位名医，见其四肢不温，小便清长，六脉沉细，乃开肉桂一斤。药店老板对西施之病略有所知，看罢处方，不禁冷笑："喉间肿痛溃烂，乃大热之症，岂能食辛温之肉桂？"便不予捡药，侍人只得空手而归。西施道："此人医术高明，当无戏言。眼下别无他法，先用少量试之。"西施先嚼一小块肉桂，感觉香甜可口，嚼完半斤，疼痛消失，进食无碍，大喜。药店老板闻讯，专程求教名医。名医答曰："西施之患，乃虚寒阴火之喉疾，非用引火归原之法不能治也。"

考桂枝，出自《神农本草经》。其味辛，性热，有毒。其气浮，阳中之阳也。其在下，气之厚者，曰肉桂，气厚则发热，故肉桂下行而补肾；其在嫩枝，气薄者，曰桂枝，气薄则发泄，故桂枝上行而发表。现代的肉桂，是指一般的普通药材，而我太太公用的是官桂，指的是供官之上等肉桂。如《本草纲目·木之一·桂》曰："官桂者，乃上等供官之桂也。"

我们家应用桂枝治疗心脏病有两个特点：

第一，根据病情，灵机选用肉桂、桂枝。二者药源均出自樟科植物肉桂，能振奋心阳，温通血脉，但二者选用药材的部位不同，一为干燥树皮，一为干燥嫩枝，其发挥的效用有别。肉桂，能补火助阳，引火归原，散寒止痛，活血通经，若肾阳不足，寒水上凌心肺，选用肉桂；桂枝，能温通经脉，助阳化气，故见心阳不足，寒凝心脉，则选用桂枝。

第二，桂枝常搭配芍药，一散一收，相互制约为用。桂枝、芍药相伍，最早见于桂枝汤，该方为《伤寒论》第一方，被后世医家誉为"群方之冠"。我太太公传下用桂枝汤加减治疗真心痛的临床经验，可以说是继承医圣温阳通阳的理念并发扬应用的典范。

（三）活血通脉，擅用甲片

血瘀，是指血液运行迟缓或不流畅的病理状态。我太太公认为，心病多血脉瘀阻，故须活血化瘀，方能奏其功。针对瘀阻心脉的病理，当活血通脉，太太公擅用甲片。

甲片，为穿山甲的鳞甲经过炮制而成。穿山甲，始见于南朝齐梁陶弘景所著的《名医别录》，原名"鲮鲤甲"。写到此处，我的脑海中不禁浮现出我父亲活灵活现地说穿山甲如何食蚁的故事，画面感十足，听过一次就很难忘记。

穿山甲的外形似鲤鱼，但是有四足。经常穴山陵而居，寓水而捕食。我父亲说，穿山甲是这样捕食的。在山岸间时，它打开鳞甲，伏在地上一动不动，如死状，令蚁入中，忽然鳞甲闭合，而入水中，在水中再打开鳞甲，这时候，蚁皆浮出水面，于是穿山甲就美美食之。吃了之后，再去山岸间打开鳞甲，趴着不动装死，等着蚂蚁爬上来，再入水食之。

为什么叫穿山甲呢？因为其性善窜，喜穿山打洞，故名穿山甲。

穿山甲，其味咸，性微寒，能通经下乳，消肿排脓，搜风通络。主要用于经闭癥瘕，乳汁不通，痈肿疮毒，关节痹痛，麻木拘挛。《本草纲目》记载："古方鲜用，近世风疟、疮科、通经、下乳，用为要药。……谚曰：穿山甲，王不留，妇人食了乳长流。"

传统意义上，此药似乎与心脏病药物相距甚远。但我太太公在治疗心脏病中对穿山甲的运用独树一帜。他认为：此物穴山而居，寓水而食，出阴入阳，能窜经络达于病所。心病之用穿山甲，唯取其穿透之力。"穿透之力"，一是指穿山甲很强的活动之力，二是指穿山甲能够"打通"心脏传导组织的能力。故甲片乃活血之首选、通脉之圣品。

三、叶氏脉案及分析

脉案1：真心痛（寒凝心脉）

真心痛是一种危急重症。其发病特点是：第一，发病急。临床表现为心胸猝然大痛，痛引肩背，且持续时间长。第二，病情重。临床表现为面色苍白、冷汗淋漓、手足青冷、脉微欲绝，病势危重。真心痛为胸痹进一步发展而来，与年老体衰、阳气不足、寒邪侵袭、血脉凝滞等因素有关系。发病的基础是正气不足，如心阳气不足；发病条件是邪气作用，邪气可以因于寒，或因于瘀，而导致部分心脉突然闭塞，气血运行中断，心胸猝然大痛，而发为真心痛。真心痛分为急性期与缓解期。

张仲景用薤白、桂枝治胸痹心痛，为后世医家指明了方向；明清时期，不少医家认识到真心痛并非不能救治，提出以温药为主，应用活血化瘀治疗真心痛的方法。我太太公擅长治疗真心痛，以温通、散寒为要，重视益气温通。急则标本兼治，加强补心之阳气及温通心阳之力。让我们对我太太公治疗真心痛一案来详细分析，领略其中的妙趣。

京城一老叟，患心痛病多年。前医多予以活血化瘀之品，效果时好时不好。因受寒心痛发作，病情危重，经好友引荐，延请我太太公。视治病如救火的太太公立刻趋身前往，但见：老叟心痛发作，四肢厥冷，冷汗淋漓，呼吸微弱，面色苍白。察舌淡紫，脉见微弱。我太太公认为，此为素体阳虚，胸阳不振，阴寒之邪气乘虚而入，寒凝心脉，血脉闭阻，发为真心痛。寒邪闭塞心脉，见心痛甚；寒邪进一步损伤阳气，温煦失职，见四肢厥冷，面色苍白；阳气大伤，不能固摄津液，见冷汗淋漓；气虚血行迟缓，心脉瘀阻，则见舌淡紫；阳气虚弱，鼓动无力，则脉微弱欲绝。此病情危重，当回阳救逆，强心通脉以救之。写方子如下：

北黄芪一两[1]　　香官桂一钱　　干姜片一钱　　生白芍三钱

穿山甲三钱　　淡全蝎二钱　　当归尾五钱　　紫丹参五钱

正川芎三钱　　制乳香二钱　　制没药二钱　　广陈皮五钱

麝香一分晨服

三帖，水煎服。

本方重用北黄芪以益气扶正，为主药；香官桂、干姜片，与君药相须为用，增强温阳散寒之力；麝香，芳香温通，开窍通闭，辟秽化浊；穿山甲，开通心窍，配紫丹参、正川芎、当归尾、制乳没等药物，增强活血化瘀、通络止痛之力；生白芍，柔肝，息风镇痉，通络止痛，与桂枝相伍，一散一收，相互制约为用。配伍理气健脾、燥湿化痰之广陈皮于大量滋补扶正之品中，使补而不滞。观全方，具有复心阳、通心窍、散寒邪、化瘀血之功效。麝香的使用要注意：不宜久服，当患者自觉心悸、胸闷、心痛消失，即停止服用。

三日后，其家人复来延请我太太公。见老叟精神好转，自诉服药两天，心痛明显缓解，出汗即止，呼吸渐有力，三帖服尽，四肢渐得温。但见头晕重，胃纳差，食少，多食则胃脘胀不适，舌淡白，脉弦细。此邪去正虚，胃气不足，肝风欲动之征象。方子如下：

北黄芪七钱　　嫩桂枝三钱　　穿山甲二钱　　当归尾五钱

延胡索三钱　　紫丹参五钱　　明天麻三钱　　石菖蒲三钱

炒苍术三钱　　炒白芍三钱　　焦六曲五钱　　正川芎三钱

广陈皮五钱

七帖，水煎服。

---

[1] 注：为维持处方原貌，保留旧制计量单位。读者可按照"一两 =30g"等换算。

服前药七日后，老叟病去八九，心痛止，精神好转，能进饮食，食之有味。宗前方加减，继服以收功。写方如下：

北黄芪七钱　　嫩桂枝三钱　　穿山甲二钱　　当归尾五钱

延胡索三钱　　紫丹参五钱　　明天麻三钱　　石菖蒲三钱

炒苍术三钱　　於潜术三钱　　正川芎三钱　　广陈皮五钱

七帖，水煎服。

老叟后来与我太太公成了好朋友，经常向人感叹太太公医术之高妙，病情危重，亦能应手而救；更妙的是，服药不足二十日，老叟多年的心痛病竟然痊愈，后未再发作。

本案为胸阳不振，寒凝心脉，血脉闭阻，而发为真心痛。

针对心气虚，太太公益气健运，选用北黄芪，用量较其他药大。初诊北黄芪用量一两，病去大半后，北黄芪虽减为七钱，但用量亦较其他药大。

针对心阳不足，太太公选用桂枝汤化裁治疗。初诊病情危重，故选用上等的肉桂（官桂），以温肾助阳。姜不用生姜，而选用干姜片。干姜无阴液的牵制，其性从微温变成热，除入肺、脾、胃经外，较生姜多入心、肾二经。二者相伍，温阳散寒，回阳救逆。

白芍生用，其性微寒，味酸苦，用在此处意义有三：其一，以其寒凉之性，制约辛热之桂姜，勿使温热太过；其二，其味酸收，能滋阴敛汗，勿令汗出不止，使阴液亡脱；其三，生白芍养血柔肝，息风镇痉，通络止痛。二诊诸症缓解，邪去正虚，脾胃未复，肝风欲动。故去辛热之肉桂、干姜，选用嫩桂枝，以通阳散寒。白芍炒用，缓和其寒性，以防损伤脾胃。

针对瘀阻心脉，太太公用具有穿透力之甲片以活血通脉。配伍紫丹参、正川芎、当归尾、制乳香、制没药，以增强活血化瘀、通络止痛之力。二诊病去其半，则减轻破血之力，甲片用量减一钱，减去制乳香、制没药，用延胡索活血行气，止痛。

於潜术，是产于浙江於潜一带的野生白术，一名"天生术"，气清香，甜味强而辣味少。一般认为於潜白术的品质较新昌白术为佳。我父亲说过，白术为补脾胃之要药，与他药搭配运用，能补益五脏。

广陈皮，主要产于广东新会、四会。橘禀东南阳气而生，故以广东产的陈皮疗效最佳。广陈皮常三瓣相连，形状整齐，厚度均匀，为治疗脾胃气滞湿阻，痰湿壅盛之要药，具有理气燥湿、疏肝散结等作用。普通陈皮，主要产于福建、四川、浙江等地。我们家既用广陈皮，也用产于浙江本地的普通陈皮，不一而论。

太太公叶延寿治疗真心痛，注重防患于未然。

一方面，防止肝风内动，抽搐。初诊用淡全蝎、生白芍，以息风镇痉、通络止痛，防止昏迷抽搐。二诊用明天麻、石菖蒲，以安神定志，息风止痉。

另一方面，顾护脾胃之气。初诊病急，当先回阳救逆，仅用一味陈皮，理气健脾，燥湿化痰，兼顾脾胃。二诊病缓，则用炒苍术、焦六曲，增强燥湿健脾和胃之力。三诊健脾燥湿，苍术、白术同用。此二术专入脾胃中焦，是我们叶家用来调理脾胃常用药对。

我父亲讲这个案例，要我和哥哥们记住一点："我们家传的秘方是可以救命的，一定要牢牢地记住！一定要积极地去救治病人，把方子用活了，并且还要传承下去，不能让祖宗的东西在你的手上失传了。"如今，仿佛能体会到我父亲当时对中医未来的一些担忧。

对我父亲说的话，我铭刻于心，四十多年来治病救人，不敢有丝毫懈怠。我动笔写这本书，把叶家祖传的治心脏病经验、秘方公布于世，也是因为我父亲的话。要知道中医后继并不乏人，我们要谨防的是后继乏术啊。

脉案2：心悸（气虚血瘀）

太太公论心以温通为要，治心病重在益气温通，不仅体现在真心痛，亦体现在心悸的论治上。心悸多因虚、因惊、因瘀而生。虚，乃禀赋不足，或久病体虚，或劳欲过度，耗伤气血，心神失养而惊悸；惊，乃惊恐恼怒，动摇心神，致心神不宁而惊悸；瘀，乃气血不足，气血运行滞涩，心脉不畅而发为心悸。临床表现多为虚实夹杂之证。我太太公以益气温通，活血通脉，宁心止悸为治心悸之法。

太太公曾治衢州一老翁，老翁年少时家境殷实，交游甚广，上至达官贵人，下至商贾百姓，均相交甚好。后来随着社会的动荡不宁，家境日渐破落，忧郁日久，身患心悸病。年逾花甲，心悸日渐加重，听闻我太太公擅治心疾，遂派人前来同德堂药店延请。太太公背着药箱应邀前往，见老翁形体消瘦，面色不华，气短，语声低微。老翁自诉心慌心跳，胸闷痛，静时尤甚，夜间常因心悸不安而寐差，且夜寐梦多，多言或稍动则神疲乏力，察舌淡白，脉细弱。老翁又身患消渴病多年。我太太公认为，此心悸乃气虚血瘀所致，故以补气宁心、活血通脉治之。开方子如下：

北黄芪九钱　　穿山甲二钱　　淡全蝎一钱　　大蜈蚣二条
当归尾三钱　　於潜术三钱　　霍石斛二钱　　天精草三钱
生姜片三片　　辰茯苓五钱　　胡芦巴二钱

五帖，水煎服。

本方重用北黄芪以益气扶正；穿山甲，开通心窍，配伍淡全蝎、大蜈蚣、当归尾增强活血化瘀、通络止痛之力；於潜术、生姜片，顾护脾胃；辰茯苓，宁心安神健脾；霍石斛、天精草，益胃生津，滋阴清热；胡芦巴，温肾祛寒，还有一定的治消渴作用。全方具益气养血，宁心定悸，活血通脉，化瘀止痛之功。

五帖服尽，老翁病去大半，家人陪同前来药店求医。老翁的语声较五日前增大，诉心悸、胸闷、气短诸症消失，精神好转，夜寐安稳，二便调，察苔白，脉细。效不更方，宗前方加减，继服七帖。方子：

北黄芪七钱　　穿山甲二钱　　当归尾五钱　　辰茯苓五钱
酸枣仁五钱　　抱茯神五钱　　霍石斛二钱　　广陈皮五钱
生姜片三片　　天花粉三钱　　煅磁石五钱先煎　天精草三钱

七帖，水煎服。

服前药七日后，心病告愈，纳食可，二便调，精神佳，脉力渐强。继以益气健脾、调理气血之品，继进七帖。方子如下：

北黄芪五钱　　穿山甲二钱　　太子参五钱　　当归尾五钱
辰茯苓五钱　　麦门冬三钱　　广陈皮三钱　　酸枣仁五钱
嫩桂枝三钱　　天花粉三钱

七帖，水煎服。

俗话说"心病还须心药医"，老翁因家道中落，时常感怀，情志抑郁而致心悸。我太太公每于老翁看诊开方之余，均会聊及所遇到的趣事，时常逗得老翁乐不可支，慢慢地也想开了。后来随访多年，心悸未见复发，宿有的消渴病竟然也好了。

本案乃素体虚弱，气阴亏虚，致心失所养，心动失常，发为心悸。

针对心气虚，太太公益气健运，选用北黄芪，用量较其他药大。初诊北黄芪用量九钱，二诊病去大半后，北黄芪减为七钱，量较其他药大；待脉力由弱渐强后，北黄芪则减为五钱，即便北黄芪的用量有减少，但在本案所开的处方中，仍属最大用量。

针对瘀阻心脉，太太公用甲片以活血通脉。配伍淡全蝎、大蜈蚣、当归尾，以破血活血化瘀，通络止痛。二诊病去大半，则减轻破血之力，去淡全蝎、大蜈蚣，以防止化瘀太过而伤正。

针对阳虚，太太公先用胡芦巴温肾祛寒，配生姜片以散寒。后用嫩桂枝以温通心阳。

针对气血虚致心悸，太太公选用归脾汤以健脾益气，补血宁心。方子所用的北黄芪、当归尾、於潜术、抱茯神、生姜片、酸枣仁，为归脾汤的主要药物。

富人常见的消渴病，太太公认为多为阴亏燥热，故选用霍石斛、天精草、天花粉，以益胃生津，滋阴清热，安神定惊。太太公曰：霍石斛，生长于悬崖峭壁之阴处，常年受天地之灵气，吸日月之精华，古人称之为仙草。而石斛水，则被称为救命水。能入肾强阴，亦能入心安神定惊。天精草，为枸杞的嫩茎叶，味苦甘，性凉，入心肺脾肾四经，能补虚益精，清热止渴，祛风明目。对于消渴的病人，我常开的茶饮方就有用天精草煮汤，代茶饮之的。天花粉，出自《神农本草经》，"主消渴，身热，烦满，大热，补虚，安中，续绝伤。"

通过本案分析太太公治患消渴的心悸的特点：

首先，以治心悸为主，补气宁心，活血通脉。补气血，方用归脾汤加减；破血通脉，用穿山甲、淡全蝎、大蜈蚣、当归尾。兼以霍石斛益胃生津，安神定惊。

病去大半后，根据病情，减破血通脉之力，增大安神宁心之力，用煅磁石、酸枣仁。同时，用天精草、天花粉，兼治消渴。

心病告愈，则以益气健脾、调理气血之品，巩固疗效。具体为在补气通脉的基础上，加太子参、麦冬以滋阴养心。太太公加一味嫩桂枝，除以阳制阴，防止滋阴太过外，亦寓"阳中求阴"之义。另外，嫩桂枝性温，能温通心阳，使心阳不寒。

脉案3：心悸（血虚兼瘀）

我太太公叶延寿晚年时治一位王姓男子，曾患有心悸，如今年逾五十，身体状况大不如前，心悸加重，伴有胸闷、头晕不适等症状，身体的苦楚往往使情绪极易波动。在家人的反复劝说下，来同德堂药店求治。是时，太太公已把同德堂交给我太公叶维藩打理，但又时时惦记，故经常去药店帮忙。王某在家人陪同下到来时，恰巧碰到我太太公在药店，病人得知后，异常激动地请我太太公给瞧病。患者自诉心悸、胸闷、潮热、眩晕、神疲、寐差、纳差、小便数、大便秘干；脉沉涩，舌瘀紫。从证情分析，患者近来心悸、神疲、寐差，是血虚不养心，血不养神也；潮热、眩晕，为阴血虚而生内热，虚热上扰头目；小便数、大便秘干，内有热；脉沉涩、舌瘀紫，是内有瘀血；纳差，是脾胃失健；胸闷，气机郁滞耳。此属血虚内热，瘀血内阻。故治当补血活血，宽胸利气，健脾养心安神。处方如下：

养心草五钱	明天麻三钱	蔓荆子三钱	全瓜蒌五钱
辰茯苓五钱	夜交藤五钱	燀桃仁三钱	苏方木三钱
紫丹参五钱	白茅根五钱	鸡内金五钱炒	柏子仁三钱
苦桔梗三钱	川红花三钱	广陈皮三钱	麝香一分晨服

七帖，水煎服。

本方养心草养心安神；麝香芳香温通，开窍通闭，辟秽化浊；苏方木、紫丹参、川红花，活血化瘀，补血养心；燀桃仁，活血祛瘀，润肠通便；明天麻，又名定风草，为治风之神药，能止昏眩，疗风祛湿，治筋骨拘挛瘫痪，通血脉，开窍；蔓荆子，疏散风热，清利头目；全瓜蒌、苦桔梗，宽胸散结，润燥滑肠；辰茯苓、夜交藤、柏子仁，健脾养心安神；白茅根，凉血止血，清热利尿；炒鸡内金、广陈皮，健胃消食，理气燥湿。

七日后，我太太公专门去药店再诊，患者诉潮热、眩晕好转，心悸、胸闷、不寐减轻，开始觉饿，纳食尚可，二便已正常。太太公望其精神明显好转，舌瘀紫减退，脉沉。宗前方略事加减，续服十帖。处方：

养心草五钱	明天麻三钱	全瓜蒌五钱	辰茯苓五钱
燀桃仁三钱	苏方木三钱	紫丹参五钱	鸡内金五钱炒
柏子仁三钱	川红花三钱	广陈皮三钱	桑螵蛸三钱

十帖，水煎服。

患者第三次来药店，我太太公没在，是我太公叶维藩接诊的。患者本有顾虑，但听我太公解释，因为病情已稳定，只需再调一次方巩固疗效即可，顾虑方消除。见患者精神状态佳，诸症消失。前方出入继服十帖，以收功。

养心草五钱	明天麻三钱	全瓜蒌五钱	焯桃仁三钱
苏方木三钱	紫丹参五钱	鸡内金五钱炒	炒枣仁三钱
潞党参三钱	大红枣三枚	川红花三钱	广陈皮五钱
苦桔梗三钱			

十帖，水煎服。

先后开方三次，服药不足一月，多年的心悸即告痊愈。几年后其家人因看其他病来同德堂，我太公叶维藩询问王某状况，诉其身体精神尚佳，心悸未再发。

如前文所述，我太太公叶延寿非常重视心阳在人体中的重要作用，提出心以温通为要，主张心病当以"益气温通"为治疗大法，但临证中，医者所面对的疾病千变万化，虚实各异，兼夹错杂，故非一法可以统之也。心病当中，除常见到心气虚、心阳虚之证，亦可见到心阴虚、心血虚之证，当病人出现热象明显时，就不宜用"温阳""通阳"之法了。本案有内热之象，故不用温补之品，选用的是较为平和之药。下面我就其中几味具有叶氏特色的用药及炮制方法进行分析。

费菜，又叫养心草、救心草、景天三七等，为景天科景天属多年生草本植物费菜的根及全草。其味甘淡，微酸，性平，归心、肝、脾经，具有活血止血、宁心安神、解毒消肿作用，可以用来治疗跌打损伤、咯血、吐血、心悸、痈肿等。在本案当中，我太太公以费菜为君药，因其味酸，能滋阴养血，故能治心血耗损的心悸怔忡；酸甘化阴，滋养肝阴，性平不燥，滋阴平肝潜阳，故能治眩晕。

我父亲传我这一味药时说，名字叫费菜，自然是可以食用的草，一般人很少用来入药，但是我的祖宗既然选择了它作为药物来治疗心脏疾病，就不要小瞧了它。确实是，我在临床中对于心悸、胸闷、失眠的人经常使用费菜，屡用屡效，让我怎能不选用它？现代研究表明，费菜在防止血管硬化，降血脂，建立新的侧支循环，防中风等方面，都有很好的效果。

辰茯苓，是我家传下来的炮制饮片，方法是：取白茯苓净片，辰砂拌匀后用。这种炮制法叫拌法，俗称染衣，是中药配方临时将一种粉末状药物渗入或附上另一种药物表面的方法，能使主药兼具粉末状药物的功效，或协同增效，或减少其副作用。本案茯苓拌辰砂，能起到增强安神定惊、清心降火作用。辰砂，即是出产于辰州的朱砂。旧时以湖南辰州（今怀化市北部的沅陵县）所产最为著名，故名辰朱砂。

燀桃仁，一般都是自己在药房炮制加工。方法是：取桃仁置沸水中，加热煮至种皮微膨起即捞出，在凉水中稍泡，捞起，搓开种皮与种仁，干燥，簸去种皮，用时捣碎。这种方法炮制的桃仁，其功用与生桃仁基本一致，不一样的是燀后易去皮，除去非药用部分，从而使有效物质易于煎出。桃仁，味苦甘，性平，归心经、肝经、大肠经，具有活血祛瘀、润肠通便的作用。患者体内有瘀，大便秘干，选用既能活血祛瘀，又能润肠通便的桃仁是极为对症的。

红花，为鸢尾科植物番红花的干燥柱头，有活血化瘀、凉血解毒、解郁安神的功效。

第三节　衢第二代传人叶维藩论心病及脉案分析

我的太公叶维藩，为太太公叶延寿之子。

辅助太太公叶延寿创建衢州水亭街同德堂药店。同德堂因"官民普同，一等对待"，广为"施药救贫"的善行而逐渐被当地百姓所认可。我太公因治病救人医术高明，成为响彻一方的名中医。四方求治者、求学者盈门不绝。太公有感于百姓疾苦，总是有求必应，不避风雨。

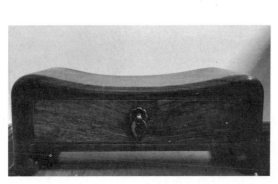

叶维藩使用的脉枕

我太公的几个儿子，均成为衢州名医。二儿子叶佑生的学术思想、学术经验及验案，被收入《近代浙西浙南名医学术经验集》。三儿子叶松生，是当地的名医。四儿子叶龙生，是当地名医，1959年在《中医杂志》发表2篇论文，在《浙江中医杂志》上发表《小儿急性吐泻》，被收录于2017年人民卫生出版社出版的《百家名医临证验案传真》。

我的太公叶维藩传承了太太公叶延寿的"心以温通为要"理念，以及治心病重在益气温通的方法。在个人多年的临证中，不断地实践、分析总结，发现气滞这个病理状态是导致其他痰饮、瘀血等病邪的基础，于是进一步提出"心以气通为要"的学术思想。

一、论心气通说

何谓气通？我太公叶维藩曰："所谓气通者，气的运动畅通无碍也。"他认为，气是人体生命活动的重要组成部分。人体之气周流全身，行于脉外者，卫气也；行于脉中者，营气也；贯于三焦者，宗气也。气布于五脏，则为五脏之气。气的升降、出入、聚散等运动，必须通畅、协调，一旦壅滞不通，则百病丛生。

《素问·调经论》云"人之所有者，血与气耳"，血液在全身循环流动，"不得休止"，以营养全身五脏六腑、四肢百骸。气与血，二者必须相互调和，才能更好地发挥其生理作用。而一旦血气不和，则百病乃变化而生。故人之所以生病，多责之气与血。

讲太公的故事，必提到的是金元四大家之一的朱丹溪。因为我太公特别欣赏这位元代的医学大家，对朱丹溪的著作反复拜读。原因有二：其一，丹溪翁乃浙江婺州义乌人，与叶氏家族定居的衢州相去不远，丹溪翁的故事在当地广为流传。初到一个地方，如何因地制宜？了解当地历史上著名医家及其学术经验，是一个较为妥当的办法。其二，对丹溪翁在《丹溪心法·六郁》提出的"故人身诸病，多生于郁"观点，我太公甚表认同。他认为，人体的气血，贵乎流通、畅达。气行则血行，气机郁滞则血行不畅。气行则津行，气滞不行则津液停聚，聚则为痰。气滞生痰，是为常理，但痰浊为患，亦最易阻滞气机。

心为五脏六腑之主，自当以气通为要。血液、津液的运行与心气的关系非常密切。血液需要心气的鼓动作用，才能运行输布到全身，发挥滋养脏腑形体官窍的作用；津液亦需要心气的推动作用，方可布散周身，才能发挥正常的滋润作用。

故心气充盛，气行血行，则脉畅神旺。倘若心气不足，无力推动血液在脉中运行，血行缓慢，逐渐导致血瘀的病理状态，瘀阻心脉则心病发生。心气是津液运行输布的动力，若心气不足，津液输布失常，水停津阻，则生饮化痰。水湿痰饮生成后，一方面，易阻气机，导致气滞，而气滞又加重了痰饮的生成；另一方面，易伤阳气，使心之阳气损伤更甚，导致寒凝心脉。气滞，可引起血液运行瘀滞，导致血瘀，而瘀血更进一步影响气的运行。

我的太公叶维藩把心病的痰饮、寒邪、瘀血等标实病邪的生成，归结于心气的不足，以及由此导致的气行不畅的病理状态。相对而言，心病之标，其"本"为气滞。故针对因气滞导致的各种病邪壅滞于心脉，当以行气通脉为要。

二、治心病当行气通脉

心病多以气虚、阳虚为本，以寒凝心脉、瘀阻心脉为标。又寒凝、痰饮、血瘀等诸邪，相互交织，故而疾病缠绵难愈。在疾病过程中，气机通畅与否是影响病情发展的一个重要因素。故太公叶维藩十分重视将行气法贯穿于心病的治疗当中，即在益气温阳、化瘀通脉的同时，强调佐以行气化痰之品。如此，气行则血行，气行则津行，从而瘀滞得散，使得阴邪去而正自安，气虚易得补而来复。

我太公叶维藩继承了叶氏的治心大法，在临证中反复实践，并有所发挥。

例如，针对心气虚的基本病理，太公发现单用北黄芪一味略显单薄，而加上参则相得益彰。故在临证中，往往芪参并用，以补气健运。叶氏对参类的选用有讲究。

若心病危急重，用别直参以大补元气，回阳救逆；北方干燥，为防温补太过，用西洋参以益气滋阴，制约温燥；南方湿气重，则选用党参，益气健脾；太子参补气之力比党参要弱，主要适于小儿脾肺虚弱。对于太公传下来的经验，我在临证中悉心揣摩，结合季节气候，不同的地域，不同的病情，加以灵活运用，有了自己的一些体会。后面另有专章节进行阐述。

（一）行气通脉，首选桔陈

苦桔梗、广陈皮，为叶氏中医治疗心脏病常用的药对。

我的太公认为，人之胸膈，本贵通利，一有阴浊之邪阻塞，则气血不通。胸痹，总皆心气不足而致邪入于心肺，闭其窍道，这一段话，道尽心病之根源。

针对气滞不畅的病理状态，进而导致痰饮、寒邪、瘀血等标实病邪的生成，必须以行气通脉为先，太公首选药物是桔梗。

桔梗，出自《神农本草经》。其味辛，性微温，主治胸胁痛如刀刺等症。由于桔梗专入于肺，能宣发肺气，古人多用于胸膈以上诸疾，有"舟楫"之喻，或"载诸药上行"。而用桔梗治心病，历代医家皆很少用这一味药物。

对于选用桔梗来治心脏病，我太公是这样说的。

我的太公曰："医者，易也。""易者，象也；象也者，像也"（《周易·系辞传》），取象比类是中医认识事物的一种方法。桔梗者，络脉也。桔梗的横切面，其形状就像血管。故桔梗专入于肺，亦入于心也。既能开肺气之结，又能宣心气之郁。故能行气通脉也。

桔梗有两种，一曰苦桔梗，一曰甜桔梗。能行气通脉者，为苦桔梗也。世人多知桔梗载诸药上行，为上焦药。而不知桔梗能升能降，能散能泄，其所过之处，无不邪开脉通。

叶氏祖宗传下来的一味行气通脉治心要药是陈皮。

关于陈皮，我父亲讲过一个故事。相传，陈皮是华佗发现的。

某一年，华佗外出行医，他乘船去柴桑（今江西九江），船进入赣江时，华佗突遭风寒，身上发热，咳嗽不止，口也很干。他打开包袱，发现治风寒咳嗽的药丸已没有了。正好此时船过三湖，只见岸上橘树成林，红橘累累。华佗想，那就买点橘子吃吃，至少也能解渴，便叫船夫靠岸，上去买了一筐橘子，他连皮带瓤一连吃了好几个。

当天晚上，华佗忽感咳嗽好多了。他有点奇怪，自己没吃药，咳嗽怎好些了呢？他想起今天吃了不少橘子，难道橘子能治咳嗽？第二天，船上两船夫也染上感冒，咳嗽起来，华佗便拿出橘子给他们吃。谁料，俩船夫吃后，一个咳嗽止了，一个却仍咳个不停。华佗挺纳闷，问了才知道，止住咳的一个也是将橘子连皮带瓤一起吃，而无效的一个是只吃橘瓤没吃橘皮。华佗禁不住道："莫非橘皮可止咳？"

之后一路上，华佗每次吃橘子时，都把橘皮留下。数月后，华佗行医归来，发现那些橘皮都风干了，他不知道风干的橘皮是否还有药用。这天，正好有人患伤风咳嗽前来就诊，华佗便把风干的橘皮煎水让病人服用，没想到效果更佳，华佗这才发觉"陈"皮比"鲜"皮更好。就这样，华佗发现了陈皮这一味中药。

陈皮首见于《神农本草经》。其味苦辛，性温，归肺、脾经，理气健脾，燥湿化痰，主治胸中瘕热，逆气，水谷。我们家祖传下来是这么用的，病情很重的时候，我家用广陈皮；病情减轻了，一般症状中轻度，就用普通陈皮，江浙产的陈皮也常用。

陈皮理气燥湿，叶氏为何选用来治心病呢？我太公曰：《内经》云五味入五脏。陈皮辛苦温，辛则入于肺，而苦则入于心也。又肺主气，心主神，故谓陈皮下气通神也。下气者，能宣能散，能顺气除痰湿；通神者，温能补能和，能化痰通脉也。

叶氏治心病用陈皮的寓义有二：

一者，心病以虚为本，故治当以补虚为要。而补药又易致壅塞，故叶氏治心必佐利气之陈皮，使方子灵动起来，能调理中焦之气，消痰导滞，气行则水行，气顺则湿除。体现了叶氏以通为补的思想，也体现了我父亲反复跟我说过的叶氏"以气补气"的学术思想。何谓以气补气？陈皮味辛，气味浓郁，故能补气。

二者，陈皮辛开苦降，性秉宣肃，故能利气导滞，通达全身，往往协助他药共同起作用。同补药则补，同泻药则泻，同升药则升，同降药则降。比如陈皮能益气利肺，与甘草同用则能补肺，而单用陈皮无甘草则能泻肺。

（二）开窍通闭，首推麝香

中医认为，胸痹心痛乃本虚标实，不仅正气虚，而且瘀血、痰浊壅盛。倘若诸邪气闭塞心窍，往往症情危急重。针对邪闭心窍的病理，叶氏秘传下来一味良药，即是被称为"诸香之最"的——麝香。

麝香，最早见于《神农本草经》，被列为上品。我太公曰："麝香，射也。其性能如射箭一般走窜飞扬，其气内透入骨髓，外达皮肉筋，于经络无所不入。自内达外，善穿透开散，故闭塞于心窍之痰饮、瘀血等诸邪，无不随之引导开通。"正因为麝香能开通心窍，开散痰饮、瘀血，被叶氏先祖用来治疗心脏疾病发作神昏者。

我太公说，麝香有三等：第一等叫生香，又名遗香，是麝子脐闭满，用蹄尖弹脐，自剔出之，落处一里草木不生。但是不容易得，其价堪比明珠。第二等叫脐香，即捕获麝之后，杀取者，采得甚堪用。第三等叫结香，麝遇大兽捕逐，惊畏失心，狂走坠死，人捡得已死之麝，可见破之心血流在脾上，结作干血块，此为香中之次也，不堪入药。

麝香是叶氏医家必备的急救良药。叶氏世医出诊时有个习惯，即总是随身携带一些药，其中必有一味麝香。一旦遇到病人邪气闭塞心窍，病情危急的情况，第一时间拿出麝香，用麦秆吹口而入。稍过片刻，病人即能醒来，脱离险情。我的祖宗用此方法，救活了无数百姓。

（三）温通逐饮，用蛇床子

针对痰饮痹阻心脉的病理，逐饮通脉，太公选用蛇床子。

蛇床子，首见于《神农本草经》，被列为上品。味苦，性平。古今用蛇床子治疗多种皮肤病、湿痒疹、恶疮等疗效神奇，常为熏洗外用，少有内用，几乎没有人用来治心脏病。但我太公用蛇床子来治心脏病，尤其饮邪壅滞于心而导致心胀大者，屡获奇效。

我太公为何挑选治皮肤疾病的蛇床子用来治心脏病呢？蛇床子和心到底有什么关系？这如同玩戏法一样，揭秘之前，观看的人如何绞尽脑汁也难以想象。

说来也简单。早在《素问·至真要大论》提出"诸痛痒疮，皆属于心"，说明人体皮肤的湿痒、恶疮等症，与心相关。一般而言，能治皮肤病的药物多能入心经，如连翘、苦参、丹皮、紫草等药，皆能入心。我太公见蛇床子能治恶疮，联想到此药自当能入心。世人多认为"诸痛痒疮，皆属于心"，指的是心火。殊不知心阳气虚，而致寒湿阴邪内盛，壅滞于肌肤则成痒疹、恶疮等病耶？因此，皮肤性的疮痒等疾病，可责之于心阳盛之火，亦可责之于心阳虚之寒。蛇床子，其性温热。心病之用蛇床子，取其"温通之力"是也。此"温通之力"，一是指蛇床子其性温热，能温化寒饮，阴寒之邪去，则心脉自通利；二是指蛇床子能入心，温补心气，心气充盛，脉行有力。心脉既已畅通，心气又推动有力，心之病痛又何愁不愈呢？

我们知道，继承先人的学术经验易，而大胆探索，开拓创新难。我的祖宗在继承前人的基础上，以开放的心态，接受和汲取当时的相关理论和药物知识，认识心病随时代的变迁而发生的变化，在实践中不断尝试，探索心脏病的有效方药。叶氏家族的这种"继承、探求、开创"的思想一直传承到今天，这正是叶氏薪火相传，代代不息最根本的原因。

三、叶氏脉案及分析

脉案1：胸痹（水饮凌心）

我太公有求必应，不避风雨治病救人的故事，为众多百姓所津津乐道，在当地流传甚广。太公繁忙的诊务之余，不仅要传授后代子弟医术，还对临证中的案例、所思所想进行了记录、整理。而这些宝贵的一手资料，在后来亦被日本侵略者烧毁。但外物摧毁不掉的，是叶氏家族口口相传的一个个故事。

20世纪20年代，我太公叶维藩年过古稀。同德堂药店的事务早已交给我的二爷爷叶佑生和爷爷叶松生打理。但太公叶维藩仍有在药店看病救人，甚至在我爷爷他们分身乏术之时，背着药箱随人上门应诊。在实践中，反复进行验证。针对因气滞导致的各种病邪壅滞于心脉的胸痹心痛病症，常以行气通脉法治疗，其效如神。

有一天，我太公叶维藩在药店给人看病。有一小姑娘搀扶着一位妇人来到同德堂求医。太公见妇人步履蹒跚，赶紧喊人和小姑娘一起扶着妇人进到诊室坐下。见妇人喘息急促，两颧潮红，面部水肿，可见左胸前心区衬衣抖动。妇人三十多岁，诉觉心慌心悸，喘息不能平卧。太公见其下肢水肿，按之没指。察舌淡胖有齿痕，脉滑数。大便稀，尿少。问及家里其他人，妇人悲泣而下，原来丈夫因意外早逝，小儿在市集玩耍走失，剩下孤女寡母两人相依为命。每每思及不幸的遭遇，伤心欲绝，日久疾病缠身。听闻同德堂药店经常施药救贫，特前来求救。太公非常同情妇人，连声宽慰。身体的疾病不用担心，开方子吃药就会好的；在同德堂抓药，可以欠钱，以后有钱了再还，没有钱的话先抓药，治病要紧。妇人听到后，感激地一下子跪在地上。太公连忙起身，直呼小姑娘把妇人扶住。重新坐下写方。

此妇人乃悲伤过度，心气虚，水液输布不利，痰浊、水饮随之而生所致胸痹。久之，心阳虚衰，不能蒸腾水液，水饮内盛凌心，则见心悸；水饮射肺，气逆则呼吸困难，可见胸闷，喘息不能平卧；水饮泛溢，可见面部及下肢水肿，按之没指，尿少；宗气大虚，虚里搏动躁急，引衣而动，可见左胸前心区衬衣抖动；精气衰竭，阴不敛阳，虚阳上越，可见两颧潮红；阳气不足，水谷不化，见便稀；水饮内盛，见舌淡胖有齿痕，脉滑数。此乃心阳虚衰，阳虚水泛，水饮凌心射肺所致。治以振奋心阳，行气化饮。写方子如下：

北黄芪_{五钱} 关防风_{二钱} 川秦艽_{三钱} 干姜片_{二钱}

炒苍术_{三钱} 蛇床子_{二钱} 苦桔梗_{三钱} 金荞麦_{五钱}

广陈皮_{五钱} 葶苈子_{三钱包煎} 建泽泻_{三钱} 云茯苓_{五钱}

麝香_{一分晨服}

七帖，水煎服。

本方用北黄芪以益气扶正为主药；麝香芳香温通，开窍通闭，辟秽化浊；关防风、川秦艽，祛风胜湿，润而不燥；炒苍术，燥湿化浊健脾，为叶氏中医治疗心脏肥大的特色用药，后面在各论中会详细论述；葶苈子质轻味淡，上行入肺，宣气肃肺，既可泻肺气以治咳喘，又可利水以治水肿；苦桔梗、广陈皮，行气通脉；干姜片、蛇床子辛温助心阳，逐饮通脉；建泽泻甘淡利水，与云茯苓、炒苍术等配伍，祛湿和胃；金荞麦，止咳化痰平喘。

服前药七日后，妇人拎着一篮子菜，在小姑娘的陪同下，来到药店。妇人诉病已去大半，已能平卧，面部及下肢水肿减轻，二便调，舌淡胖，脉滑。太公给妇人写方子，抓了七帖药。妇人把药拿走，留下了妇人自己种的菜。方子如下：

北黄芪_{五钱} 关防风_{二钱} 太子参_{五钱} 炒苍术_{三钱}

茶树根_{五钱} 苦桔梗_{三钱} 金荞麦_{五钱} 广陈皮_{五钱}

建泽泻_{三钱} 云茯苓_{五钱} 葶苈子_{三钱包煎}

七帖，水煎服。

服前药七帖，妇人前来药店，这次篮子里装着的是自家养的母鸡下的鸡蛋。太公察色把脉后，告之病已去。再写一张方子，继服十五日巩固疗效。以后不用再来药店了。告诫妇人凡事要看开，珍惜眼前人，为小女儿，得好好过日子。方子如下：

北黄芪_{五钱} 关防风_{二钱} 潞党参_{五钱} 明党参_{五钱}

炒苍术_{三钱} 茶树根_{五钱} 苦桔梗_{三钱} 金荞麦_{五钱}

广陈皮_{五钱} 云茯苓_{五钱} 大红枣_{5枚} 葶苈子_{三钱包煎}

十五帖，水煎服。

妇人大病痊愈，经我太公的劝解，逐渐从自怨自艾当中走了出来。十多年后一位汉子酒醉倒在酒桌下，被乡亲用牛车送来同德堂求医，方知晓那天正是妇人嫁小女儿，女婿是邻村的庄稼汉，忠厚勤快，极为孝顺。十多年来未听说妇人心病发作。

胸痹，最早见于《灵枢·本藏》"肺大则多饮，善病胸痹、喉痹、逆气"，是指以胸部闷痛，甚则胸痛彻背，喘息不得卧为主症的一种疾病。轻者仅感胸闷如窒，呼吸欠畅；重者则有胸痛，严重者心痛彻背，背痛彻心。常兼见心悸、短气、憋气、汗出等。主要病理为心脉痹阻，病位在心，涉及肝、脾、肾。心气不足，不能推动血脉，血行瘀滞；肝病疏泄失职，肝气郁结，气血凝滞；脾虚失其健运，聚生痰湿；肾阳虚衰，水饮凌心，均可引致心脉痹阻而发胸痹。其临床表现为本虚标实，虚实夹杂。

针对心气虚，太公初诊用北黄芪五钱以益气健运，用量不重，是因为是时病邪重，气滞甚，若补气之力过大，恐有碍邪之虞。二诊邪气已去大半，可以增加补气之力。北黄芪用量不变，加太子参五钱，以益气生津。此处选用太子参，主要有两个方面的考虑：第一，与黄芪配伍，增强补气之力；第二，防温燥太过伤阴。一举而两得，真是妙哉！三诊病邪已去，改用健脾益气的党参。

针对心阳虚，太公初用麝香温通开窍，化浊，配伍干姜片、蛇床子。干姜无阴液的牵制，其性从微温变成热，除入肺脾胃经外，较生姜多入心肾二经。配伍辛温热入心之蛇床子，能温心阳，散寒饮，利脉道。复诊水饮得消，凌心射肺症状得以减轻，阳气已复。则减温通之麝香、干姜、蛇床子。

针对气滞的基本病理，我太公用苦桔梗、广陈皮，这是叶氏中医治疗心脏疾病常用的药对。苦桔梗入心肺，行气通脉；广陈皮，健脾祛湿，化痰，补气。

针对痰浊、饮的病邪，太公多管齐下，行气、祛风、健脾、燥湿、利水、泻水等治法并用，使得邪去脉通。行气利湿，用广陈皮、苦桔梗；祛风胜湿者，用关防风；健脾渗湿安神者，用云茯苓；苦温燥湿者，用川秦艽、炒苍术；利水消肿者，用建泽泻、茶树根；泻肺利水者，用葶苈子。然在祛邪的同时，不忘"病痰饮者，当以温药和之"之法，配合干姜、蛇床子，温阳散寒逐饮，通利脉道。金荞麦，止咳化痰平喘。

茶树根，为山茶科植物茶的根，出自《本草纲目拾遗》，其味苦，性凉，归心、肾经，强心利尿，活血调经。叶氏祖传用来治疗各种心脏疾病，尤其是伴有水肿者。服用茶树根，能使扩大的心脏有明显缩小。我父亲说过，茶树根要用 10 年以上的，愈老效果愈佳。

大红枣，健脾益气，养血安神。与太子参、北黄芪同用，共奏健脾益气、扶正之功，使邪祛而不伤正。

本案的组方遣药，正体现了行气通脉法在胸痹中的具体应用：其一，行气与补气之品相伍，使气得以补而不壅滞；其二，行气与祛湿化饮之品相伍，气行则水行，有助于水饮得化；其三，因势利导，使水饮之邪分别从上、中、下三焦而出。

另外，我太公叶维藩治心病，还注重疏解患者的情志。在过去出嫁从夫、夫死从子的年代，妇人的丈夫因意外去世，加上小儿走失，让她失去了支柱，心无所依，自然生出心病来。抓住这个心结，为其树立生活的目标，自然能重获新生。

脉案2：胸痹（痰饮瘀阻）

我太公叶维藩治一女性患者，姓白，找我太公看病时53岁。反复咳嗽多年，每于冬季天气寒冷，或春秋气温变化较大，或劳累过度时引发咳嗽，严重时咳喘，夜间不能平卧，甚是痛苦。曾多方求医，服过一些药，咳嗽能有所缓解，但容易反复。时值隆冬，天气寒冷，患者近来咳喘又作，并出现心慌、胸痛的表现。经多方打听，找到同德堂来求治。患者自诉心慌心跳，夜间更为明显，胸闷痛，呼吸不畅，气短，气喘，不能平卧，纳呆，小便少，大便稀。搭脉见滑数脉，望舌紫暗，苔腻。此为肺病及心、痰浊瘀阻所致胸痹，治当行气化痰，止咳平喘，活血通络。处方如下：

养心草五钱	肺形草五钱	三叶青三钱	金荞麦五钱
鱼腥草五钱	疆贝母三钱	浙贝母三钱	苦桔梗三钱
炙杷叶五钱	红景天三钱	制元胡三钱	广陈皮三钱
葶苈子五钱	大红枣三枚	麝香一分晨服	

七帖，水煎服。

本方养心草活血养血，宁心安神；肺形草、疆贝母、浙贝母，止咳平喘，清热化痰；三叶青、鱼腥草、金荞麦，清热解毒，排脓祛瘀；苦桔梗、广陈皮，行气化痰；炙枇杷叶，清肺和胃，降气化痰；葶苈子，泻肺降气，祛痰平喘，利水消肿；制元胡（即延胡索），活血散瘀，理气止痛；红景天，益气活血，通脉平喘；麝香，开窍醒神，活血通经，消肿止痛；大红枣，健脾益气，和胃生津，调和诸药。全方以祛除痰饮瘀邪为主，兼顾护脾胃，活血养心安神。

患者服药七日后，第二次来诊，诉药后心悸、胸闷痛、咳喘、纳呆等症减轻，此时患者肺部阻滞有减轻，故能平卧休息，减去浙贝母、葶苈子、麝香、大红枣。继进。处方如下：

养心草五钱	红景天三钱	肺形草三钱	三叶青三钱
金荞麦五钱	鱼腥草五钱	疆贝母三钱	苦桔梗三钱
制元胡五钱	广陈皮三钱	炙杷叶五钱	

七帖，水煎服。

服上药七日后，患者第三次来诊，诉诸症消失。虽邪去正虚，又正处于天气寒冷的冬季，为巩固疗效，预防复发，我太公叶维藩减去金荞麦、炙枇杷叶、鱼腥草；加化痰止咳的浙贝母，健脾和胃的炒鸡内金、炒谷芽、炒麦芽，滋阴潜阳、软坚散结的炙鳖甲，大补元气、补脾益肺、生津安神的大人参。写方如下：

养心草五钱	肺形草三钱	三叶青三钱	疆贝母三钱
浙贝母三钱	苦桔梗三钱	红景天三钱	制元胡五钱
广陈皮五钱	鸡内金五钱	炒谷芽五钱	炒麦芽五钱
炙鳖甲三钱	大人参三分		

十帖，水煎服。

服前药十日后，患者整个冬天咳嗽未再发作。后来陪亲戚来同德堂找我太公看病，随访得知，白某的情况稳定，倘若遇到气温变化大，或受凉，偶有咳嗽几声，但通过多穿衣服或取暖，很快能够自行缓解。

通过本案可以看出我太公叶维藩诊病处方，思路清晰，主次分明，进退有度。

病人久咳伤肺，其病位在肺，肺气虚，容易导致痰饮停聚于肺，此所谓"肺为贮痰之器"也，疾病进一步可发展为肺胀，若影响到心，则出现心病的证候，病情加重。我父亲说过，对于先有肺病、后出现心病证候的情况，应当从肺论治为主，兼治心病。一旦肺病解除，心病证候自然很快消退。

初诊，以治肺病的药为主，兼治心病；七帖服尽，病邪去大半，则撤掉部分治肺药；又服七帖，邪去正虚，在原方的基础上加减，增加补益的药物及顾护脾胃之品。

肺形草、疆贝母，是叶氏祖传的治肺特色药对，具体在后面肺源性心脏病有专门的章节论述，这里讲一下叶氏对贝母的使用之法。

我们家传用的贝母有两种：疆贝母、浙贝母。疆贝母，是产自新疆的贝母，效力最好，浙贝母，是产自浙江的贝母，疗效次之。首先，从病情轻重考虑。若病情较重的时候，选用疆贝母，病情较轻时用浙贝母，当病情较为严重时，可以疆贝母、浙贝母一并使用。其次，从病人经济情况考虑。因为疆贝母价格比浙贝母要贵很多，若经济压力较大，病情又不甚严重，常选用浙贝母。

鱼腥草，原名蕺菜，为三白草科植物蕺菜的干燥地上部分。夏季茎叶茂盛花穗多时采割，除去杂质，晒干。因其新鲜叶中有一股浓烈的鱼腥气，所以称之为鱼腥草。其实，晒干后，鱼腥草不但没有腥气，而且微有芳香，在加水煎汁时，则挥发出一种类似肉桂的香气，毫无苦味，且无腥臭，对胃也无刺激性。鱼腥草具有良好的清热解毒作用，是治肺痈的要药。对于慢性阻塞性肺疾病（简称慢阻肺）的患者，我常开出鱼腥草的茶饮方。

第四节　衢第三代传人叶佑生论心病及脉案分析

我的二爷爷叶佑生，本名叶敦本，号其昌，为叶维藩之二子。在南迁过程中，先祖叶延寿看到社会动荡，恃强凌弱，底层百姓穷困潦倒的现状，认为要想自立自强，首先得有强健的体魄。于是年仅十四岁的二爷爷先被送去江西三清观学习道家功夫，后又去嵩山少林寺学习释家功夫。身负佛道两家功夫，我二爷爷学成归来后，继承叶氏祖传家学，成为叶氏薪传衢州第三代传人。

作为世家子弟，二爷爷从来没有半点骄奢习性，相反，他有着一腔热血忠诚，爱国爱民，铁肩挑正义，柔肠藏爱心。

1937 年，日本侵略者发动了侵华战争，日军在华犯下累累罪行，罄竹难书，1940 年间，还丧心病狂地在浙赣铁路沿线发动了细菌战，这种细菌攻击使我国多处地区的数十万无辜平民遭受多种疫病戕害，甚至死于非命，其中又以浙江衢州地区受害最为严重。

那是一场多么惨绝人寰的战争啊，无数平民的生命和财产经受了无法估计的损失，当时好多地方都有"死人屋""死人洞"，谁被染上了细菌，身上的肉烂了，就只能往死人里一扔……没办法，这种经过数种变异的病毒细菌一经染上，根本无法医治。

细菌战的影响时至今日也无法彻底消除，相比炮火影响，这样无法断根的戕害更没有人性。二爷爷的哥哥，也就是我大爷爷，以及他的一个女儿就是死于细菌战，我外公也饱受日军摧残，被日本人捅过十几刀，姨丈是参加抗日战争时，死于日军手中……

当时痛失手足骨肉的二爷爷抹干眼泪，写下了几句诗："我当亡国奴，怨我不争气。你当亡国奴，是谁令致之。尽我匹夫责，君莫笑我痴。我痴我心慰，君智君知时。"

抗日救国，匹夫有责。战火中，二爷爷领着弟弟叶龙生以及我父亲叶宝鑫还有同德堂的伙计们，从此走上了支持抗日的道路，多年从不曾间断，不论是什么党派，只要是抗日战士，都能得到叶家和同德堂的支持和照顾。

抗战期间，二爷爷带着叶家人奔波在硝烟里，为抗日事业不遗余力，且分文不取。他们买了三匹马，专门用来为抗日战士送医送药。三个人三匹马，天天往返送，累得人都从马上摔下来，摔伤了，养好伤继续送。当时战士们急需的感冒药，预防瘟病的药和伤药，如避瘟丹、连翘、板蓝根、银花、大青叶、田七等中药，源源不断地被送到山里和战场上，战士们和老百姓们在哪，药就送到哪。

二爷爷因其精湛的医术和宅厚仁心，在衢州名气很大。叶氏以心内科为最擅长，在祖传秘方基础上，经过几代人的实践积累，形成了独具一格的心内科用药体系。其他如脾胃、外科、妇科诸症，也是药到病除。二爷爷出诊，必带麝香、田七，甚至还有麦秆，以及时刻不离身的一套金针。其针灸术出神入化，曾多次用金针起死回生。

我二爷爷叶佑生的学术思想、临证经验、医案、医事医话，被收入由浙江省卫生厅原厅长张承烈主编的《近代浙西浙南名医学术经验集》，该书所收名医，为清末民国期间，浙西、浙南从事中医临床及其他医事活动且有较大影响的医家。

叶佑生带的几个徒弟：吴正翔、华月中、徐华沛等，后来都成了当地很有名的医生。

吴正翔，曙光医院血液科主任医师，教授。华月中，衢州航埠一带的名医。徐华沛，衢州石梁的名中医。

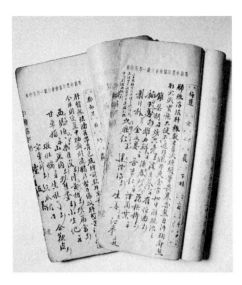

叶佑生手写处方

一、论心通补说

我的二爷爷叶佑生继承家传医术，在实践中融会贯通，提出"心以通为补"的理念。

何谓"通"？成书于汉代的《说文解字》，是我国最早的一部字书，作者是许慎。是研究汉以前的文字必备的一本字典。《说文解字》曰："通，达也。"

《素问·至真要大论》："塞因塞用，通因通用，必伏其所主，而先其所因。"通法肇自《内经》，仲圣具体阐扬于临床，在《金匮要略·脏腑经络先后病脉证》提出"五脏元真通畅，人即安和"，指的是五脏之精气充沛、通达无碍，则人安和而无病。治胸痹心痛运用苦辛、宣降之品，亦体现了"通"之奥义。

我二爷爷继承太太公叶延寿、太公叶维藩关于心当以"温通""气通"为要的理念，结合个人临证经验，提出了"心以通为补"的观点，高度总结了叶氏祖传论治心病的精粹。

首先，调治心脏重在心之功能。血之化源在脾胃，如《内经》所谓"中焦受气取汁，变化而赤是谓血"，血生成之后，首先濡养君主之官，血虚而致君主失养，则出现心之功能失常，而补血往往资其脾胃化源为上；血液要实现营养周身的功能，则必须仰仗君主输送之力。我二爷爷曰："五脏各有所补。肾以精为补，肝以血为补，肺以气为补，脾以水谷精微为补，而心则以通为补。故调治心脏之功能，以通为补。"

其次，心病多为本虚标实之证。本虚，可以有心阳虚、心气虚、心阴（血）虚。心的功能虚弱，导致心血不通，心气郁滞。二爷爷观察临床所及，影响心血通贯不外乎三：一为寒，二为瘀，三为痰。

所谓"寒"，多起自内外两途。外寒缘于自然环境，每逢天气寒冷，或者保暖不及时，则心脉拘紧，血行不畅。内寒多由肾阳亏虚，真火不助心阳，水气上犯于心，也可致心阳不振而血脉痹阻。内寒、外寒既可单独为病，也能交织为患。寒凝心脉，或因于瘀，使心脉闭阻，甚者发为真心痛，危及生命。故治疗总以温通心阳、行气通脉为第一要务。

所谓"瘀"，多责之气与火。所谓"气"，即气虚及气滞。气虚通常是心气不足，血运无力致瘀；气滞往往是情志不遂，气失调畅，壅滞心脉。故治疗上破血化瘀为主，或助以补中益气，或辅以行气解郁。所谓"火"，是指心火过于亢盛，或由于肝气相助，或者天气炎热，煽动心火，凝血成瘀，治疗上则当清心降火。

所谓"痰"，指不见咳吐、无形之痰浊。二爷爷认为，血中之痰浊，多生于恣食肥甘、形盛体虚之人，渗入于血脉，附着于脉壁，闭阻脉道，致使血行不畅。又心气不足，推动无力，津液输布失常，水停津阻，而生成水湿痰饮。生成后，一方面，易阻气机，导致气滞，而气滞又加重痰饮的生成；另一方面，易伤阳气，使心之阳气损伤更甚，导致寒凝心脉。

总而言之，心病的病因有：虚、寒、瘀、痰。其中虚为本，寒、瘀、痰为标。诸因均可形成气滞的病理。气滞既是病理的产物，亦是导致疾病进一步发展的病因。故二爷爷倡导治心脏病的"通补法则"，以温阳散寒为宗旨，紧紧抓住一个"通"字，血通则君主力强，脉畅则周身得养。

心病之治疗关键在于通，而通的前提在于温。主张用"温阳通脉"大法治疗心脏病。根据病邪的不同性质，治亦有所侧重，标本兼顾。分别采用散寒温通、破血化瘀、行气化滞、逐饮化痰等方法。此即心之功能"以通为补""以通为用"在临床中的具体运用。

二、治心病重在通补

如果把人的脉道比喻成河流，用河中淤泥的形成来比类人体内瘀血的形成。可以发现，淤泥往往沉积在水流缓慢之地，水流速度较快之处则不易沉积。淤泥一旦形成，达到一定的量之后，会使河道变窄，水量变少，甚至河水溢出，从别道而行。这与人体内脉道的运行是多么的相似啊。气虚推动无力，则血行缓慢，导致血瘀，进而形成瘀血，瘀血使脉道不利，又进一步加重血瘀的病理状态。

我二爷爷叶佑生认为，久病多虚、多瘀。故久病除用补法，尚须通利脉道，疏其血气，令其条达而致和平。所谓"以通为补"，具体而言，祛寒即是补，化瘀即是补，行气即是补，化痰逐饮即是补。

治心病之通补法，不单单指通法，还有补法，即通补兼施。或以通为主，以补为辅；或以补为主，以通为辅；或通补并重。须视具体病情，灵活运用。

（一）益气温阳，以补为本

心为一身之君主，心血濡润内外，温煦百骸，心血贵在通贯，一有阻碍，百病丛生。究其缘由，多责之寒、瘀、痰三者，我二爷爷叶佑生将其称为"阴郁之邪"。针对寒、瘀、痰三种阴郁之邪，阴无阳则无以化，故治心重视温阳和通阳，将温化通贯作为不变之宗旨。

心气虚者，宜补益心气，用北黄芪、人参等，以保护气血，祛瘀而不伤正。但临床须要明辨虚实，勿犯实实之戒，若使实者愈实，则资敌助寇。阳虚寒凝心脉者，宜温阳散寒，常用桂枝、干姜、蛇床子等，辛温之药，温补心阳，散寒通络。一般来讲，补益之药通常不能入络，而辛味之药可以疏通瘀滞，因为辛香能走窜，使络中结者开，瘀者行；另外，辛味之品能引诸药入络，故对于"久病入络"或"久痛入络"的虚证，用辛香之药，能引诸药直达病所。

通补药是叶氏中医用药的特色之一。所谓通补药，体现在同一味药身兼通、补之效，比如广陈皮、小青皮，既能行气通气，也能补气，又如三七，既能活血，又能补血。通补药，亦体现在不同的药物之间的搭配，比如当归尾活血，北黄芪补气，二者相配，通补兼施也。

我二爷爷特别推崇祖传治心病的一味良药：红景天。

红景天，是古老的藏族用药，为传说中的"仙赐草"。

相传清朝康熙年间，我国西部边陲地区少数人举兵叛乱，企图侵犯中原。为了平息叛乱，康熙大帝御驾亲征。岂料将士西出阳关，刚抵达西北高原，一下子很难适应高山的缺氧环境，不少人便出现了心慌气短、恶心呕吐、茶饭不思等现象，以致战斗力直线下降，清军陷于两难境地。在此危急存亡之刻，恰好有一位当地的药农进献红景天，将士煎汤及时服用后，高原反应竟神奇般地消失了，人人生龙活虎，士气大振，得以一举平息叛乱。康熙甚为高兴，派人追寻进献者，但其人已经不知去向。

康熙以为是神人相助，为感其恩德，御笔亲题红景天为"仙赐草"，遂定为御用贡品，成为皇家专用，严禁民间采食。于是，"仙赐草"就成了红景天另外一个名字。从那时起，康熙打仗必带红景天。

红景天，归肺、心二经，具有益气活血、通脉平喘的功效。是叶氏中医治疗心脏疾病的常用特色药之一，气虚血瘀，胸痹心痛，中风偏瘫，倦怠气喘，均可运用。

（二）通利心脉，以通为用

心病的病因有：虚、寒、瘀、痰。其中虚为本，寒、瘀、痰为标。诸因均可形成气滞的病理。寒、瘀、痰，三邪为病通常并非单一作祟，往往是寒痰相因，或者是痰瘀互结，也可以是寒瘀错杂，甚至三者杂糅，如油入面，很难截然区分对待。故二爷爷叶佑生通常是一方统治，各有侧重。或散寒，或破瘀，或化痰，或寒瘀同治，或痰瘀同治。

寒凝者，宜散寒温阳，用麝香，开窍醒神，以及用桂枝、干姜、蛇床子等辛温之药，温补心阳，散寒通络。

气滞痰结者，宜行气化痰，用苦桔梗、广陈皮等。行气之品多芳香辛燥，容易耗气伤津，故应中病即止，不可过剂。特别是年老体弱、孕妇、婴幼儿，或素有崩漏的患者，则更应注意，病好了即可停用辛燥之药，不可多用。

血瘀者，宜破血通脉，除叶氏祖传的穿山甲外，我二爷爷擅用浙江本地产的大蜈蚣。

有诗云："蜈蚣多浙江，赤足当为上。最大长百步，苏州质最良。蛇药不离它，息风首冲当。民间用此药，补肾又壮阳。"

蜈蚣，最早见于《神农本草经》。李时珍在《本草纲目》记载："盖行而疾者，惟风与蛇。蜈蚣能制蛇，故亦能截风，盖厥阴经药也。"蜈蚣可以解蛇毒，又能祛风解毒。

与淡全蝎等虫类药配伍。虫类药效专力宏，应用恰当常能事半功倍。二爷爷认为，心病用虫类疏风药，主要取其搜风通络通脉之力。

其一，蜈蚣最善搜风，贯串经络脏腑无所不至。味微辛，性微温，走窜之力最速，不论是内而脏腑，还是外而经络，凡有气血凝聚之处，蜈蚣皆能开之。我在临床中发现，蜈蚣对因心脑血管意外而导致半身不遂的患者，有很好的治疗效果。

其二，蜈蚣归于肝经，是息风止痉的要药，能解毒散结，有很好的通络止痛作用。淡全蝎善入肝经，搜风发汗，常与蜈蚣配伍运用，二者功效相得益彰。

其三，蜈蚣配伍北黄芪、当归等保摄气血，注意用量及时长，则无伤正之虞。

（三）起死回生，金针救急

二爷爷叶佑生时刻不离身的一套金针，非常宝贝，从不轻易示人。这套金针是我的太太公叶延寿传下来的，用黄金打造而成。这可是二爷爷行走乡野，闯荡江湖的看家之宝啊。当遇到有人突然昏迷等危急情况，则施展针刺手法救人于危难之中。二爷爷施针救人的故事，在当地广为流传。

为何要选用金针呢？金性不随天时四季冷热而变化，与人的体温适合。我二爷爷叶佑生认为，用金针的好处主要有五点：第一，其性纯，刺入体内不变质，无毒；第二，质地软，针刺时疼痛轻微，无苦；第三，韧性好，常年应用不易出现断针，无折；第四，其性纯，在体内没有滞涩难起出的困难，无滞；第五，质软体韧，便于手法操作，可增加疗效。金针正是因为具有"无毒，无苦，无折，无滞，增效"的特点，而被我的祖宗所选用。

施展金针之术，需要一定的指力，必须注重内功的修炼。其手法运用，如临深渊，手如握虎，把握变化之精微，均非一日之功。因此，要想专精金针之术，必须长年修炼内家功夫不辍。这也是金针术不广传于世的原因所在。

值得一提的是，我父亲曾说过，我二爷爷口传有太乙神针法。说的是针法，其实是灸法。选用祖传治心的药物打成药末，加入艾绒，做成艾条。用此药物艾条施灸相应的穴位以治疗心病，配合金针之术，往往能起死回生，救回无数性命。

三、叶氏脉案及分析

脉案 1：心悸（气阴虚兼瘀）

我的二爷爷叶佑生文武兼修，身负道、释两家功夫，又继承叶氏祖传的医术。为叶氏衢州第三代的领军人物。叶佑生不仅医术高超，且侠义豪爽，乐于助人。平时不显山露水，遇见流氓无赖欺负乡亲则出拳相助。

有一次，二爷爷外出看诊，在返回同德堂药店的路上，遇几个流氓在向街道旁的小贩收取保护费。轮到一位卖菜的妇人时，妇人连声说刚到集市，还没开张。流氓哪里能信，一脚把菜篮子踢翻，把妇人推倒在地。二爷爷疾步走向前，拦着询问什么情况。流氓认出我二爷爷，便没有继续为难妇人。放言等一会儿再过来。妇人气急，捂着胸口蜷在地上。二爷爷回身见状后，把手搭在妇人寸口脉上，发现脉急促，望唇色发青。一边安抚，一边掏出随身携带的金针，刺入妇人两侧内关穴，平补平泻。须臾妇人缓解，表示感激。我二爷爷观此处距离同德堂不远，叫妇人随后去同德堂药店看病，为恐其忧心药费，告诉妇人看病诊费可以不用给，为避免其难为情，说可以留下几棵菜当诊费。

不久，妇人果然带着几棵菜来到同德堂。经二爷爷问诊得知，妇人年四十有五，平素时有心悸出现，与情绪激动、劳累有关系。这次就是因为受气而心病发作。妇人诉心胸部感觉刺痛，每每入夜后更为明显。总感觉倦怠乏力，稍微活动则更明显，潮热，自汗、盗汗，寐差。察舌体胖有齿痕，有瘀斑。脉虚无力。二爷爷认为，此为气阴两虚兼有血瘀，治以补气养阴、活血通脉。写方子如下：

北黄芪七钱	太子参五钱	穿山甲二钱	大蜈蚣二条
紫丹参五钱	红景天三钱	麦门冬五钱	北五味子三钱
辰茯苓一两	广陈皮五钱	杭白芍五钱	益母草三钱
地骨皮三钱	麝香一分晨服		

五帖，水煎服。

本方重用北黄芪、太子参、红景天补气健运以扶正；麝香开窍醒神，与穿山甲、大蜈蚣相伍，破血通络；紫丹参、益母草活血化瘀，利尿调经；地骨皮滋阴清热；麦冬、北五味子配太子参，乃生脉饮，可益气复脉，养阴生津；广陈皮行气化痰导滞；辰茯苓健脾利水渗湿，宁心安神；杭白芍柔肝，能缓急止痛。全方能补气养阴，破血通脉，健脾宁心。

服前药五帖后，妇人来诊，自诉心悸、心痛皆消，仍有潮热、盗汗、寐差的表现。病情有所好转，故在前方的基础上，北黄芪减去二钱，减去开窍醒神的麝香、搜风通络的大蜈蚣，增加滋补脾胃之阴的霍石斛、滋补肾阴的熟地黄，以及养血安神的炒枣仁。处方如下：

北黄芪五钱	太子参五钱	穿山甲二钱	紫丹参五钱
红景天三钱	麦门冬五钱	霍石斛二钱	北五味子三钱
熟地黄三钱	辰茯苓一两	广陈皮五钱	杭白芍五钱
益母草三钱	地骨皮三钱	炒枣仁一两	

十帖，水煎服。

服前药十日后，妇人感激涕零，告之胃纳好转，诸症皆消。因潮热、盗汗等阴虚症状消失，故减去滋阴润燥的麦冬、北五味子、熟地黄、杭白芍、地骨皮；减去太子参，加健脾益气的潞党参；因睡眠好转，故减去炒枣仁；加顾护脾胃之於潜术、鸡内金、金蝉花，继服以巩固疗效。处方如下：

北黄芪五钱	潞党参五钱	穿山甲二钱	紫丹参五钱
红景天三钱	霍石斛二钱	辰茯苓五钱	广陈皮五钱
於潜术三钱	益母草三钱	鸡内金三钱	金蝉花二钱

十五帖，水煎服。

前药服用十五日，妇人体力有增，纳食馨香。而后数十年，妇人经常把种得最好的菜留下，送来同德堂以示感谢。随访多年，心病竟然未再发作。

本案乃素体虚弱，气阴亏虚，致心失所养，心动失常，则发为心悸。心脉瘀阻，见心胸刺痛，入夜后尤甚，说明病在血分；气亏虚，主气失职，见乏力，动则耗气，故乏力更甚；气虚，气不固津，见自汗；阴虚生内热，见潮热，盗汗；气血不足，心神失养，见倦怠，寐差；气虚，津液输布失常，可见舌体胖有齿痕，舌见瘀斑，乃体内瘀血停滞所致；心气虚弱，鼓动无力，血少脉道不充，则见脉虚无力。

针对气虚的病理，我二爷爷初诊用北黄芪、红景天、太子参，补气健运；二诊心悸心痛皆消，北黄芪用量从七钱减为五钱，红景天、太子参用量不变；三诊病已告愈，用潞党参易太子参，红景天、北黄芪用量不变，旨在增强健脾益气和胃之力。

针对阴虚的病理，初诊用太子参、麦冬、北五味子以养阴生津，益气复脉，地骨皮滋阴清热；二诊阴虚尚明显，加滋补气阴之熟地黄、霍石斛；三诊中病则止，为防滋腻太过生湿，减去熟地黄、麦冬、北五味子、地骨皮、杭白芍。

针对血瘀的病理，二爷爷初用麝香开窍醒神，穿山甲活血通脉，配伍搜风通络之大蜈蚣，活血补血之紫丹参，使瘀血得化，脉道得利；二诊血瘀症减，则减麝香、大蜈蚣，以防破瘀太过伤正。全程使用穿山甲、紫丹参，意在流通气血，以通为补。

针对气滞的病理，二爷爷用广陈皮，以行气化痰，导滞通脉。

霍石斛，是将铁皮石斛的茎，在烘烤干燥时手工双向扭曲成螺旋弹簧状的传统名贵中药材。最早见于《神农本草经》，将其列为上品。味甘、淡，性微寒，具有滋阴清热和养胃生津的功效。在民间，铁皮石斛有着"中华九大仙草之首"的美誉。昔日长在绝壁上的真正的野生铁皮石斛几乎绝迹，如今用的铁皮石斛基本是人工仿野生栽培的。铁皮石斛为何被人们称为救命仙草呢？因为铁皮石斛是石斛类中的佳品。其主要功能是养阴补虚，亦能用之救急于高热不退，阴分伤尽，命在旦夕之时。《本草纲目》称其"强阴益精……厚肠胃，补内绝不足，平胃气……定志除惊，轻身延年"。

我二爷爷叶佑生擅治妇人病，非常重视肝、脾、肾三脏功能的调理，提出妇科之"三角论"。此妇人，年四十有五，近七七之虞。用熟地黄滋阴补血，益精填髓；用紫丹参活血补血，广陈皮疏肝理气血，杭白芍酸甘化阴以柔肝养血；於潜术、鸡内金，健脾和胃，以滋化源。益母草贯穿全程，活血调经。

脉案 2：中风后（风痰瘀阻络）

郑老三，女，年六十一岁。病人平素脾气急，容易生气，一生气就感到头晕，一天前的晚上，病人和儿媳妇发生争吵，怒急攻心，突然昏倒在地，呼叫没有应答，家人赶紧扶持上床，请村里郎中来看，村医掐人中、针刺十个手指头放血以急救，片刻之后，病人清醒过来，但说话不利索，右半边身子麻木。次日天还没亮，病人的儿子就到同德堂门外等着，待伙计开门，第一个进来求诊，我二爷爷念其一片孝心，带上药箱马上动身随其前去看诊。望见病人神志清楚，语言謇涩，口舌㖞斜，病人自诉右半边身子麻木，时有心慌，胸闷，头晕不适，察舌见瘀暗，脉沉细，问及小便色黄，大便干结。患者平素急躁易怒，头晕，此为肝火旺；大怒，则气上逆，肝风夹痰而上，发为中风，风痰瘀阻，经络不通，则半身麻木，语言不利，口舌㖞斜；痰瘀闭阻心脉，则时有心慌，胸闷；舌见瘀暗，脉沉细。此乃风痰瘀血，痹阻脉络所致中风后。从临床表现来看，本案相当于现代的高血压心脏病，治以疏风化痰开窍、活血攻瘀通络。处方如下：

香白芷五钱	正川芎三钱	大蜈蚣二条	烫水蛭一钱
蚕羌活三钱	川独活三钱	臭梧桐叶五钱	明天麻三钱
燀桃仁三钱	苏方木三钱	三七粉二钱	玉米须五钱
当归尾三钱	三颗针三钱	广陈皮三钱	制大黄三钱
麝香一分晨服			

七帖，水煎服。

本方麝香开窍醒神，与大蜈蚣相伍，活血通络；焯桃仁、苏方木、当归尾、正川芎、三七粉、烫水蛭，破血攻瘀，疏通经络；臭梧桐叶、明天麻、三颗针，清肝明目，息风通络；香白芷、蚕羌活、川独活，祛风除湿，通络止痛；广陈皮，燥湿化痰，行气补气；制大黄，泻热通肠，逐瘀通经；玉米须，利尿消肿，清肝利胆。

七日后，病人的儿子再次来同德堂延请我二爷爷去看诊。服前药七帖，病人诸症减轻明显。减麝香、制大黄、玉米须，鼻有堵塞感，加北细辛、制乳香、制没药、制厚朴。处方如下：

香白芷五钱	正川芎三钱	大蜈蚣二条	烫水蛭一钱
蚕羌活三钱	川独活三钱	臭梧桐叶五钱	明天麻三钱
焯桃仁三钱	苏方木三钱	三七粉二钱	当归尾三钱
三颗针三钱	北细辛一钱	制乳香二钱	制没药二钱
广陈皮五钱	制厚朴三钱		

十帖，水煎服。

服前药十日后，我二爷爷应邀第三次去病人家里看诊。病人诉右边身子麻木明显减轻，已经可以下地慢慢行走，说话较为利索，心慌消失，头晕消失，偶有胸闷，大便正常，舌下瘀暗消退，脉象和缓。减香白芷、大蜈蚣、烫水蛭、蚕羌活、川独活、北细辛、制乳香、制没药、制厚朴，加养心草、穿山甲、杭菊花、决明子、全蝎。处方如下：

养心草五钱	正川芎三钱	淡全蝎一钱	明天麻三钱
焯桃仁三钱	臭梧桐叶五钱	苏方木三钱	三七粉二钱
当归尾三钱	三颗针三钱	穿山甲三钱	杭菊花五钱
决明子三钱	广陈皮五钱		

十帖，水煎服。

服前药十日，病人的儿子来同德堂，诉病人已能下地行走，如常人，说话正常，能做简单的家务。我二爷爷嘱咐病人家属，不要和老人置气，要心平气和地沟通，毕竟"家有一老，如有一宝""家和万事兴"。老人经过这一次生病，看到儿子几次延医抓药，儿媳妇每天熬药喂药，端茶递饭，卧床不能动时帮着翻身，擦洗身子，心里很是感动。大病之后，老人的暴脾气也改了，过着膝下子孙环绕、其乐融融的幸福生活。随访多年，老人眩晕心慌未再发。

认真分析我二爷爷的处方用药，针对病人的病理，主要从以下六个方面着手治疗。

其一，开窍醒神，通经络。用麝香、香白芷。初诊病较重，用麝香，二诊后减去，香白芷在初诊、二诊放在处方的首位，说明在本案中的重要性。

香白芷，气甚香窜，故又叫芳香，为伞形科植物兴安白芷、川白芷、杭白芷或云南牛防风的根。白芷专入胃经，兼入肺、大肠经。白芷色白，其味辛，气温力厚，能通窍行表，是祛风散湿的主药。《本草纲目》曰："白芷，色白味辛，行手阳明庚金；性温气厚，行足阳明戊土；芳香上达，入手太阴肺经。……如头、目、眉、齿诸病，三经之风热也；如漏、带、痈疽诸病，三经之湿热也；风热者辛以散之，湿热者温以除之。"我家传下来，治鼻久塞不通，不闻香臭，用香白芷配细辛，我临床用之应手，其效如神。

其二，祛风湿，通经络，用香白芷、羌活、独活，配搜风的虫类药大蜈蚣、全蝎，祛风湿通络之力更强；香白芷、羌活、独活、大蜈蚣，此四味药，在前二诊中运用，三诊时，风湿之邪已去大半，故减去前药，加一味全蝎，以搜剔经络之余邪。

其三，清肝明目，息风通络，臭梧桐叶、明天麻、三颗针。三诊以养心草为君药，因其味酸，能滋阴养血，故能治心血耗损的心慌；酸甘化阴，滋养肝阴，性平不燥，滋阴平肝潜阳，能治眩晕。加决明子、菊花，以清肝明目，润肠通便，可以防止大便干结。

其四，破血攻瘀，疏通经络，初诊用焯桃仁、苏方木、当归尾、正川芎、三七粉、水蛭，运用破血攻瘀之品时，要选用破血不伤正之品，以及把握好用量，以防止破血太过而出血；二诊病情好转，舌象仍有瘀暗，加制乳香、制没药；三诊则减去烫水蛭、制乳香、制没药，加一味穿山甲。

其五，燥湿化痰，行气补气，用广陈皮。

其六，兼症的选择用药有讲究，原则是：既能治疗兼症，又能协同治疗主要病症。本案初诊小便黄，用玉米须，利尿消肿，清肝利胆；大便干结，用制大黄，泻热通肠，逐瘀通经。七帖后，小便正常，则减去玉米须，减去通下力较强的制大黄，改用制厚朴，燥湿消痰，下气除满。十帖后，大便正常，则减去制厚朴。二诊见鼻有堵塞感，用细辛配香白芷，通鼻窍。

通过以上分析，我们可以看出，我二爷爷把握病机，针对性地遣方用药，思路清晰；根据病情的变化，加减准确。故经过三诊，服药二十七帖而病人痊愈，随访多年未见复发。

附论：妇科三角为肯綮，血旺为标准

叶氏一门除擅治心病之外，又于妇科之中每每匠心独运，屡起沉疴，堪称娇躯之铁护，女病之圣手。究其祖传之心得，恐与其医学理念不无关系。

我二爷爷治妇科，尤其重视肝、脾、肾三脏。他据此提出妇科之"三角论"。他认为：女子有三角，撑起中下焦；肝脾肾三脏，精气血互旺；把握此三角，纲举则目张。

我二爷爷的"三角论"中首推肾脏。肾乃阴阳之宅，水火之脏，所寓动气，培育天癸，方有女子之经带胎产。肾阳温煦脾阳，方有健运之职；肾精化生肝血，厥有冲任之盛。若女子禀赋不足，或罹患沉疴，则肾元衰亏，定然招致百病丛生。所以我二爷爷认为：肾乃三角之端，独立扛鼎之脏。右则助脾运，精血有后援；左则充肝血，血海不枯竭。故治女科当以益肾为首要。

其次重视脾脏。脾为运化之官，而为后天之本；既有生血之能，又具统血之职。脾气健运则肾精得充，化源强健则肝血得旺。反之后天不养则精亏血衰，脾不统血则血液妄行。所以他治疗妇科疾病尤其重视补脾益气，资血化源。他曾经说过："女科三角之脏，最赖脾之健旺。故医家遣方用药，补脾健运，不得须臾废离。"

最后是肝脏。肝是藏血之脏，实乃体阴而用阳；又为疏泄之官，关乎气血之条畅。女子一生，肝血为用；女性善感，肝气易乱。故女子心态略起涟漪，奇经八脉顿掀波澜；女性肝血稍有亏欠，经带胎产立时紊乱。我二爷爷据此认为：肝乃妇科之前哨，临阵制敌，扭转病势，非此脏血旺气顺不能得。

根据以上的认识，我二爷爷治疗妇科疾病，一向重视肝脾肾三脏，往往一张药方之中，调理三脏的药物有机结合在一起，视患者精气血之偏颇而有所侧重。

我二爷爷妇科三角论的最终指归，是以女子血旺为指标的。他以为三角之内，脾气生血，肾精化血，肝气居间疏泄，于是血海得充，冲任得畅。故血液充盈乃女科之第一要务。

第五节　衢第三代传人叶松生论心病及
脉案分析

我的爷爷叶松生 1893 年出生于浙江衢州，为叶维藩之三子。

不论社会的变迁、时局的动荡，医生这一行业始终是受人尊敬的。遵循着叶氏家族的传承，我爷爷从小也是听着故事长大的，并跟随大人识字认药，背诵歌诀。长大以后，在同德堂药店看病抓药。在家族潜移默化影响下，叶氏中医治心病的理念和方法，不知不觉深入于心。

我爷爷生了三个儿子：叶宝鑫（我的父亲）、叶宝奎（我的叔叔）、叶金山（我的小叔叔）。三个儿子从小跟着学医识药，在叶氏家族的熏陶和我爷爷的培养下，长大后均成为了当地有名的医生。

大儿子叶宝鑫，是中医心脏病专家。1994 年创办了衢州叶宝鑫中医药研究所。

二儿子叶宝奎，原来是常山县名中医。

小儿子叶金山，是专门研究中药的，后来担任浙江大学医院的办公室主任。我小时候还跟着小叔叔学过药呢。

在继承叶氏先祖有关心病多责之于虚、寒、瘀、痰饮、气滞的理论基础上，我爷爷叶松生发现，在心病当中，心与肾的关系尤显重要。进而从"交通心肾"的角度进行探索，提出治心病从肾论治的观点和具体方药，为叶氏治心病从脏腑论治添上了浓厚的一笔。

一、论心肾不交

何谓心肾相交？心居于上焦，故心气当下通于肾，即心火下交于肾，以资助肾阳温煦肾阴，使肾水不寒。肾居于下焦，藏精主水，故曰"水脏"，肾水当上济于心，使心火不亢。心火与肾水上下交通，水火互济的关系，"心肾相交"，又称"水火相济"。

我爷爷叶松生把人体比喻成鼎炉。肾在下，心在上。肾阳为炉中之火，蒸腾肾中之水，往上济于心，滋润心火。心为阳中之阳，心阳温煦蒸腾而来的肾水，随之下降至肾，心火归元，温煦肾水。炉中之水火不熄，则心肾上下相交，水火相济，生生不息也。反之，心肾不交，水火相济，则可导致心肾的疾病丛生。

心与肾有经络相联。《内经》认为心病可累及于肾，心病先心痛，

《灵枢·杂病》"心痛引腰脊，欲呕"，乃心病通过心系传之于肾，肾的经脉从肾贯膈，行腰背，入肺中，上至心，故见心痛牵引腰脊作痛，恶心欲呕的证候表现。肾病日久亦可累及于心，使心脏受累，最后出现心肾同病的病理状态。根据发病先后，或心病及肾，或肾病及心，或心肾同病。

倘若肾水太过，或心火不及，则可出现心肾不交的病理状态。

比如，心火不足，不能下资肾阳，温煦肾阴，则肾水不化，上凌于心，可见心悸、心慌、水肿等，谓"水气凌心"。若肾水不足，不能上济心阴，则心阳独亢，神不守舍，可见心悸、心烦、失眠、多梦等，谓"心肾不交"。

一般来讲，心肾不交证，是指由于心肾水火既济失调所反映的心肾阴虚阳亢证。但实际上，不仅心肾阴虚是心肾不交而出现的病证，心肾气虚，或心肾阳虚，抑或肾阳虚致心火旺，亦是心肾不交的表现。

肾阳虚，不能化气以行水，使水邪上乘，水液四犯。溢于肌肤则肿，上凌于心则悸，甚则水液痹阻心脉致喘息不能卧，面色青紫，小便不利等症。治疗常以温肾阳以制水。

肾阴亏虚于下，心火亢于上的病症，临床表现为腰膝酸软，骨蒸潮热，耳鸣耳聋，心悸怔忡，失眠多梦，健忘等症，治疗以补肾阴以制心火。

肾阳不足，蒸腾无力，不能化气以行水，上济心火，而使火不归元，心火亢盛，临床表现为畏寒恶热，身热烦躁，心悸，失眠，健忘，口舌糜烂，口渴，口干苦，腰部冷痛，胫膝发凉，小便清长，腰膝冷，舌质淡红，脉虚等症。治疗以温肾阳降心火。

心肾不交，在病症方面主要表现为胸痹、心悸、不寐、水肿等。或以某一病症为主，或兼而有之。下面以心悸为例论之。心悸，是指病人自觉心中悸动、惊惕不安，甚则不自主的一种病证。我爷爷认为，心悸不外三种：一者虚，二者饮痰，三者瘀。

因于虚，有阳气虚、阴虚、血虚。肾阳亏虚、心阳失于温煦可发为心悸；久病或房劳致肾阴虚，肾水不足，不能上济心，心火亢盛可发为心悸；脾不生血致血虚，导致心下空虚，心神失养则为心悸。

因于饮，为实，脾失健运，水湿内生，或肾阳虚不能蒸腾水湿而易夹水饮、痰湿，水停心下，心自不安，故为悸。如《证治准绳·杂病·神志门·悸》所言："其停饮者，由水停心下，心为火而恶水，水既内停，心不自安，故为悸也。"

因于瘀，有气血不足、气血运行滞涩而出现气血瘀滞，心脉不畅而发为心悸。临证应审其病因病机，分别进行论治。

二、治心病从肾论治

我爷爷叶松生提出"心病从肾论治"，当以补为主，补中寓通。仍以心悸为例进行论治。

对于因虚致悸，我爷爷认为，心气虚是惊悸的内在因素，此为内所因。风邪是惊悸的主要致病因素，此为外所因。故治疗心气虚所致的惊悸病症，除补益心气外，多使用风药。但心气虚易致邪停，直接补心气恐有碍邪之虞，故当补益肾气，此乃间接补法。阴虚、血虚致悸，亦当如是。诚如《慎斋遗书》记载："欲补心者须实肾，使肾得升，欲补肾者须宁心，使心得降……乃交心肾之法也。"

对于饮邪致悸，我爷爷认为痰饮之作，必由元气匮乏，阴盛阳衰，致津液凝滞而成。盖水之主在肾，肾阳虚则水不化气而致水湿内停。故当温肾扶阳以制水。

对于因瘀致悸，则视因何致瘀，而分别进行论治，总的目的是使得心脉通利。或益气通脉，行气通脉，或化痰逐饮通脉，或一法，或数法并施，不一而论。

（一）温肾扶阳，善用附子

如本章第二节所述，对于阳虚寒凝心脉的病理，叶氏医家多用干姜、桂枝等辛温之药，以温补心阳，散寒通络。而对于肾阳亏虚、水饮凌心之心悸，叶氏则用附子配干姜、蛇床子，以温化饮邪。此乃宗《金匮要略·痰饮咳嗽病脉证并治》所论"病痰饮者，当以温药和之"之义也。针对肾阳亏虚的病理，温肾扶阳，我爷爷善用附子。

我听父亲讲过关于附子的故事，因为是关于父子的，所以我的印象比较深。

传说很久很久以前，四川江油乾元山一带的人体质弱，冬天又特别寒冷，到了冬天不少人被冻死。附近道观有一个老道士非常同情百姓疾苦，就炼丹药给穷人治病或调理身体。可丹药的疗效有限，生病的人很多，他炼制的丹药往往不够用。

老道士发现山里长了一种野苗苗，根底长了一个圆果子，还有很多子根与须根附在外面。他把根加工成一种乌黑发亮的薄片。以后老道士在炼制丹药的时候，加入了这种乌药，老百姓吃了这种丹药后平时能增强体力，冬天能够防寒。老道士后来收养了一个孤儿做徒弟，把医术传给了小道士。小道士发现乌药的子根毒性比主根小，用量容易掌握，炼制丹药的效果更好。师徒二人把这种新药的识别方法和炼制方法无偿传授给乾元山一带的人，帮助了无数的穷人。因为古代医术总是父子相传，人们误以为这对师徒是父子关系，就把这种新药称为"父子药"。后来才知道他们是师徒关系，于是把"父"字改为"附"字，称这种药为"附子"。

附子，其味辛、甘，性大热；归心、肾、脾经。《本草汇言》："附子，回阳气，散阴寒，逐冷痰，通关节之猛药也。诸病真阳不足，虚火上升，咽喉不利，饮食不入，服寒药愈甚者，附子乃命门主药，能入其窟穴而招之，引火归原，则浮游之火自熄矣。"

我爷爷认为，附子辛散能走，既入心经，亦入肾经，乃通行十二经之纯阳之品。故用以治疗肾阳亏虚、水饮凌心之心悸，寓"交通心肾"之义。

我爷爷用附子，不单独应用，往往搭配其他药物一起使用。常用配伍：

1. 附子配干姜　二者均有回阳救逆之功效。但附子走而不守，助肾阳而破阴寒；干姜守而不走，暖脾胃而散寒邪。二药相须为用，为四逆汤的主药。能温补脾肾、助阳散寒。常用于治疗脾肾阳虚之畏寒肢冷、下利清谷、脘腹冷痛、五更泄泻；或阳虚欲脱之四肢厥逆、汗出湿冷、脉微欲绝者。

2. 附子配桂枝　两药均味辛，同归心经，均具温经散寒、通痹止痛之功，同可用治风寒湿痹。然附子辛散温通，彻内彻外，通行十二经，善逐风寒湿邪，有较强的散寒止痛作用。附子又归肾、脾经，有回阳救逆、助阳补火的作用，用于亡阳证；也可用于虚寒性的阳痿宫冷，脘腹冷痛，泄泻，水肿等。桂枝辛散温通，既入心经走血分，能温通心阳而治疗胸痹胸痛，又可温中补虚、散寒止痛而用于中焦虚寒，脘腹冷痛，又能温经散寒、活血通经而用于妇女感寒，血滞经闭，癥瘕腹痛。桂枝又归肺、膀胱经，能发汗解肌，助阳化气，平冲降逆，常用于风寒感冒，痰饮蓄水，心悸奔豚等。

3. 附子配北黄芪　附子温补元阳；北黄芪益气固表。二者配伍，既能温阳益气、固表止汗，用于治疗气虚阳衰、卫表失固之虚汗出、倦怠、畏寒、形冷；亦能温补脾肾、补火生土，用于治疗脾肾阳虚、水湿内停之水肿、小便不利等症。

（二）滋补肾阴，首推熟地

从肾论治心脏疾病，除常见的心肾阳虚之证外，还可以见于肾阴虚损。针对肾阴虚亏的病理状态，补益真阴，我爷爷擅用熟地黄。

我爷爷说，古方只有干地黄、生地黄，从无用熟地黄者，熟地黄是唐代以后的炮制品。

我爷爷认为，熟地黄这一味药，专治心肾不交。为什么这么说呢？因为熟地黄能上通于心。世人多以为熟地黄乃入肾经之药，孰知其能上通于心耶？一者，生地黄气寒味苦，其假火力蒸晒，转苦为甘，为阴中之阳，故能补肾中元气。必蒸晒九次，得太阳真火，确有坎离交济之妙用。倘若只蒸不晒，则用之无益也。二者，熟地黄滋补肾阴，肾得水之滋，肾之津即上济于心，心得肾之济，心之气即下交于肾，心肾上下交通，水火相济也。

我爷爷使用熟地黄治心病的独特之处有二：

其一，所用熟地黄，须九蒸九晒，如此炮制方能转苦为甘，补肾中元气，取太阳真火，从而能水火相济。视病情之不同，熟地黄制用之法是有区别的。倘若有中寒兼呕吐，则用姜汁拌炒，取姜汁能降逆止呕；若有脘腹胀满不行，则用砂仁拌制，取砂仁化湿和中理气之力；而若有经络壅滞不通，则用酒拌炒，取酒活血通行脉道之力。

其二，久病及肾。心病日久，往往累及于肾，出现肾衰竭。如肾不能主水，水液潴留体内，可见到全身水肿，或双下肢水肿；肾阳虚衰，水饮上凌心肺，可见心悸、喘咳、呼吸困难等症；水饮之邪壅盛，则必须要在顾护正气的前提下，首要攻逐水饮。叶氏先祖传下来治疗心肾衰竭有自己独特的用药，常用的药有：玉米须、白茅根、金鸡凤尾草等，其具体用法，将在各论当中具体论述。

（三）化瘀通脉，推黄酸刺

活血化瘀，通利脉道，是叶氏先祖治疗心脏疾病的基本大法，擅用甲片、麝香，药效很好，但二者为名贵药材，一般人负担不起。为使广大老百姓能看得起病，我爷爷和叶氏医家积极寻找有效的药物。经过多年的实践，我爷爷发现黄酸刺、川红花及生山楂对心脏疾病具有很好的效果。这里介绍叶氏医家治心脏病常用的化瘀通脉药物：**黄酸刺**。

叶氏处方中的"黄酸刺"，其学名叫沙棘。是一味藏医传统习用药。具有活血散瘀、止咳祛痰、消食化滞之功效。

我爷爷认为，沙棘治心病主要在于：其一，其性温，入心经，具有活血散瘀之力，使心脉得以通利；其二，入脾胃经，能健脾养胃、滋养气血化生之源，气足则脉行有力。

现代研究表明，沙棘黄酮在抗心肌缺血、改善心肌细胞功能、抗心律失常、改善心肌肥大、抗血栓形成、降血糖、提高免疫等方面具有明显效果。

另外，破血通脉，我爷爷常选用川红花。

红花，首见于《新修本草》，味辛，温，无毒。

我爷爷认为，红花者，其色红，与血之色相应，故能入心。为阴中之阳。古人云红花除腹内恶血，破留血。入血分，专治女科。下胎死腹中，为未生之圣药。红花用治心脏疾病，缘其性辛温，能走能散。故能破血通经脉也。

在红花的用量上，我爷爷强调要精准。他认为，红花入心，多用则破血，少用则养血。故应当视病情的需要斟酌用量。不宜过多，也不宜过少。

三、叶氏脉案及分析

心者，五脏六腑之大主；肾者，一身阴阳之根本。肾，是机体一切生命活动的原动力。心之所以能维持正常的功能，需赖肾之滋润、温煦。心病多发于中老年，肾中精气逐渐衰败之时。肾阳温养五脏六腑，肾阳亏虚则心阳不足。心阳虚亏，胸阳不振，则寒凝、痰浊、瘀血病理可形成，心脉瘀阻，临床上可见胸痹心痛、气短、畏寒肢冷等症状。

在叶氏先祖治心病大法的基础上，我爷爷主张从肾论治心病，疗效颇佳。

脉案 1：心悸（寒凝瘀阻）

我爷爷叶松生曾治一位毛姓渔夫，人称毛渔夫。其祖辈住江边打鱼为生，毛渔夫年四十四，打鱼已三十余年。患胸痛病多年，发作严重时曾请人看过，吃药后病情刚刚缓解，又因没钱抓药就停药，故胸痛未愈，时有发作。听说同德堂药店医术高明，擅长治疗心病，就起了看病的念头，但一直忙于打鱼，没空来看病，直到初冬，天气转凉，胸痛发作，同时伴有心慌心跳、睡眠不好等现象，才沿途打听来到同德堂。我爷爷把毛渔夫迎进诊室看病，但见一派寒象：早跳，心慌，胸闷，胸部冷痛，畏寒，穿着厚棉衣仍觉发冷，手脚冰凉，寐差，下肢水肿，舌紫有瘀斑，脉沉紧。此乃心肾阳虚，寒凝心脉所致。治以温肾阳散寒，活血通脉，利水消肿。处方如下：

北黄芪五钱　　　嫩桂枝三钱　　　淡附片二钱　　　干姜片一钱

红景天三钱　　　炒苍术三钱　　　川红花三钱　　　车前子五钱包煎

广陈皮三钱　　　茯苓皮五钱　　　大腹皮五钱　　　煅龙骨五钱先下

煅牡蛎五钱先下　麝香一分晨服

七帖，水煎服。

本方用北黄芪以益气健运；麝香，芳香温通，开窍通闭，辟秽化浊；淡附片、嫩桂枝、干姜片，温阳散寒，通痹止痛；红景天、川红花，活血化瘀，通络止痛；广陈皮，理气燥湿；茯苓皮、大腹皮，祛湿健胃，利水渗湿，使水邪从小便出。车前子清利湿热，炒苍术苦温燥湿，二者伍用，有健脾燥湿之功效；煅龙骨、煅牡蛎咸寒，入肝经，潜阳镇摄，使阳能固摄，阴能内守。本方配伍特点：攻补兼施，使寒邪、饮邪、瘀血祛而不伤正气。

服前药七帖后，毛渔夫拎着两条鱼来药店。自诉胸痛好转，下肢水肿好转，身体转温。此寒邪得去，水饮之邪得减，诸症得减。于是我爷爷减去温通之淡附片、干姜片、麝香，加入扶正之野山参、通脉圣品穿山甲、活血化瘀的黄酸刺、利尿渗湿的粉猪苓。处方如下：

北黄芪五钱　　　野山参五分　　　穿山甲二钱　　　嫩桂枝三钱

红景天三钱　　　炒苍术三钱　　　川红花三钱　　　车前子五钱包煎

广陈皮三钱　　　茯苓皮五钱　　　大腹皮五钱　　　煅龙骨五钱先下

黄酸刺一两　　　粉猪苓五钱　　　煅牡蛎五钱先下

七帖，水煎服。

服前药七日后，毛渔夫症状皆好转，把野山参换成较为平和的太子参，减去大腹皮，加建泽泻。处方如下：

北黄芪五钱　　　太子参五钱　　　穿山甲二钱　　　嫩桂枝三钱

红景天三钱　　　炒苍术三钱　　　川红花三钱　　　车前子五钱包煎

广陈皮三钱　　　茯苓皮五钱　　　粉猪苓五钱　　　煅龙骨五钱先下

黄酸刺一两　　　建泽泻六钱　　　煅牡蛎五钱先下

十帖，水煎服。

前药服用十日，病人未再来看诊。多年后，他介绍同村的渔民来同德堂看胸痛病，随访，毛渔夫在同德堂看病抓药吃了之后，身体恢复健壮，五十岁时还老来得子，高兴得不得了。多年的胸痛病没有再发作。

本案乃心肾阳虚，寒凝心脉所致心悸。

针对阳气虚，寒瘀阻心，初诊用嫩桂枝辛散温通，入心经走血分，能温通心阳而治疗胸痹胸痛，又能助阳化气，平冲降逆治心悸；淡附片温肾助阳，补命门之火，使水有所主，以化气行水；干姜片辛温助阳，化饮通络。二诊寒邪得去，则去淡附片、干姜，仍用嫩桂枝振奋心阳，温阳利水。

针对心气虚，初诊用北黄芪五钱以益气健运，盖因饮邪盛，当以温肾化饮为主；二诊寒邪、饮邪得减，加入补气之力较强的野山参五分，以增强补气之功；三诊诸症好转，则用较为平和的太子参易野山参，健脾益气，平补收功。

针对饮邪侵犯，采用温化、利湿、燥湿之法治之。温化法，用淡附片、嫩桂枝、干姜，温阳化饮，此体现了仲景治饮大法"病痰饮者，当以温药和之"。利湿法，用茯苓皮、大腹皮、车前子，清利湿邪。车前子，功用似泽泻，区别在于：泽泻专去肾之邪水，车前子则兼去脾之积湿；泽泻用根，专下部，车前子用子，兼润心肾；车前子又甘能补，故古人谓其强阴益精，"利水通淋而补阴不足"也。燥湿法，用炒苍术、广陈皮，健脾燥湿。此外，陈皮还有行气的功效，气行则水饮之邪随之走散。

我家祖传的治疗下肢水肿常用药：猪苓、茯苓、大腹皮、车前子、泽泻等。我在临床当中，搭配运用以上药物治疗水肿，屡用屡效。

针对瘀血之邪，初诊用川红花、红景天以活血祛瘀，盖因寒邪为甚，当以温阳散寒为主；二诊寒邪、饮邪得减，方加穿山甲、黄酸刺，以增大破瘀的力度。

煅龙骨，为净龙骨放无烟火上煅烧红透，取下待凉，粉碎入药者，功能偏于收涩，善于敛汗止血涩肠，收敛固涩的效果大于生龙骨。《本草纲目》记载了龙骨："其气收阳中之阴，入手足少阴、厥阴经。……涩可去脱。故成氏云：龙骨能收敛浮越之正气，固大肠而镇惊。"叶氏祖传用煅龙骨、煅牡蛎二药同用，治疗虚阳外浮、睡眠不安的病症。

脉案 2：心悸（邪热伤阴）

罗某，女，8 岁。患儿自小身体羸弱，自 7 岁以来，反复咳嗽 1 年余，易感冒，稍微不注意，天气寒温变化较大，或吃了凉的饮食，即患感冒。1个月前因受凉外感发热，伴咽喉痛，咳嗽，动则心悸，全身疲乏无力，纳呆。家人找乡里的医生看过，予清热解毒之方药，数日后，发热退，喉痛消失，咳嗽好转。但仍疲劳乏力，时感心悸。患儿的父母经过多方打听，辗转得知叶氏中医擅长治疗心脏病，于是带着患儿前来求治。当时是我爷爷叶松生在同德堂接诊的。患儿身体消瘦，自觉心悸，神疲乏力，咳嗽，有痰，不易咳出，纳差，脉沉数，舌尖鲜红，二便可。此乃邪热犯心，余毒未清，邪热伤阴所致，治以清热解毒，清肺化痰，滋阴益气。处方如下：

枯黄芩一钱　　疆贝母一钱　　浙贝母一钱　　苦桔梗一钱

宁前胡一钱　　三叶青一钱　　银柴胡一钱　　黄酸刺一钱

红景天一钱　　广陈皮二钱　　养心草二钱　　太子参一钱

官桂粉二分

七帖，水煎服。

本方枯黄芩、三叶青，配银柴胡，清热解毒；疆贝母、浙贝母、宁前胡，清肺化痰止咳；苦桔梗、广陈皮，行气化痰；黄酸刺、红景天，益气活血，养血宁心；太子参，作用近似人参的益气生津、补益脾肺之功，但力量较弱，是补气药中一味清补之品；养心草，味酸，能滋阴养血，宁心安神；官桂粉，补元阳，暖脾胃。

前药服用七日后，患儿咳嗽减轻，心悸消失，纳食稍增，减去浙贝母、宁前胡、枯黄芩、银柴胡，加肺形草、炒鸡内金，处方如下：

肺形草一钱　　疆贝母一钱　　苦桔梗一钱　　三叶青一钱

黄酸刺一钱　　红景天一钱　　广陈皮二钱　　养心草二钱

太子参一钱　　鸡内金二钱　　官桂粉二分

七帖，水煎服。

服前药七日，患儿咳嗽消失，纳食馨香，精神好转，舌脉正常。病已告愈，我爷爷这次没有开汤药方，开了食疗方。每日服用官桂粉，经常食用养心草。随访多年，小儿身体渐壮，心悸、咳嗽未再发作。

肺为娇脏，咳嗽日久必伤其体。从患儿的发病过程来看，提示病位在肺，伤及心与脾胃。从病机来看，此乃邪热犯心，余毒未清，温病后期，热伤气阴。

初诊治以祛邪为主，兼顾气阴以扶正。祛邪主要有二：一是清热解毒，用枯黄芩、三叶青、银柴胡；二是化痰清肺，用疆贝母、浙贝母、宁前胡、桔梗、陈皮。扶正主要有三：一是益气活血养心，用黄酸刺、红景天、养心草；二是益气生津，补脾肺，用太子参；三是补元阳，暖脾胃，用官桂粉。

二诊邪去正虚，这时尚须继续服药以巩固疗效。减去浙贝母、宁前胡、黄芩、银柴胡，加入肺肾经的肺形草，与三叶青、疆贝母、苦桔梗、广陈皮协同，以防邪热复起。继用扶正的黄酸刺、红景天、养心草、太子参、官桂粉，增强患儿正气，加一味健胃消食的炒鸡内金，以预防食积而导致复发。

先后服药共十四帖，患儿咳嗽、心悸未作。嘱常食养心草以益气养心。叶氏祖传下来的食疗方，内容丰富，适用于多种类型的心脏疾病，也可以说是汤药治疗的延伸，对预防心病有着相当重要的作用。

第六节　衢第三代传人叶龙生论心病及脉案分析

我的小爷爷叶龙生 1916 年出生于浙江衢州，为叶维藩之四子，叶氏薪传第十五代传人，为衢州叶氏中医第三代传人。幼承庭训，学医识药，遵循叶氏祖训，秉承同德堂药店的理念，一边经营药店，一边治病救人。

新中国成立后，社会逐渐稳定，百废待兴，中医药事业蓬勃发展，《中医杂志》创办于 1955 年，前身是《北京中医》，是我国中医药学术界创刊最早、发行量最大、在国内外具有较高权威和学术影响的国家级中医学术期刊。

我小爷爷叶龙生紧跟时代步伐，敢于突破"秘不外传"的思想，对多年的临证经验进行总结，积极撰写学术文章公开发表。1959 年在《中医杂志》上发表《麻疹 300 例治疗经验总结》，1960 年在《中医杂志》上发表《从治疗癃闭经验实践中谈辨证论治》，1959 年在《浙江中医杂志》上发表《小儿急性吐泻》，收录于 2017 年人民卫生出版社出版的《百家名医临证验案传真》。

据《衢州市卫生志》记载，1941 年 4 月成立衢县国药同业公会，会员店、栈 27 家，叶龙生选任常务理事，连任五年，址在城内南街县商会内，1949 年初解散。

我的小爷爷接任同德堂，经营药店，专精临证，诊务之余，亦有手写脉案、临证心得等。长期的学习和临证实践，造就了叶龙生一身过硬的本领，我小爷爷擅长中医内科、妇科、儿科等，其医术精湛，理论功底过硬，这从公开发表的文章可以看出来。

曾经带教两个苏联专家，教授弟子、学徒数人，为叶氏中医的传承做出了贡献。

叶龙生爷爷的大儿子叶克大，是衢州名医。

一、论心受邪说

我父亲常说，他和四爷爷年岁相仿，关系很好，两人从小一起学文习武，传承叶氏祖传医术。有时候为了某个观点，各自翻阅大量的书籍，精研经典，临证中遇到疑惑，向叶家的长辈求教，在临证中反复验证。正是因着如此强烈的求知欲，本着解决问题的目的，二人的医术日渐精湛，获得当地老百姓的认可和赞誉。

对于心脏疾病的认识，我四爷爷秉承先祖的学术观点，重视正气不足是发病之本，邪气侵犯是为发病条件，进而提出心受邪说。

《黄帝内经》曰："邪之所凑，其气必虚。""凑"，是一个动词，《说文解字注》曰："引伸为凡聚集之偁"；"其气必虚"的气，指的是正气，就心而言，指心气不足。心之所以能聚邪而发病，必然是源于心气不足。这和俗话说的"苍蝇不叮无缝的蛋"是一个道理。也即心气虚，是导致心受邪生病的根本原因。

那病邪又是如何犯心的呢？中医认为，心为君主之官，五脏六腑之大主，是人体生命活动的主宰，主管人体的精神、意识、思维活动，心不能受邪，包络于心外的心包负责卫外，抵御外邪对心的侵袭。这种"心包代心受邪"的观点源自《灵枢》。如在《灵枢·本输》中记载了手厥阴经的五输穴，却没有记载手少阴经的五输穴。《灵枢·邪客》："故诸邪之在于心者，皆在于心之包络。包络者，心主之脉也，故独无腧焉。"

心阳气不足，导致寒邪犯心，在前文已有相关论述，本节不再赘述。下面主要阐述叶氏中医关于温热之邪犯心的认识。

我四爷爷说，明确提出温邪犯心的是《温热论》："温邪上受，首先犯肺，逆传心包。"一方面，患者正气素亏，腠理疏松，卫外不固，外感温热邪毒，经由口鼻、皮毛乘虚而入，肺失宣肃，可出现风热犯肺之咳嗽、气促、咽喉不适等症。一方面，邪毒壅盛，由表入里，内客于心，心受外邪，与血相搏，耗伤气血，加重心气不足，推动无力，致使脉络气血或津液运行不畅，所以心受外邪可出现心痛、胸闷、心悸、气短等症状。

心与心包络虽为一脏一腑，但实为一体。邪犯于心包，也就是外邪侵犯于心。如《诸病源候论》："心藏神而主血脉，虚劳损伤血脉，致令心气不足，因为邪气所乘，则使惊而悸动不定。"外感温热毒邪是其直接致病因素，素体虚弱、正气不足是其发病基础。病位在心，而与肺、脾等其他脏腑有关。

心受邪扰，其临床表现是：发热，咳嗽或腹痛泄泻等外邪侵袭肺卫之表证；同时或继而伴有心悸、胸闷、气短、胸痛等；舌红苔薄黄或腻，脉细数或结代。治疗上，清热解毒，祛邪外出为首要之务。

心还受内生病邪所干，这是临床中比较常见的。比如因脏腑功能失调，导致气、血、津液代谢失常，水饮、痰浊、瘀血等病理产物生成，病邪停聚于心，则出现心病的临床表现。故治疗上，除调理脏腑功能之外，还必须祛邪，运用行气、化痰、逐饮、化瘀等方法。

二、治心病当祛邪为要

一般来说，外邪侵犯人体，在初期，人体正气尚可耐受攻伐时，以祛邪为要。通过药物之力，抵御外邪，不令其久留体内，消耗本来就不足之正气。倘若因心气不足，内生之邪聚集于心，亦需及时祛除病邪。当然，在祛邪当中，时时注意顾护正气。遵循的原则是：祛邪而不伤正，扶正而不留邪。

（一）清利热毒，用三叶青

风热邪毒干心，清热解毒，我四爷爷用三叶青。

叶氏先祖治心脏病，喜用攻补之品。因为心病往往不是单纯的虚证或单纯的实证，多为本虚标实之证。如病毒性心肌炎患者，为病毒感染所致心肌炎性病变，病毒种类多种多样，包括腺病毒、柯萨奇病毒等，好发于儿童，对患儿心肌结构造成严重破坏，使心功能衰退，危及患儿的生命健康。中医认为，正是内因心气虚，外因风热邪毒侵犯，久之气阴亏虚，邪毒羁留。三叶青，不仅能清热解毒，还具有一定的滋补效果，而落入我四爷爷的法眼。

三叶青，其味甘，性凉，为葡萄科崖爬藤属植物三叶崖爬藤的块根，又名蛇附子。生于阴湿山坡、山沟或溪谷旁林下，以块根或全草入药。作为民间中草药由来已久，具有清热解毒、活血祛风的功效，同时还具有一定的滋补效果。

常言道：攻毒之药，未有不散气者也。但金银花不一样，它不仅不散气，还能补气，更善于补阴。在众多的攻毒之药当中，未有善于金银花者也。

金银花、青连翘气味芳香，既能疏散风热，清热解毒，又能辟秽化浊。因此，叶氏用三叶青与金银花、青连翘配伍，治疗各种感染性疾病，具有起效快、药效好、安全无毒的特点。

（二）活血化瘀，用三七片

瘀血干心，痹阻不通，而致心悸心痛、胸闷，活血化瘀，我四爷爷擅用三七。

三七，又叫金不换，人们把它比为"金不换"，是外科、伤科的常用药物。我国著名的"云南白药"即含有三七。人工栽培的三七多种在田野，故被称为"田七"。为血分之药，能治一切血病。三七能和营止血，通脉行瘀，一切瘀血皆破，一切新血皆止。

我父亲说，《本草纲目》中称三七为军中用的金疮要药，对于各种血病有奇功。"凡杖扑伤损，瘀血淋漓者，随机嚼烂，罨之即止，青肿者即消散。若受杖时，先服一二钱，则血不冲心，杖后尤宜服之，产后服亦良。"

我四爷爷治疗心脏疾病，擅用三七。瘀血痹阻心脉，用三七活血通脉；脑血管意外，用三七，中医认为有出血必有瘀血，故用三七既可活血，又可止血。现代药理研究结果表明，三七能扩张血管，降低血压，使微循环得到改善，使血流量增加，对心脑组织缺血缺氧有好的治疗效果；能保护肝脏，有抗炎症作用等。

三、叶氏脉案及分析

心受邪说认为，心病多因正气虚损，温热邪毒乘虚侵犯于心，伤及心脉，与体内产生的瘀血、痰浊相互交织而成。我四爷爷叶龙生认为，正气亏虚为内在原因，是本；邪毒内侵为外在重要条件，是标，可因情志、疲劳、食滞、外感等因素而诱发。故针对不同的病邪，叶氏先祖采用相对应的治法。或清热解毒，或祛痰化瘀，或痰瘀同治，视具体病情而定。

我的几位爷爷均为临床经验非常丰富的医家，我爷爷叶松生和四爷爷叶龙生均在衢州出生，长大后，他们兄弟几个共同经营同德堂药店，用叶氏祖传的医术，救治过当地无数的老百姓，他们的事迹被广为传诵。

脉案1：心悸（风热毒邪）

曾某，男，8岁。住城关公社。春天乍暖还寒时，不慎着凉，发高热，家人煮生姜葱白汤，汗出后热退，仍有咳嗽，反复1月余，虽也给用过抗生素消炎药等，但仍未见愈。好不容易挂到我四爷爷叶龙生的号前来看诊。当时见到的症状有：患儿自觉胸闷，心跳快，咳嗽，气短，精神不太好，咽喉不爽，纳差，脉细数，苔薄白。我四爷爷认为，小儿为稚阴稚阳之体，感受寒邪后，容易入里化热。本案为寒邪入里化热，侵犯的脏腑，首先犯肺，其次干心。治以清热解毒，健胃化痰。处方如下：

甜杏仁三钱	浙贝母三钱	桑白皮二钱	瓜蒌皮三钱
鸡内金二钱	炙冬花二钱	紫丹参二钱	疆贝母一钱五分
三叶青二钱	粉丹皮二钱	生地黄四钱	大玄参二钱
白豆蔻二钱后下			

三帖，水煎服。

本方甜杏仁、炙冬花、桑白皮、浙贝母、疆贝母，清热化痰，止咳平喘；三叶青，清热解毒；瓜蒌皮，宽胸利气，化痰；久病入络，用紫丹参，活血化瘀；热病伤津，故用粉丹皮、生地黄、大玄参，清热凉血，滋阴生津；小儿脏气未充，容易食积，故用鸡内金、白豆蔻，健胃消食，化湿行气，温中止呕。

三日后，患儿被家长带着来找我四爷爷复诊，诉前药已服用三剂，诸症有减轻。胸闷消失，咳嗽消失，精神好转，纳食有改善。前方减去浙贝母、瓜蒌皮、炙冬花、粉丹皮，加广陈皮，处方如下：

甜杏仁三钱	桑白皮二钱	大玄参二钱	鸡内金二钱炒
紫丹参二钱	疆贝母一钱五分	三叶青二钱	生地黄四钱
白豆蔻二钱后下	广陈皮一钱		

七帖，水煎服。

服前药七日后，诸症皆消。追踪随访十多年，未再发。

杏仁，有苦杏仁、甜杏仁之分。甜杏仁，气微，味微甜，以颗粒均匀而大、饱满肥厚、不发油者为佳。味甘，性平，入肺、大肠经，能润肺宽胸，祛痰止咳。苦杏仁，苦，微温；有小毒。归肺、大肠经，有降气止咳平喘、润肠通便的作用。二者功效相仿，如《本草便读》曰："甜杏仁……可供果食，主治（与杏仁）亦皆相仿。用于虚劳咳嗽方中，无苦劣之性耳。"在这里选用甜杏仁，原因很简单，甘味口感好，更容易被小儿所接受。

脉案 2：心悸（心胆气虚）

陈某，男，5 岁，住柴家村。3 岁时曾被突然的鞭炮声吓着，后来听到突然的大一点的声响，就极容易受到惊吓，平素吃东西不多，消化不好。找土郎中看过，服用一些民间的偏方，胆小易受惊没能得到改善。后来家人用一些迷信手段治疗也没有效果。患儿的母亲经街坊介绍找到我四爷爷，想通过中医药进行调理。当时的脉案：心悸，胆小，易受惊吓，寐差，食少，纳差，二便正常，舌淡，脉细。此为心胆气虚所致心悸，治以益气镇惊，安神定志。处方如下：

太子参一钱炒　　炒白术一钱　　黄酸刺一钱　　抱茯神二钱

鸡内金二钱炒　　官桂粉一分

七帖，水煎服。

本方太子参、炒白术，健脾益气；黄酸刺，活血化瘀，消食；抱茯神，养心安神定志；炒鸡内金，健胃消食；官桂粉，温补心阳。

上方服用七日后，诸症减，仍纳差，故加焦山楂，以助鸡内金消食化滞之力。处方：

太子参一钱炒　　炒白术一钱　　黄酸刺一钱　　抱茯神二钱

鸡内金二钱炒　　官桂粉一分　　焦山楂二钱

七帖，水煎服。

前药服用七日，心悸消失，睡眠好转，遂减去抱茯神。处方如下：

太子参一钱炒　　炒白术一钱　　黄酸刺一钱　　鸡内金二钱炒

官桂粉一分　　焦山楂二钱

七帖，水煎服。

前方服用七日后，病即痊愈。几年后小儿同村的人来看诊，随访得知，这位小朋友能吃能睡，胆子也大了，在过年时，敢自己放鞭炮了呢。

针对小儿多虚、多积、多热的病理，叶氏祖传治疗秘诀如下：

其一，小儿脏气未充，脾胃功能弱，首先调理脾胃。常用药：健脾益气的太子参、炒白术；健胃消食的炒鸡内金、焦山楂；化湿和中的豆蔻、芡实；行气燥湿的广陈皮。其二，对于心气、心阳不足者，除了调理脾胃，用官桂粉，以预防心脏病发作。其三，小儿用药，不宜多，一般不超过 11 味。其四，考虑小儿的依从性，用药时选用口感较好的药，不用太苦、味怪的药。

脉案3：胸痹（痰瘀互结）

胡某，男，45岁，船夫。时常感到胸前区隐痛，伴胸闷，气短，曾找医生诊治，多以活血化瘀之法治疗，病情时有缓解，时逢冬季，由于气温变冷，加之忙于工作，于某日夜间胸闷痛、心跳加重，次日清晨遂来同德堂就诊。当时的症状是：胸痛彻背，形体肥胖，咳嗽气促，痰多黏，乏力，稍微活动后症状更明显，眩晕头重，面红，纳差便溏，舌淡胖，有瘀斑，苔白腻，脉弦滑。

此为素体阳虚，气不化津，聚湿成痰，故形体肥胖；痰凝血滞，痹阻心脉，则胸痛彻背；痰浊阻肺，肺失宣肃，见咳嗽气促，痰多黏；痰浊阻遏，升降失常，痰火气逆，上犯清窍，瘀血停着，痹阻清窍，见眩晕头重，面红；痰浊困阻脾胃，脾虚亦生痰湿，脾阳不振，故见乏力，纳差，便溏；血脉瘀阻，见舌有瘀斑，脉弦；痰浊内阻，见舌淡胖大，苔白腻，脉滑。此乃心阳虚弱，化生痰浊，痰瘀互结，痹阻心胸而致。治以化痰泄浊，宣痹通阳。处方如下：

明天麻五钱	北黄芪五钱	紫丹参五钱	淡全蝎一钱五分
苦桔梗三钱	臭梧桐叶三钱	石菖蒲三钱	红景天七钱
穿山甲三钱	广陈皮一两	姜半夏三钱	云茯苓五钱
正川芎二钱	炒谷芽五钱	炒麦芽五钱	麝香一分晨服

七帖，水煎服。

本方明天麻息风祛痰止痉，既能辛散外风，又能平息内风，辛润不燥，通和血脉，为风药中之润剂，配伍臭梧桐叶，祛风湿，除胸中痰结；北黄芪、红景天益气以扶正；麝香、穿山甲开通心窍，配伍紫丹参、正川芎，增强活血化瘀、通络止痛之力；淡全蝎息风镇痉，通络止痛，以防止抽搐昏迷；广陈皮、姜半夏、云茯苓、炒二芽，理气化痰，补脾健胃和中；石菖蒲辛温，荡涤邪秽，化痰开窍，化湿行气，祛除胸中痰浊，九窍通灵，而脏气自得其补益；苦桔梗辛散苦泄，宣开肺气而祛痰，又载诸药上行。共奏益气化瘀，化痰泄浊，宣痹通阳之功效。

上方服用七日，诸症减轻，胸痛消失，眩晕、咳嗽止，纳可，二便调。减去淡全蝎、苦桔梗、炒谷芽、炒麦芽、麝香，加太子参、延胡索、三七片。处方如下：

明天麻五钱	北黄芪五钱	紫丹参五钱	臭梧桐叶三钱
石菖蒲三钱	红景天七钱	穿山甲三钱	广陈皮一两
姜半夏三钱	云茯苓五钱	太子参五钱炒	正川芎二钱
延胡索三钱	三七片二钱		

七帖，水煎服。

前药服用七日，诸症皆消。减广陈皮，加茺蔚子。茺蔚子，辛散苦泄，重坠下降。主入血分，偏于行血祛瘀。行中有补，即寓有祛风之效。与明天麻配伍为用，气血双调，祛风通络，清肝止痛。茺蔚子，益母草之子也。根、茎、花、叶专于行血，而子则行中有补也。所谓补，非补养血气之谓，是散其瘀而营血受荫。处方如下：

明天麻五钱	北黄芪五钱	紫丹参五钱	臭梧桐叶三钱
石菖蒲三钱	红景天七钱	穿山甲三钱	茺蔚子二钱
姜半夏三钱	云茯苓五钱	太子参五钱	正川芎二钱
延胡索三钱	三七片二钱		

十五帖，水煎服。

前方服用半月，患者稳定，未见发作。随访十余年，患者稳定未发。

脉案 4：心悸（气血虚兼瘀）

姜某，男，49 岁，姜家村人。母亲难产，在他出生后没多久就去世了，自小跟着父亲学做木匠。他父亲好酒，某次醉酒后摔倒，就再也没起来。那时他刚 20 出头，接过父亲的班，正式做起木匠。因为他聪明好学，手艺很好，邻里乡亲结婚用的家具，比如床、柜子、箱子等，基本上都是请他做。后来经人介绍，结婚生子，小日子过得还不错。但是他也继承了他父亲喝酒的嗜好，随着时间的推移，到了 40 多岁，身体日渐不好。他不想步他父亲的后尘，经多方打听，找到县里同德堂药店。当时这位姜先生临床表现是：自觉心悸，胸闷胸痛，头晕，神疲乏力，寐差，纳可，大便干，舌淡暗，苔薄白，脉细见结代。此为气血虚弱，兼有瘀血所致，治以益气补血，活血化瘀。处方如下：

北黄芪 30g	红景天 10g	紫丹参 30g	赤芍药 15g
正川芎 10g	香白芷 20g	明天麻 15g	柏子仁 15g
小青皮 15g	广陈皮 15g		

七帖，水煎服。

本方重用北黄芪、红景天，补气健脾；紫丹参、赤芍药、正川芎，活血化瘀；小青皮、广陈皮，行气化痰，小青皮还能补肾气；明天麻，平肝息风，配香白芷芳香开窍，可治头晕；柏子仁，归心、肾经，养心安神，为果仁类药，故能润肠通便。

上方服用七帖，患者来复诊，诉诸症有减，但仍寐不能安，加抱茯神30g。处方如下：

北黄芪 30g　　　红景天 10g　　　紫丹参 30g　　　赤芍药 15g

正川芎 10g　　　香白芷 20g　　　明天麻 15g　　　柏子仁 15g

小青皮 15g　　　广陈皮 15g　　　抱茯神 30g

七帖，水煎服。

上方服用七日后，心悸、胸闷痛、头晕、神疲乏力皆消失，睡眠改善，大便干缓解，加一味肉苁蓉，既能温肾阳，又能润肠通便。处方如下：

北黄芪 30g　　　红景天 10g　　　紫丹参 30g　　　赤芍药 15g

正川芎 10g　　　香白芷 20g　　　明天麻 15g　　　柏子仁 15g

小青皮 15g　　　广陈皮 15g　　　抱茯神 30g　　　肉苁蓉 15g

七帖，水煎服。

前方服用七日，诸症皆消。我爷爷嘱咐病人，以后不能喝大酒，应适可而止。患者连声答应，但过春节时有人邀请一起喝酒，他媳妇没能拦住，当天和朋友喝了个大醉，醒后心悸、胸痛发作，连春节都没过完，就来同德堂求救了。我爷爷一看，病症和以前相似，宗前方加减治之。此次痊愈后，再不敢喝酒，每逢冬季，来同德堂求膏方调理。追踪随访十余年，未再发作，体质与精神均胜以前。

第七节　衢第四代传人叶宝鑫论心病及脉案分析

我的父亲叶宝鑫1917年出生于浙江衢州，为叶松生之子，叶氏薪传第十六代传人，为衢州叶氏中医第四代传人。当时处于北洋军阀割据混战时期，中国社会动荡不堪，民不聊生。叶氏家族已在衢州扎根，与当地的百姓同呼吸共命运，同舟共济。我父亲时常告诫我和几个哥哥：

"不论时代如何变化，叶氏祖宗传下来的医术不能丢，这是家族的安身立命之本，也是造福一方百姓之本。"

我家中有本祖先传下来的账册。上面记载着一个个贫穷患者赊药欠的账。我父亲曾经告诉我，叶氏家族有个规矩，碰到无钱求医者，可以记个账，待有钱时再付钱销账。若连续三年未来结账者，也不要去催账，而是将账上的欠款一笔勾销。"悬壶济世惠百姓"，这传统一定要发扬。账册无声，却向后人告示了祖先行医的初衷和做人的原则。

改革开放以后，因叶氏中医专长治心内科疾病被当地百姓普遍认可，亦受到政府领导和同仁的重视。1994年，在政府和社会各界联合支持下，创办了衢州叶宝鑫中医药研究所。前来求学、求医者络绎不绝。

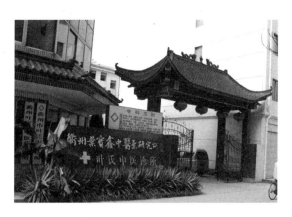

衢州叶宝鑫中医药研究所

叶氏中医在传承的过程当中，除了医理医术之外，对于中药特别的重视。具体表现在：

首先，诵读本草著作。比如李时珍编撰的《本草纲目》，这是叶氏子弟必须通读的一本书，并且要求反复诵读，尤其是治心脏病的药物，必须如数家珍。

其次，注重进药房。这是老祖宗定下来的规矩，凡叶氏子弟必须进药房干活。认药、切药、炮制、配药等流程必须非常熟悉。我父亲常说："用药如用兵。作为将军，带兵打仗，必须对手下的兵非常了解，知己知彼，知道如何排兵打仗，方可常胜。而作为医生，必须对所使用的药非常了解，清楚每一味药的性味归经，擅长什么，在治心病过程当中如何配伍，能发挥怎样的作用，如此方可用兵如神，用药如神。"

正因为从小受到叶氏中医的传统教育，我父亲对中药非常精通。当

上篇　总论　一　第二章　叶氏世医治心宗脉

说到某味药时，最早出自哪里，记载于《本草纲目》的哪一部，其性味归经、功效主治等等内容，往往是不假思索，脱口而出。仅此一举，岂能不令后学者叹服，敬佩不已呢？

我父亲8岁学医，跟着我二爷爷叶佑生、爷爷叶松生学医认药，完整地继承了祖先的医方，是衢州远近闻名的中医心脏病专家。精通内外妇儿科，针灸，武术，其尤有心得者，恐非心脏病莫属。提出心以大气足为要，治心病当"心肺同治"，不忘其本，强调健脾和胃。

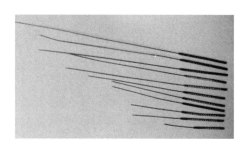

叶宝鑫所用针灸针

我父亲的学术思想、临证经验、医案、医事医话，和我二爷爷叶佑生的一起被收入《近代浙西浙南名医学术经验集》。

我的兄弟姐妹有4人从小跟着我父亲学医，长大后各有所长，在各自的岗位上运用祖传的医术治病救人，并结合现代疾病及药理，积累了自己的经验，把叶氏中医祖传学术思想和理念，传承给了下一代。

一、论心以大气足为要

我父亲提出的大气论，主要源自三个方面：第一，学习《内经》及历代医家关于大气的认识，尤其深受同时代的中西医汇通派大家张锡纯的大气理论的启发；第二，传承叶氏中医治心非常重视气血的经验，结合大气理论进行分析；第三，我父亲数十年的临床实践，提出心以大气足为要的观点，强调肺、脾二脏在大气中的重要地位。

"大气"一词，首见于《黄帝内经》。观历代注家所注，"大气"的含义有三：一者，大气为邪气，如《素问·热论》云"大气皆去，病日已矣"，王冰注此处的大气为大邪之气。二者，大气为自然界之气。如《素问·五运行大论》云："地为人之下，太虚之中者也。帝曰：冯乎？岐伯曰：大气举之也。"三者，大气为宗气，如《灵枢·邪客》曰："故宗气积于胸中，出于喉咙，以贯心脉，而行呼吸焉。"

提出"宗气即大气"这一观点的是明代的孙一奎等医家。而对胸中之大气论述甚为详尽的是近代医家张锡纯。张锡纯认为，大气与宗气在本质上是一致的，并阐发了大气的生理病理，创制了升陷汤。

叶氏中医重视气足在心脏中的作用。按功能、部位等，气可分多种。有营气、卫气、宗气，有经络之气、脏腑之气（肝气、心气、脾气、肺气、肾气），此皆为人体之正气；另外，尚有邪气（火气、寒气、湿气、燥气等）。叶氏认为，心病多因正气不足而生。尤其是聚于胸中之气，一旦不足，甚或虚衰，则百病生焉。

我父亲受《内经》"大气举之"的启示，认为自然界由于大气举之的作用，地才不陷坠，存在于天地间的万物才得以生长发展。取自然界之象，比类人体。人与自然相应，人能生而有形，以及各脏腑发挥正常的功能，均赖大气的主持作用。

大气来源于先天之元气、后天之水谷之气，以及自然界的清气，故大气的生成与肾、脾、肺相关，尤其是与肺关系密切，因为肺气与自然界之气直接相通应。大气布散于全身，包含了脏腑之气、营卫宗气、经络之气的功能，通过它们来行使主持全身的作用。即所谓人之大气虽在胸中，实能统摄全身也。

大气以胸中之地为宅窟，包举肺外，能鼓动肺脏呼吸，从而实现肺主气司呼吸的功能；大气托举心脏，使心神有所附，精神振作而不致出现心悸怔忡。又，大气布散全身，故能托举各脏腑形体官窍等，能维持人体的存在，以及各脏腑正常功能的发挥。大气能统摄全身气血，使血不溢脉外，随诸气的运行而到达全身，以发挥濡养、温暖的作用。因此，人体的一切生机，莫不赖乎此大气也。

若先天禀赋不足者，或是后天失于调养，如劳作过度、久病、情志所伤、外感等导致脾胃功能较弱，不能较好地濡养大气者，胸中大气就容易不足，甚至大气不能托举而下陷。

我父亲认为，胸中之大气全赖后天脾胃之气所培育。《素问·经脉别论》云"饮入于胃，游溢精气，上输于脾，脾气散精，上归于肺，通调水道，下输膀胱"，说明人体水谷之气的生成有赖于脾胃功能的正常，这也是被后世医家称为后天之本的原因所在。如《本草求真》"万物非土不生，人身五脏六腑非脾胃不养"，张景岳在《景岳全书》称"脾胃为水谷之海，均为五脏六腑之本"，故胸中大气，皆由脾胃之气所支撑。

大气不足，不能包举肺外，则呼吸不利而有气短，或喘息，或气息将停，或胸闷；心不被托举，心神无所依附，而有心悸怔忡；卫气无所统摄而自汗；不能宣布营卫之气以温煦，可有身凉，怕冷；气不能上达于脑，可见头晕、神昏，甚至昏迷；全身之气无所统摄，气血津液不能输布，可出现气滞、水湿痰饮、血瘀等，阻滞于胸，则心肺病焉。心脉滞涩不通，除心痛心悸外，胸闷、胸痛、憋气等肺气失常症状随之而起，正如《金匮要略》所云"胸痹不得卧，心痛彻背""胸痹，胸中气塞，短气"。

在治疗上，继承叶佑生以通为补的理念。在通补的前提下，我父亲特别强调肺脾之气，对"通补"理论进行了发扬。认为治心病，提倡心肺同治，同时不忘其本，强调培补脾胃之后天之本。

二、治心病当心肺同治，兼顾脾胃

我的父亲继承了叶氏医家"以通为补"的理念和方法，与先祖又有所不同。在继承当中，又有发展。同样是"通"，我父亲特别强调升提，即重视胸中大气和脾气的托举作用。治心脏疾病，强调心肺同治的同时，必须兼顾脾胃后天之本。

（一）补气通气，心肺同治

我父亲认为，大气不足是心脏疾病的基础，而大气汇聚于胸中，与心肺关系密切，故治心病当以补大气为主，特别强调心肺同治。

针对心肺气虚的病理，叶氏中医一脉传承而来的经验，必用黄芪、人参。而与先祖不同之处是，我父亲认为黄芪既能补心气，又能补肺气，具有升提、托举的作用。所以我父亲用黄芪的量比先祖更大，往往用到40g以上，甚至用到50g。

对于大气虚而导致气滞不通的病理，我父亲强调心肺同治。

一方面，补心肺之气，另一方面，我父亲特别重视肺之功能，通过调节肺主气的功能，使气机畅达，勿令壅滞为害。最具代表性的药物是叶氏祖传下来的一味治心秘药——苦桔梗。我父亲说，对于桔梗，古人是这么认识的。《金匮要略》记载的桔梗汤，为后世治肺痈之基本方。《本草求真》记载，桔梗"系开提肺气之圣药"。《本草述钩元》云："下一切气，肺金得令则浊气自下行……能开提气血，盖中焦为气所从出之处，如有痰水饮食压在气上，惟用桔梗开通壅塞之道，升提其气上行，能使痰水饮食降下也。"王学权在《重庆堂随笔》中说："桔梗，开肺气之结，宣心气之郁，上焦药也。"王清任《医林改错》中的血府逐瘀汤，主治瘀血内阻于胸，气机不畅之胸闷、胸痛。方中以桔梗配伍枳壳，一升一降，开胸行气，气行则血行，与方中活血化瘀药共奏排瘀之效。

而我的太公叶维藩认为，桔梗者，络脉也。桔梗的横切面，其形状就像血管。故桔梗专入于肺，亦入于心也。我父亲经过临床实践，认为桔梗不仅能行气，还能补虚，体现叶氏祖宗治心脏病的"以通为补"的思想；桔梗既能入肺，又能入心，一药兼二职，天然一味"心肺同治"之要药也。

（二）不忘其本，健脾和胃

中焦脾胃为后天之本，气血生化之源。脾胃之气旺盛，气血来源充足，上奉于心，则心血亦旺，不会致病。李东垣提出"百病皆由脾胃衰而生"，若脾气虚，脾胃纳运功能减退，气血生化之源匮乏，则心中气血不足，气虚血瘀，不能濡养于心，而出现心悸、健忘等心病症状。若单纯从心论治，往往难获良效。因此补土为主，脾胃健，气血生，神志宁。不治其心，心病自愈。反过来，心气亏虚，中焦脾胃运化功能下降，往往可见纳差、便溏等脾虚不运之证，这时候倘若一味滋补可能会有"虚不受补"之虞。所以治疗心脏病，一定要顾护脾胃，只有脾气健运，服用的药物才能被消化吸收，气血才不会生化乏源。

我父亲说，纵观历代先贤通过调理脾胃治心病，汉代张仲景在《金匮要略·胸痹心痛短气病脉证治》指出"胸痹，心中痞，留气结在胸，胸满，胁下逆抢心，枳实薤白桂枝汤主之，人参汤亦主之"，人参汤，即理中汤。具有温补中阳、散寒祛湿的功效，正是从中焦脾胃论治胸痹。此为后世医家从脾胃论治心病提供了范例。唐代孙思邈在《备急千金要方》记载"心劳病者，补脾气以益之，脾旺则感于心矣"，明确提出补脾以治心病，运用散寒行气、除湿化痰之通气汤，治疗以"胸满短气，噎塞"为表现的胸痹。清代程国彭在《医学心悟》中记载："虚痛者，心悸怔忡，以手按之则痛止，归脾汤主之。"此心悸怔忡之病，是因气血虚弱而致，故健脾益气补血之归脾汤治之。

脾主运化，脾胃损伤则运化迟滞，湿浊内生，上蒙胸阳致大气壅滞，出现胸闷、气短；湿浊凝聚为痰，痰浊上犯，阻痹胸阳，闭塞心脉则胸痹心痛。因此，我父亲强调补心肺之气，先要祛湿化痰，此为"通补"之法的体现。而补气之本，又重在健脾胃。脾胃健运，则湿不聚，

湿不聚，则痰难成。故我父亲治心脏病，在"心肺同治"的同时，强调健脾和胃。常用方：健脾化痰，用温胆汤、小陷胸汤加减；温阳理中，以附子理中汤加味。

叶氏用来健脾和胃的常用药物是：焦六神曲，炒鸡内金。

何谓六神曲？关于神曲的由来，《本草纲目》："昔人用曲，多是造酒之曲，后医乃造神曲，专以供药，力更胜之。盖取诸神聚会之日造之，故得神名。"依照传统，神曲是每年六月六日神仙聚会之日聚材制造。《本草求真》曰神曲专入脾胃，其物本于白面、杏仁、赤小豆、青蒿、苍耳、红蓼六味作饼蒸郁而成；其性六味为一，故能散气调中，温胃化痰，逐水消滞，小儿补脾，医多用此以为调治。我父亲认为，脾胃损伤，虚不受补，不能直接温补，必须先消导痰食，使脾胃不继续受损，自然脾胃之气渐复。脾胃之气渐旺，则不易受邪。六神曲既可以健脾，又能消食导滞。

我父亲说，鸡内金，过去又叫鸡肫皮。《本草备要》云："甘，平，性涩。鸡之脾也。能消水谷，除热止烦，通小肠、膀胱。"自唐以后，历代医家常有"以脏补脏"之说，是根据同气相求的原理，利用动物的内脏来补养和治疗人体同名内脏的"虚"与"损"的一种方法。鸡内金为鸡之脾，故能治疗人体脾胃虚弱之症。我父亲认为，鸡内金为消化瘀积之要药，更为健补脾胃之妙品，脾胃健壮，更能运化药力以消积也。

三、叶氏脉案及分析

我父亲出生于20世纪初叶，当时世界格局动荡，威胁人类健康的主要疾病是急性和慢性传染病、营养不良性疾病、寄生虫病等等。随着社会的稳定、发展，当步入20世纪50年代以后，人类的疾病谱发生了历史性的转折，排在人类死亡"疾病谱"最前列的是心血管疾病、脑血管疾病、癌症和慢性阻塞性肺疾病。叶氏祖传下来的专治心脏疾病的秘技，被历史潮流冲到了和疾病斗争的最前列。我父亲经历了这个历史的转折，并在应用祖传秘方和心脏病的不断斗争中，像一个精益求精的工匠，打磨着最适合的武器，在斗争中取得一次次的胜利，使得叶氏中医在近现代逐步绽放出异彩。

脉案1：胸痹（阴虚兼瘀）

赵某，男，55岁，曾任中学教师。患高血压近10年，4个月前始发心前区闷痛，并向左肩放射，找人看过病，吃过一些药，但效果不理想，过了 3 个月，胸痛每日发作次数从 1～2 次逐渐增加到每日 4～5 次，近 2 周来病情加重，经过多方打听，于 1977 年 9 月 12 日初次来找我父亲看病。当时症见：头痛，胸闷，眩晕，时有胸口憋痛，腰酸痛，口干便秘，舌红少津有瘀斑，脉弦数。此乃心肾阴虚兼有血瘀，治拟滋阴降火，化瘀通脉。处方如下：

北黄芪一两　　明天麻五钱　　穿山甲二钱　　羚羊角粉一分吞服
淡全蝎一钱五分　蚕羌活三钱　　生山楂三钱　　干荷叶五钱
川红花三钱　　麦门冬三钱　　生地黄三钱　　红景天五钱
生甘草一钱五分　火麻仁五钱　　麝香五分晨服
七帖，水煎服。

本方用药，兵分四路。一组补气生津药：北黄芪、红景天、麦冬、生地黄；一组活血化瘀药：穿山甲、麝香、川红花；一组健脾和胃药：蚕羌活、干荷叶、生山楂；一组清肝降火、平肝息风药：明天麻、淡全蝎、羚羊角。另用火麻仁润肠通便，腑气通则肺气顺，降气顺则胸闷消。生甘草益气补中，泻火解毒，调和诸药。

1977 年 9 月 20 日二诊：前药服用七日后，头痛好转，胸痛发作次数减少，口干便秘减轻，腰酸略好。阴液得以滋养，虚火得以清降。减去羚羊角粉、淡全蝎、麝香、生甘草、火麻仁，加臭梧桐叶、浙玄参、天冬。处方如下：

北黄芪一两　　明天麻五钱　　穿山甲二钱　　臭梧桐叶三钱
蚕羌活三钱　　天门冬三钱　　麦门冬三钱　　生地黄三钱
浙玄参三钱　　生山楂一两　　干荷叶五钱　　川红花三钱
红景天五钱
十帖，水煎服。

1977 年 10 月 16 日三诊：服用前药十日后，患者诸症均好转。前方减去天冬，加香白芷。处方如下：

北黄芪一两　　明天麻五钱　　穿山甲二钱　　臭梧桐叶三钱
蚕羌活三钱　　麦门冬三钱　　生地黄三钱　　浙玄参三钱
生山楂一两　　干荷叶五钱　　川红花三钱　　红景天五钱
香白芷三钱
十五帖，水煎服。

服前药半月后，患者病情稳定，胸闷心痛等症消失。入冬后进膏方调治，次年未见复发。以后每年入冬来找我父亲开膏方调理，随访十多年，胸痹未再发作。

心病多因心阳气虚、寒凝瘀阻心脉所致，故叶氏以"通补"论之。此外，心病尚有因阴虚火盛、血脉瘀阻所致。本案即为阴虚兼瘀之证。

心阴虚，阴不制阳，出现阴虚火旺，火炼阴血，凝而为痰为瘀。瘀阻心胸，见胸痹、胸闷，时有胸口憋痛；肾水亏虚，水不涵木，肝阴不足，不能制约肝阳，肝阳上亢，见头痛、眩晕；肾阴虚，肠燥津枯，见腰酸痛、便秘；口干，舌红少津，脉弦数，为虚热之象；舌见瘀斑，为瘀血内阻之象。此案为心肾阴虚兼有血瘀。故以滋阴降火、化瘀通脉治之。

针对心肾阴虚的病理，我父亲用两种方法来滋阴。其一，补气以生津。重用北黄芪一两，并全程使用。北黄芪益气健脾，取补气能生津，健脾以生津液之寓义。其二，养阴生津，初诊用麦冬、生地黄。麦冬微寒，清火与滋润之力虽弱，但滋腻性亦较小，且能清心除烦，凝神安心；生地黄味甘性寒，能清热凉血、养阴、生津。二诊增加养阴生津之力，加一味天冬，苦寒之性较甚，清火与润燥之力强于麦冬，且入肾滋阴。与麦冬相须为用，增强养阴生津之效，还可增液润肠以通便。同时，加浙玄参三钱，玄参入肾经，能清热凉血，滋阴降火。三诊诸症好转，则去天冬，以防滋腻太过反碍邪。

针对血瘀阻脉的病理，初诊用麝香以开窍醒神，用穿山甲、川红花以活血化瘀通脉。二诊诸症好转，去名贵之药麝香。值得一提的是，我父亲全程用生山楂配伍穿山甲、川红花，有二层含义：一是行气祛瘀血，二是健胃消食积。

针对阴虚阳亢的病理，初诊用明天麻、淡全蝎、羚羊角，三者均入肝经，能平抑肝阳，息风止痉，祛风通络。二诊诸症好转，去动物类的全蝎、羚羊角，加臭梧桐叶以降血压。

另外，配伍健脾燥湿之干荷叶、生山楂、蚕羌活，三诊更加上芳香之香白芷，以醒脾燥湿。一方面，脾性喜燥恶湿，湿去则脾气健旺，脾气旺则气血之化源足矣。另一方面，防止一堆养阴生津药物滋腻太过，反生湿邪之虞。

 脉案2：心悸（气阴两虚）

在过去的年代，因穷看不起病的人非常多。艰难的岁月中，同德堂秉承祖训，用家传的医术，尽自己的绵薄之力，为苦难的普通百姓点亮一盏灯，留存一份希望。

张某，女，7岁，住石梁镇。农村家境贫寒，兄弟姐妹有5人，患者排行老三，本是不足月生，出生后又营养不良，所以身体羸弱，极容易生病，家里穷，买不起药。患者父亲听说我父亲看病好，还花钱少，很早就想带着孩子来看。在攒了一些钱后，1979年5月11日特意来找到我父亲。当时的脉案为：心悸，身体瘦矮，易感冒，脉数，纳呆，大便少，小便黄。从症状表现分析，此为先后天失养，气阴两虚所致，治以益气养阴，健脾养心。处方如下：

> 北黄芪二钱　　银柴胡一钱　　炒太子参二钱　　炒鸡内金二钱
> 黄酸刺一钱　　广陈皮一钱　　鸡头米一钱　　官桂粉二分吞服
> 七帖，水煎服。

本方北黄芪，益气扶正，是叶氏中医常用的补气药，配太子参，益气养阴；银柴胡，清虚热，为叶氏秘传之药，我父亲说过："银柴胡治发热，不论虚实均可用之。"广陈皮，行气化痰，补肺气；炒鸡内金、鸡头米，健脾益胃，消食化滞；黄酸刺，活血散瘀，消食化滞；官桂打成粉末，补火助阳，引火归原。

1979年5月18日二诊：服前药七帖，病去大半，加一味三七粉，活血补血。处方如下：

> 北黄芪二钱　　银柴胡一钱　　炒太子参二钱　　炒鸡内金二钱
> 黄酸刺一钱　　广陈皮一钱　　鸡头米一钱　　官桂粉二分吞服
> 三七粉五分吞服
> 七帖，水煎服。

1979年5月25日三诊：服前药七日后，患儿诸症消失，宗前方减去鸡头米。补养气血，强壮脏腑。处方如下：

> 北黄芪二钱　　银柴胡一钱　　炒太子参二钱　　炒鸡内金二钱
> 黄酸刺一钱　　广陈皮一钱　　官桂粉二分吞服　　三七粉五分吞服
> 七帖，水煎服。

患儿在家人的陪同下来看诊三次，先后服药21帖，其羸弱的体质得到改变。随着社会稳定，经济逐步恢复和繁荣，温饱问题基本得到解决，加上孩子们勤劳肯干，家境逐渐殷实。

官桂粉，是叶氏医家用来治疗小儿心气不足的特色运用，此外，对于心气、心阳不足的患儿，我父亲常给患儿每天食用一点官桂粉，可以预防心脏病发作。

脉案3：心悸（痰瘀互结）

20世纪70年代，我国对中医处方计量单位进行了改革。叶氏祖传下来的中药配方，以厘、分、钱、两（其中以钱为主）为计量单位，用的是旧制一斤十六两计算的。为适应国家规定，叶氏把家传治心脏病的秘方，一一换算成克。换算下来，一钱等于3.125g，约等于3g。

新中国成立后，我国人民的生活水平有了逐步提高。特别是改革开放以来，人们在衣、食、住、行、用方面都发生了前所未有的变化。人民的生活从温饱转向基本小康。生活水平的提高，饮食结构的改变，吸烟、环境污染等因素，导致心脑血管疾病以及慢阻肺的发病率在逐年上升。

在我的记忆中，见过很多心脏病患者痊愈之后，特别来感谢我父亲的场景。在我跟随父亲抄方的过程中，对一位病人印象比较深，是因为我父亲说，这位患者年龄不大，得的却是老年病。第一次来找我父亲看病是在1982年11月20日，患者王某，男，38岁，当时症见：心悸，乏力，稍微活动则气急，汗出，喘息不能平卧，寐差，纳差，舌下瘀暗，脉细弱。此乃阳虚水泛，痰瘀痹阻所致心悸。治拟温阳活血，清肺和胃。处方如下：

苦桔梗 15g	广陈皮 15g	粉猪苓 20g	云茯苓 20g
大腹皮 20g	红景天 20g	川红花 10g	紫丹参 15g
阳春砂 9g 后下	白豆蔻 9g 后下	黄酸刺 10g	淡附片 9g
建泽泻 30g	焦六曲 30g	干姜片 8g	

七帖，水煎服。

本方淡附片温补心肾之阳，与干姜片相须为用，增强温阳之效；苦桔梗、广陈皮，行气化痰逐饮；粉猪苓、云茯苓、大腹皮、建泽泻，健脾化湿，利水消肿；桔梗、陈皮，行气化痰，平喘；紫丹参、川红花、黄酸刺、红景天，活血化瘀；阳春砂、白豆蔻，配焦六曲，健脾和胃。

1982年11月27日二诊：上方服用七日，患者自觉心悸、乏力气急略好转，寐佳，近来便稀，纳差，双下肢水肿，舌下脉络见瘀暗，脉细弱。治拟益气温阳，活血清肺，利水消肿。前方加健脾益胃之炒鸡内金；加灯心草以清心火，利小便，既能有助于睡眠，又能利水；把辛热之淡附片换成温通心阳之嫩桂枝，处方如下：

苦桔梗 15g	广陈皮 15g	粉猪苓 20g	云茯苓 20g
大腹皮 20g	红景天 20g	川红花 10g	紫丹参 15g
阳春砂 9g 后下	白豆蔻 9g 后下	黄酸刺 10g	灯心草 5g
建泽泻 30g	焦六曲 30g	嫩桂枝 15g	鸡内金 15g 炒

七帖，水煎服。

1982 年 12 月 4 日三诊：上方服用七日，患者心悸、乏力气急大为好转，睡眠改善，双下肢水肿基本已消除，纳佳，舌下瘀暗已消退，脉渐有力。治拟活血化瘀，补益肺气。宗前方，减去粉猪苓、云茯苓、大腹皮、焦六曲、嫩桂枝，加炒白芍、潞党参等。处方如下：

苦桔梗 15g	广陈皮 15g	红景天 20g	川红花 10g
紫丹参 15g	阳春砂 9g 后下	白豆蔻 9g 后下	黄酸刺 10g
灯心草 5g	建泽泻 30g	酸枣仁 20g	炒白芍 15g
鸡内金 15g 炒	潞党参 30g		

十五帖，水煎服。

患者先后服药一个月，诸症皆已消失，基本情况稳定。次年冬天，因受寒心悸发作，随即前来求治，我父亲视其病症大体同前，仍属阳虚所致，宗前法前方加减治疗半个月，心悸诸症消失。之后每年入冬来求膏方调治，随访二十余年，心悸未再发作。

附论：叶氏中医小儿科喂养秘方

治心脏疾病，我父亲主张心肺同治，兼顾脾胃。实际上，治病重视肺、脾胃的生理功能，是我父亲一生临床经验的提炼，体现在妇科、小儿科、外科等疾病的治疗过程中。

对于小儿科疾病，我父亲最核心的一个思想是重视调节脾胃、肺的功能。他认为，除了先天带来的疾病之外，小儿没什么病，最主要的是脾胃和肺的功能比大人差，只要把脾胃、肺调好了，就不太容易生病。

我父亲认为，小儿脾胃功能差的原因主要有以下三个方面：一是先天禀赋不足，与父母身体素质及妊娠期间的健康状况有关；二是小儿生理特点是脏气未充，本身脾胃功能发育还不完全；三是后天失养，或因营养不良导致脾胃发育不良，这在过去食物匮乏的年代较为常见，或因营养过剩所致脾胃功能损伤，这在现代经常见到。

以上三个方面，就后天失养这一部分，与小儿的喂养方式有关。正确的小儿喂养方式，对小儿的脾胃功能，乃至整个身体素质有着至关重要的影响。

在哺乳期，提倡母乳喂养，按需喂奶。现代有人按照西方的所谓科学方式喂养，4小时喂一次，每次喂多少量，都是机械定好了。但实际上，每个婴儿的需求是不一样的。有的孩子先天禀赋足，需求较大，消化好，往往等不到4小时就饿了，若机械地按时哺乳，经常把小儿饿得嗷嗷直叫唤。所以，我们老祖宗说的"饿了就吃"，是根据孩子的需求来喂养的。有过经历的人会知道，当孩子饿了，想吃奶的时候，母亲身体会有反应，因此可以通过孩子的哭叫声，或母亲自身的反应来做出判断，及时哺乳。

小儿半岁后，逐渐增添辅食，直到和大人一样的进餐。我父亲提倡的是按需吃饭，不主张喂小儿吃，强迫孩子吃多少量。

我父亲很聪明，面对小儿病的一些问题，很会动脑筋。他在看病的时候，看到生活条件好的来看小孩病，要问一天家里要喂多少零食，不准喂饭。过去看到贫穷的人，大部分是营养不良。20世纪80年代以后，我父亲看病就改变思路了，那时候双职工家庭，条件好了，生怕小孩吃不饱，就拼命地喂。现在多是吃出来的病，以前是饿出来的病。

针对5岁以内的小儿，我父亲的建议是：饿了吃，饱了就不吃，不要喂小儿。为什么呢？现在年轻的父母要上班，一般是孩子的爷爷奶奶带孩子，爷爷辈是经历了挨饿过苦日子的，现在生活条件好了，总想着把最好的送给孩子。经常看到孩子在前面跑，奶奶在后面追着喂饭，要么就是给各种零食吃。殊不知，这样反而导致孩子的脾胃功能变得更差。

小儿脾胃薄弱，吃得过多，增加了肠胃负担，很容易引起积食。此《素问·痹论》所谓"饮食自倍，肠胃乃伤"，同时也会增加心肺的负担。小儿积食之后，抵抗力就下降了，就容易感冒。《素问·逆调论》云"胃不和则卧不安"，提示肠胃不和，则夜间睡觉不踏实，抵抗力下降，也容易引起感冒。

我在临床实践中，始终贯穿着我父亲的思想。治疗小儿病，注重调治脾胃的功能。严格要求家属不能喂小孩吃东西。曾经有人来找我看小儿支气管哮喘，孩子3岁，我除了开汤药外，跟家属说不能喂食，并且还要求家长把零食藏起来，平时不能给孩子吃很多零食。孩子的爷爷奶奶一听，难以接受，寻思着：看个病，怎么还不让喂孩子吃东西呢？孩子能吃干吗不让多吃？孩子不多吃点，怎么能和疾病作斗争呢？

面对孩子爷爷奶奶的疑惑，我进行了解释。看着还不能接受，我就狠下心来说："既然你找我看，就要听我的，按我的要求去做。如果做不到，那就不要来找我看病了。"

孩子的父母比较信任我，说能做到。回家以后，让小孩自己吃饭，爱吃就吃，吃饱了就不吃，如果没吃饱，中途不许给零食吃。

三个月以后，小孩的气管炎好了，至今已三年多，都没有再发作过。爷爷奶奶后来也认识到，原来以为的把孩子喂得饱饱的才是健康的观念是不对的。

治小儿科疾病，除了调节好脾胃功能，还须要重视加强肺的功能。

我们知道，肺开窍于鼻，与天气直接相通；肺主皮毛，宣发卫气至全身而起到防御的作用，而外感六淫之邪侵犯人体，无论从口鼻而入，还是从皮毛而入，均容易犯肺而生病。肺叶娇嫩，不耐寒热，无论外感、内伤，多易伤及于肺，故称肺为"娇脏"。

加强肺的功能，我父亲主张冬天吃点润肺的，比如每天早上起来吃个梨，补肺的；或川贝母、枇杷叶，适当的煎膏服用；或枇杷叶、梨，适当放点川贝母，一起煮汤喝；等等。

家长带着孩子去外面奔跑，只要有时间就到外面跑。跑步锻炼，有助于增加肺活量，也可以增强肠胃的蠕动功能，对小孩子非常好。

另外，要注意避风寒。一方面注意防寒保暖，不要受寒受凉，具体来说，春天不要过早地脱掉厚衣服，不要光脚丫在室内地板上跑，出汗后及时擦干或更换干衣服等。一方面注意饮食不能过于寒凉，要知道小儿脾胃功能薄弱，饮食偏寒，会伤及脾胃，另外，寒邪可损伤肺脏。此即《难经·四十九难》所谓"形寒饮冷则伤肺"。

然临床中经常见到因为穿得太多而感冒发热的小儿，这又属于保暖太过，尺寸火候没把握好所致。肺为娇脏，不耐寒热，小儿皮肤散热功能不强，穿多捂着了，热邪伤肺，疾病乃生。那到底该怎么把握火候呢？我父亲经常说"要想小儿安，三分饥与寒"，意即要想小儿平安，须留着三分饥与寒。也就是说小儿不能吃得太饱，不能穿得太多，吃饱七分，穿暖七分即可。

第八节　衢第五代传人叶万安、叶万成、叶万和脉案分析

　　我的父亲是远近闻名的中医心脏病专家。我记得很小的时候，一天有一家人找到我家，跪在那里感谢父亲，看得出那种虔诚和感恩。我躲在远处看着，被当时的情景深深地感动了，感觉医生真伟大，父亲真了不起，可以帮助那些病人和死神抗争，从那时起，我心底里就有了一个想法——以后也要做父亲这样的医师，可以帮助他人。

　　家学有渊源，小时候我和几位哥哥听着我父亲讲的故事长大，放学后到父亲的诊室写作业，到药房跟着认药。自幼耳濡目染，我和我的几位哥哥，二哥叶万安、三哥叶万成、四哥叶万和都不约而同选择走上了中医药的道路，我们接过了家族传承的接力棒，为衢州的中医药贡献着自己的一份力量。

　　我们家族最宝贵的财富，就是心怀百姓疾苦的医者情怀。很庆幸在成长过程中，有父亲言传身教的引领，让我们走上了中医药的道路。我也为能继承到叶氏祖传的中医秘技，从而服务于广大人民群众，为百姓的健康保驾护航而感到深深的自豪。

　　几十年以来，我的哥哥们在衢州守着叶氏家族的祖训，兢兢业业，认真践行着中医治病救人之道，逐渐被当地百姓认可，在衢州颇有名气，四方求治者络绎不绝。

　　我和我的哥哥们，为叶氏薪传第十六代传人，衢州叶氏中医第五代传人。哥哥们不仅擅长心内科疾病，对于小儿科、妇科、针灸科、骨科等均有专长。

脉案 1：心悸（阳虚寒瘀）

　　郑某，男，55 岁，住衢州航埠。平时怕冷，有时心慌，因入秋后天气变凉，患者心慌、胸闷加重，经人介绍于 1984 年 11 月 2 日前来找叶氏中医求治，当时症见：心悸，胸闷，腰痛，脉沉涩，舌紫，二便可。此为心肾阳虚，瘀阻心脉，治以温补阳气，行气活血，化瘀。处方如下：

淡附片 9g	干姜片 8g	川续断 15g	金狗脊 15g
绵杜仲 15g	太子参 30g	菟丝子 15g	川红花 10g

西赤芍 15g　　　小青皮 15g　　　广陈皮 15g

七剂，水煎服。

本方淡附片、干姜片，辛热，入心、肾经，补益心肾之阳，回阳通脉；川续断、金狗脊、绵杜仲、菟丝子，补肝肾，强筋骨，健腰脚；太子参，益气健脾，生津润肺；川红花、西赤芍，活血化瘀；小青皮、广陈皮，理气化痰。

1984 年 11 月 9 日二诊，服前药七日后，患者诸症减轻，效不更方，前方减去西赤芍，继服。处方如下：

淡附片 9g　　　干姜片 8g　　　川续断 15g　　　金狗脊 15g
绵杜仲 15g　　　太子参 30g　　　菟丝子 15g　　　川红花 10g
小青皮 15g　　　广陈皮 15g

七剂，水煎服。

本案为我二哥叶万安之脉案。

患者平素有腰痛，本次痛得比较厉害，用止痛的膏药，效果不满意。针对腰痛，我二哥用针刺手法，取患者后溪穴、委中穴，针刺后痛即大减，患者感到非常神奇，对我们叶氏祖传的医技大为叹服。针对心肾阳气不足，瘀阻心脉所致心悸、胸闷，先后用药三月余，患者心慌胸闷、腰痛等症状均消失。随访五年，未见再次发作。

我二哥的针刺、正骨手法非常好。我对二哥徒手复位的印象很深。

记得有人从山上摔下来，腿部长骨骨折，因错位引起腿部疼痛剧烈，病人被运来找我父亲求救。在施展手法复位前，要先找 4 个男人来把病人按住，以确保万无一失，因为要减轻病人的痛苦，必须一次性成功。我父亲和我二哥一起小心翼翼地去摸骨折的情况，摸准位置后，嘴里喊着号子"一二三"。当喊到"一"时，4 个男人就要牢牢地按住病人，不能让其动弹，当喊到"二三"时，我父亲和我二哥用手牵拉，听到"咔"一声响，就复位成功了。从摸准了到喊号子，同时徒手复位，整个过程很快，几秒钟完成。复位之后，疼痛立马就减轻了。然后外用叶氏祖传的伤药，用树皮固定，再配合针刺、汤药治疗，几个星期后，骨折很快愈合。

我见过我父亲教我哥用手牵引，徒手复位，除了手法外，医生站在哪个位置也是很有讲究的。比如骨折部位，是腓骨，还是胫骨，是要先弄清楚的。因为偏上一点和偏下一点，医生坐的位置是不一样的，并且脚下的动作也不一样。其中的窍妙，还得手把手教，大量实践才能领会啊。

脉案 2：心悸（痰瘀互结）

支某，男，63 岁，住衢州航埠。素有高血压病史，一直服药，病情稳定。近日因和人争吵，大怒，气往上冲，而致心慌，胸闷，于 1982 年 10 月 13 日前来求治。当时症见：自觉心跳快，胸闷，头晕，舌瘀，脉弦数，纳差，小便频数，大便稀。素有高血压病史 10 余年，前列腺癌病史。此为痰瘀阻滞，肝风扰心，治以平肝息风，清热解毒，活血化瘀，化痰散结，处方如下：

太子参 30g	煅磁石 30g 先下	蛇床子 15g	燀桃仁 10g
明天麻 15g	金线兰 10g	三叶青 15g	龙葵草 10g
鹿含草 20g	积雪草 20g	鸡内金 15g 炒	正川芎 10g
紫丹参 15g	广陈皮 10g		

七剂，水煎服。

本方太子参，益气健脾扶正；燀桃仁、正川芎、紫丹参，破血攻瘀；明天麻配金线兰，平肝潜阳，息风止悸；金线兰，降血压，抗血栓，抗肿瘤，可以提高末梢血管的扩张和收缩；蛇床子，温肾壮阳，止悸；煅磁石，重镇宁神；三叶青、龙葵草、积雪草，清热解毒，利湿消肿；鹿含草，补肾强骨，祛风除湿；炒鸡内金，健脾消食；广陈皮，理气燥湿化痰。

1982 年 10 月 20 日二诊：服前药七日后，患者心悸明显减轻，诸症有减，宗前方减桃仁，继服。处方如下：

太子参 30g	煅磁石 30g 先下	蛇床子 15g	明天麻 15g
金线兰 10g	三叶青 15g	龙葵草 10g	鹿含草 20g
积雪草 20g	鸡内金 15g 炒	正川芎 10g	紫丹参 15g
广陈皮 10g			

七剂，水煎服。

本案为我三哥叶万成之脉案。

患者虽以心慌、胸闷前来就诊，但是从高血压基础疾病进一步发展而来。肝肾阴虚，导致肝风上扰心肺是其病理，治疗上当滋水涵木，平肝潜阳，息风止悸，药用明天麻、罗布麻叶、鹿含草。又有癌症，属中医癥瘕积聚范畴，我父亲认为其标多为痰瘀互结，针对其病理，叶氏祖传下来治疗癌肿的药物，清热解毒、利湿消肿用三叶青、龙葵草、鹿含草、积雪草，活血破瘀用焯桃仁、正川芎、紫丹参。久病多虚，故用太子参益气健脾。

我三哥擅治癌症，且喜欢一药多用。本案用药特色：鹿含草、积雪草，能涩尿，配三叶青、龙葵草，治小便淋沥不尽，对肿瘤有一定的限制作用，可以恢复前列腺癌病人的健康。金线兰，在本案亦有一箭双雕的作用，一个是抗血栓、降压，一个是对心跳快有一定的治疗作用，能稳定心律。

前方加减用药一个月，患者心悸、胸闷消失，头晕消失，纳食香，二便正常。我三哥叮嘱注意调摄饮食和情志，生活规律。继续用药半年，其间因生气，心慌胸闷出现过一次，但程度没有以前重，并且通过休息，平复心情，能自行缓解。先后服药一年，病情稳定。随访五年，心悸没有再发作。

脉案3：胸痹（阳虚痰瘀闭阻）

柴某，女，45岁，住衢州姜家山。患者平素多思虑，经常生闷气，有子宫癌术后病史3年余。因家里亲人去世，半年以来心情低落，时有心慌，胸闷痛，春节期间，由于劳累，加上思念亲人，症状加重，于1987年3月9日前来求治，当时是我四哥叶万和接诊的。症见：自诉心悸，胸闷，胸痛，神疲，乏力，脉沉细，舌尖红，大便干。此为心阳不足，痰瘀闭阻心脉，治以益气温阳，活血化瘀，化痰散结。处方如下：

潞党参30g	紫丹参30g	嫩桂枝20g	淡附片10g
干姜片8g	当归尾10g	三叶青15g	鸡血藤15g
蛇舌草20g	水杨梅根20g	淡全蝎3g	广陈皮15g
决明子15g	火麻仁30g		

七剂，水煎服。

本方潞党参，健脾益气；桂枝、淡附片、干姜片，温阳通脉；紫丹参、当归尾，破血攻瘀；三叶青、白花蛇舌草、水杨梅根，清热解毒，散瘀止痛；鸡血藤，活血补血，舒筋通络；淡全蝎，祛风通络，解毒止痛；广陈皮，理气化痰；决明子、火麻仁，清热明目，润肠通便。

1987年3月16日二诊：前药服用七日后，患者诸症减轻，前方减去鸡血藤，继服。处方如下：

潞党参 30g	紫丹参 30g	嫩桂枝 20g	淡附片 10g
干姜片 8g	当归尾 10g	三叶青 15g	蛇舌草 20g
水杨梅根 20g	淡全蝎 3g	广陈皮 15g	决明子 15g
火麻仁 30g			

七剂，水煎服。

本案为我四哥叶万和之脉案。

患者因亲人去世，情志所伤而致胸痹。心气不足，痰瘀内生，阻滞心胸，则心悸、胸闷、胸痛；心神失养，则神疲；子宫癌术后病史3年余，久病多虚多瘀，故乏力，脉沉细；郁久化热，则舌红，大便干。

我四哥在治疗本案的用药特色是，以益气温阳扶正之法治其本，针对子宫癌的病理，采用破血攻瘀、清热解毒祛邪之法治其标。紫丹参、当归尾、淡全蝎，是针对癌症的破血攻瘀之品；三叶青、白花蛇舌草、水杨梅根，是针对癌肿的清热解毒、消肿止痛之药。

第九节　衢第五代传人叶秀珠论心病及脉案分析

我1961年出生于浙江衢州。13岁开始跟着我父亲叶宝鑫接触和学习中医。是叶氏中医第十七代传人，叶氏中医在衢州传承的第五代。

1980年进医院，和我父亲在一个医院工作。1981年我在卫校学的是中西医结合，1983年卫校毕业，回到我父亲所在医院的中医科。为遵循叶氏世代"为医者，先明药，细察疾，精遣方"的祖训，在正式开方治病之前，我父亲让我去中药房。我父亲说："家里都是学中医的，但都是先学中药再学中医，因为不认识药，好比一个将军都不了解认识他下面的士兵，怎么去指挥打仗？这就是所谓的'用药如用兵'啊，如果病患有很多疑问拿回来问你，你什么都不懂，也解释不出来，还怎么去继续你的救治病患的想法呢？"听了我父亲的这一番话后，我自己也明白，对中医而言中药是十分重要的。中医的药理体现在对中药的运用，所谓"药到病除"应该就是指医与药的默契配合吧。

我小时候跟着小叔叔叶金山学过药，后来在单位又去药房里待过三年，通过和中药的亲密接触，我对中药有了一个直观的认识。非常幸运的是，我当年跟着的师父是苏为民，一位很厉害的中药师。苏师父经验十分丰富，闭着眼，鼻子一嗅，舌尖一舔，就能辨别出是什么药；同一品种的中药，他眼一瞄就能区分出不同产地，炮制技术更是一流。我在药房，把苏师父传授的知识悉数储存进了脑海里，这一段经历，是我一生当中相当宝贵的一笔财富，为我后来临证用药夯实了基础。

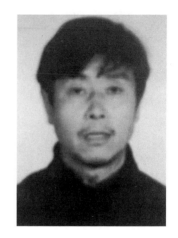

苏为民先生

回想起来，当年在药房的场景历历在目。我在药房当学徒的那三年，每天做的事很简单：晒药、制药、抓药、尝药，一天当中除了吃饭，睡觉，都是在和药打交道，几年下来，我对药有一种深入骨髓发自内心的喜爱。对用药方面，比没有在药房里待过的人，用药胆大，准确度要高。在药房学药期间，我的一天是这么过的：

首先要看天气。那时候资讯没有如今这么发达，有手机、网络，可以即时知道一天准确的天气状况，20世纪80年代要想准确知道天气，只能靠听广播里播放的天气预报。我师父叫我每天听天气预报，最晚八点半的天气预报。如果天晴，第二天要把药拿出来晒药。

天晴晒药，是我们在药房最常做的一件事。因为四季的白昼时长不一样，要分夏天和冬天。在夏天，我一般早上6点左右到医院，把水泥地打扫干净，把药库的草药拿出来，摊开，晾晒。那时候的草药收来时是一捆一捆的，是药房自己炮制。到下午太阳要落山了，4—5点钟才收药，把晒干的药又一捆一捆扎好，抱回二楼药库放好。经常是8—9点才回到家。如果是冬天，我一般是7点左右到单位，把药晒好之后，再上班。上班就是抓药。中途要去翻药，把在晒的药翻个身，让另一面也晒到。上午翻一次，下午翻一次。当然，做这些事的时候，不是我一个人能行的，还有其他药师的学徒一起来做的。

如果下雨天，我就在药房干两件事。第一件事是切药，徒弟们在药库切药，把收上来的草药拿来切成片；第二件事是制药，收上来的草药没有加工过的，是我们这些学徒在老师的指导下，自己加工，炮制成开方子所需要的药，比如炒谷芽、炒麦芽、炙甘草、炙枇杷叶、煅龙骨、煅牡蛎等，都是自己炮制的。

爱美之心人皆有之，我也爱美，心里想得美美的，可事与愿违啊。切药的手满满的都是老茧。尤其是炮制药的时候，最怕的是我的同学来看我，因为煅药的时候，用炭煅，得在那看着煅，把握火候，往往弄得一脸的灰。

过程虽然辛苦，但我切身体会到其中的好处，尤其在后来的临床工作中，对我的帮助真的是太大了。大大地提高我对药的直观认识，对患者用药的准确度更高。

我为什么用药那么好，那么多的心脏病人在我这得到有效的治疗。一个是祖宗传下来的好方，一个是我在药房学习过，对药有直观的认识。并且我在药房里的时候，每一味药自己都吃过，适当地品味，来了解各种药的药性、功能。

我认为，要把中医真正学好，我建议每个中医人都要到中药房去学习，并且要跟名师，这样才能把自己的临床做到尽善尽美。

我父亲看到我那么用心地学习，他把自己所学的倾囊传授给我。在我父亲手把手地传授下，我逐渐继承了叶氏祖传的医术，由于记忆力好，善于思考应变，被我父亲夸奖过，说悟性还不错。我父亲的肯定，给了我极大的鼓舞，让我更加努力地学习，在临床中实践着我们家祖传下来的治病秘诀。为了进一步提高，我后来还师从国家级名老中医吉良晨、国医大师路志正、国医大师张灿玾，深得传授。

吉师父集国医、国药、文史、武术和书法于一身，行医60余春秋，深得个中滋味。他治学严谨，博学多识。既有丰富的临床实践经验，又有十分深厚的理论修养。其学术思想传统而不泥古，创新又不逾矩。擅长疑难杂症的诊治，所开多为平凡小方，但屡收奇效，足见吉师父用药至巧至善。路师父在中医界的名声如雷贯耳，从医70余年，积累了丰富的临床经验，其从脾胃论治胸痹的学术思想，和我父亲治心脏病主张"心肺同治，兼顾脾胃"的治疗观念真是英雄所见略同。张师父循循善诱，心怀民众疾苦，一心想把好的经验思路传下去，造福更多的人。

在四十多年的临床实践当中，我把叶氏祖传的医术和现代医学理论结合起来，对家传的秘方不断进行完善与创新，不断寻找心脏病治疗上的突破口。

经过多年的研究，数十万次的临床治疗，在家传秘方的基础上不断地研究完善，对高血压心脏病、糖尿病心脏病、冠心病、冠心病支架术后、风湿性心脏病、肺源性心脏病、扩张型心肌病、肥厚型心肌病、心肌炎、早搏、心动过速、心动过缓、房颤、房室传导阻滞等心血管疾病有很好的疗效。引起有关方面的关注，先后被《人民日报》《浙江日报》等报刊及多家电视台报道过。

我牢记父亲的教诲，不断实践叶氏中医的秘传经验，治病救人，同时传承叶氏中医秘传的学术观点和临床经验，我的儿子梅煜川，在孩提时候我就带在身边，学医识药，高中毕业后考入安徽中医药大学，圆了我未能上大学的梦想，大学毕业后回到杭州，全面传承叶氏中医的学术经验。我先后带教的几个徒弟，成为当地治疗心脏病的佼佼者。

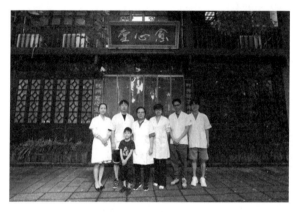

叶秀珠和徒弟们在叶秀珠名老中医工作室愈心堂前合影

此外，带教过多届浙江中医药大学的本科生、硕士研究生、博士研究生，以及一些慕名而来的中医学者，他们跟着我出诊，抄方学习，对于真正热爱中医并愿投身临床一线的中医人，我以真心相待，毫不保留地传授叶氏中医祖传的医术。跟过我抄方的人，都不由地逐渐对中医更有自信和自豪感，愈发坚定了献身中医事业的信念。

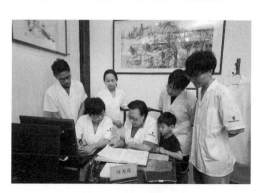

叶秀珠带教学生

一、论心通稳说

经过四十多年的临床实践，我把叶氏祖宗传下来的秘方融会贯通，纯熟于心，结合个人的临证经验，首次提出心的通稳学说。

我认为，要保证心脏的正常功能，必须满足两点：一个是"通"，气机通畅，脉道通利，以通为补；一个是"稳"，心脏的律动不能过快，也不能过慢，不能过强，也不能过弱，要和谐，要中和。

（一）通稳的特性

"稳"体现了心脏终身的稳定；"通"体现了源源不断的营养。就人体而言，营养跟稳定同等重要，心必须通稳，才能发挥正常功能。否则，就会出现心功能失常。

失于通，脉道不利，痹阻心脉，与寒、痰、瘀、虚有关，其本在虚，其标在寒、痰、瘀，解决了这四个字，心脏就畅通无阻。

根据病人的临床表现，我首先辨明寒、痰、瘀、虚。这四个字，有各自的辨证要点，寒的辨证要点：心悸，胸冷痛，形寒肢冷，小便清长，脉紧等；痰的辨证要点：心悸，胸闷痛，咳喘，头晕，脉弦等；瘀的辨证要点：心痛如刺，唇舌紫暗，脉涩等；虚的辨证要点：心悸，心痛隐隐，气短，神疲，乏力，脉细弱等。

其次，进一步辨清寒、痰、瘀、虚各自属于哪种情况。寒，是外感寒邪，还是阳气虚内生寒邪；痰，包含水湿痰饮之邪，是脾气虚，失于运化，还是阳气虚，失于温化，还是肝气不畅，痰饮停滞，亦可是心肺之气不足，推行无力而痰饮阻滞于心；瘀，要辨清气虚、气滞、寒凝、热灼；虚，又要辨明气虚、血虚、阴虚、阳虚。

然而，病人的病情往往是错综复杂的，不是单一不变的。对于失于通，我认为根本的原因是气虚，因虚而导致寒、痰、瘀，进而堵塞心血管为病。这些病邪常相兼为害，尤其是痰、瘀，二者往往杂糅在一起，难以分开。故我强调"痰瘀同治"。痰、瘀二者同源，相因。如《医学正传》说"津液稠黏，为痰为饮，积久渗入脉中，血为之浊"，这段话说明，痰可生瘀，瘀可生痰，痰瘀二者相因。秦景明《症因脉治》云"胸痹之因……痰凝血滞"，龚信《古今医鉴》曰"心脾痛者，素顽痰死血"，则明确提出痰瘀互结而导致胸痹心痛。瘀血内阻，久必生痰，痰瘀夹杂，互为因果，不能截然分开。在治疗当中，单纯的化痰或化瘀，不能取得较好疗效，必须双管齐下，痰瘀同治。

治疗上，不能单纯地予以补益之法，在实邪堵塞的情况下，愈补愈堵，因此必须攻补兼施。用药物，疏通堵塞之心血管，补益虚弱之正气，逐渐恢复健康，这也正是叶氏传承的"通补"思想。

失于稳，心的律动失常，与心跳的强、弱、快、慢有关，解决了这四个字，心脏就可律动正常。因为心脏是律动不息，伴随着一生的，因此要和谐，要中和。

过强，或因肝阳上亢，脉弦硬，就要使之弱下去，我采取平肝潜阳、补肾利尿的方法，用药：明天麻、双钩藤、臭梧桐叶等。过弱，多见于虚证，心气不足，我采取补益的方法，使心脏强壮起来，补气用太子参、别直参，补阳用淡附子、干姜片、香官桂等，滋阴用麦冬、西洋参，补血用当归、三七粉。过快，可见于心动过速、房颤、早搏等，我要用重镇的矿物类药物来减缓心率，常用药珍珠母、磁石、龙齿等。过慢，可见于心动过缓、房室传导阻滞等，我用细辛、人参调节心脏的律动，有效地延长有效不应期。

（二）通稳的辩证关系

通，心血的通畅，是心稳的前提，是保证。稳，心律的稳，是心血通畅的保障，是促进。二者是相互依存、相互提高的辩证关系。既相互依存，又相互独立。稳，不能代替通，心血通，也不能代替稳。因为有时候心血是通的，但心律动并不一定稳；而有时候心稳，但心血并不一定通畅。

举例来说，有些早搏，并不一定堵，就是心律失常；有些冠心病，心跳看起来是稳的，但就是心脉堵塞，则要以通为主，加强心脏心肌的营养，预防后续的心跳不稳；有的胸闷，心跳是稳的，或稍微快一点，要预防心跳不稳定；有的心跳不稳，但心脉是通畅的。比如年轻人早搏，心动过速，心脉不堵塞，就是心跳不稳，要增加营养。又比如小孩子读书，经常熬夜，因为虚引起的心跳不稳定，需要补气，心气补足了，心律就稳定了。心跳不稳，也会出现不通。比如房颤，每搏输出量不足了，早搏，心的舒张不够，也通畅不了。

"通稳"二字，是我在继承了叶氏祖传的学术经验的基础上，高度提炼的治心病大法。我治疗心病遵循"通稳"二字诀，或以通为主，或以稳为主，或通稳兼顾。如此，心脉通畅，心律稳定，心脏就能发挥正常的生理功能。

二、三因制宜论心病

我父亲常说，我们看病的对象是人，而不仅是当前所表现出来的病。因此，治疗心脏疾病，我特别强调因人而异。也就是要根据病人所在的地域、生活习惯、年龄、性别、病程长短、轻重等等，制订相应的立法及处方。

我发现临床中，生活在不同地域的人，人们的体质不一样，因此治法自然是不一样的。比如北方的病人，要强调"温"，南方的病人，要强调"痰"。因为身在北方，天气寒冷，血管容易收缩、痉挛，用温的药物，使寒祛脉通。而身在南方，气候则相对温暖，尤其沿海地区，气候炎热、潮湿，处于这样的环境当中，人体内的水液易炼为痰，堵塞血管，故必须用化痰的药物。

和过去相比，现代的人由于饮食结构、生活工作都大有不同，因此治法有异。

一方面，和过去因食物匮乏造成营养不良居多相比，现代的人平素饮食不节，过食肥甘厚腻，损伤脾胃，以致水谷不化精微，聚湿生痰，此类患者十人九肥，正所谓"肥人多痰"，从现代医学角度而言，该类患者多患有血糖高、血脂高、肥胖等各种代谢失常性疾病，容易使动脉粥样硬化，从而引起心脏病的发生。粥样硬化，对应中医"痰"的范畴。这是时代赋予的重任，故在治疗当中我特别强调化痰，常用药有：石菖蒲、姜半夏、胆南星等。

我父亲治疗心脏病提倡"心肺同治"，特别重要，尤其是宽胸理气。冠状动脉的痉挛在现代生活当中特别明显，有的不一定粥样硬化，有的检查出来根本就不硬化，但他们有胸闷，这和长期的熬夜、工作压力大、生活节奏快有关系。因此，治疗这类但见症状、未见实质改变的心脏病人，我采用宽胸理气之法进行治疗。药用银杏叶、苦桔梗等。桔梗这一味药，我的祖先一直在用，是叶氏中医治心脏病的特色用药之一。

另一方面，现代的节奏快，生活尤其繁重，女性更容易紧张。由于精神的紧张，导致脉道的不通、阻塞，造成血管痉挛，从而引起心血管疾病。故治疗因精神紧张导致的心脏病，我强调扩张血管，运用一些扩张血管的药物。比如鱼腥草、玉竹、瓜蒌仁（或瓜蒌皮）、费菜等。费菜，在江浙一带很常见，当作保健品来用。

心脏病人多有瘀阻不通，我大胆地采用破血化瘀之法，尤其是痰瘀互结，必须用破血才行。故每方必用化瘀之品，重用化瘀之品。

活血、破血，化瘀、逐瘀、攻瘀，要根据病程病情具体而论。对于冠心病、高血压、糖尿病等引起的各类型心脏病，我根据多年的临床经验，按患病时间的长短分为三个阶段：早期、中期、长期。在不同的阶段，根据病情的状况，分别采用活血化瘀、破血逐瘀、破血攻瘀之法一步步进行治疗。早期阶段，脉管阻滞不太严重，一般用活血化瘀的方法进行治疗；在中期阶段，脉管闭阻有些严重，仅用一般的活血化瘀之法难以见到明显的效果，必须用破血逐瘀之法；对于患心脏病时间较长，心脉堵塞比较严重，甚至有的完全堵塞不通，则必须用破血攻瘀之法，方可奏效。

在过去，人均寿命没有现在人均寿命长。寿命长，人的血管就如自来水管一样，用得时间越长，里面越脏；里面越脏，瘀血越厉害，硬邦邦的，活血力量不够，就要破血化瘀。

提出祛瘀生新法。血液里血脂、尿酸、血糖高等，很容易血管硬化，中医采用的是活血化瘀、补气法，以增强动脉的弹性。对于大部分高尿酸、高血糖的人，血管很容易钙化，我提出祛瘀生新的方法，能恢复血管原有的弹性，血管收缩有度，则气血运行有常。年轻人，基本能完全恢复，而年纪大的人，能部分恢复弹性，令病人受益。

对于老年心脏病患者，我采取"心脑同治"法。我认为，所有心脏病人，心脏不好，血液不能发挥正常的功能，容易造成缺氧。心脏缺氧，大脑也会缺氧，临床上大部分老年心脏病人，好多来都说头晕、发蒙、耳鸣，记忆力差，脑袋整天昏昏沉沉。我发现绝大多数五六十岁以上的人，耳鸣、脑鸣，多数与心脑血管有关。这类脑血管不太好的病人，极容易诱发中风。我用"心脑同治"之法，通过芳香醒脑开窍，活血化瘀，破血化瘀化痰，增强心脏的功能，能够促进心脏对大脑的供氧。病人吃了一段时间的药之后，大脑得到供养，耳鸣、脑鸣的症状自然就消失了。

综上所述，我论治心病，强调三因制宜。简言之，因地制宜，北方强调温通化瘀，南方强调化痰温通。因人制宜，现代人多痰，强调化痰，宽胸理气，心肺同治；女性压力大，易紧张，强调扩张血管；亚健康的人，血管钙化，弹性变差，用祛瘀生新法；老年人心脑血管功能差，采取心脑同治法。因时制宜，分早、中、长期，分别采用活血化瘀、破血逐瘀、破血攻瘀之法。

三、治心病当求"通稳"二字

（一）醒脑开窍，创急救方

老年人心脑血管功能差，采取心脑同治法，创醒脑开窍急救方。病邪蒙蔽心脑之窍，容易出现急重症，甚至会危及生命。一方面是蔽阻心脑之窍，开窍醒神，求的是一个"通"字；另一方面，心脉不通，同时可以出现心跳不稳，醒脑开窍，求的亦是一个"稳"字。

叶氏世医出诊时有个习惯，总是随身携带一些药，以备不时之需。从我的太公叶维藩起，必备一味麝香及麦秆。当遇到病人邪气闭塞心窍，病情危急的情况，第一时间拿出麝香，用麦秆吹口而入。

用麝香末吹口而入抢救心脏病人的方法，从我的太公一直传了下来，到我这里有了变动。我通过观察，发现心脏病人大部分脑血管不好。因此，在治疗心脏病的过程当中，我给每个人都要用醒脑开窍之品。麝香是一味非常好的醒神开窍的中药，但因为天然麝香药源于林麝、马麝、原麝，为国家濒危保护动物，禁止捕猎，药源的不足，导致麝香价格非常贵，如古人说的：比珍珠还贵呢。在人工麝香研制成功并向社会推广应用之前，为了让更多的患心脏病的普通老百姓能获得救治，我父亲带着我积极探索天然麝香的替代用药。

在我父亲的指导下，我配了醒脑开窍的急救方，随时带在身边。因为心脏病严重，经常危及生命。我经常用这个急救方在诊室救人。今天我把急救方的配方在此公开，倘若此方在同道手中大展拳脚，能救治更多的心脏病人，吾愿足矣。

方药组成：官桂、冰片、川芎、香白芷、人工麝香（每日 0.2～0.3g）。上五味药，打成粉，装入瓶中。

功效：醒脑开窍。

主治：临床表现胸闷、心痛、心慌者，但见一症，即可用之。胸闷、心慌消失，巩固一个月后，停用。

用法：分两次服用，早晚各一次。

注意事项：①不建议患者自行配药服用，因为每个人的体质、体重、病情等都不一样，故具体的用量须在医生指导下，遵医嘱服用。②中病则止。胸闷、心痛、心慌症状消失，则停。③孕妇禁用。

（二）破血攻瘀，水蛭效佳

要据心病的病程病情，分别采用活血化瘀、破血逐瘀、破血攻瘀之法。

对于心脏病瘀血内阻，脉道不畅的病理，我的祖宗采用活血化瘀的方法，药用穿山甲、川红花、桃仁、当归尾等，固然有很好的效果，但如我在前文提到的，与过去相比，现代人生活饮食都大不一样，痰瘀互结极为常见，一般活血化瘀的方法难以取得较好的效果，必须加强活血化瘀的力度，采用破血逐瘀、破血攻瘀之法，方可奏效。

一方面，加大原用活血化瘀药的力度，用量增加。但穿山甲为名贵药材，普通人负担不起；桃仁、红花等用量大，又极容易活血力大而导致出血，产生危险。必须再添加保护的药物，攻守相宜。一般的医生掌握不好药与量，也不敢用。

另一方面，我通过查阅古代文献，结合现代药理研究的成果，发现水蛭为破血逐瘀之猛剂，效果远远超过桃仁、虻虫，是一种较为理想的治冠心病、心绞痛的药物。因此，我在治心脏病过程中，用水蛭代替穿山甲。

水蛭，味咸、苦，性平。有小毒。归肝经。《本草汇言》"水蛭逐恶血，瘀血之药也"，水蛭具有较强的破血、逐瘀、止痛的作用。《本草纲目》认为其入肝经血分，能够破血逐瘀、通经，治疗蓄血、积聚。《医学衷中参西录》云："水蛭味咸，色黑，气腐，性平。为其味咸，故善入血分；为其原为嗜血之物，故善破血；为其气腐，其气味与瘀血相感召，不与新血相感召，故但破瘀血而不伤新血。"

用破血攻瘀之品，使脉道通利，心跳稳定，求的是心脏"通稳"二字。

（三）化痰逐瘀，痰瘀同治

我治疗心病，强调"痰瘀同治"。针对痰瘀胶着，用苦桔梗、广陈皮、姜半夏。

在上一节提到，我父亲特别强调升提，即重视胸中大气和脾气的托举作用。治心脏疾病，强调心肺同治的同时，必须兼顾脾胃后天之本。

我的祖宗真的很聪明。人活着，就是气与血。气为血之帅，血为气之母。心肺同居上焦，比邻相连，肺主气、心主血，二者生理病理相互影响。心脏不好，肯定会影响到肺。肺不好的，会影响到心，气管炎、肺大疱的病人，会引起肺源性心脏病。为什么肺不好的会形成肺源性心脏病呢？正是因为心肺二脏关系密切，相互影响的缘故啊。我们知道，肾衰，可以换个肾；肝衰，可以换个肝；肺衰，目前为止比较难换；心衰，怎么好换心呢？

心肺太重要了，几乎不可替换。心为君主，肺为相傅，心肺功能必须要平衡。心肺功能失调，气血失衡，接下去就五脏六腑跟着也不好。所以，肺与心脏，我是同等重视的。每张治心脏病的方子，都有关心肺。如北黄芪补气，补心气，也补肺气，为心肺双补之品。

通过观察，我发现不论是心病及肺，或是肺病及心，形成心肺同病，日久可以形成瘀血、痰水相互胶结为害的病理状态。痰邪，具有重浊黏腻的特性，令病势缠绵难愈，加之瘀血，使得气血逆乱，病情复杂，治疗困难，病程较长。

对于心肺同病，我采用心肺同治法，积极治疗心肺本身的疾病。对于形成痰瘀互结的病理，我采用痰瘀同治的方法。破血攻瘀，我在前文已详细提及，这里就谈一谈在逐瘀的同时，必须运用的化痰之法。

因为痰瘀胶着在一起，化痰的力度必须更大一些。我除了用我的祖宗传下来的苦桔梗、广陈皮、肺形草、疆贝母行气化痰，止咳平喘外，我还要增加一味姜半夏，以增强化痰的力度。

宋《太平惠民和剂局方》所载二陈汤被公认为中医方剂学中祛痰剂之代表方。就其历史而言，二陈汤化痰和胃源于《内经》，化痰泄湿、化痰行滞源于《金匮要略》。早在隋唐以前，中医对痰饮病的认识就有了较大的发展：

一是治痰方多有半夏、橘皮配伍；二是治痰首倡理气化痰。"治痰先治气，气顺痰自下"，方中君以半夏，取其辛温而燥之性，燥湿化痰，降逆和胃。其用有三，一者辛燥而逐湿痰；二者降逆以止呕恶；三者散结以消痞满。

化痰药半夏是温化寒痰药中应用最多的，张仲景在《金匮要略》中提及"病痰饮者，当以温药和之"。应用温药的原因如下所述：痰饮证的形成总由人体阳气虚弱或受遏，运化失司，气化无力所致，而痰饮多属阴邪，易伤阳气。所以治疗痰饮，须从根本出发，用温药以升发人体阳气。阳气已旺，才能维持人体正常的水液运化功能。

故用温药是其治本大法，此其一。由于痰饮多为病理产物，以阴邪为主，而阴邪得寒则凝，得温则化，此其二。我在临床上常以温散之品燥湿化痰，一则可扶助阳气，二则可驱逐实邪，多能收到很好的效果。这也为温化寒痰药的应用提供了理论依据。

（四）宁心安神，治情志病

《内经》认为忧愁恐惧伤心。心藏脉，脉舍神，怵惕思虑则伤神。过度的思虑，可使气机郁结而不通利。在临床中不难发现，惊恐、大惊、悲忧等情绪的不良刺激，能诱使心脏病发作，或加重病情，可以表现为心跳不稳。我用宁心安神之法，治疗情志类疾病，求的是一个"稳"字。

心者君主之官，神明出焉。人的情感思维活动，与心的功能关系非常密切。睡眠不好的人，比如说围绝经期的人，或35岁以上经常熬夜加班的职业女性，西医直接用安眠药来帮助睡眠。对于患有抑郁焦虑症、躁狂症的病人，也是用抗抑郁药、抗焦虑药、安眠药等来缓解抑郁焦虑情绪。而睡不着觉，神不守舍，或抑郁焦虑，心神不安，会诱发心脏病发作，或加重病情。而心脏病人，患病时间久了重了，也会产生抑郁焦虑情绪，因为心脏病每发作一次，心里就害怕一次，发作次数多了，总是害怕疾病的发作，心里就抑郁焦虑了。

因此，精神情绪的因素，可以影响到心脏。心脏病本身，又能产生抑郁焦虑的情绪。二者相互影响，互为因果。临床上常见到的一个表现就是睡眠不好。

心脏病反复发作而引起的抑郁症、焦虑症，我常用的药是：红芪20～30g，加五爪龙15g，以及选用疏肝解郁的温郁金、石菖蒲、玫瑰花、广陈皮等；宁心安神的抱茯神、合欢皮、合欢花、夜交藤等。

对于因患抑郁症、焦虑症引起的心神不宁，中医也叫寐差。在早期，一夜的睡眠时间不足3个小时。如果不吃西药抗抑郁焦虑，就会出现心悸、胸闷、神疲、乏力、纳差、记忆力下降、精神萎靡不振等心的功能失常的症状。

随着疾病的发展，到了不寐阶段，表现为整夜不睡的人，西医就要让病人吃抗精神病类药。但病人经常是有时候吃，有时候不吃。因为抗精神疾病的药吃多了会产生依赖性，并且有不良反应，如头晕，头沉，记忆力下降得厉害，表情呆滞。而如果不吃抗精神病类药又睡不着觉，情绪不好。在诊室我碰到过这种记忆力下降很厉害的。诊病时，脉搭好了，方子开好了，病人站起来，说我没给他搭脉，要我再给他搭脉。旁边的人都笑了，说："叶医生都给你搭了好久的脉，你都记不得了。"

对于不寐的病人，吃了我开的药，慢慢地就把抗精神病类药给停掉了。我的用药是：炙北黄芪、磁石、珍珠母、夜交藤、合欢花、抱茯神、煅龙骨、煅牡蛎等。

随症加减：失眠的人，大便会有点干，容易排便不及时，我加一味镇惊作用的代赭石；脾胃功能差，容易气胀，胃口差，纳呆，记忆力极差，加小青皮、广陈皮、鸡内金。连续服药半个月，睡眠好起来，磁石的用量就不宜过多。

四、叶氏脉案及分析

我出生于新中国成立以后，13岁正式跟着我父亲学医，随着改革开放的步伐，我国社会、经济逐渐繁荣，人们的平均生活水平和平均寿命，与过去相比，均有很大的提高。但伴随着现代生活工作节奏的加快，精神压力也逐渐增大，多种因素导致人们心血管疾病的发病率逐年上升。根据不同的病理原因，心脏病可以分为高血压心脏病、糖尿病心脏病、冠心病等多种类型，我将在下一篇各论当中专章论述。

当今社会相当常见的代谢性疾病，血液里的糖、脂类过高，我们中医叫脾胃运化失调。在中医认为多属痰与瘀。痰、瘀是体内的病理产物，但又是导致心脏疾病发生的原因。对于患心脏病时间较长的病人，尤其是老年人，心脉堵塞比较严重，则必须用破血攻瘀、痰瘀同治之法，方可奏效。

脉案1：胸痹（痰瘀互结）

张某，男，73岁，画家。患者因胸痛去医院检查，被诊为高血压、高脂血症、冠心病十余年，长年来服西药治疗，近期胸痛加重，想寻求中医药治疗，家人经过多方打听，经朋友介绍于2010年5月16日找到我求治。当时的症状有：病人自觉胸口痛，像针扎样一下一下的痛，胸闷，腹胀，便溏，舌紫暗苔薄白，舌下脉络见瘀暗，脉弦涩。从症状看，不难判断，此为阳气不足，痰瘀互结，痹阻心脉而形成的胸痹。治拟益气温通，行气化痰，破血攻瘀。处方如下：

北黄芪 20g	燀桃仁 10g	关防风 6g	红景天 20g
双钩藤 12g 后下	烫水蛭 3g	臭梧桐叶 20g	生山楂 30g
苏方木 10g	黄酸刺 30g	延胡索 15g	嫩桂枝 20g
制乳香 6g	制没药 6g	阳春砂 6g 后下	白豆蔻 6g 后下
炒谷芽 30g	炒麦芽 30g		

七剂，水煎服。

本方北黄芪、红景天，益气扶正；嫩桂枝，温通心阳，散寒通痹；

由于病人患心病已十多年，病程较长，且年龄较大，一般的活血化瘀恐难以奏效，故我投以攻瘀力度大的药物，焯桃仁、制乳香、制没药、苏方木，以破血攻瘀，通利脉道；防风祛风，配烫水蛭活血化瘀；延胡索，理气止痛，护肝；黄酸刺，活血化瘀通脉；生山楂，活血化瘀，又能化痰，能治疗冠心病，有效防治冠状动脉粥样硬化；臭梧桐叶、双钩藤，平肝息风，降血压；阳春砂、白豆蔻，行气开胃和中；炒谷芽、炒麦芽，配生山楂，能健胃消食。

2010年5月23日二诊：上方服用七日，患者腹胀减轻，大便正常，减去炒谷芽、炒麦芽；胸痛缓解，见舌仍紫暗，观上方虽有大部队活血攻瘀之兵力，但由于久病，又加上年老，瘀阻比较顽固，减去烫水蛭、嫩桂枝，加淡全蝎、三七粉、绞股蓝，以加强破血攻瘀之力。处方如下：

北黄芪 20g	关防风 6g	红景天 20g	双钩藤 12g 后下
淡全蝎 3g	臭梧桐叶 20g	生山楂 30g	绞股蓝 30g
苏方木 10g	焯桃仁 10g	黄酸刺 30g	延胡索 15g
制乳香 6g	制没药 6g	阳春砂 6g 后下	白豆蔻 6g 后下
三七粉 6g 吞服			

七剂，水煎服。

2010年5月30日三诊：服前药七日，患者舌紫暗消退，胸闷胸痛好转，说明瘀血已减，故上方减乳香、没药、淡全蝎，减去黄酸刺，加当归尾、烫水蛭，以巩固活血化瘀的成效；腹胀消失，大便正常，此为脾胃功能渐复，故减去阳春砂、白豆蔻；加小青皮、广陈皮、太子参，以行气补气。处方如下：

北黄芪 20g	关防风 6g	红景天 20g	双钩藤 12g 后下
臭梧桐叶 20g	生山楂 30g	绞股蓝 30g	苏方木 10g
焯桃仁 10g	延胡索 15g	小青皮 15g	广陈皮 15g
三七粉 6g 吞服	当归尾 15g	太子参 30g	烫水蛭 3g

上方加减服用一年，血压血脂稳定，复查冠状动脉CT，冠状动脉堵塞大为好转。随访至今，患者现在已八十多岁，胸痛未再发作。

脉案2：心悸（痰热互结）

孙某，女，19岁，某企业职员。2001年3月上旬，因工作压力大，经常加班，又逢惊蛰前后，天气变化较大，不慎受凉，出现咳嗽、发热，自行购买退热消炎药服用，发热减退，但时常感觉疲乏，精神不佳，偶有后半夜及清晨起床时咳嗽，4 月底熬夜加班，咳嗽又发作，伴有心慌，去某医院检查，诊为病毒性心肌炎，后经医院常规治疗，效果不理想。经朋友介绍于 5 月 13 日找到我求治。当时症见：心慌，胸憋闷，咳嗽，夜间为甚，引起睡眠不好，神疲，乏力，稍微活动症状更明显，纳差，面色红，舌暗红，脉滑数，小便稍黄，大便偏干。此乃热毒犯肺扰心，痰热郁结所致心悸，病位在肺、心，治以益气健脾，清热解毒，化痰止咳。处方如下：

北黄芪 30g	苦桔梗 10g	关防风 10g	肺形草 10g
太子参 30g	疆贝母 10g	金银花 15g	炒白术 15g
红景天 10g	三叶青 10g	浙贝母 10g	广陈皮 15g

七剂，水煎服。

本方北黄芪、太子参、炒白术，益气健脾；三叶青、金银花，清热解毒；苦桔梗、广陈皮，宣肃肺气，理气燥湿化痰；肺形草、疆贝母、浙贝母，化痰止咳；红景天，补气清肺止咳，活血散瘀止血；关防风，味辛甘，性微温，为风药，能祛风胜湿。

2001 年 5 月 20 日二诊：服前药七日后，患者心慌消失，咳嗽消失，胸憋闷明显减轻，其他诸症好转，痰热明显减退，故前药减去浙贝母，用疆贝母即可。处方如下：

北黄芪 30g	苦桔梗 10g	关防风 10g	肺形草 10g
太子参 30g	疆贝母 10g	金银花 15g	炒白术 15g
红景天 10g	三叶青 10g	广陈皮 15g	

十剂，水煎服。

2001 年 5 月 30 日三诊：前药服用十日，患者心慌、咳嗽未作，胸闷消失，精神明显好转，纳食正常，二便正常。虽患者症状消失，尚须补益心肺，肃清体内余邪，故宗前方加减，减去疆贝母、关防风、金银花，加上养心的养心草、全当归。处方如下：

北黄芪 30g	苦桔梗 10g	肺形草 10g	太子参 30g
红景天 15g	三叶青 10g	养心草 15g	全当归 10g
广陈皮 15g	炒白术 10g		

十五剂，水煎服。

服前药十五日，患者情况稳定。后因工作紧张，熬夜加班，过劳而发作一次，继用上方加减，前后用药 30 余剂而愈，追踪随访十余年，未见心悸发作。

脉案 3：胸痛、支架术后（痰热瘀结）

陈某，男，35 岁，程序员。长期熬夜加班，后来医院检查发现高血压、冠心病、高脂血症。虽然一直服用降压、降脂、抗血栓类药，冠状动脉粥样硬化逐步进展，到 2016 年因头昏、胸痛去医院就诊，检查发现冠状动脉堵塞，严重的堵塞 90%，在医院做支架手术，装了 2 个支架。出院后在家调养，经人介绍于 2016 年 10 月 10 日找我求治，当时症见：心悸，胸闷，乏力，头昏痛，心烦不寐，口苦口臭，舌苔黄腻，舌有瘀斑，脉弦滑，测血压 150/95mmHg。此为痰热及瘀血互结，阻滞脉络，治拟清热祛痰，化瘀通络。处方如下：

北黄芪 30g	双钩藤 10g 后下	西洋参 5g	关防风 6g
红景天 20g	三七粉 6g 吞服	广地龙 10g	延胡索 20g
紫丹参 30g	炒白术 20g	云茯苓 30g	抱茯神 30g
明天麻 20g	广陈皮 15g	黄酸刺 20g	鸡爪连 9g
干荷叶 10g			

七剂，水煎服。

本方西洋参、黄酸刺、红景天，活血散瘀，又能补气扶正；北黄芪，搭配炒白术、关防风，为玉屏风散，益气扶正；三七粉、紫丹参，活血化瘀，镇痛安神；双钩藤、明天麻，平肝息风，降血压；延胡索，活血行气，通络止痛；黄连清热泻火，配荷叶除湿降浊，干荷叶可以降血脂，能防治冠状动脉粥样硬化；广陈皮、茯苓、炒白术，行气化痰，健脾除湿；关防风、广地龙，为风药，能搜风通络；抱茯神，健脾养心宁神。

2016 年 10 月 17 日二诊：前药服用七日，患者自诉胸痛头昏痛消失，口苦口臭消失，乏力消失，舌苔黄腻消退，瘀血减轻，提示痰祛热清，故减去祛湿化痰、降浊的炒白术、荷叶，减去祛风胜湿的关防风；加小青皮行气补气，太子参益气滋阴，臭梧桐叶平肝息风，降血压。处方如下：

双钩藤 10g 后下	西洋参 5g	红景天 20g	三七粉 6g 吞服
广地龙 10g	延胡索 20g	紫丹参 30g	黄酸刺 20g
云茯苓 30g	抱茯神 30g	明天麻 20g	小青皮 15g

广陈皮 15g　　　鸡爪连 9g　　　太子参 30g　　　臭梧桐叶 20g

七剂，水煎服。

2016 年 10 月 24 日三诊：服用前药七日，睡眠好转，舌瘀血减退，诸症好转，继续服药以巩固疗效。处方如前。

随症加减服用一年余，血压稳定，去医院复查冠状动脉 CT，冠状动脉恢复正常。之后每年入冬前来求膏方调治。随访多年至今，患者已 42 岁，病情稳定，胸痛未见发作。

脉案 4：心悸（产后虚弱）

支某，女，29 岁，某公司会计。妊娠足月，在某医院行剖宫产术后，出现心慌、汗多、乳汁量少等症状，因在哺乳期，不敢乱吃药，出院后想看中医，经过打听，从亲戚处知道我家祖传擅治心脏病，于 2016 年 3 月 10 日前来找我求治。当时症见：剖宫产术后半月，身体虚弱，心悸，气短，乏力，乳汁少，面色苍白，寐差，记忆力下降，脉细数，纳差，大便干。此乃产后气血虚弱，脏腑功能减弱所致，治以滋补气血，健脾和胃，通经下乳。处方如下：

当归身 9g　　　西洋参 5g　　　炮甲片 5g　　　肉苁蓉 9g

阿胶珠 9g 烊化　鸡内金 10g　　大红枣 5 枚　　生姜片 3 片

广陈皮 10g　　　红糖 适量

十四剂，水煎服。

本方西洋参补气；大红枣、当归身、阿胶，补血；肉苁蓉，补肾阳，益精血，配当归，润肠通便；炮甲片，通经下乳，消肿排脓，又没有副作用；鸡内金、广陈皮，健脾理气；生姜、大红枣、红糖，健脾助运化，调和营卫。这是我家祖传下来的治产后诸虚的一张方子，用药虽少，但比较全面。我用此方，百用百灵。本方还有一个秘密，就是：所有的药不用炒过的，因为炒过的药会影响乳汁的分泌。

服前药半个月，气血补好了之后，自然心悸、气短就减轻了，由气血虚引起的寐差也就好起来了，气血足，经络通畅，则乳汁分泌增加顺畅。

虽然诸症消失，但毕竟产后还需要哺乳，消耗气血，故在这个时候，我就要给她用上我们家传的一张产后调理饮食方——**姜枣糖蛋汤方**。

食材由生姜 3 片、大红枣 5 枚、红糖适量、鸡蛋 1 个组成。

做法：清水烧开，生姜、大红枣、红糖放入水中，烧烂，鸡蛋敲下去，煮熟即可。

服用2个月后，患者是和家人抱着宝宝一起来表示感谢的。只见妈妈满面红光，宝宝健康，声音洪亮。三年后自然受孕，去年剖宫产生下二胎，刚出院就特意来找我开方药调治。我还是用祖宗传下来的方子及饮食调理，2个月后，身体恢复得很好。

附论1：治疗"三高"用药经验

人体的营养物质主要有三类：糖类、脂肪、蛋白质，这是提供我们机体活动所需的营养物质。若因为身体代谢功能异常，导致血糖高、血脂高、血压高及尿酸高等"三高""四高"出现，这又是导致心脏疾病发生的一个病理基础。因此，对于心脏病，除了治疗本身的疾病之外，还要积极治疗导致心脏病的病因。

我临床实践已40多年，在祖传的用药基础上，在治疗"三高"这方面有一些个人的体会。我常用的药物是：生山楂、焦山楂、干荷叶、绞股蓝、建泽泻、绵茵陈、珍珠母等。针对不同的病理，选用相应功效的药物，我的用药经验总结如下：

生山楂，主要是阻止脂肪的吸收，具有活血化瘀的作用，能化痰化瘀，我用生山楂预防和治疗冠状动脉粥样硬化，效果非常好。焦山楂，健脾消食去脂，能消肉食脂肪类。

干荷叶，可以阻止米饭、年糕、淀粉类的吸收，还有升清降浊的作用。

绞股蓝，主要是阻止葡萄糖的吸收，阻止脂肪的堆积。

建泽泻，主要是降胆固醇，配上干荷叶、绞股蓝，能降甘油三酯；配上绵茵陈、生山楂，可以起到消除脂肪肝的作用。临床上，我用绵茵陈、建泽泻、生山楂相配治疗脂肪肝，能有效地消除脂肪肝。

珍珠母，打成粉，主要是降血压，适用于高血压心脏病，兼失眠的人。因为高血压的人，往往睡眠不好，珍珠母能平肝潜阳，镇惊安神。

飞来鹤，主要是降胆固醇，降血压。又能升白细胞，治白血病。补肝益精气。有一定的降糖、降胆固醇作用，用量15～20g。常与夏枯草、海藻、昆布相配伍，能很好地化瘀消肿。治疗甲状腺肿大，效果非常好。

金线兰，有降糖、护肝、抗氧化的作用，用于糖尿病人比较多。

附论2：叶氏中医产后坐月子的饮食秘方

现在很多人坐月子讲究所谓的科学方法，即按照西方的科学方法，给产妇吃豆芽、青菜等素的寒凉食物。我认为中国人不能这样坐月子。

从体质来讲，欧洲人喜欢吃肉、喝酒，体质是偏火的，习惯一年到头喝凉水。中国人的体质大部分是偏寒的，到一定的年龄，体质差的就不能喝凉水了。我们的祖宗是非常聪明的，我们吃的水稻、大米，是田里面的，偏寒的，产妇本身虚寒，再吃豆芽、青菜，很多人容易更寒。有些人结婚前痛经，生孩子后还痛经，就是因为坐月子的时候吃寒凉的东西，并且小儿通过吃母乳，还容易拉肚子。

因此，欧洲人的坐月子方式，对我们中国人是不合适的。我认为，一定要按照中国人的体质、生活、饮食习惯来坐月子。

按照中国传统的饮食来坐月子，我家族里的女性到了五十岁，没有身体这里痛、那里痛的情况。我父亲当时讲，我们要按中国传统的方式来坐月子，不能图一时嘴巴舒服，因为生小孩落下来的病，是一辈子的事情。1～2个月，按照中国传统方式坐月子，其间经常吃点糖，尤其是义乌红糖，既能补血，又能排恶露。

我们家族女性坐月子，吃的是肉、鸡、鱼，素菜里夏天吃冬瓜。如果预计是下半年小孩出生，我父亲一定会让我妈妈晒冬瓜干、黄花菜干、长豇豆干、四季豆干、芥菜干、南瓜干、莴笋干，晒起来，冬天烧肉吃。我父亲认为，经过大太阳曝晒之后，就能把菜里的寒湿之气去掉。当然，坐月子期间，可以适当地吃点素菜。

关于小儿病重视调节脾胃、肺的生理功能，及我们家族女性坐月子的饮食，是叶氏祖传下来的秘诀，且通过实践验证是行之有效的。

第十节　衢第六代传人梅煜川脉案分析

梅煜川，1989年生于浙江省衢州市，母亲叶秀珠和外公叶宝鑫都是浙江著名中医心脏病专家。梅煜川从小家中就弥漫着中药的香气，母亲上班时，常把梅煜川带去单位，孩提时期梅煜川的玩具都是一些药筐，药筛子。外公对外孙梅煜川十分宠爱，常常抱着他，拉开药房装药的格斗，教他认药。空闲时，外公还会教梅煜川背《药性赋》，在家人的影响下，他从小就对中医药展现了极大的兴趣。

高中毕业后考入安徽中医药大学，立志成为一名优秀的中医师。大学期间除了学习学校的课程，还利用课余时间跟随母亲抄方临床。叶氏中医家族家教甚严，梅煜川一直遵循"为医者，先明药，细察疾，精遣方"的祖训，毕业以后主动到药房工作，向师傅们学习药名、药性、产地、炮制、药效等。

2016 年，梅煜川被山东中医药大学原校长、国医大师张灿玾收入门墙，成为徒孙。2019 年，叶氏中医传统膏丸制作技艺被家乡衢州柯城区评为非物质文化遗产，梅煜川荣幸地成为非遗传承人。

脉案 1：胸痹（痰瘀痹阻）

张某，男，59 岁。患者有原发性高血压史 6 年，半年前因心慌、胸痛去医院做检查，结果：左前降支中段狭窄 70%，回旋支近段狭窄 60%，诊为冠心病，为求中医药治疗，于 2016 年 6 月 12 日前来求治。症见：胸痛，心悸，寐差，便溏。舌紫暗有瘀斑，脉弦涩。此为心阳不足，痰瘀痹阻心脉所致，治以益气温阳，理气健脾，破血攻瘀。处方如下：

生黄芪 30g	川红花 10g	关防风 10g	炒枳壳 15g
正川芎 6g	延胡索 20g	制乳香 9g	制没药 9g
广陈皮 15g	当归尾 15g	烫水蛭 3g	嫩桂枝 30g
炒谷芽 30g	炒麦芽 30g	炒赤芍 15g	炒枣仁 30g
广木香 10g	抱茯神 30g	五灵脂 10g	制远志 10g

七剂，水煎服。

本方生黄芪健脾益气；嫩桂枝，振奋心阳；川红花、正川芎、当归尾、烫水蛭、炒赤芍、五灵脂、制乳香、制没药、延胡索，破血攻瘀，理气止痛；炒酸枣仁、制远志、抱茯神，养心安神；广木香、广陈皮、炒枳壳、炒谷芽、炒麦芽，宽中理气，健胃消食；关防风祛风，与生黄芪相配，益气固表。

2016 年 6 月 19 日二诊：服用前药一周后，患者胸痛好转，大便正常，睡眠好转。前方减去广木香、五灵脂，当归尾加 5g。处方如下：

生黄芪 30g	川红花 10g	关防风 10g	炒枳壳 15g
正川芎 6g	延胡索 20g	制乳香 9g	制没药 9g

广陈皮 15g	当归尾 20g	嫩桂枝 30g	炒谷芽 30g
炒麦芽 30g	炒赤芍 15g	炒枣仁 30g	抱茯神 30g
制远志 10g	烫水蛭 3g		

七剂，水煎服。

2016 年 6 月 26 日三诊：服前药一周，患者诉胸痛消失，心悸好转，大便睡眠正常。嫩桂枝减去 10g，减去炒谷芽、炒麦芽、烫水蛭、制远志，加紫丹参、炒青皮、三七片。处方如下：

生黄芪 30g	川红花 10g	关防风 10g	炒枳壳 15g
正川芎 10g	延胡索 20g	制乳香 9g	制没药 9g
当归尾 20g	广陈皮 15g	嫩桂枝 20g	炒赤芍 15g
炒枣仁 30g	抱茯神 30g	紫丹参 30g	三七片 10g
炒青皮 15g			

上方随症加减服用半年后，去医院复查：左前降支中段堵塞降至 30%，回旋支基本清晰。时值冬季，求膏方调治。随访 4 年至今，心痛未见发作。

脉案 2：心悸（气虚痰浊瘀阻）

何某，女，53 岁。患者有房颤病史，近来较为劳累，一周发作三四次，每次持续 1 个多小时，去医院检查为房颤、高血压、高脂血症，为求中医药专科治疗，经朋友介绍于 2019 年 3 月 1 日来我门诊求治。症见：心悸，乏力，便溏，脉弦数，舌淡，脉细。此为心气不足，痰浊瘀阻，心失所养导致，治以益气健脾宁心，平肝息风止悸，活血化瘀通络。处方如下：

生黄芪 30g	潞党参 30g	紫葛花 10g	煅磁石 30g 先下
毛冬青 30g	臭梧桐叶 30g	鬼针草 30g	川红花 10g
红景天 20g	焦山楂 30g	绞股蓝 30g	炒麦芽 30g
炒谷芽 30g	云茯苓 30g	抱茯神 30g	制远志 10g
酸枣仁 30g	石菖蒲 15g	煅龙齿 30g	广陈皮 15g

七剂，水煎服。

本方生黄芪、潞党参，健脾益气；毛冬青、臭梧桐叶、鬼针草，平肝息风，降血压；川红花、红景天，益气活血化瘀；焦山楂、炒麦芽、炒谷芽、云茯苓，健胃消食；绞股蓝、石菖蒲，清痰化浊；抱茯神、制远志、酸枣仁、煅磁石、煅龙齿、紫葛花，镇静安神，养心定悸；广陈皮，理气化痰。

2019年3月8日二诊：服用前药一周后，房颤发作减少，持续时间减少，大便正常，睡眠好转，乏力好转，前方减去石菖蒲、煅龙齿。处方如下：

生黄芪 30g	潞党参 30g	紫葛花 10g	煅磁石 30g 先下
毛冬青 30g	臭梧桐叶 30g	鬼针草 30g	川红花 10g
红景天 20g	焦山楂 30g	绞股蓝 30g	炒麦芽 30g
炒谷芽 30g	广陈皮 20g	抱茯神 30g	制远志 10g
酸枣仁 30g	云茯苓 30g		

七剂，水煎服。

2019年3月15日三诊：服前药一周，近来房颤基本未发作，睡眠正常，前方减去制远志，加延胡索。处方如下：

生黄芪 30g	潞党参 30g	紫葛花 10g	煅磁石 30g 先下
毛冬青 30g	臭梧桐叶 30g	鬼针草 30g	川红花 10g
红景天 20g	焦山楂 30g	绞股蓝 30g	炒麦芽 30g
炒谷芽 30g	广陈皮 20g	云茯苓 30g	酸枣仁 30g
延胡索 20g	抱茯神 30g		

上方随症加减服用半年，患者病情稳定，房颤未发作，血压血脂正常。到冬季求膏方调治，随访至今，房颤未见发作。

第十一节　家族心法传承总结

叶氏治心严守一个"通"字，为达到这个目的采取补虚泻实的方法。

太太公叶延寿非常重视心阳在人体生命活动中的作用，强调"心以温通为要"，心病本为心气不足，因寒或因瘀，导致心脉闭阻。治心脏病主张"益气温通"。

益气，用甘温的北黄芪补气健脾，气足推动血行有力。

温通，分温、通两个方面。所谓温，是补，也是通。寒得温则散，灵机选用辛热之肉桂、桂枝，以温阳、通阳。叶延寿运用肉桂治疗肾阳不足，寒水上凌心肺之心悸，为后代叶松生提出"从肾论治心病"埋下了伏笔。用温热之品，补阳气，使寒凝得去，从而心脉得通，所以说：温，是补，也是通。

所谓通，瘀化则脉通，用具有穿透之力的甲片，配伍当归、正川芎、紫丹参等活血化瘀之品以增强活血化瘀之效。另外，温补阳气，使寒去脉通，这也是通。

叶延寿擅长治疗阳虚寒凝，瘀阻心脉之真心痛，以温通、散寒为要，重视益气温通。急则标本兼治，加强补心之阳气及温通心阳。

太公叶维藩继承了叶氏的治心大法，强调"心以气通为要"，补充了通法。

补，叶维藩除了用北黄芪外，加了一味人参，芪参并用，以增强补气之力。并明确对参的选用原则。

通，继承了叶延寿的温阳散寒法，用桂枝、干姜，温通。针对饮邪壅滞于心而导致心胀大之病，叶维藩用蛇床子治疗。蛇床子性温热，能入心。既能温化寒饮通脉，温通；又能入心，温补心气，温补。用蛇床子治心脏病，体现了通补之义。

叶维藩重视气滞的病理状态，运用桔梗、广陈皮，以行气通脉。此二味药，为叶氏祖传治心脏病的秘诀。桔梗专入于肺，亦入于心也。既开肺气之结，又宣心气之郁。为后人叶宝鑫提出"心肺同治"的观点奠定了基础。

二爷爷叶佑生分析叶氏祖宗秘方，首次明确提出"心以通为补"的通补学说。认为心脏病久，则多虚多瘀。故久病除用补法，尚须通利脉道，疏其血气，令其条达而致和平，即所谓以通为补也。具体而言，祛寒即是补、化瘀即是补、行气即是补、化痰逐饮即是补。

治心病之通补法，不单单是指通法，还有补法，即通补兼施。或以通为主，以补为辅；或以补为主，以通为辅；或通补并重。须视具体病情，灵活运用。

爷爷叶松生受叶延寿以肉桂治肾阳不足，寒水上凌之心悸的启发，认为心肾不交是心悸的病机所在。治心脏病特别重视心肾之间的关系，"从肾论治心病"，亦是紧紧围绕着叶氏祖宗所传"通补"理论而来的。

温通，除了继承叶延寿以桂枝（或肉桂）、干姜温阳通脉之外，叶松生认为心阳不足乃肾阳亏损所致，故从肾论治，增加入心、肾经，辛热的附子。一则温阳，是补，二则温化寒邪，是通。通补相兼是也。

小爷爷叶龙生秉承先祖的学术观点，重视正气不足是发病之本，邪气侵犯是为发病条件，进而提出心受邪说。外邪侵犯人体，在初期，以祛邪为要。通过药物之力，抵御外邪，不令其久留体内，消耗本来就不足之正气。内生之邪聚集于心，亦需及时祛除病邪。遵循的原则是：祛邪而不伤正，扶正而不留邪。

叶龙生擅长小儿科，小儿为稚阴稚阳之体，易受外邪所干，感受外邪后易从阳化热，或风热邪毒侵犯于心，导致心脏疾病。对于风热邪毒，用北黄芪，加上清热解毒的三叶青、金银花、青连翘等，对于内生之邪，瘀阻心脉，常用药物为三七。内外之邪得以祛除，邪去而正自安。

父亲叶宝鑫继承了叶氏医家"以通为补"的理念和方法，与先祖又有所不同。在继承当中，又有发展。同样是"通"，叶宝鑫特别强调升提，即重视胸中大气和脾气的托举作用。治心脏疾病，强调心肺同治的同时，必须兼顾脾胃后天之本。

在补气当中，用北黄芪的量比先祖更大，往往用到40g以上，甚至用到50g。在心肺同治的同时，强调健脾和胃，以培补气血生化之源。专用药物：焦六神曲，炒鸡内金。二者既能消化瘀积，又能健补脾胃。此即以通为用，以通为补。

叶秀珠在继承祖宗治心脏病的"通补"思想基础上，结合现代疾病变化及药理研究，对"通"的内容进行了完善和创新，提出心通稳说，治心病当求"通稳"二字，对心脏病人进行个体化的辨证施治，强调三因制宜。

创醒脑开窍急救方；叶秀珠用破血逐瘀之水蛭，代替叶氏祖宗传下来的穿山甲；针对痰瘀胶着，强调"痰瘀同治"，除继承祖宗用的苦桔梗、广陈皮行气化痰外，加上姜半夏，以燥湿化痰，从而增强化痰的力度。这也体现了叶宝鑫"心肺同治"思想，并有所发挥；擅长宁心安神治情志病。

叶氏医家在传承中体现了同中有异，异中有同，异中有异的特点。

一贯相同的，是通补思想。叶氏历代医家均遵循着通补的思想治疗心脏疾病。

叶延寿重视温通，这是叶氏中医治心脏病的基础；叶维藩强调行气通脉；叶佑生明确提出治心脏病的通补学说；叶松生强调从肾论治；叶宝鑫强调心肺同治，兼顾脾胃；叶秀珠提出治心病"通稳"二字诀，并强调三因制宜，提出祛瘀生新之法。

第三章
叶氏中医治心总论

第一节　辨证与立法

一、辨病

叶氏中医治心，首先辨病。

在过去，叶氏的祖宗辨心脏相关疾病，如心痛、心悸、胸痹等，根据各自的发病特点进行辨证施治。在现代，叶氏中医结合现代医学把心脏疾病分为多种类型，有各自的发生、发展、转归的趋势和特点。比如，慢性风湿性心脏病，是由于风寒湿侵袭人体，导致心脏受累而发生的疾病。内因心气、心阳不足，外因风寒湿三气侵犯，形成水饮、痰浊、瘀血互结的病理。病位在心，波及肺、肾、脾等脏，临床多以心悸、胸闷、气短、咳喘、水肿为主要表现。

二、辨证

在辨病基础上，叶氏注重辨证。祖传经验，我总结为：辨病性、辨病位、辨通稳。

（一）辨病性

一般而言，心脏疾病多为本虚标实。

正气不足为内所因，常见心气虚、心阳虚、心阴虚、心血虚，可因生成不足或消耗过多所致。生成不足，与脾胃、心肺等气血生成的脏腑功能失调有关；消耗过多，与不良的生活习惯，如过于劳累、熬夜等有关。

邪气致病是发病的条件，要辨清是内生之邪还是外感之邪所致。内生之邪，多因脏腑功能失调，导致气滞、水湿痰饮、瘀血等，闭阻心脉；外感之邪，多因外感风、寒、湿、火热等病邪，侵犯人体，累及心脏所致。

（二）辨病位

心脏疾病，病位在心，但常兼有他证。

根据临床表现，须辨明有哪些脏腑兼证。如慢性肺源性心脏病，病位在心、肺，与脾、肾有关；颈源性心脏病，病位在颈项部；高血压心脏病，病位在心，与脾、肝、肾有关；糖尿病心脏病，病位在心，与肺、脾、肾有关；心律失常，病位在心，与脾、肺、肝、肾等均有关联，但与脾、肺的关系最为密切；先天性心脏病，病位心，与脾、肾有关；心力衰竭，病位在心，与肺、肾关系密切。

（三）辨通稳

心脏疾病的发生，我归为心失通稳。

心失于通，脉道不利，痹阻心脉，与寒、痰、瘀、虚有关，其本在虚，其标在寒、痰、瘀；心失于稳，即各种原因导致心的律动失常，与心跳的强、弱、快、慢有关。

三、立法

因证立法。

心病的治疗原则是：虚则补之，实则泻之；急则治其标，缓则治其本，或标本兼治。

对于本虚标实的心脏疾病，具体治法有：补心气、补心阳、补心阴、补心血，清热、解毒、祛湿、化痰、逐饮、活血、破血、化瘀、破瘀、攻瘀等等。在临床中，应视发病的新旧，病情的轻重，病势的缓急，病程的长短，病邪的兼夹，而选用相应的治法。

心失于通，具体治法有：补虚、祛寒、化痰、化瘀等；心失于稳，则强心、降心等。

第二节　处方与用药

叶氏中医处方包括：汤药方、饮食方（食疗、茶饮）、急救方（药粉、点穴按摩、针灸）、膏方、丸方等。

一、汤药方

为了便于学习运用，我对叶氏中医祖传的治疗心脏疾病汤药方进行总结、归纳，分为：常用药和特色药。

（一）常用药

补心气：北黄芪、太子参、党参、西洋参、制黄精等；补心阳：桂枝、官桂、附子、干姜、生姜、蛇床子、补骨脂等；补心阴：怀山药、麦冬、北五味子、石斛、熟地黄等；补心血：当归、紫丹参、三七粉等。其中，补心气、补心阳的药物，具有强心的作用。

健脾：炒白术、云茯苓、党参、怀山药等。

活血化瘀：桃仁、川红花、正川芎、制乳香、制没药、紫丹参等。

破血攻瘀：当归尾、烫水蛭、三棱、莪术、三七粉等。

清热解毒：金银花、连翘、苦参、枯黄芩、川黄连等。

行气：广陈皮、苦桔梗、小青皮等。

化痰：广陈皮、制半夏、瓜蒌仁、疆贝母等。

祛风通络：羌活、独活、防风、全蝎、蜈蚣等。

健胃和中：焦神曲、炒鸡内金、炒麦芽、炒谷芽等。

逐水消肿：葶苈子、大腹皮、车前子、猪苓、茯苓皮等。

（二）特色药

叶氏中医治疗各类心脏病有相应的特色用药。比如：

高血压心脏病，用臭梧桐叶、紫葛花、罗布麻叶、鬼针草等；糖尿病心脏病，用余甘子、冬桑叶等；病毒性心肌炎，用三叶青、茶树根、三颗针等；扩张型心肌病，用苍术、芡实、炒白术等；慢性风湿性心脏病，用广地龙、五爪龙、秦艽、补骨脂、胡芦巴、菟丝子等；冠心病，用延胡索、烫水蛭、西洋参、生山楂、三七粉等；房颤，用甘松、磁石、葛花等；慢性肺源性心脏病，用疆贝母、肺形草、养心草等；心律失常，用细辛、甘松、苦参、葛花等；先天性心脏病，用官桂、补骨脂、炒太子参、银柴胡、苦桔梗等；颈源性心脏病，用杜仲、牛膝、防风等；心力衰竭，用蛇床子、黄酸刺、红景天、官桂、生姜等；心脏病术后，用鳖血柴胡或鸽血柴胡。

二、饮食方

（一）食疗方

叶氏中医常用食疗方有：糖尿病心脏病可用绿茶捞饭、茶水煮面；心脏血管疾病的预防和调理可食用费菜；产后虚弱可食用姜枣糖蛋汤。

（二）茶饮方

对于导致心脏病的一些病因，可以通过平时服用茶饮方进行调理，预防心脏病的发生。降血压、降血糖、降血脂、养心保心，可以选用养心草、霜桑叶、玉米须、石斛、鱼腥草、生山楂、干荷叶、西洋参、紫葛花、制黄精等，适量，开水冲泡，代茶饮。

三、急救方

（一）药粉

叶氏中医祖传的药粉配方，对于心脏病发作时出现胸闷、心慌、昏迷等，可以用来救急，过去我们家用的是麝香打成粉，用麦秆吹入。我在父亲的指导下，运用叶氏祖传的医药理念，经数十年摸索和实践，创制了醒脑开窍急救方，随时带在身边，以备不时之需。方药组成：官桂、冰片、川芎、香白芷、人工麝香。

（二）点穴按摩

心律失常严重的病人，可能会出现急危征象，比如快速性心律失常，心动过速导致心肌缺血，房室传导阻滞，心动过缓致意识丧失，心搏骤停，可按压合谷穴上一寸。

（三）针灸

叶氏祖传下来有一套用于急救的针灸方：上述穴位若点穴未缓解，可用针灸。

四、膏方

叶氏中医传统膏方是我太太公叶延寿从宫里带出来的。根据个人体质及具体情况来辨证处方，专人专方，药房加工而成。合理服用膏滋药，可以起到保健强身、抗病延年的作用。对身体虚弱多病的人来说，可以增强抗病能力，提高免疫功能，有利于疾病的趋向好转和痊愈。

五、丸方

叶氏中医治未病膏丸兼具传统膏方的治病及补虚功能，又具有丸剂方便携带的优点。祖传的"保心药丸"无副作用，疗效显著，广受社会各界的高度认可。

六、注意事项

1. 本书所列方药，必须由有经验的临床医生辨证论治，病人不可擅自使用。

2. 本书所列方药，使用中必须中病即止，不可久服。

3. 处方用药，必须因人、因时、因地施用，不可死搬硬套。

4. 心脏急救法，必须经叶氏中医传承人指导后，才能实施。

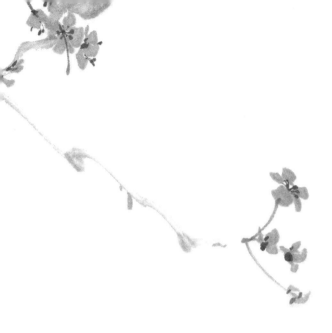

中篇
各论

第一章
高血压与高血压心脏病

高血压是以体循环动脉血压（收缩压和/或舒张压）增高为主要特征（收缩压≥140mmHg，舒张压≥90mmHg），可伴有心脏、脑、肾等器官的功能或器质性损害的临床综合征。高血压心脏病，是由长期高血压引起患者心脏结构和功能发生改变的疾病；因体循环动脉压力增高而造成左心房增大，进而左心室肥大，又会增加患者的心脏负荷。伴有极高的死亡率，因其血压控制不佳，极易导致心功能持续性损伤，诱导心脏猝死等危重事件发生。高血压心脏病早期病理表现不甚显著，极易被患者及临床医生所忽视，临床检出时伴有明显的心力衰竭。对临床治疗时效性要求较高，若没有及时予以有效的治疗，非常容易发生脑血管意外。

高血压心脏病，对应中医疾病"眩晕""头痛""中风""肝阳上亢"等范畴。临床可见头晕目眩，视物旋转，轻者闭目即止，重者如坐车船，甚则昏仆。可伴有恶心呕吐，眼球震颤，耳鸣耳聋，汗出，面色苍白等症状。

第一节　叶氏祖传治疗秘诀

高血压心脏病，是西医的一个病名。我的祖先不知道这个病，但是知道"眩晕""头痛""肝阳上亢"等可以导致心病，并有一套独特的治疗理念和方法，有些方法成为现代研究的热门领域。

一、治疗秘诀

叶氏治疗心病注重以通为用，以通为补。治疗眩晕所致心病，注重辨明虚实，对于气血虚则补之，对于风、痰、瘀所致则攻之。擅用虫类药、活血药。

我从小就很喜欢听我父亲讲关于我二爷爷叶佑生的故事，因为二爷爷文章好，会武功，喜好打抱不平。少年时游历于名山大川拜访高人，返回衢州承祖业后，往来于乡里坊间行医看病，抢救危急重病人。如前文提到过二爷爷在街上金针救治妇人心悸发作的故事。

听我父亲讲，我的二爷爷欣赏的医家之一是被后世称为"药王"的孙思邈。不仅仅是因为他医德高尚，提出大医精诚，值得我辈效仿。更主要的是他著《备急千金要方》《千金翼方》，记录了诸多救命良方，泽被后世。我二爷爷把孙思邈的著作《备急千金要方》《千金翼方》放在案头，反复拜读，悉心揣摩。对孙思邈记载自己中风的事印象最为深刻。我二爷爷说，历来医家写书，少有把自己生病的事写出来的，但孙思邈在续命煮散方后记载了自己中风的病情及服药的亲身体验，这在医著中极为少见，着实体现其大家之风范。孙思邈《备急千金要方》记载曰："吾尝中风，言语謇涩，四肢疼曳，处此方，日服四服，十日十夜服之不绝，得愈。"

我二爷爷对孙思邈这种求真的精神特别佩服，想着中风是一种比较危重的急症，如果能在刚开始发作时及时应对，也不至于事后花十日十夜连着服用药物方得痊愈。我叶氏祖宗传下来的急救方法，在中风先兆或中风发作之初的治疗上具有立竿见影的效果，待病情稍缓，予以汤药方治疗，往往能及时阻止疾病进一步发展。从现代医学的认识来看，这就是在解决高血压合并心脑病变的难题啊。

说到这，我父亲往往语重心长地对我说："我们的祖宗是很有先见的，所传下来的方法是很有前瞻性的，能解决实际问题。我传给你的这些祖传秘方，你一定要牢牢地记在心里，用之去救人，并且还要传承下去。"我点头铭记于心。

对于眩晕所致心病的病理，我二爷爷受孙思邈的风热痰三因致眩理论的启发，结合祖传治心病的经验，从瘀进行论治。他认为，眩晕与瘀关系密切。风、火、痰、虚致病日久，均可使气血运行不畅，而致瘀血形成。故血瘀的病理贯穿眩晕病程之始终。活血化瘀可通脉行血，使瘀血祛，新血生，更有益于填补髓海之虚。

我的父亲在给我讲高血压心脏病时，强调要注重辨明虚实，对于心气虚、心阴虚、心阳虚则补之，对于风、痰、瘀所致则攻之。因为本病多为本虚标实，虚实杂夹之证。故首先要辨明虚实，治以扶正祛邪。

心气虚，症见心悸，稍微活动后加重，脉虚无力。当补益心气，叶氏用药：西洋参、太子参。若脾胃虚弱，当健脾益气，用党参、炒白术、大红枣、炒麦芽、炒谷芽；若阴气虚，加麦冬、北五味子；若阳气虚，加嫩桂枝、干姜片。

肝风内动，症见眩晕欲仆，步履不稳，头摇肢颤，语言謇涩，甚至突然昏仆，口眼㖞斜，半身不遂，脉弦。当镇肝息风，叶氏用药：臭梧桐叶、罗布麻叶、明天麻、广地龙、淡全蝎。其中臭梧桐叶、罗布麻叶为叶氏医家治疗高血压性疾病的特色用药。若血压呈高危象，臭梧桐叶可用到 30g，加玉米须；若肝阳上亢，平肝潜阳，加双钩藤、磁石、紫葛花等；若气阴虚动风，镇肝潜阳，加煅龙骨、煅牡蛎、制鳖甲、制龟甲等；阴虚肠燥，大便难，滋阴润肠，加火麻仁、决明子、制大黄等。

痰饮壅盛，症见心悸，胸憋闷，胸痛，舌体胖苔腻，脉弦滑。当温阳行气化痰，叶氏用药：嫩桂枝、瓜蒌仁、广陈皮。若痰饮停于中焦，行气化湿和胃，用法半夏、小青皮、云茯苓、白豆蔻、阳春砂等；若痰湿阻络，祛风胜湿，加蚕羌活、川独活、关防风等；若肝胆湿热，头晕目眩，舌黄腻，脉弦数，加双钩藤、紫葛花、生鸡内金、金钱草等。

血瘀阻络，症见心悸，心痛，针刺样疼痛，唇色青紫，舌紫暗有瘀斑瘀点，脉涩。当活血化瘀，叶氏药用：川红花、正川芎、紫丹参。若脑出血，活血止血，用三七粉；若血瘀较重，痰瘀互结，加淡全蝎、大蜈蚣、广地龙、烫水蛭；若脑梗死，半身不遂，宜破血攻瘀，选加焯桃仁、苏方木、当归尾、赤芍药、枫荷梨等。

红花行血，长于破瘀，多用破血，少用养血。苏方木行血，长于祛风，多用破血，少用和血。苏方木行血通经，兼能消肿止痛。

二、用药特色

叶氏中医治疗高血压心脏病，除了益气健脾，活血化瘀，行气化痰外，擅用祛风止悸的风药，以及镇肝息风的虫类药物。

（一）祛风止悸，擅用风药

《诸病源候论》云"风邪惊悸者，是风乘于心故也"，而各种原因导致的心气不足是惊悸的内在因素，"若虚损，则心神虚弱，致风邪乘虚干之，故惊而悸动不定也。"因此，孙思邈治疗心气不足的惊悸，经常运用风药，比如防风、嫩桂枝、川芎等。

我的父亲经过学习前人记载的经验，结合叶氏祖传下来的经验，以及在临证不断实践和完善，认为风邪干心，有内外两个途径。一方面，心气虚，外来之风邪易乘虚扰之而出现惊悸；另一方面，肝肾阴虚，水不涵木，肝木易生内风，内生之风邪扰心，亦可出现心悸，肝阳上亢，还可出现眩晕等症状。故治疗上提出，风惊悸者，非用风药不可速效也。常用的风药有：嫩桂枝、正川芎、蚕羌活、川独活、关防风。

我父亲说过，高血压心脏病引起脑梗死、脑出血，多因风性主动、善行的特性。而风药，其味辛能散能行，故能起到搜风、疏通经络、行气活血以定惊悸的作用。

诸风药各有所长，具体而言：桂枝走气分；川芎走血分；羌活走上肢；独活走下肢；防风治风通用，去上焦风邪，《本草纲目》载防风"治风去湿之仙药也"。在临证实践中，应视具体病情，选择相应的风药，或单独运用，或搭配运用，不一而论。

（二）镇肝息风，擅用虫药

虫类药，为动物类药之一。清代医学家唐容川在《本草问答》云："动物之攻利，尤甚于植物，以其动之性，本能行而又具攻性，则较之植物本不能行者，其攻更有力也。"这说明动物类药性具有行走攻窜的特点，用以搜风剔络、逐瘀通经，其功效远非植物草本类药所能比，又如叶天士说："久则邪正混处其间，草木不能见效，当以虫蚁疏通逐邪。"

叶氏先祖认为，虫类药性善行走窜，通达经络，搜风透骨，治疗心脏疾病有独特的疗效。常用虫类药有：烫水蛭、大蜈蚣、广地龙、淡全蝎。临床当中，对于冠状动脉粥样硬化、心肌梗死、心绞痛、心脏病引起的脑梗死等，均可运用虫类药。

水蛭是一味破血攻瘀之猛药，能破瘀而又不伤新血，因此我常用来代替穿山甲片。现代药理研究，水蛭有直接溶解血栓的作用，又能防止血栓形成和延伸，治疗冠心病、心绞痛效果很好。蜈蚣为厥阴经药，善于祛风。

地龙，其味咸，性寒。入肝、脾、膀胱经。具有清热定惊，平肝息风，通经活络，平喘利尿的作用。现代药理研究，地龙有降压、平喘、抗凝、抗血栓、抗心律失常等作用。

全蝎，其味辛甘，性平，有毒。归肝经。具有祛风止痉，通络止痛，攻毒散结的作用。《本草求真》："味辛而甘。气温有毒。色青属木。故专入肝祛风。"《本草纲目》："蝎乃治风要药，俱宜加而用之。"现代药理研究，全蝎有抗惊厥、镇痛等作用。

我的父亲曾说，地龙、全蝎均入肝经，虫类药性善行走窜，通达经络，搜风透骨，所以临证中，不论阴虚、肝阳、血热、血虚何种原因导致肝风内动，但凡见到有动风的表现，均可用之。又说，全蝎与蜈蚣配伍，其力相得益彰。

第二节　叶秀珠治疗经验

我牢记我父亲的话，把祖宗传下来的秘方完整记在心里，临证中用来治疗高血压心脏病，每每降压效果非常明显，心功能逐渐恢复正常，并且很快可以把西药减下来，甚至停用西药。以我四十多年的临床经验来说，中医中药在降血压方面是非常强势的，并且不用长期服药。这一点，我是非常自信的。现把我的治疗经验写出来，供诸位同道参考。

一、治疗经验

高血压心脏病，主要是血压长期处于较高水平的状态，进而引起心脏病变。因此，我治疗本病首先要做的就是降血压。具体的，根据患者的年龄、性别、体质、病程、缓急等的不同，制定相应的治疗方案。

（一）三因制宜

因人制宜。根据患者的年龄、性别、体质的不同特点，制定相应的治疗方案。对于 60 岁以下的人，他们通常还没有退休，也是一个事业的高峰期。长期的紧张，使自主神经紊乱，导致心因性的血压升高，此属功能性的血压升高，并没有器质性的病变或变化很小。通过中药调理恢复心血管的功能，通过减轻或消除了高血压的外界因素，比如工作压力、生活的压力、天气变化等等，基本上可以不吃降压西药。

我经常跟病人说，一个人从生下来，直到去世，心脏一直在发挥着作用。白天因为醒着，运动着，所以心跳要快一点，夜里睡着后，人处于相对安静状态，心跳要慢一点，较少的消耗有利于心脏、血管以及脏腑等功能的恢复。现在的青年人，如果夜里熬夜不睡觉，心脏还在较高强度的工作，容易引起功能性的血压升高。《内经》云"久卧伤气"，不仅如此，我认为睡觉少也容易气虚，需要通过补气、养血来恢复心血管的功能。

青年人多数因为虚，老年人是因虚和瘀。对于青年人，用补气药，基本上好得很快，而老年人，则需要补气和化瘀同用。

随着年龄的增长，老年人的血管弹性变差，血压升高，同时老年人脉道瘀滞的情况较年轻人严重。这个年龄段的病人单纯服用一种降压西药，降压效果不佳，往往会采用二联用药，三联用药。对于 60 岁以上的高血压病人，我采用的方案是中西医结合，且以中医为主。我认为老年人血压高主要有三大原因：年纪大，血管老化；心脏功能慢慢降低；血液里的内容物多，胶质、血容量多。因此，我主要是从这三个方面入手，延缓 60 岁以上高血压患者的疾病进程。

又有人可能会问：心血管的老化，是一个大趋势，降压药是终身服用，中药难道也是终身服用吗？我用中药治疗高血压心脏病，延缓血管老化进程，瘀瘀的病理状态通过服用中药能尽量地减轻，逐渐提高心脏的功能。经过治疗后，使脉道通利，心脏功能得以提高，是可以不用终身服药的。

因时制宜。我发现随着季节的变化，人体血压呈现出相应的变化。夏季，血压低，春秋时节，早晚温差大，以及冬季，血压高。这与气候的寒温变化相关。春夏季节，气候逐渐变暖，血压就低了，要做到尽量不吃西药；到了秋冬季节，气候寒冷，血管收缩，血压就高，尤其是小寒时节，血压最高，也最容易出现心脑血管的意外，因此可以少量吃降压西药。

根据不同季节，调整高血压的用药，体现了中医的"天人相应"观念。

但现在生活条件好，有空调可以调节室内温度，室内外温差大，要引起注意。对于高血压心脏病的治疗，一定要在医生的指导下服药，切记不能个人随意减药或停药。

因地制宜。不同的地域，因为环境饮食习惯等不同，人的体质不一样，应分别对待。东南沿海地区，潮湿之气作用于机体易致脾虚，生湿为痰，形成痰湿壅盛体质，蒙蔽清窍，发为眩晕。"鱼生痰，肉生火"，肉也会生痰，尤其是猪肉。血脂高，引起动脉粥样硬化。西北高寒地区，风寒凛冽之气，遇寒则凝，偏瘀的多，使脉道不畅，阴虚阳亢。中原地区，嗜咸，盐者胜血，容易致血瘀，故多用活血化瘀之药。

（二）分期论治

随着高血压的病程进展，临床可以分为三期，第一期，血压达到高血压水平，临床无心、脑、肾损害征象。第二期，高血压，检查发现有靶器官受损害的征象。左心室扩大；眼底动脉普遍或局部狭窄；蛋白尿或血浆肌酐浓度轻度增高。第三期，高血压，并伴有其中之一者：脑出血或高血压脑病；心力衰竭；肾衰竭；眼底出血或渗出，伴或不伴有视盘水肿；心绞痛，心肌梗死，脑血栓形成。对照高血压病的分期，高血压心脏病，往往发生在高血压的第二期，出现心脏代偿性扩大的表现。

治疗各期高血压，我是把健脾补气放在首位的。顾护脾胃后天之本，是叶氏治疗心脏病的前提和基础。只有正气充足，才能耐受攻伐之力，进而恢复人体的功能。对于因瘀导致血压升高，随着病程的进展，我采用的治疗方案是：一期活血，二期破瘀，三期攻瘀。

具体用药如下：

一期，用臭梧桐叶 15g，加上川红花、紫丹参。

二期，出现靶器官病变征象，用臭梧桐叶 20g，加上玉米须 30g、白茅根 30g，以保护肾衰竭。

三期，用玉米须 50～60g。伴脑出血者，活血止血，加三七粉；伴心肌梗死、脑梗死、脑血栓等，破血攻瘀，加淡全蝎、煒桃仁、苏方木、当归尾等；伴肾衰竭者，利尿消肿，加玉米须、金鸡凤尾草、益母草等；伴心力衰竭者，振奋心阳，加嫩桂枝、黄酸刺、香官桂、蛇床子等。

来找我看高血压心脏病的患者，开始都用着西药降压。吃我开的中药，可以很快改善症状，降压药逐渐减量，并且血压稳定。经过治疗后，对于 40 岁以下的患者，能把降压西药全部停掉。对于年龄较大，或有高血压家族史，或伴有其他代谢综合征的患者，可能需要中西医结合治疗，在服用我开的中药的同时，能把降压片从 3 种逐渐减到 1 种。

在我的诊室，经常听到病人及家属说："患了高血压必须终身服用降压药，从来没想到过您开的中药不仅降血压效果这么好，还稳定不反弹。以后每年入冬来找您开膏方服用，一年都不用吃药。真的是太好了！"

病人的认可和肯定，给了我极大的感动和鼓舞。

二、用药特色

在继承叶氏祖传秘诀的基础上，我对高血压心脏病有个人的一点心得体会。

（一）降压四药：臭梧桐叶、紫葛花、罗布麻叶、玉米须

我的父亲传给我叶氏治疗眩晕的特色药：臭梧桐叶、紫葛花、罗布麻叶、玉米须。经在临床中反复实践，这几味药在治疗高血压心脏病方面有很好的降压效果。

臭梧桐叶，是一种传统中草药，其味辛、苦，性寒，归肝经，有祛

风除湿、平肝降压、解毒杀虫的功效。主治风湿痹痛，半身不遂，高血压病，偏头痛，疟疾，痢疾，痔疮，痈疽疮疥。我祖先很早就发现，臭梧桐叶治疗眩晕效果很好，一直运用并传承至今。而直到19世纪50年代，我国学者才开始研究臭梧桐叶的药理作用，发现臭梧桐叶能降高血压、镇静和镇痛。

我们叶家用臭梧桐叶治疗高血压眩晕，我父亲这样说："臭梧桐叶，气味很臭，我们要的就是这个臭气，臭气走窜，能打通血脉，血脉通利，新鲜血液能打入头部，眩晕则止。并且，越臭效果越好。"又因为眩晕多为本虚标实之证，臭梧桐叶除了能够通利脉道，还能起到补气的作用，这是我父亲传下来的我们家一个治疗理念——"以气补气"。实际上，以气补气，体现的正是叶氏"以通为补"的思想。

治疗高血压眩晕，我常用臭梧桐叶，配伍葛花、罗布麻叶、玉米须。

罗布麻叶，味甘苦，性凉，归肝、肾经，有清热泻火、平肝息风、滋阴潜阳、养心安神的功效，现代药理研究发现，具有扩张血管、降血压、降血脂、强心利尿、抗炎、抗过敏等作用，对肝阳肝火导致的眩晕、心悸失眠、水肿尿少等症状有较好的疗效。

玉米须，味甘、淡，性平，归膀胱、肝、胆经，具有利尿消肿、清肝利胆的功效。明代医药家兰茂最先记载其于《滇南本草》，2010年版《中华人民共和国药典》将其收入利尿中药，《浙江民间草药》等地方药志记载其有治疗水肿、糖尿病等作用。因其价格低廉、无不良反应，亦食亦药，受到越来越多的关注。我的祖先用玉米须治疗肾病小便不利，溲浊等。而我用在这里治疗高血压心脏病，主要是通过利尿来实现降压作用。

葛花，是豆科葛属植物野葛的干燥花蕾，其味甘，性凉，入阳明经，《神农本草经》《本草纲目》等本草类书记载其具有解酒的功效。我们家族发现葛花具有很好的降血压作用是从我父亲开始的。我曾疑惑地问我父亲："降血压为什么不用葛根，而用解酒的葛花呢？"关于这个问题，记得我父亲这么说："通常人们知道葛根可以降血压，减慢心率，对于葛花仅知晓其有解酒的功效。但是我通过临床观察，葛花降血压的效果比葛根要好。葛花为花，花叶干了之后质地比较轻，走上焦，入心肺、头部。对于心动过速的人，有很好的效果，能降心率、降血压。"

我在临床中运用葛花治疗高血压心脏病，疗效显著，具有稳定心律的作用。

这四味药，或组合使用，或单独使用，视病人具体情况而定。臭梧桐叶用于治疗高血压兼见风湿疼痛；葛花用于治疗高血压兼心动过速；罗布麻叶治疗高血压兼见眩晕，头痛，心悸等症；玉米须治疗高血压兼见水肿，小便不利等。

（二）急救方法：点穴按摩，快速降压、降心率

高血压的病人，患病时间长，如果因为某些刺激，比如情绪剧烈波动、气温突然变化剧烈、过饱等诱因，引起血压突然急剧升高，甚至高达200mmHg以上，超出血压计的测量范围，则容易出现心脑血管的意外事件。这时候，如何发现发病先兆，如何及时迅速降压以阻断并发症的发生，成为即时面临要解决的问题。

根据我多年的临床经验，总结出高血压病人的发作先兆，建议病人自己多加注意。比如，发现自己头晕，脸红了，要及时监测血压。自己感觉心跳快了，要注意监测血压。有早搏情况的病人，一旦感觉心跳快了，要注意血压。及时口服降压药以阻止血压继续升高，或平复波动的情绪，或口服中成药，使血压维持在正常范围，避免突然急剧升高而出现意外。

而当血压已经突然急剧升高，达到高血压危象，则须立刻处理。我用点穴按摩的方法，能快速降压，争取到宝贵的时间。降压的穴位是我祖先传下来的，不在十二正经、奇经八脉之中。位于人体的下颌角下缘，左右各1个穴位。两边穴位不能同时按摩，必须交替着按。一边按4～5下，左右交替按摩，5分钟就会把血压降下来。一般能降30mmHg左右。如果血压还是高，那就再按3分钟，基本上可以降到正常。

我用这一个点穴按摩法，在诊室抢救过多人，是行之有效的。今天把这秘法写入此书，也是期望同道们能够在紧急情况下，有一种可以选择的急救法，迅速降压。

用此急救方法降血压，需要注意两点：第一，此法属于急救的方法，因为降压作用太厉害了，只能临时运用，不宜经常使用。第二，两边的穴位不能同时按摩，否则容易出现意外。

非医务工作人员不可擅自采用本法点穴按摩，切记！切记！要知道，有些方法可以救命，但是用不好也会致命。

（三）人参降压，疗效神奇

人参，大补元气，主要是补肺气，用人参可以增强心肌的舒张功

能，增加血液的输出量。有些心跳很快的心动过速，用人参可以抗缺氧。

对于血压很高的患者，我在辨证用药的基础上，要用一点野山参，嘱患者每天 1 ～ 2g 泡水喝。为什么血压高的时候要用提气之品呢？一般来说，年轻人由于劳累，熬夜，造成早期气虚，可以适当吃点人参，提提气，增强心脏的泵血功能，气机流动起来，自然血压就降下来了。我建议患者买 10g 左右的人参，加上中药，基本上一个星期血压就能调节正常。这里是对所开的中药起到很好的辅助作用。但因为价格昂贵，所以只是在急性期使用，当血压降下来之后，就不用了。

现代药理研究结果，野山参有降血脂、降血糖、增强人体的记忆力等作用。但使用不能过量，过量容易出现上火、胀气。这正是"气有余便是火"，补益太过生内火的缘故。

写到这，我想起前些天一位朋友的求助。

朋友的长辈是一位部队上的老人，今年 99 岁，目前的症状是出汗多，血压一直偏高，降压药无效，西医、中医都会诊好几次了，束手无策。朋友想着我治心脏病几十年，血压与心脏有直接的关系，于是打电话问我看有什么办法。我说有办法，用人参。

我给开的方子只有三味药：人参、麦冬、五味子。一天 1 ～ 2g 的人参，加一点麦冬，滋阴潜阳，再加一点五味子。用我父亲的说法，这叫徐徐进补。

过了 3 ～ 4 天，朋友打电话来说，用了上面的三味药，效果很好。血压第二天就平稳了。这里的秘诀就在于人参的用法。前面说了，用人参提气，能够降血压，效果还很好，但是人参的用量不能太多，因为补气太多了，会胀气，腹胀，气堵在那里，血压反而下不来。尤其是病人年龄大了，心气虚，必须要补气，但又不能用太多的补药，要知道"虚不受补"，故人参要用，但用量要轻，每天 1 ～ 2g 即可，徐徐进补，方可奏效。

第三节　医案集粹及分析

医案 1：高血压心脏病（气阴虚兼瘀）

刘某，男，40 岁，小学老师。患者是某县城小学的语文老师，兼班主任工作。平时性子比较急，做事风风火火，要求严格，经常备课、批改作业到深夜。有一次昏倒在讲台前，学生赶紧去喊人，把刘某送到县医院。经医院检查，因为长期熬夜，操劳，血压升高，达160/100mmHg，引起心脏负荷加重，B超左心扩大，心功能Ⅳ级，诊断为高血压心脏病。出院后，一直长期服用降压药，控制得不是很理想，胸闷胸痛的症状还逐渐加重。他听一位同事说起，同事的家人曾患过心脏病，找我开药治疗后，恢复得还不错，现在不用每天吃药了。于是动了心思，打听好我出诊的时间和地点，2010年9月5日从县城坐车，专程找到我这里来求治。当时的临床表现为：自觉胸闷，胸痛，头晕，入夜尤甚，心悸，气短，乏力，烦热，大便干，舌红少苔有瘀点，脉虚数无力，测血压150/95mmHg。此属气阴两虚兼血瘀。治拟补气养阴，活血化瘀。处方如下：

西洋参 5g	关防风 6g	川红花 10g	广地龙 10g
毛冬青 20g	茺蔚子 15g	黄酸刺 30g	臭梧桐 20g
生地黄 15g	麦门冬 15g	正川芎 10g	煅龙骨 30g 先下
煅牡蛎 30g 先下	阳春砂 9g 后下	白豆蔻 9g 后下	蚕羌活 15g
川独活 15g	三七粉 6g 吞服		

七剂，水煎服。

本方用西洋参健脾益气，用生地黄、麦冬滋阴降火，在此处不用参，是因为病邪较盛，直接用参补气，恐有碍邪之虞。川红花、正川芎、三七粉，活血化瘀，毛冬青是叶氏中医用来防治冠状动脉粥样硬化的特色用药；广地龙平肝息风，通络；关防风、蚕羌活、川独活为风药，祛风止悸；黄酸刺，增强心脏动力；茺蔚子、毛冬青、臭梧桐叶为叶氏用来降血压专药；煅龙骨、煅牡蛎，镇肝潜阳，益阴；阳春砂、白豆蔻，和中，调畅中焦气机。

2010年9月12日二诊：服用前药七日，患者血压有所下降，自测140/90mmHg，大便正常，舌下瘀血有所消退，胸痛消减。仍然有些乏力。病邪去半，加一味党参以增强健脾益气之力；黄酸刺除能活血散瘀之外，还能健脾消食，因加一味健脾益气的党参，故减去黄酸刺，加活血祛瘀、消肿止痛的苏方木；减去关防风、生地黄，加火麻仁，处方如下：

西洋参 5g	川红花 10g	广地龙 10g	毛冬青 30g
茺蔚子 15g	苏方木 10g	臭梧桐 20g	麦门冬 15g

火麻仁 30g	正川芎 10g	煅龙骨 30g 先下	煅牡蛎 30g 先下
阳春砂 9g 后下	白豆蔻 9g 后下	蚕羌活 15g	川独活 15g
潞党参 30g	三七粉 6g 吞服		

十四剂，水煎服。

2010 年 9 月 28 日三诊：上方服用 2 周，血压自测 120/80mmHg，诸症减轻，减去降压、清肝明目的茺蔚子、麦冬，加关防风、生地黄。并嘱咐患者停用降血压药。处方如下：

西洋参 5g	关防风 6g	川红花 10g	广地龙 10g
毛冬青 20g	苏方木 10g	臭梧桐 20g	生地黄 15g
火麻仁 30g	正川芎 10g	煅龙骨 30g 先下	煅牡蛎 30g 先下
阳春砂 9g 后下	白豆蔻 9g 后下	蚕羌活 15g	川独活 15g
潞党参 30g	三七粉 6g 吞服		

上方加减服用半年。去医院检查，血压稳定，心功能恢复正常。以后每到秋冬季来找我开膏方调治，有时候工作繁忙，熬夜劳累，也会及时来找我开方调理，防患于未然。近 10 年来血压稳定，胸闷、胸痛等心病症状未再出现。

按语：地龙是叶氏中医祖传的治心脏病的药，为虫类药，虫类药性善行走窜，通达经络，搜风透骨，我临床中运用地龙治疗心脏病已有几十年，体会如下：

1. 用在肺源性心脏病，可以平喘通血管，通血脉，可以加强心肺气体交换。慢阻肺，常用地龙与肺形草搭配，能通利脉道。

2. 用在糖尿病心脏病，下肢瘀血，与牛膝搭配，既能引血下行，又能活血祛瘀，各种瘀血凝滞祛除，血脉通利，二者搭配，效果很好；而上肢瘀血，则与羌活等搜风药相配。因此，治疗糖尿病心脏病，地龙通过配伍能上能下，能通利全身上下的脉道。

3. 用在心血管导致的脑梗死，地龙一般会跟枫荷梨配对，能通经活络，治疗半身不遂。这一药对，地龙是通下，枫荷梨是通上的。二者搭配，疏通上下。

4. 用在风湿性心脏病，地龙能平喘，通血脉，通经活络。风湿性心脏病往往会有肺淤血的病理，对血脉不通，效果非常好。地龙与五爪龙，二龙合用，祛风湿，平喘。

医案2：高血压心脏病、房颤（痰瘀互结）

顾某，男，53岁，家住农村。平素身体还行，很少生病，2年前因头晕眼花要昏倒的样子，去当地医院就诊，检查血压165/100mmHg，左心扩大，血脂高，医院诊为"高血压心脏病"。经当地医院治疗，血压稳定下来。出院后，由于患者身体未见明显不适，经常忘记服药，血压又升高，且服药血压也降不下来。随之而来，出现心慌、胸痛，当地县医院检查，诊为"高血压心脏病""房颤"，患者想求治于中医药，经人介绍于2015年10月11日找到我。当时的临床表现为：自觉心慌，夜间躺下时更明显，胸闷痛，手足畏寒，纳少，腹胀便溏，舌质紫暗有瘀斑，苔白腻，脉细涩，测血压150/92mmHg。通过患者的症状表现，不难分析出此为痰瘀互结，痹阻心脉而导致的胸痹心痛。治拟益气温阳，化瘀涤痰，安神定悸。处方如下：

毛冬青20g	茺蔚子15g	臭梧桐叶30g	西洋参5g
川红花10g	正川芎6g	淡全蝎3g	嫩桂枝20g
黄酸刺20g	炒白术15g	甘松香10g	煅磁石30g 先下
法半夏9g	小青皮20g	广陈皮20g	生山楂30g
绞股蓝30g	蚕羌活10g	川独活10g	三七粉6g 吞服

七剂，水煎服。

本方毛冬青、淡全蝎，能抗血栓，抗缺氧，可防治冠状动脉粥样硬化；茺蔚子、臭梧桐叶，平肝息风，降血压；西洋参、炒白术，健脾益气，固表；嫩桂枝、法半夏，为仲景治胸痹心痛之方，能温阳散寒，化痰行气，通阳散结；三七粉、川红花、正川芎、生山楂，活血化瘀通脉，体现叶氏中医的"通补"思想；黄酸刺、甘松香、煅磁石，重镇安神而治疗房颤；蚕羌活、川独活、淡全蝎，为风药，祛风止痉，定悸，淡全蝎又能化瘀，活血攻瘀；生山楂健胃消食，配炒白术健脾益气；小青皮、广陈皮交通中焦气机；绞股蓝，能降低血脂，保护肝脏及心血管系统。

2015年10月18日二诊：前药服用七日后，患者诸症减轻，血压下降，自测血压140/90mmHg，心慌心悸发作减少，胸闷痛减轻，舌瘀斑减退，纳食有增，腹胀便溏消失。因脾胃功能渐复，故减去炒白术、法半夏、小青皮，加一味茯苓30g，配合生山楂、广陈皮，既能健脾渗湿，调理中焦气机升降，又能养心安神；加瓜蒌仁宽胸利气化痰。处方如下：

毛冬青 20g	茺蔚子 15g	臭梧桐叶 30g	西洋参 5g
川红花 10g	正川芎 6g	嫩桂枝 20g	黄酸刺 20g
云茯苓 30g	甘松香 10g	煅磁石 30g 先下	淡全蝎 3g
瓜蒌仁 15g	广陈皮 15g	生山楂 30g	绞股蓝 30g
蚕羌活 10g	川独活 10g	三七粉 6g 吞服	

十四剂，水煎服。

2015 年 11 月 2 日三诊：上方服用 2 周，诸症消失，测血压 120/80mmHg，前方减去茺蔚子、绞股蓝，加小青皮。处方如下：

毛冬青 20g	臭梧桐叶 30g	西洋参 5g	川红花 10g
正川芎 6g	淡全蝎 3g	嫩桂枝 20g	黄酸刺 20g
云茯苓 30g	甘松香 10g	煅磁石 30g 先下	瓜蒌仁 15g
小青皮 15g	广陈皮 15g	生山楂 30g	蚕羌活 15g
川独活 15g	三七粉 6g 吞服		

前方随症加减服用半年以后，去医院复查，血压血脂均正常，降压药逐渐减到只服一种。以后每到秋冬季节，来找我开方调理。随访 6 年至今，未见心悸发作。

医案 3：高血压、脑梗死、冠心病（风痰瘀阻）

冯某，男，65 岁，下岗工人。患者从小喜欢练武，喜欢喝酒，讲义气，经常和朋友大碗喝酒大口吃肉，因此患有高血压、高脂血症多年，但为人固执，认为自己不痛不痒，有时头晕心慌也没当一回事，所以不按时吃降压降脂药，饮酒吃肉的生活习惯也没有改。半年前某一天午睡后，想起来上厕所，站起身时腿脚发软，一下摔倒在床前。家人及时送去医院，检查发现有脑出血，陈旧性脑梗死。经医院治疗及康复三个月，病情基本稳定。出院后在家调养，经同小区的病友介绍，2009 年 8 月 7日来找我求治。当时的临床表现有：胸口经常有刺痛感，头晕头重，右肢麻木，舌质暗淡，舌苔薄白，舌下脉络见瘀血，脉弦滑。有冠心病，高血压，脑梗死病史。此为风痰瘀三者阻络所致。治拟祛风化痰，通络止痛。处方如下：

西洋参 5g	川红花 10g	明天麻 20g	香白芷 20g
正川芎 6g	蚕羌活 15g	川独活 15g	赤芍药 15g
广陈皮 15g	当归尾 15g	紫丹参 20g	淡全蝎 3g

广地龙 10g　　川牛膝 15g　　云茯苓 20g　　臭梧桐叶 15g

枫荷梨 15g　　三七粉 6g 吞服

七剂，水煎服。

本方西洋参益气养阴；川红花、当归尾、赤芍药、正川芎、紫丹参、三七粉，活血化瘀；蚕羌活、川独活，为搜风药，是上、下引经药，能祛风除湿；广陈皮，行气化痰；明天麻、臭梧桐叶，平肝息风止痉；全蝎、广地龙，为虫类药，善行搜风，解痉通络；枫荷梨，与虫类药相配，祛风除湿，活血通脉，用治身不遂；云茯苓，渗湿利水，健脾益气，配香白芷，祛风除湿；川牛膝，祛风利湿，通经活血。全方祛风除湿，化痰逐瘀，通络止痛的同时，兼健脾益气扶正。体现了叶氏中医以通为补的理念。

2009 年 8 月 14 日二诊：上方服用七日，患者诉头晕重缓解，但胸口仍有刺痛，说明瘀血尚在。故在前方的基础上，去掉广陈皮、川牛膝，加上破血攻瘀的燀桃仁 9g、苏方木 9g。处方如下：

西洋参 5g　　川红花 10g　　明天麻 20g　　香白芷 20g

正川芎 6g　　蚕羌活 15g　　川独活 15g　　赤芍药 15g

当归尾 15g　　白术 20g　　紫丹参 20g　　淡全蝎 3g

广地龙 10g　　云茯苓 20g　　臭梧桐叶 10g　　燀桃仁 9g

苏方木 9g　　三七粉 6g 吞服

十四剂，水煎服。

上方服用 2 周，患者诸症消失。随症加减继续服用半年，患者心悸胸痛未见发作，测血压稳定，去医院复查冠状动脉 CT，冠状动脉堵塞大为好转。降压药逐渐减到只服一种，并且春天夏天基本不用服降压药。待到秋冬寒温变化比较明显之时，方来找我开方调理身体。

医案 4：高血压、糖尿病、围绝经期综合征（气阴两虚）

姜某，女，50 岁，图书馆职员。在找我看病之前的数年间，经常三天两头去医院看病抓药，天天吃药，一吃一大把。吃着药，还算稳定，一旦哪天药停，就浑身难受。长年吃大量的药，给家庭带来经济负担，也给自己身体增加了负担。也曾寻求中医治疗，患者诉基本上是头几剂药见效，后面再接着吃就不见效，于是又换医生求治。如此反复，患者本人及家人疲惫不堪。正在一筹莫展时，经朋友介绍于 2007 年 11 月

4 日前来找我求治。当时的症状有：心悸，气短，头晕，心烦，失眠，需吃安眠药才能入睡，且醒后困乏，口干口渴，手足心热，舌尖边红少苔，脉细数。患者有高血压、高血糖病史。从症状上看，是比较典型的围绝经期综合征。辨证为心气阴两虚，治拟益气养阴，滋水涵木，平抑肝阳。处方如下：

西洋参 5g	太子参 30g	紫丹参 30g	熟地黄 15g
臭梧桐叶 20g	明天麻 10g	罗布麻叶 20g	北五味子 9g
霜桑叶 20g	煅磁石 30g 先下	广陈皮 15g	阳春砂 9g 后下
白豆蔻 9g 后下	云茯苓 30g	天花粉 15g	胡芦巴 10g
三七粉 6g 吞服			

七剂，水煎服。

本方西洋参健脾益气，配太子参、北五味子，益气养阴，是治疗糖尿病的基本方；熟地黄，滋补肾阴，以滋水涵木，制约肝阳；臭梧桐叶、罗布麻叶、明天麻，是叶氏中医治疗高血压，平抑肝阳之特色药对；煅磁石，重镇安神，养心定悸；久病入络，脉道不通利，故用紫丹参、三七粉，活血化瘀通络；霜桑叶，清肺润燥，清肝明目，能治头晕；天花粉清热生津，为治消渴内热之品；广陈皮疏肝理气；阳春砂、白豆蔻，行气开胃，配云茯苓，健脾化湿和中，以防大量补阴之品滋腻太过；胡芦巴苦温，温肾祛寒，取"阳中求阴"之义。

2007 年 11 月 11 日二诊：前药服用七日后，患者自诉心悸气短、头晕、口干渴、手足心热皆好转，血糖基本正常，减去益气养阴之太子参、北五味子，以及搭配的阳春砂、白豆蔻、胡芦巴；睡眠虽稍有改善，但仍不行，故减去咸寒之煅磁石，加酸枣仁、制远志、抱茯神，以养心安神；加生地黄、牡丹皮、麦冬、苦桔梗，滋阴清热。处方如下：

西洋参 5g	紫丹参 30g	生地黄 15g	熟地黄 15g
牡丹皮 10g	麦门冬 10g	广陈皮 15g	云茯苓 30g
抱茯神 30g	苦桔梗 15g	酸枣仁 30g	臭梧桐叶 20g
明天麻 10g	罗布麻叶 20g	制远志 10g	天花粉 15g
霜桑叶 20g	三七粉 6g 吞服		

七剂，水煎服。

2007 年 11 月 18 日三诊：服前药七日后，患者睡眠好转，用制远志、云茯苓、抱茯神善后即可，故减去调节情志的酸枣仁、桔梗；考虑到患者围绝经期气阴虚的状态，加太子参、炒白芍，滋阴柔肝，亦能稳定血压。处方如下：

西洋参 5g	太子参 30g	紫丹参 30g	生地黄 15g
熟地黄 15g	牡丹皮 10g	炒白芍 15g	麦门冬 10g
臭梧桐叶 20g	明天麻 10g	罗布麻叶 20g	广陈皮 15g
云茯苓 30g	抱茯神 30g	天花粉 15g	霜桑叶 20g
制远志 10g	三七粉 6g 吞服		

前方加减服用一年，患者情况稳定，降压、降糖西药逐渐减量，降压片到后面只服用一种，症状未见反复。看到患者因摆脱多年的病痛高兴的样子，我也感到很开心。此后每到冬天患者来找我开方调治，既是调理脏腑气血功能，亦能预防疾病的复发。随访 10 余年至今，患者心悸、眩晕未见发作。

本案我主要是从以下几个方面处方用药。臭梧桐叶、明天麻、罗布麻叶、霜桑叶，稳定血压；西洋参、太子参、麦冬、生地黄、熟地黄、天花粉、炒白芍，稳定血糖；三七粉、紫丹参、牡丹皮，活血化瘀通脉；云茯苓、抱茯神、制远志，养心安神；广陈皮疏肝理气，调理气机。全方既益气养阴，调和气血，又平抑肝阳，还养心安神定志。

医案 5：高血压、肾结石（湿热蕴结）

李某，男，35 岁，包工头。患者因工作原因，应酬颇多，经常喝酒，多食肥甘厚味，体检查出高血压时才 31 岁，之后 3 年断续服用西药降血压。在一次施工中出了点事故，精神压力大，腰部剧烈疼痛在杭州某医院就诊，诊断为高血压、肾结石、高尿酸血症，经治疗症状缓解后出院，但每当饮食不慎或劳累后即复发。2009 年 5 月 5 日经病友介绍找到我，想求治于中医药时，35 岁的他已有 4 年的高血压病史了。当时症见：心悸，头晕目眩，自诉头晕厉害时测血压高达 160/100mmHg，劳累时腰部疼痛剧烈，小便余沥不尽，色黄，腰痛发作时尿呈红色，纳差，时觉恶心，舌红苔黄腻，脉弦数。此为肝胆湿热，湿热蕴结中下焦之证。治拟清泄湿热，平肝息风，利尿通淋。处方如下：

双钩藤 12g 后下	茺蔚子 12g	臭梧桐叶 20g	西洋参 5g
鬼针草 30g	怀山药 30g	鸡内金 15g	炒白扁豆 30g
金钱草 30g	鱼脑石 20g	炒枳实 10g	广陈皮 15g

土茯苓 20g　　关黄柏 10g　　玉米须 30g　　三七粉 6g 吞服

七剂，水煎服。

本方双钩藤、臭梧桐叶、玉米须、鬼针草为叶氏中医降压特色用药，鬼针草清热解毒，活血散瘀，与臭梧桐叶等相配，能有效地降血压；金钱草、鱼脑石、生鸡内金，清热利湿，利尿通淋，用以治疗肾结石小便不利，尿中带血；枳实、炒白扁豆、山药，健脾利湿，消积导滞；茺蔚子，主入血分，偏于行血祛瘀，能降血压，又寓有祛风之效，配三七粉，增强活血化瘀之功效；土茯苓、关黄柏，清热解毒除湿，我常用这一对药降尿酸，治疗高尿酸血症效果很好；广陈皮行气燥湿化痰；西洋参补气生津，配扶正之品，勿令攻伐太过。由于患者正值青壮年，正气尚足，又当时以湿热邪盛为主，故以祛邪为主。

2009 年 5 月 12 日二诊：上方服用七日，患者头晕好转，心悸消失，胃口好转，大便偏干。前方减关黄柏、枳实，加润肠通便的火麻仁、关防风，清血分热之白茅根，以及茯苓。处方如下：

双钩藤 12g 后下　茺蔚子 12g　　臭梧桐叶 20g　　西洋参 5g

关防风 10g　　鬼针草 30g　　怀山药 30g　　云茯苓 30g

鸡内金 15g　　炒白扁豆 30g　金钱草 30g　　鱼脑石 20g

广陈皮 15g　　火麻仁 30g　　土茯苓 20g　　白茅根 20g

玉米须 30g　　三七粉 6g 吞服

上方随症加减服药半年，患者血压稳定，嘱咐其停用降压西药，去医院复查，尿酸正常，结石减小，血压正常。继续加减服用一年，再去医院复查，血压、尿酸正常，结石消失。服药期间不能大吃大喝，尤其不能喝酒。到后来患者认为自己病已经好了，加上工作必要的应酬，又开始喝酒吃肉，时间一长，心慌头晕发作，测血压 150/95mmHg，自行服用降血压西药，症状虽有缓解，但觉得不满意，又来找我求治。患者病情和以前相仿，于是按照前治疗方案，随症加减，服用一个月后，心慌头晕等症状消失。经过这次以后，患者再不敢肆无忌惮地喝酒吃肉了。感到稍有不适，即不敢劳累，第一时间前来找我调治。随访至今，心悸头晕没有再发作过。

 医案 6：高血压、高脂血症、胆结石（湿热蕴结）

章某，男，31 岁，某企业经理。患者平素性情急躁，像炮仗一样一点就着，甚至不点也自爆。刚过而立之年，公司体检发现血压高、血脂高，B超发现胆结石，开始没当一回事，没有去医院进一步求治。近期工作压力大，出现右胁下疼痛，心慌，睡眠差，影响到生活工作，一着急症状更明显，经朋友介绍于2015年1月28日前来找我求治。当时症见：自觉右胁下胆囊部位疼痛，头晕涨痛，测血压150/90mmHg，说话语速急促，急于表达，寐差，小便偏黄，大便干，舌红苔黄，脉弦数。此为肝胆湿热蕴结，扰心所致，治以平肝降逆，清热利湿，养心安神。处方如下：

西洋参 5g	明天麻 15g	双钩藤 12g 后下	茺蔚子 12g
臭梧桐叶 30g	正川芎 9g	生山楂 30g	大蜈蚣 2 条
鱼脑石 15g	生鸡内金 15g	金钱草 30g	火麻仁 30g
绵杜仲 15g	川牛膝 15g	夜交藤 30g	抱茯神 30g
广陈皮 20g	三七粉 6g 吞服		

七剂，水煎服。

本方西洋参益气养阴；蜈蚣，祛风通络；明天麻、双钩藤、茺蔚子、臭梧桐叶，平肝降逆，息风，降血压；正川芎、三七粉、生山楂，活血化瘀，通络止痛；鱼脑石、生鸡内金、金钱草，清热利湿，化石通淋；火麻仁，润肠通便；绵杜仲、牛膝，补肝肾，强筋骨，引火归原；夜交藤、抱茯神，养心安神；广陈皮，行气化痰。

2015年2月4日二诊：患者服前药七日，心悸消失，头晕消失，大便通畅，胆囊疼痛消失，血压平稳，测血压140/85mmHg。前方减去蜈蚣、火麻仁，加绞股蓝，因患者仍见头痛，故加一味蔓荆子。处方如下：

西洋参 5g	明天麻 15g	双钩藤 12g 后下	茺蔚子 12g
臭梧桐叶 30g	正川芎 9g	生山楂 30g	绞股蓝 30g
鱼脑石 15g	鸡内金 15g	金钱草 30g	绵杜仲 15g
川牛膝 15g	夜交藤 30g	抱茯神 30g	广陈皮 20g
蔓荆子 10g	三七粉 6g 吞服		

十四剂，水煎服。

2015年2月18日三诊：患者诉服前药第六日，头痛消失，前药服尽，去医院复查，血压血脂平稳，胆囊B超示结石变小。

继续前方加减服用半年，医院复查，血压血脂平稳，B超提示胆结石已消失。遂停药，以后每逢工作劳累，或自觉身体略有不适，即前来求方调理。随访至今，患者身体健康，心悸、头痛等症未见发作。

医案 7：高血压、中风后遗症（气阴虚兼瘀）

长期的高血压容易导致心脏冠状动脉粥样硬化，如果没有及时予以有效的治疗，非常容易发生脑血管意外，尤其老年人，更容易发生脑血管意外，其后遗症会给生活各方面造成很大的不便，严重影响了生存质量。75 岁的曹先生，正是这种情况。

曹某，男，75 岁，居民。患者有高血压、高脂血症、冠心病病史十余年，半年前在春节期间，和家人团聚，在国外工作的孩子也回国过年，一家人一起吃吃喝喝，老人情绪很激动，坐着突然起身，不慎摔倒在地，家人连忙打 120，紧急送去医院，检查发现脑出血，经过住院治疗，意识清楚，说话不利索，右半身不遂，需拄拐杖方能行走。出院后，经人介绍于 2012 年 6 月 25 日前来找到我。患者当时坐着轮椅，被家人推着前来的。刻下症见：有时胸闷，心慌，眩晕，心情烦躁，寐差，右半身不遂，不能自主行走，胃脘胀闷不舒，食后尤甚，大便偏干，舌红少苔，舌边齿痕，舌下脉络瘀血，脉细数。此为气阴两虚，瘀血痹阻经络。治拟补气养阴，活血化瘀。处方如下：

西洋参 5g	川红花 10g	淡全蝎 3g	大蜈蚣 两条
紫丹参 30g	关防风 6g	太子参 30g	炒白芍 15g
枫荷梨 15g	正川芎 12g	陈香橼 10g	火麻仁 30g
炙鳖甲 20g 先下	炙龟甲 20g 先下	煅龙骨 30g 先下	煅牡蛎 30g 先下
生地黄 15g	炒莱菔子 30g	夏枯草 15g	三七粉 6g 吞服

七剂，水煎服。

全方西洋参健脾益气养阴以扶正；关防风祛风，配虫类药全蝎、蜈蚣，搜风通络，息风止痉；紫丹参、川红花、正川芎、三七粉，活血化瘀，通利脉道；火麻仁，润肠通便；枫荷梨，与全蝎、蜈蚣相配，祛风除湿，活血通脉，为叶氏中医治疗脑梗死偏瘫的特色用药；陈香橼，理气除胀，降气化痰；炙鳖甲、炙龟甲，滋阴潜阳；煅龙骨、煅牡蛎，镇惊安神，敛汗固精，我常用来治疗阴虚所致的睡眠不好；炒白芍，养血柔肝，敛阴，生地黄，清热凉血，养阴生津；炒莱菔子消食除胀；患者心情烦躁，故用夏枯草，清肝火，散郁结，还能降血压。

2012年7月1日二诊：上方服用七日，患者自觉麻木症状减轻，睡眠有所改善，胃胀减轻，大便通畅。前方减去龟甲、关防风，炙鳖甲加5g，加一味豨莶草，以祛风湿，利筋骨，降血压。处方如下：

西洋参5g	川红花10g	淡全蝎3g	大蜈蚣两条
紫丹参30g	太子参30g	炒白芍15g	枫荷梨15g
豨莶草20g	正川芎12g	陈香橼10g	火麻仁30g
炙鳖甲25g 先下	煅龙骨30g 先下	煅牡蛎30g 先下	生地黄15g
夏枯草15g	三七粉6g 吞服		

十四剂，水煎服。

2012年7月15日三诊：前方服用2周，患者诸症改善，说话较前流利，右半身能有点感觉，减去蜈蚣；气阴得补，大便通畅，减去火麻仁；由于病人年迈，病程又较长，通过前面的治疗，气阴得扶，经络得通，减去炒白芍、炙鳖甲；但痰瘀恐非前药能攻，故加破血攻瘀之药燀桃仁、苏方木、当归尾，加生山楂，化痰化瘀，可以调理冠状动脉粥样硬化状态。处方如下：

西洋参5g	川红花10g	当归尾9g	淡全蝎3g
紫丹参30g	枫荷梨15g	豨莶草20g	太子参30g
正川芎12g	陈香橼10g	煅龙骨30g 先下	煅牡蛎30g 先下
生地黄15g	夏枯草15g	生山楂30g	燀桃仁10g
苏方木10g	三七粉6g 吞服		

上方加减服用半年，患者基本能自理，可以缓慢自行走动，情绪稳定，自测血压稳定，去医院检查血脂正常，复查冠状动脉CT，冠状动脉堵塞较前大为好转。

枫荷梨，为五加科树参属植物树参，以根或茎或枝叶入药。其味甘辛，性温。具有祛风除湿，舒筋活血，消肿止痛的作用。

我们家祖传用枫荷梨的根入药，主要用在脑梗死、偏瘫的人。地龙，一般会跟枫荷梨配对，二者通经活络，治疗半身不遂效果很好。地龙通下，枫荷梨通上，二药配伍，疏通全身上下，通行经脉，治疗脑梗死、偏瘫效佳。用法用量：入汤剂用量15～30g，大剂量可用至60g。

医案 8：高血压、冠心病、脑梗死（风痰瘀阻）

冯某，男，72 岁，退休干部。平素喜好饮酒，虽然每次喝的量不多，50～100g 的量，但每天在家都要喝，家人说的是没有酒就不吃饭，所谓无酒不欢。因为不良的生活习惯，导致身患高血压、冠心病十余年，半年前晚上起夜，起立时没站稳就迈步，摔倒在地，家人送医院急诊，检查发现有脑出血，经过住院治疗，病情稳定后转入康复医院疗养 4 个月，现在家休养。半月前家里办喜事，因高兴又多喝了几次酒，之后自觉胸部疼痛，头晕。患者不愿进医院治疗，想求治于中医药，经多方打听，在朋友的介绍下于 2008 年 2 月 2 日来找我求治。当时症见：患者有时感觉胸口疼痛，如针刺感，头晕，有沉重感，肢麻，二便尚可。望其舌质暗淡，舌苔薄白，舌下有瘀血，脉弦滑，此为风痰瘀血阻络，治以疏风化痰，破血攻瘀，通络止痛。处方如下：

西洋参 5g	川红花 10g	明天麻 20g	西秦艽 10g
香白芷 20g	正川芎 6g	蚕羌活 15g	川独活 15g
西赤芍 15g	当归尾 15g	炒白术 20g	紫丹参 20g
淡全蝎 5g	广地龙 10g	川牛膝 15g	云茯苓 20g
臭梧桐叶 15g	三七粉 6g 吞服		

七剂，水煎服。

本方西洋参、白术，益气滋阴，健脾；红花、正川芎、西赤芍、当归尾、丹参、三七粉、川牛膝，破血攻瘀，通络止痛，因为患者为老年人，又久病，瘀阻较重，故必须破血攻瘀才能奏效，佐广地龙、淡全蝎，搜风通经络；明天麻、臭梧桐叶，平肝息风，降血压；西秦艽、蚕羌活、川独活、云茯苓，祛风胜湿，化痰通络；香白芷，祛风止痛；正川芎，祛风燥湿，活血止痛，能治中风入脑头痛。

2008 年 2 月 7 日二诊：患者诉头晕重缓解，但胸口仍有刺痛。效不更方，前方臭梧桐叶减去 5g，减去西秦艽、云茯苓，加姜半夏、广陈皮，继服十剂。处方如下：

西洋参 5g	川红花 10g	明天麻 20g	香白芷 20g
正川芎 6g	蚕羌活 15g	川独活 15g	姜半夏 10g
西赤芍 15g	广陈皮 15g	当归尾 15g	炒白术 20g

紫丹参 20g　　淡全蝎 5g　　　广地龙 10g　　　川牛膝 15g

臭梧桐叶 10g　　三七粉 6g 吞服

十剂，水煎服。

2008年2月17日三诊：患者胸痛消失，头晕重消失，肢麻消失。痰瘀明显减轻，故前方减去西赤芍、淡全蝎、广地龙、臭梧桐叶，改川牛膝为怀牛膝，加烫水蛭、石榴皮。处方如下：

西洋参 5g　　　川红花 10g　　明天麻 20g　　　石榴皮 15g

香白芷 20g　　　正川芎 6g　　　蚕羌活 15g　　　川独活 15g

姜半夏 10g　　　广陈皮 15g　　当归尾 15g　　　炒白术 20g

紫丹参 20g　　　怀牛膝 15g　　烫水蛭 3g　　　三七粉 6g 吞服

服药期间，嘱咐患者必须要严禁饮酒，把这个不良生活习惯改掉，有利于身体的恢复。前药服用半年，血压稳定，去医院复查冠状动脉CT，冠状动脉堵塞大为好转。患者非常高兴的是2008年在北京举行夏季奥林匹克运动会，能以一个相对于以往健康的身体来迎接奥运会，一家人都很开心。电话随访时，我特别叮嘱患者不能认为自己好了，就一高兴又喝酒。患者痛定思痛，下定决心不再喝酒，后来听说改成喝茶了。生活作息规律，随访十余年，胸痛未见复发。

附论1：叶氏中医"降血压"用药体会

我治疗因血压高引起的心脏病，一定要考虑高血压这个病理因素，经过几十年的临床实践，在降血压用药方面，有自己的一些体会。

臭梧桐叶，说起臭梧桐叶，那确实臭，臭气很浓郁，像陈皮一样，能补气，可以激活心肌细胞和血管壁，改善心肌和血管的弹性。用来补气，臭梧桐叶和陈皮，二者必用。为什么要用？我父亲讲的，就是臭气可以松弛血管平滑肌，这个臭气也是补气的，血管平滑肌松弛，气又补上来，血压自然也就降下去了。我父亲传我一个理念——"以气补气，以形补形"，"以形补形"，比较好理解，也被大家所运用，比如核桃肉长得像脑髓，所以具有补脑的作用，又比如女贞子色黑，外形像肾，所以具有补肾的作用。而"以气补气"，恐怕很少有人想到。我父亲说，气味浓郁的药，具有补气的作用。比如臭梧桐叶，病人都说臭，但是病人又说效果好。俗话说"良药苦口利于病"，确实如此啊，要想病好，苦汤药还是必须要吃的。药就是不好吃的，但等到好一些了，等血压稳定了，就可以把臭梧桐叶去掉。没有这个臭味，血管老是紧张，有了这个臭味，血管就松弛了。

青皮、陈皮，为什么要用青皮、陈皮治疗高血压呢？因为眩晕和肾、肝、脑有关。我父亲说过，陈皮健脾补气，青皮补肾。你把肾气补着了，肝气疏通了，气补上去了，血压自然就降下来了。用明天麻治大脑。你看看晒干的天麻，像不像人的大脑的脑髓。我一看是像的呢。我父亲说，这叫以形补形。核桃里的分心木，既补脑，又补心。分心木，对心血管、脑血管，有化瘀作用，还有补的作用。对心血有化瘀作用，对心脑也有补的作用。因此，头晕用天麻加羌活，治疗高血压引起的眩晕症，效果非常好。

鬼针草，为菊科植物鬼针草的全草，味苦而无毒，具有清热解毒、活血散瘀消肿之功效。我父亲发现，鬼针草对血压疾病有双向调节作用，并且无毒副作用，因此高血压、高脂血症等慢性疾病患者可以长期服用。鬼针草散瘀消肿，而高血压的病人，一般体内有瘀的情况，因此，我父亲传给我的秘方，治疗心脏病人伴高血压，用鬼针草，配毛冬青、臭梧桐叶，以降血压。如果血压高得比较厉害的时候，也可以用上三颗针。

三颗针，可以提高人体的抗病毒能力。三颗针，是血分药，可以入血分。经常血压高，容易产生炎症，用此可以消炎。有些血压高的人，碰到感冒、腹泻的情况，可以放点三颗针进去，既能降血压，又能清热解毒。

夏枯草，有红毛夏枯草和白毛夏枯草之分。降血压，我一般用红毛夏枯草。白毛夏枯草有的如半岁小孩高，红毛夏枯草长的形状有点像猫的尾巴。白毛夏枯草开的花是白色，走肺；红毛夏枯草开的花是红色，降血压，走血分。白毛夏枯草，对癌症祛痰的效果特别好，尤其是对肺癌，效果相当好。红毛夏枯草，对血管平滑肌作用非常好，血压降得很快。

附论2：叶氏中医治疗结石小秘方

医案5、医案6，为高血压心脏病，伴有结石。那我就在这里分享一下叶氏中医祖传治疗结石的常用的三个要药：鱼脑石、金钱草、生鸡内金。

鱼脑石，为石首鱼科动物大黄鱼或小黄鱼头骨中的耳石。古代称大黄鱼、小黄鱼为石首鱼、石头鱼，因它们头里有"石头"之故，故称鱼脑石。一般在黄鱼汛期5—6月收集，将头骨中耳石取出，洗净，晒干，放铁勺内，上覆一碗，在烈火上煅至有爆裂声后，取出放凉。加工时将头骨中最大的一块耳石取出，洗净，晾干。

首载于《日华子本草》，原名为石首鱼脑中枕，其曰"取脑中枕烧为末，饮下治石淋"。《本草纲目》记载鱼脑石："生东南海中，其形如白鱼，扁身弱骨，细鳞黄色如金，首有白石二枚，莹洁如玉……下石淋，水磨服，亦烧灰饮服……小便不通。煮汁服，解砒霜毒、野菌毒、蛊毒。"

鱼脑石，味甘性寒，入肾脾经，具有清热祛瘀、通淋利尿、收敛解毒的功效。主治石淋、小便不利、中耳炎、鼻炎等病症。我们家传下来用鱼脑石为主药治疗结石，常搭配金钱草、生鸡内金。

金钱草，又叫对座草、路边黄、遍地黄、铜钱草等，为报春花科植物过路黄的全草。我国各地作金钱草用的植物还有：唇形科植物连钱草（活血丹），药材称江苏金钱草；豆科植物金钱草，药材称广东金钱草；伞形科植物白毛天胡荽，药材称江西金钱草；旋花科植物马蹄金，药材称小金钱草。其味甘、淡，性平。归肝、胆、肾、膀胱经，有利水通淋、除湿退黄、解毒消肿的功效。《本草纲目拾遗》记载金钱草能"祛风，治湿热"。现代药理研究，金钱草煎剂有明显促进胆汁分泌和排泄作用。

生鸡内金，为雉科动物家鸡的干燥砂囊内壁。味甘，性平。归脾、胃、小肠、膀胱经，有运脾消食、固精止遗的功效。我父亲说过，鸡内金，是鸡的胃，其中含有酸，石头、铁、铜都能消化，而人体的结石、瘀块，也可以用鸡内金来化掉，这属于中医的以脏补脏之法，鸡内金不但能消脾胃之积，对于脏腑无论何处有积，鸡内金都可以消化掉。因此，我治疗结石、癌肿等瘀积之症，在辨证的基础上，加上鸡内金，取得很好的疗效。

附论3：脑梗死后记忆力训练小妙方

医案3、医案8，为高血压心脏病，伴有脑梗死。在临床中经常遇到有的病人在脑梗死后出现记忆力下降的症状，针对记忆力差的现象，我们有专门的强化性训练方法。

　　说起来方法很简单：从一篇几百字的文章里，挑选一段文字让病人读、背。

　　如果病人记忆力下降不严重，就记一百个字，如果记忆力下降比较严重，就记一两句，从十几个字开始，到下次来复诊，要求病人把背的文章叙述出来，如果说得很好，下一次来诊，再增加十几个字，这样每次多加一些字，如果这一次记不下来，那就继续记，先不加字，直到能记住了，再逐渐加字。就这样慢慢地训练，用这种强化性训练方法，加上服用药物，患者的记忆力就会逐渐增强起来。

　　这个记忆力强化训练法，是我从父亲那学来的。以前造房子，有人不慎从楼上掉下来，伤到脑部，然后这个人就变得糊里糊涂，我父亲就让他背背东西，牢记一样东西，训练一段时间后，发现病人糊涂的现象会有所减轻，于是把这种训练记忆力的方法传给了我们。

　　对于不识字或背诵文章有困难的病人，我们也有相应的训练办法。叫病人牢记家里的几样东西，让他自己去房间里把东西放好。自己放，自己找。每天都要找，这样才能强化训练。先让病人在家里自己放1～2样先找，能记住的多了以后，可以多放几样，多找几样。再告诉病人说："这次叫你找东西，只能找出2样东西，下次再找其他的东西。"等病人找出来东西，要他说出来，东西是藏在哪里。相当于和他像小孩子玩游戏一样，这样逐渐地强化训练记忆力。

　　以上记忆力训练的方法说起来简单，但是要执行起来，一定需要家属的配合。无论是背文章，还是找东西，要家属每天提醒病人去做，且必须认真对待，严格监督，每一步都不能少。因为病人记忆力下降，有时候一两句话，可能背了好几天都记不住，这时候家属要多一点耐心，不能着急，多给病人鼓励；对于找家里的东西，找到以后一定要病人自己说出来，是藏在哪里。

　　为什么我们强调一定要病人说出来呢？因为让病人说出来，不仅是在训练记忆力，同时也是在锻炼语言表达的能力。因为脑梗死后有的病人语言表达不是很清楚，这个训练方法，能兼顾记忆、语言、听力，以及运动能力等。让病人去房间里藏东西，找东西，不正同时锻炼了他的运动、动手能力吗？

　　随着读、背、说、听、运动等刺激，有助于病人脑部功能的恢复，反过来又影响其记忆力、语言表达能力的提高，形成良性的作用。

如果病人连东西都不认识，那就很严重。对于没有认知的情况，我们就让病人从简单的身边的生活用品，比如吃饭的碗、筷、勺子等开始认起，再慢慢认识其他复杂的东西。

除了脑梗死后容易出现记忆力下降之外，阿尔茨海默病、脑萎缩等疾病，亦可出现记忆力下降的现象。凡是这种情况，除了药物治疗之外，我要给病人加上这种方法，强化记忆训练，经过多年的实践证实，效果蛮好的。

第二章
糖尿病心脏病

糖尿病患者的血管疾病风险增加，糖尿病心肌病、糖尿病冠状动脉粥样硬化性心脏病、糖尿病心脏自主神经病变，共称为糖尿病心脏病。糖尿病引起冠状动脉钙化、致残率高，导致左心肥大，最终进展为心律失常、心力衰竭及心源性休克，重症患者甚至猝死。

糖尿病心脏病，中医学属"消渴"，以及"胸闷""心悸""怔忡""胸痹""心痛"等病的范畴。

第一节　叶氏祖传治疗秘诀

有人可能会有疑问，在过去没有胰岛素来控制血糖的年代，中医能治糖尿病吗？当然可以。糖尿病的临床表现，属中医文献记载的"消渴"范畴，叶氏祖宗对消渴病所致之心病，有着完整的认识。

一、治疗秘诀

听我父亲讲过，消渴病心病是因消渴病未能及时治疗进一步发展而成。消渴病的主要病机是肺脾肾之阴虚燥热，若不及时治疗，则不断耗气伤阴，进而涉及心，使得心气阴耗伤，心体受损，心用失常，于是心脉瘀阻，心神不安，遂形成消渴病心病，即糖尿病心脏病。

我的太太公叶延寿说因消渴而致心病，为本虚标实之证，其本为气阴两虚，病理为痰瘀互结，痹阻心脉。故治疗当标本同治，一方面化瘀化痰，使病邪祛，痹阻之心脉得通，另一方面益气养阴，使虚弱之正气来复，更有利于祛邪。具体视病情的轻重缓急，病邪之多少，或以破瘀为主，或以化痰为主，或以补益为主，或诸法并重，须灵活运用。

如前文提到过我的太太公治衢州一老翁的故事。

老翁患消渴病多年，后出现心悸。我太太公首先以治心悸为主，补气宁心，活血通脉。补气血，方用归脾汤加减；破血通脉，用穿山甲、淡全蝎、大蜈蚣、当归尾。兼以霍石斛益胃生津，安神定惊。待病去大半后，根据病情，减破血通脉之力，增大安神宁心之力，用煅磁石、酸枣仁。同时，增加一味主治消渴的天花粉，兼治消渴。而当心病告愈，则以益气健脾、调理气血之品巩固疗效。具体为在补气通脉的基础上，增加太子参、麦冬以滋阴养心。太太公加一味嫩桂枝，除以阳制阴，防止滋阴太过外，亦寓"阳中求阴"之义。另外，嫩桂枝性温，能温通心阳，使心阳不寒。

我父亲认为，本病主要以心悸、气短、渴而多饮为主要表现，临床常见心气不足、心阴不足、血瘀阻络等证型。

心气不足，见心悸，胸闷气短，乏力，自汗，纳差，舌淡暗苔薄白，脉沉细无力或结代。当补益心气，叶氏用药：西洋参、炒白术。若气虚气滞于胸，加瓜蒌皮、苦桔梗、广陈皮；若气虚气滞，血行不畅，舌暗唇紫，加川红花、燀桃仁、紫丹参；若脾胃失调，健胃祛痰消食，加阳春砂、白豆蔻、炒白扁豆；阳气不足，尿少水肿，加粉猪苓、建泽泻。

心阴不足，见心悸怔忡，手足心烦热，潮热盗汗，口渴咽干，失眠多梦，或咳喘，气短乏力，舌红苔薄黄，脉细数或结代。当滋养心阴，叶氏用药：西洋参、麦冬、霜桑叶、余甘子等。若虚火扰心，心神失养，养心安神，加炒酸枣仁、云茯苓、抱茯神；若阴虚火扰，清热泻火，加川黄连；若口渴明显，益胃生津，加天花粉、霍石斛。

血瘀阻络，见心悸，胸痛，痛如针刺样，入夜痛甚，口唇青紫，舌质紫暗或有瘀斑瘀点，苔薄白，脉弦涩或结代。当活血化瘀，叶氏用药：广陈皮、当归尾、紫丹参、三七粉等。若瘀阻较重，可以加川红花、燀桃仁、苏方木、赤芍药、正川芎、制乳香、制没药、五灵脂；若气虚乏力，加北黄芪、潞党参、太子参；若痰浊壅阻，痰瘀互结，行气化痰，加广陈皮、苦桔梗。

二、用药特色

（一）润燥生津，余甘子

余甘子，又叫喉甘子、庵罗果、牛甘果等，为大戟科植物余甘子的成熟干燥果实。因为其果鲜食酸甜酥脆而微涩，回味甘甜，所以叫余甘。1998 年余甘子被卫生部公布列入《既是食品又是药品的物品名单》。全世界约有 17 个国家的传统药物体系中使用了余甘子，在我国约有 16 个民族使用该药，其中以汉族和藏族等尤为习用。

余甘子的果实初为黄绿色，成熟时变为浅绿色。10 月份采收的余甘子药效最佳。贮藏 4～5 年的质量最高，随着贮藏时间延长，药效反而降低。

余甘子作为我国的民族用药，有着悠久的历史，云南、广西和福建当地将余甘子作为一种食品来使用。历代本草记载，余甘子具有治疗咳嗽、延年益寿、解重金属中毒、乌发等功效。如《新修本草》：摩勒，主风虚热气，一名余甘；《本草纲目拾遗》：余甘子主补益，强气力；《绍兴本草》：余甘子作果实食之，以解酒毒；《本草纲目》：主治风虚热气，主丹石伤肺，久服轻身，延年长生，解金石毒，解硫黄毒。

其味甘酸涩，性凉。归肺、胃经。有清热凉血，消食健胃，生津止咳等功效。主治感冒发热，咳嗽，咽喉痛，白喉，烦热口干，消化不良，腹痛，慢性肝炎，高血压病，肥胖症，高脂血症，水肿等。

临床上我常用余甘子治疗糖尿病心脏病，其性偏凉，又能润燥生津，对于阴虚生燥热的消渴病，效果很好。但又因偏凉，故不能和太凉的药搭配，容易造成腹泻。有时候，出现干咳症状，我也会用余甘子，一般用量 10g 左右。

（二）**药食同源，冬桑叶**

冬桑叶，又叫霜桑叶，属桑科落叶乔木桑树的叶。中医历来认为霜桑叶具有上乘品质，这在众多医药本草或典籍中都有记载。故桑叶多于霜降后 9—10 月间采收（故名"霜桑叶"），采收自落者或用杆子打下者，除去杂质晒干即可。

桑叶被称为"神仙草""铁扇子"，自古以来被中医广泛应用。《本草经解》记载：桑叶气寒，味苦甘，有小毒，主除寒热，出汗。《本草纲目》言桑叶：治劳热咳嗽，明目长发，乃手、足阳明之药，汁煎代茗，能止消渴；炙熟煎饮，代茶止渴。《本草备要》曰："采经霜者煎汤洗眼，去风泪；洗手足，去风痹。桑叶、黑芝麻等分，蜜丸，名扶桑丸。除湿去风，乌须明目。……末服止盗汗。"

其味甘苦，性寒。归肺、肝经。有散风热，清肺燥，疗目疾，凉血，止渴，止汗之功。

《夷坚志》："严州山寺有一游僧，形体羸瘦，饮食甚少，每夜就枕，遍身汗出，迨旦衣皆湿透，如此二十年无药能疗，期待尽耳。监寺僧曰：

吾有药绝验，为汝治之，三日宿疾顿愈，其方单用桑叶一味，乘露采摘，焙干碾末，每用二钱，空腹温米饮调服。或值桑落时，干者亦堪用，但力不如新采者，桑叶是止盗汗之药，非发汗药。"

桑叶有良好的保健和药用价值，其安全性已经被广泛证实，在1993年被卫生部纳入第一批药食同源的目录。随着现代医药科技的发展，对桑叶药理学的研究逐渐增多，相关研究均证实，桑叶可作为优良的"药食同源"资源。近年来许多研究证明，桑叶可抑制血糖、血压、血脂升高，用于肥胖减重，还具有抗氧化、抗炎症以及保护心血管等作用。

在2020年版《中华人民共和国药典》中桑叶推荐用量是 5～10g。现在临床用药的使用方法为霜桑叶代茶饮降低糖尿病患者血糖，推荐剂量为10～20g，如果是鲜品，则需要用量加倍。桑叶单用研末，每次6～9g，米饮调服；或水煎服，每次9～15g，用于治疗内热亢盛所致汗出。

桑叶止汗用量宜大，每剂30g起用，往往需加量至60～90g时见效显著，最多达120g，并且在临床使用中未见应用大剂量桑叶而引起不良反应者。

第二节　叶秀珠治疗经验

一、治疗经验

我在临床实践当中，发现有高脂血症、高血压、高尿酸血症、高血糖的病人，尤其是高血糖，很容易导致血管硬化、钙化，而大部分有高尿酸血症的人，血管很容易钙化。对于血管的硬化及钙化，西医是没有什么办法消除钙化或使血管恢复弹性的。我采用的是活血化瘀、补气的方法，以增强动脉的活力，恢复原有的弹性，此为祛瘀生新法。祛瘀即祛除瘀滞，"祛瘀生新"即通过祛除瘀血，畅达血液流动，疏其血气，令其调达，达到促进新血化生的治疗目的。

比如，血管钙化了，内皮粗糙一点，在西医是没有办法的。当年浙江有一个记者采访过我，我提出用祛瘀生新法，使血管恢复原有的弹性。对于年纪大的人，动脉粥样硬化，我运用祛瘀生新之法，能够使血管恢复部分弹性。

糖尿病心脏病与心之气阴血关系密切。当气血阴阳不足，脏腑功能衰退，必然影响气血津液的正常气化而产生水饮、痰浊、瘀血等病理产物。痰瘀同源相生而互结，互为因果而相兼。如《诸病源候论·渴利候》曰"小便利则津液竭，津液竭则经络涩"，又如《景岳全书·杂证谟·痰饮》云："痰涎本皆血气，若化失其正，则脏腑病，津液败，而血气即成痰涎。"心气虚，不通达于血络，血无气，停留为瘀，导致痰瘀互结，痹阻于心脉而发为胸痹。因此，我治疗消渴而导致的胸痹紧抓住"瘀血、痰浊"的中心环节。

瘀血阻络，是糖尿病心脏病的基础病理之一。活血化瘀大法，体现了叶氏中医治疗心脏疾病的特色疗法：以通为补。因心为君主之官，又主血主脉，心脉不能郁滞，一旦瘀闭心脉，则心病丛生。对于瘀血阻滞，脉道不利的病理状态，临床主要表现为心悸，胸痛，痛如针刺样，入夜痛甚，口唇青紫，舌质紫暗或有瘀斑瘀点，脉弦涩或结代等。运用的治法是活血化瘀通络，叶氏祖传用药：广陈皮、当归尾、紫丹参、三七粉等。再加上以下几味药，效果比单纯用活血化瘀药要好。

别直参，五加科植物人参带根茎的根，经加工蒸制而成。可大补元气，生津安神，复脉固脱，具有强心苷类作用，可抗心肌缺血、减轻心肌损伤、扩张血管、减轻心肌前后负荷，减慢心率，改善血液循环。适用于惊悸失眠，体虚，心力衰竭、心源性休克等。

我用别直参治疗糖尿病心脏病，用量为 5～7g，常加入霜桑叶、玉米须，有时还加入一味黄精，共为茶饮方，开水冲泡代茶饮。茶饮方的用量大，桑叶多的时候 60～100g，玉米须 80～100g，黄精 50～60g。

空腹血糖达 15mmol/L 及以上，一般体内燥热非常厉害，病人常自诉有口渴咽干，欲多饮水，此外，连手心都发干，极为难受。这种情况，我给病人开具以上的代茶饮方子。病人饮用 3～5 天，手心和脚心都会润起来，口干舌燥明显缓解；饮用一个星期，病人空腹血糖可以从 15mmol/L 以上降到 7mmol/L 左右。并且在服用茶饮期间，我会把病人的降糖药给撤掉一部分。

痰浊与瘀血相互胶着，是糖尿病心脏病的另一个基础病理状态，在活血化瘀的同时，必须加上祛痰降浊之品。视具体部位而选用不同的药物。比如痰瘀闭阻心胸，用药：苦桔梗、广陈皮、瓜蒌皮；若痰浊阻中焦，用药：阳春砂、白豆蔻等。

哪怕用胰岛素类药，使血糖维持在比较好的水平，到了糖尿病心脏病后期，仍会影响到肾的功能，以肾性高血压比较多见，血压的增高又加重了心脏的负荷。治疗糖尿病肾病，我常用到的一味药是：玉米须。玉米须有生用和干用之别。具体来说，用治肾病，玉米须要生用，用量大，可以去菜市场用新鲜的一大把。玉米须还具有降血糖的效果，用治高血糖，玉米须要干用。

飞来鹤，有降血糖、抗癌作用，对白血病有抗白血病的作用；补肝肾，健脾胃，用于甲状腺肿大，加夏枯草。

糖尿病心脏病到后期，会引起视物模糊，清肝明目，我常用药：胡芦巴、冬桑叶、茺蔚子、明天麻、白僵蚕等，服用一段时间后，就能看清楚远处的东西。视物模糊不太厉害的，用白僵蚕、天花粉，效果也是很好的。

二、用药特色

我治疗糖尿病心脏病比较突出的一个特色是开两个处方。一个是写在处方签上的中药汤药方，另一个是给病人开具的食疗方或茶饮方。要阻断或延缓本病的进程，将血糖控制在正常范围是非常关键的一步。

糖尿病是代谢性疾病，怎么吃，吃什么就显得尤为重要。现代药理研究表明，一些天然食物或果蔬，其有效成分具有降糖效果。比如，苦瓜、海带、洋葱、南瓜、大豆、荞麦、茶、玉米须、生山楂等。具体介绍如下：

（一）食疗方：绿茶捞饭、茶水煮面

我经常叮嘱糖尿病心脏病患者，要"管住嘴，迈开腿"。什么意思呢？就是要节制饮食，不能吃得过饱，要少食多餐。饭后不能坐卧不动，要散步。对于患糖尿病的人来说，非常难。患者说总觉得饿，吃不饱就饿，饿得心慌发抖非常难受。鉴于此，我想了一个两全其美的办法，既可以让患者感觉吃得饱，又不让血糖涨上去。这是一个食疗方，我把它叫**绿茶捞饭**。

浙江出产的绿茶适量，开水冲泡，泡 2 次，两次泡的茶叶水倒在一起，装入容器里备用。大米适量，清洗，煮成粥，用漏勺把饭捞起来，饭量是患者一天的量，大约 3 碗饭。用之前备好的茶叶水从上往下浇饭。患者的主食就是吃这个茶叶捞饭。

用这个方法，早中期患者血糖很快可以降下来。半个月血糖就能降到 7mmol/L 左右，甚至正常。为什么呢？

第一，茶叶本身具有一定的降糖效果。绿茶性微寒，味甘苦，入心、肺、胃经。叶氏祖宗传下来用茶叶治消渴之法。我对其进行了扩展运用，用茶叶水捞饭。我选用浙江本地产的绿茶，是因为经过比较，绿茶的降糖效果是最好的。当然如果身边只有别的茶叶，也是可以用的。现在有人研究，茶叶中含有茶多酚、茶氨酸，茶多酚抗氧化，茶氨酸可以助睡眠。茶叶中含有多种活性成分，能够保护胰、肝、肾等器官，修复胰岛细胞的损伤，提高胰岛素活力，对于晚期糖尿病心脏病患者，茶叶可改善胰岛素抵抗，从而达到延缓糖类吸收，降血糖，缓解糖尿病病情等作用。也可以起到很好的辅助作用，减少对西药的依赖，减慢糖尿病并发症的进展。

第二，大米煮成粥，是为了把米饭当中含糖的部分煮出来。用漏勺捞起，大部分的糖分就在汤里了，再用含降糖成分的茶叶水浇在粥饭上，把附着在粥饭上的糖也冲掉。经过这几次操作，粥饭就不仅仅是果腹之主食，还成了治疗糖尿病的妙药。正因为降糖效果好，所以患者要经常监测血糖，及时调整。血糖正常巩固要 3 个月到半年，然后再可以食疗。

以上绿茶捞饭，是针对以米饭为主食的南方人而言，如果是北方人，或喜吃面食不喜吃米饭，则可以用茶叶水煮面，降糖效果也是非常好的。临床上很多病人反馈，吃茶水捞饭，降血糖的效果非常好。

（二）茶饮方：冬桑叶、玉米须、石斛

这三味药，味甘，作为茶饮口感好，很容易被患者所接受。我们知道糖尿病的主要临床表现是口渴饮水多，尿多。

冬桑叶其味甘苦，性寒。有降血糖、降血压、降血脂、利尿作用。霜桑叶代茶饮，能降低糖尿病患者血糖，可以每次 10～20g，如果是鲜品，则需要用量加倍。另外，冬桑叶清肝明目，对眼睛很好，每次 15g，以沸水冲泡作茶饮用，对治疗糖尿病视力模糊有很好的疗效。

玉米须，禾本科玉蜀黍属植物玉米的花柱和花头。秋季收获玉米时采收，晒干或烘干。其性微温，味甘。《滇南本草》言其：宽肠下气，治妇人乳结，乳汁不通，红肿疼痛，怕冷发热，头痛体困；《现代实用中药》：为利尿药，对肾脏病、水肿性疾患、糖尿病等有效，又为胆囊炎、胆石、肝炎性黄疸等的有效药。玉米须具有利尿消肿，平肝利胆的作用。可以用于急慢性肾炎，水肿，急慢性肝炎，高血压，糖尿病，慢性鼻窦炎，尿路结石，胆管结石，小便不利，湿热黄疸等症。并可预防习惯性流产。玉米须的降糖效果非常显著。一般糖尿病心脏病到后期出现肾病的临床表现，我才加上玉米须，且用量大。

铁皮石斛，又叫铁皮枫斗，为兰科植物铁皮石斛的燥茎。味甘，性微寒，入胃、肺、肾经，有益胃生津、滋阴清热的作用。药用历史悠久，《神农本草经》将其列为上品，"主伤中，除痹，下气，补五脏虚劳羸瘦。久服厚肠胃，轻身延年。"道家经典《道藏》将其称为中华九大仙草之首，素有"药中黄金""救命仙草"的美誉。铁皮石斛因其全面的功能与主治被单列而区别于其他石斛，历来被视为石斛类的珍品。临床上主要用于热病津伤，口干烦渴，胃阴不足，食少干呕，病后虚热不退，阴虚火旺，骨蒸劳热，目暗不明，筋骨痿软等证。在前文我太太公叶延寿治疗一位心悸的老翁，老翁患有消渴病多年，我太太公的处方中用了铁皮石斛配天精草，益胃生津，滋阴清热。

这三味药，或组合使用，或单独使用，视病人具体情况而定。

第三节　医案集粹及分析

医案1：糖尿病、冠心病（气滞痰瘀）

顾某，男，72岁，退休。患者为某上市公司的董事长的父亲，有糖尿病、冠心病、高血压病史多年，2006年在医院检查冠状动脉造影显示：钙化积分近1 000，冠状动脉有的堵了80%～90%，已经出现心肌梗死。某医院诊治医生说必须安装支架，但患者钙化积分那么高，安装风险很大，担心术中有可能出现生命危险，于是他们回家讨论。这位董事长记得手下一位总经理曾患病，说是杭州一个叶医生治好的，于是在公司上班时特意询问。总经理说，患的是心脏病，以前是平均半个月被救护车送去医院一次，经过叶医生的治疗，现在能正常上班。这位董事长听到后，想找我看。于是，患者自行决定出院寻找中医治疗方法。

次日，患者的家属给办理出院，把资料拿过来，下午带着病人来到我办公室。我第一次接诊这位患者是 2006 年 10 月 3 日，当时症见：自诉眩晕，测血压 160/100mmHg，血糖近来偏高，测空腹血糖 12.2mmol/L，口干，寐差，心悸，胸闷，纳差，便稀，舌淡暗，脉弦缓。此为心气虚致气滞，痰瘀互结，阻滞于心脉，治以补益气阴，行气祛痰，化瘀通络。处方如下：

西洋参 5g	关防风 10g	毛冬青 30g	臭梧桐叶 20g
鬼针草 30g	天花粉 15g	霜桑叶 30g	白僵蚕 10g
麦门冬 20g	广陈皮 15g	云茯苓 30g	炒白扁豆 30g
阳春砂 6g 后下	白豆蔻 6g 后下	当归尾 15g	三七粉 6g 吞服

七剂，水煎服。

配合绿茶捞饭。

本方西洋参补气滋阴以扶正，配麦冬，气阴双补；关防风祛风，配臭梧桐叶、鬼针草，平肝息风，降血压；天花粉、霜桑叶、白僵蚕、麦冬，疏风清热利湿，滋阴生津；毛冬青，清热解毒，活血化瘀，能防治冠状动脉粥样硬化，是叶氏中医治疗冠心病的特色药；当归尾、三七粉，与毛冬青相配，共行活血化瘀之功效；陈皮，行气化瘀，调节全身气机；炒白扁豆、阳春砂、白豆蔻，健脾利湿，行气和中；云茯苓，健脾渗湿，还能养心宁神。

2006 年 10 月 10 日二诊：前药服用七日，患者测血糖正常，大便正常，心悸胸闷消失，睡眠好转。减去炒白扁豆、云茯苓，加抱茯神、炒酸枣仁，增强宁心安神之力，有助于改善睡眠欠佳状态。处方如下：

西洋参 5g	关防风 10g	毛冬青 30g	臭梧桐叶 20g
鬼针草 30g	天花粉 15g	霜桑叶 30g	白僵蚕 10g
麦门冬 20g	广陈皮 15g	抱茯神 30g	炒枣仁 30g
阳春砂 6g 后下	白豆蔻 6g 后下	当归尾 15g	三七粉 6g 吞服

服用半年后，血糖血压稳定。去医院复查，对比以前的报告结果，结果显示，钙化通了，堵塞 80% 的冠状动脉也通了，堵塞 90% 的冠状动脉的堵塞程度也降到了 60%。听到是通过吃中药达到这样的效果，检查的医生表示大为叹服，中医药还有这么神奇的疗效啊。病情明显缓解，可以不用安装支架，患者及家属表示非常感谢。

嘱患者平时吃点三七粉，到如今已十多年了，患者身体还好得很。

医案2：糖尿病、房室传导阻滞（气虚血瘀）

沈某，男，35岁，某公司职员。患者从小身体比较弱，3个月前因工作压力大，自觉心跳慢，浑身乏力，提不起精神，去某医院检查结果为二度Ⅰ型房室传导阻滞，动态显示最低心率32次/min，测血压160/100mmHg，空腹血糖11.5mmol/L，医院予常规治疗，症状有所缓解。患者为求从根本上改善体质，转求中医药治疗，在网络上查找善治心脏病的中医大夫，几番比较后，于2018年5月2日来找我求治。当时症见：自觉胸口刺痛，眩晕，口干多饮，大便稀溏，舌淡苔白，脉沉涩。从临床表现结合病史来看，此为气阴不足，血瘀阻络，治以补气活血，滋阴清热。处方如下：

西洋参 5g	赤芍药 15g	正川芎 6g	川红花 10g
炒白术 15g	燀桃仁 10g	三七粉 6g 吞服	太子参 30g
北细辛 6g	双钩藤 12g 后下	臭梧桐叶 30g	明天麻 10g
天花粉 15g	鸡爪连 9g	阳春砂 9g 后下	白豆蔻 9g 后下
苏方木 10g	当归尾 10g	余甘子 10g	

七剂，水煎服。

配合绿茶捞饭。

本方西洋参、太子参、炒白术，健脾益气，生津液；赤芍药、正川芎、川红花、三七粉、燀桃仁、苏方木、当归尾，破血攻瘀；双钩藤、臭梧桐叶、明天麻，平肝息风，降血压；北细辛，辛温，归心、肺、肾经，祛风止痛，开窍；天花粉、黄连，清热降火，滋阴生津止渴；阳春砂、白豆蔻，健脾利湿，行气和中，余甘子生津止渴。

2018年5月9日二诊：服用前药七日，患者乏力和口干症状改善，大便好转，减去太子参、余甘子、阳春砂、白豆蔻、炒白术；胸口刺痛仍然时有发生，说明瘀血闭阻仍然存在，减去赤芍药，加乳香、没药、延胡索，以增强活血化瘀的力度，行气止痛；加行气化痰之陈皮，温阳散寒通络之嫩桂枝。处方如下：

西洋参 5g	正川芎 6g	川红花 10g	燀桃仁 10g
三七粉 6g 吞服	北细辛 6g	延胡索 20g	双钩藤 12g 后下
臭梧桐叶 30g	明天麻 10g	天花粉 15g	鸡爪连 9g
广陈皮 15g	制乳香 9g	制没药 9g	嫩桂枝 20g

苏方木 10g　　　当归尾 10g

七剂，水煎服。

2018 年 5 月 16 日三诊：上方服用七日，患者血压稳定，胸痛好转。守前方继服。服用三个月后，重做动态心电图显示，最低心率达到 45 次 /min。减去活血化瘀通络之乳香、没药、桂枝、延胡索，加燥湿健脾的治心妙药：炒苍术。处方如下：

西洋参 5g　　　正川芎 6g　　　川红花 10g　　　燀桃仁 10g
三七粉 6g 吞服　　北细辛 6g　　　炒苍术 20g　　　双钩藤 12g 后下
臭梧桐叶 30g　　明天麻 10g　　　天花粉 15g　　　鸡爪连 9g
广陈皮 15g　　　苏方木 10g　　　当归尾 10g

前方随症加减服用一年后，去医院复查结果：传导阻滞消失，血压血糖稳定，嘱其停用降压药及降糖药。嘱注意饮食及休息，若有不适及时来调治。随访 3 年至今，患者血压血糖稳定，未见心痛发作。

医案 3：糖尿病、高血压、中风（风痰瘀互结）

赵某，52 岁，某厂工人。有糖尿病史十余年，长期注射胰岛素，有高血压病史十余年，服用降压药，曾有颈动脉斑块，半年前因和人生气，大怒后突然昏倒在地，经某医院治疗后，恢复意识，但右半身不遂，生活不能自理，出院后在家调养，为求治于中医药，家人四处打听，于 2004 年 2 月 3 日辗转到我这里求治。当时患者被家人搀扶着来的，症见：患者意识清楚，能正常交流，诉自觉头晕，视物模糊，口干欲饮，心慌，右半身行动不便，舌苔薄白，舌见瘀斑，脉弦涩。此为风痰瘀互结，治以活血化瘀，祛风化痰。处方如下：

淡全蝎 3g　　　大蜈蚣 2 条　　正川芎 10g　　　西洋参 5g
关防风 10g　　　茺蔚子 15g　　臭梧桐叶 20g　　川红花 10g
当归尾 15g　　　紫丹参 30g　　三七粉 6g 吞服　广陈皮 15g
天花粉 15g　　　霜桑叶 20g　　白僵蚕 10g　　　明天麻 20g

七剂，水煎服。

配合绿茶捞饭。

本方淡全蝎、蜈蚣，为风药，能搜风止痉，活血化瘀，是我用来治疗脑梗死的虫类药；白僵蚕，配关防风，息风止痉，祛风止痛，化痰散结；正川芎、川红花、当归尾、紫丹参、三七粉，活血化瘀，通利脉道；西洋参，益气健脾；臭梧桐叶、明天麻、茺蔚子，平肝息风，降血压；霜桑叶、天花粉，滋阴生津，平肝明目，凉血止血，能降血糖，霜桑叶还有降血脂、利尿作用；广陈皮，行气化痰。

2004年2月10日二诊：上方服用七日，患者右半身行动不便症状减轻，减去当归尾，大便偏稀，加小青皮，能行气补气。处方如下：

淡全蝎 3g	大蜈蚣 2 条	正川芎 10g	西洋参 5g
关防风 10g	明天麻 20g	茺蔚子 15g	臭梧桐叶 20g
川红花 10g	紫丹参 30g	三七粉 6g 吞服	小青皮 15g
广陈皮 15g	天花粉 15g	霜桑叶 20g	白僵蚕 10g

七剂，水煎服。

2004年2月17日三诊：服前药七日，患者可以拄拐行走，诸症皆消失。故前方减去淡全蝎、蜈蚣、白僵蚕、明天麻；加活血化瘀之当归尾、燀桃仁、苏方木、枫荷梨、夏天无，其中枫荷梨、夏天无，是我用来治疗脑梗死的常用药对。处方如下：

正川芎 10g	西洋参 5g	关防风 10g	枫荷梨 20g
夏天无 20g	燀桃仁 10g	茺蔚子 15g	臭梧桐叶 20g
川红花 10g	紫丹参 30g	三七粉 6g 吞服	小青皮 15g
广陈皮 15g	天花粉 20g	霜桑叶 30g	苏方木 10g
当归尾 15g			

半年后，血糖血压正常，停用降压药，停用针剂胰岛素，改口服阿卡波糖。一年后复查，颈动脉斑块消失，能正常行走。糖尿病患者，视力受到影响，视物模糊，甚至一米都看不了，患者吃药一段时间后，突然有一天，能看好远，跟正常人一样了。患者自诉就好像以前有一层布挡着，现在揭开了。

夏天无，又叫一粒金丹、飞来牡丹、伏地延胡索、落水珠等，为罂粟科植物伏生紫堇的块茎。每年4月上旬至5月初待茎叶变黄时，挖掘块茎，除去茎、叶及须根，洗净泥土，鲜用或晒干。其味苦，性辛凉，归肝、肾经，有祛风除湿、舒筋活血、通络止痛、降血压的作用。我父亲传给我这一味药时说，夏天无治疗中风后遗症，如偏瘫半身麻木，常常搭配枫荷梨或豨莶草一起运用，共同起着祛风除湿、通利筋骨的作用，能帮助患者恢复行动能力，且能降血压。我在临床中用枫荷梨、夏天无、豨莶草为主，治过不少高血压、冠心病等引起中风后半身不遂的患者，根据病情轻重，治疗半年到一年，基本上能恢复行走。

第三章
病毒性心肌炎

病毒性心肌炎是由多种病毒引起的局灶性或弥漫性心肌细胞变性、坏死，间质炎性细胞浸润，纤维渗出等病理改变，从而导致心肌损伤、心功能障碍或心律失常的一种疾病。是临床常见的心血管疾病，好发于秋冬季节，以儿童和中青年患者多见，年龄越小，病情越重。轻者几乎无症状，重者可出现心力衰竭、心源性休克或严重心律失常，甚至猝死。病情迁延不愈，发展至慢性心肌炎，心脏呈进行性扩大，可发展为扩张型心肌病。

根据其临床表现，可归于中医"心悸""怔忡""风温"等病范畴。缘于外感温热之邪，乘虚侵入，以发热、心悸、胸闷等为主要表现。

第一节　叶氏祖传治疗秘诀

过去虽然没有"病毒性心肌炎"这个名称，但对于感受温热之邪，内干于心，引起心悸、胸闷不适等，且愈后容易反复发作的"心悸""风温"等病证，叶氏中医有着独特的治疗秘诀，并代代相传。

一、治疗秘诀

我父亲常说，心为君主之官，心的功能正常，在心的统帅之下，其他脏腑各司其职，人体气血津液代谢正常。而若心的功能失常，则容易生成其他疾病。治病首当治心。把心保养好了，心主血主脉，全身脏腑气血就跟着好了。我父亲在传我医术时反复强调，心病多因正气不足而生。尤其是聚于胸中之气，一旦不足，甚或虚衰，则易感受外邪，使心病愈重。

比如，脏腑之气未充的小儿，或体质较弱的人，若不及时医治，病邪之气损伤本就不足之正气，入内伤及心脉，则导致心病。又或外邪之毒力较强，不足之正气不耐侵袭，直接侵犯心脉。本病发生的内因是正气不足，外因是外邪侵袭。针对本虚标实的病理，**叶氏中医治疗本病的**

秘诀是扶正祛邪。具体来讲，就是：**益气养阴，清热解毒**。

本病以心悸、胸闷、胸痛为主症，可伴有发热、咽痛、周身酸痛等外感征象。

我父亲认为，对于病毒性心肌炎，无论有无表证，均存在心气虚的症状，如：心悸怔忡，气短，神疲，乏力，动则汗出，胸闷，稍微活动则症状明显，反复感冒，舌淡苔薄白，脉细弱或结代。故治疗本病的底方为：**北黄芪、太子参、炒白术、广陈皮**。

此方四味药，为叶氏中医治疗病毒性心肌炎的基本方。本方中，北黄芪为君药，太子参为臣药，二者相须为用，补益心气，是叶氏中医祖传治疗心脏疾病最为常见的药对。炒白术佐北黄芪，能补益诸脏之气。广陈皮为佐使药，除取其行气通利，使补益之品无壅滞之虞外，更重要的是取其补气的功效，正体现了我父亲说过的"以气补气"的理念。叶氏先祖传下来的方子当中，基本上每方必用陈皮，说明其重要性。

若病情迁延日久，气虚明显，可适当增加北黄芪的用量，气虚较甚者，可加至50g。关于人参的用法，我父亲是这么告诉我的：小儿为稚阴稚阳之体，用药性较为平和之太子参；若邪气已去，拟增强扶正之力，用生晒参；若脾胃虚弱，用潞党参；若气虚兼有阴虚，滋阴补气，用西洋参。

兼脾胃气虚，食少腹胀，大便稀溏，健脾益气，加怀山药、云茯苓、炙甘草；兼阳气虚衰，面色苍白，形寒肢冷，舌质淡白，振奋心阳，加嫩桂枝、香官桂；兼气虚津停，痰湿壅聚于心肺，胸闷痰多，加瓜蒌仁、制半夏；兼气虚血瘀，瘀阻心脉，胸部刺痛，唇色青紫，舌质暗见瘀斑瘀点，舌下脉络瘀暗，脉迟涩或结代，加紫丹参、红景天等。

阴虚火扰，见心悸怔忡，心烦，潮热，盗汗，口干，舌红苔少或无苔，脉细数或结代。当滋阴清热，养心安神，叶氏用药：北黄芪、太子参、麦冬、北五味子。若心阴虚损，神不守舍，见失眠，夜寐不宁，加炒酸枣仁、云茯苓、抱茯神、制远志、煅磁石；兼肺阴不足，燥热扰神，干咳，心烦，咽中不适，滋阴润燥，生津止咳，加百合蒜、生地黄、浙玄参；兼肝阴亏虚，肝阳上亢，眩晕，烦躁，滋阴潜阳，加炙龟甲、炙鳖甲。

风热之邪毒侵袭，出现表证及心脏受累的证候，见胸闷，心悸，胸痛，身热，恶风寒，咽干，肌肉酸痛，舌尖红，苔薄白或薄黄，脉浮数或结代。须清热解毒，疏风解表，叶氏用药：**基本方加金银花、青连翘、三叶青**。兼外邪侵犯肺卫，咳嗽，有痰，加苦桔梗、宁前胡；兼肺部疾病，咳喘，加疆贝母、肺形草；兼风湿侵袭，肌肉酸痛，加关防风、蚕羌活。

恢复期，症状已，须巩固疗效，培扶正气，预防感冒。当益气健脾养心，叶氏用药：北黄芪、太子参、怀山药、甘枸杞、炒白术、广陈皮、茯苓。

对于温热之邪毒侵犯，不但消耗人体的正气，还会耗伤人体的阴液，从而导致气阴两虚。因此，气阴两虚是病毒性心肌炎较为常见的病理状态。

上文所述，针对的是病毒性心肌炎本虚（心气虚、心阴虚）的病理，视具体病情，采用扶正（益气养阴，滋阴润燥）之法，在叶氏祖传基本方的基础上，辨证论治。

如前文提到，无论有无表证，均存在心气虚的症状，因此治疗本病之基本方是必须要用的。加上清热解毒之金银花、青连翘、三叶青，使风热之邪毒得以祛除。但苦寒之药不宜多用久用，尤其小儿脏气未充，攻伐之品易伤本就未发育完全的脾胃之气，故必须中病即止，不能久服。另外，根据邪毒侵犯的脏腑和部位，针对性地选择相应的药物治疗。

二、用药特色

（一）清热解毒，金银花、连翘、三叶青

针对风热邪毒侵犯机体的病理，叶氏祖传用药：金银花、连翘、三叶青。

金银花，又称双花，为忍冬科植物忍冬的干燥花蕾或初开的花。我父亲曾说过，金银花在采摘时间上是有讲究的。要在花蕾上部膨大，长成棒状，呈青白色，花将开放时采摘。这个时候的金银花，叫"大白针"，药效是最佳的，如果形成开放花，药效就降低了。一般应选晴天上午，露水刚干时采摘，这时的金银花容易干燥，香气浓厚，质量好。而在中午过后或阴天采摘，则质量较差。

我父亲又说，金银花味甘，性寒，无毒。能入五脏，无经不入，是消毒之神品。叶氏先祖治疗心脏病，提倡通补之说，喜用攻补之品。因为心病往往不是单纯的虚证或单纯的实证，多为本虚标实之证。如病毒性心肌炎患者，正是内因心气虚，外因风热邪毒侵犯，久之气阴亏虚，邪毒羁留。金银花能攻能补的这个特性，自然落于我的先祖之眼。临床我观察到，少用则补多于攻，多用则攻胜于补。

金银花一般要和连翘搭配使用。我父亲是这么说的："《本草纲目》

曰：连翘状似人心，两片合成，其中有仁甚香，乃少阴心经、厥阴包络气分主药也。诸痛痒疮疡皆属心火，故为十二经疮家圣药。"连翘，是大自然赋予我们的一味好药，其味苦，性寒，专入心，发挥着多靶点作用。其一，其性轻清气浮，为"泻心要药"，连翘形似心，但开有瓣。心为火主，心清则诸脏与之皆清；其二，连翘能治十二经血凝气聚，为"疮家要药"；其三，能透表解肌，清热逐风，为"治风热要药"；其四，能舒肝气之郁，又能平肝气之盛，为"调肝要药"。

我临床治疗小儿外感高热等，一般 2 剂即可治愈，并须连续再服几剂以巩固疗效。

（二）补益心气，选用太子参

针对本病心气虚的病理，叶氏祖传特色用药是：太子参。我们家祖传使用太子参治疗心脏疾病的一个突出特点是：基本每方必用，并且用的炒太子参。

我父亲说起过关于太子参的传说故事。

相传春秋时期，郑国国王有个五岁的儿子，天资聪慧，能辨忠识奸，深得国王宠爱。但这位王子体质娇弱，经常生病，宫中太医想尽办法，屡治不效。

无奈之下，国王张榜遍求补益之药，并悬以重赏。一时间，各地献宝荐医者络绎不绝，但所用皆为参类补药，并未奏效。一天，一位白发老者揭榜献药，声称非为悬赏，而实为王子贵体、国家大计着想。国王对老者说："尔诚心可鉴，然若药不灵验，亦有欺上之罪。"老者呵呵笑道："王子贵体稚嫩，难受峻补之药，需渐进徐图之。吾有一药，服百日必能见效。"于是，王子如法服用老者所献的这种细长条状、黄白色的草根。三个月后，果见形体健康，病恙不染。此时，国王始信老者所言，大喜之余，晋封王子为太子，又急寻老者以封赏，但老者已仙踪难觅。

国王问臣子老者所献之药何名，众皆摇头不知。近臣谏曰：药有参类之性，却无参之燥热，药效平和温稳，适于婴幼长服，令太子食欲增进，体态健康，就叫太子参吧。于是，"太子参"的美名就由此传开了。

太子参，为石竹科植物孩儿参的块根，呈现中上部粗而末端细的纺锤状形态。原植物生于山坡林下和岩石缝中，喜温暖湿润气候，耐寒。20 世纪 70 年代以前，太子参主要以野生为主，但随着太子参需求量不断增加，野生资源减少，开始对野生太子参进行培养，目前，人工栽培的太子参已成为其主要来源。在夏季其茎叶大部分枯萎时采挖,除去杂质及残留须根,清水洗净,及时干燥,炮制。我们家用太子参,必须用麸炒过的。

太子参始载于《本草从新》,又名孩儿参、童参等,其味甘、微苦,性平,归脾、肺经。具有补气生津,益气健脾,生津润肺的作用。主要用于脾虚体倦,食欲不振,病后虚弱,气阴不足,自汗口渴,肺燥干咳。《本草纲目拾遗》云:"虽甚细小,却紧而坚实,力不下大参。"

太子参药性温和,适合小儿服用,尤其适用于小儿食欲不佳造成的营养不良,羸弱多病。病毒性心肌炎好发于小儿,临床上多见于反复感冒及脾胃功能差的患者。太子参归脾、肺二经,既能益气健脾,又能补气生津润肺,具有很强的补气功能,而又没有人参的燥热之性,我一般用治本病,用炒太子参加炒潞党、大红枣、白扁豆,健脾补气。能很好地调节免疫功能和保护心肌。

第二节　叶秀珠治疗经验

一、治疗经验

病毒性心肌炎,我临床观察发现,好发于春秋冬季节,以儿童和中青年患者多见。好发于青少年,由于他们学习压力大,经常熬夜学习,所以一到放假,很多学生来找我看病。

本病发生的内因是正气不足,外因是外邪侵袭。针对本虚标实的病理,我的治疗经验传承自父亲的叶氏中医治疗秘诀,在传承祖宗医术的基础上,结合现代药理病理认识,经过本人几十年的临证实践,有所完善和发展。

对于病毒性心肌炎,我治疗的原则是:扶正祛邪,即益气养阴,清热解毒。

扶正的基本方:北黄芪、太子参、炒白术、广陈皮、麦冬、五味子。

叶氏中医强调,心病发生的内在原因是心气虚,故补气是为正途。谈及补气,必然不离北黄芪与人参。在数十年的临床上,我对北黄芪、人参的使用,有着个人的一点认识。

第一,补气用诸参(生晒参、西洋参、党参、太子参等),诸参各不同。

　　根据男女性别分别选择用参。临床中，我发现男性患者用太子参效果比女性患者用要好；女性患者我用的是潞党参。潞党参，是党参的最佳之品，性平味甘，具有补中益气、生津和胃等功效。我们知道，忧思多易伤脾，所以女性心脏病患者往往伴有脾胃虚弱的表现，这时就要通过健脾益气，以达到补心气的目的。我常用的药物搭配是：炒潞党参，大红枣、白扁豆，增强健脾益气、化湿和中之力。

　　太子参，补气功能很强。叶氏祖传治疗心脏病用太子参，且必须是炒太子参，是先晒干，再炒制而成。炒过的太子参，有健脾益气、活血的作用。前面我们讲病毒性心肌炎内因是心气虚，为什么不用人参呢？原因很简单，因为"虚不受补"。气虚甚，用人参会补益太过，气的运动不通畅，导致气滞，出现胀气，并且越补壅堵得越厉害。因此，我用太子参配伍党参、北黄芪，既有人参的补气作用，又不会出现像人参一样的补过的情况。

　　生晒参，因为较为温燥，有些人吃了以后，容易上火，口干，所以我不太用。

　　西洋参，补气，不上火，对血管有很好的作用。我常用来预防冠状动脉粥样硬化。

　　使用禁忌：感冒、上火、喉咙干燥的时候，不能用人参。当邪气盛为主要表现的时候，必须先治这些病症。感冒，要解表祛邪；上火，要滋阴降火；喉咙干燥，用麦冬、五味子来生津滋阴。只有等这些症状消失了，才可以用参。

　　炒白术、陈皮，健脾益气以扶正。风热邪毒侵犯人体，极易耗气伤阴，所以病毒性心肌炎必定会有阴虚的现象，治疗上必须用麦冬、五味子滋阴扶正。

　　第二，红芪补气的用法。此属首次公开叶氏中医使用红芪的秘诀。

　　叶氏中医如何灵活运用北黄芪，以前章节已较为详细地介绍，此处不再赘述。要提一点的是，有些人可能会对北黄芪过敏，表现为吃了过后喉咙会很干很干，反而头涨，因此，不能用北黄芪。这种情况下，我基本上用党参配炒太子参，二者合用代替北黄芪。

　　一般医家用北黄芪补气，我有时要用祖传的红芪。红芪补气升阳，固表止汗，利水消肿，生津养血，行滞通痹，托毒排脓，敛疮生肌。

红芪的补气效果比北黄芪要好。对于各种不明原因的出汗，盗汗，虚汗，其止汗的效果优于北黄芪。对于说话气不接续的情况，效果亦佳。由于红芪价格比北黄芪要贵，考虑患者经济压力，一般我用北黄芪。如果患者家里条件比较好的，只要效果好，我就给患者用红芪。

术后，体质特别虚弱的人，不想说话，气接续不上来，用红芪效果非常好。虚汗、盗汗的人，用红芪配浮小麦、瘪桃干、糯稻根。对围绝经期的潮汗、出汗，效果特别好，用红芪、瘪桃干；心悸，心慌，乏力，盗汗特别厉害的，用红芪配麻黄根，麻黄根用量3～5g。

对于病毒性心肌炎，见感冒、发热等症状，则用清热解毒之品以治之。我除了用叶氏祖传的金银花、连翘、三叶青，还选用苦参、茶树根、三颗针。

对于恢复期，须巩固疗效，培扶正气，预防感冒，治宜益气健脾养心。

二、用药特色

（一）专治心火，苦参、茶树根

苦参，为豆科植物苦参的干燥根。本品有清热燥湿、利尿祛风、杀虫之功，效用广泛，尤如参类，味极苦，故名。

《神农本草经》言苦参："味苦，寒。主心腹结气，癥瘕积聚，黄疸，溺有余沥，逐水，除痈肿，补中，明目止泪。"此以味为治也，苦入心，寒除火，故苦参专治心经之火，与黄连功用相近，但黄连似去心脏之火为多，苦参似去心府小肠之火为多。则以黄连之气味清，而苦参之气味浊也。

《本草纲目》："子午乃少阴君火对化，故苦参、黄柏之苦寒，皆能补肾，盖取其苦燥湿、寒除热也。热生风，湿生虫，故又能治风杀虫。惟肾水弱而相火胜者，用之相宜。若火衰精冷，真元不足，及年高之人，不可用也。"

《本草备要》："人参补脾，沙参补肺，紫参补肝，丹参补心，玄参补肾。苦参不在五参之内，然名参者皆补也。东坡云：药能医病，不能养人；食能养人，不能医病。"

苦参治疗病毒性心肌炎、早搏或心动过速、房颤，可明显减慢心率。稳定心律，效果非常好。如果伴有房颤，我一般用苦参配伍甘松、磁石进行治疗。

茶树根，性味苦，入心，有强心利尿、清热解毒之功，用于病毒性心肌炎后，出现早搏。用于早搏，效果非常好。主要用于风湿性心脏病、心律失常、冠心病。

（二）清热解毒，用三颗针

风热毒邪侵犯引起病毒性心肌炎，我常加一味叶氏祖传的药：三颗针。

三颗针，又名鸡爪刺、刺黄连、刺黄柏等。因茎叶长着三颗坚硬的刺，像针一样，所以叫作"三颗针"，在民间由于采集方便，常用三颗针代替黄柏、黄连组方。三颗针在春、秋两季采收，除去须根，洗净，切片，晒干。我父亲在传我这味药的时候，强调一定是在弱阳光下晒干，不能在太阳下暴晒，因为暴晒会降低三颗针的药性。

本药味苦，性寒，归心、肺、大肠经，能泻火解毒，清热燥湿。内服治疗咽喉炎、赤眼、高热、肝炎、急性肾炎、外伤感染等症。现在药理研究结果提示，三颗针有升高白细胞、抗肿瘤、抗结核、抗硅肺、增强免疫力等多种作用。

病毒性心肌炎出现早搏、心动过速，我用三颗针 + 甘松、磁石。一般的心律失常，我用甘松、磁石，而对于病毒性心肌炎，我要加三颗针，因为三颗针可以清热解毒。

三颗针，可以提高人体的抗病毒能力。有些血压高的人，碰到感冒、腹泻的情况，放点三颗针进去，既能降压，又能清热解毒。三颗针，是血分药，可以入血分。经常血压高，容易产生炎症，用此可以消炎。还可恢复冠状动脉、心肌血管的弹性，与北黄芪、红景天搭配，可以提高免疫力。

第三节　医案集粹及分析

医案 1：病毒性心肌炎、室性早搏（气阴两虚）

周某，男，17 岁，某大学学生。小时候感冒引起病毒性心肌炎，痊愈后，每当剧烈运动或劳累，容易出现心慌。在学校上学期间，有一次被雨淋着，受凉感冒，2 周后出现心悸，家人带着他去医院检查，室性早搏 27 000 余次 /24h，患者不愿意接受西医的治疗，想吃中药。学校放假后回到家，于 2017 年 7 月 3 日在家人的带领下前来找我看病，当时的症状：自觉心悸，心跳快，寐差，精神不佳，手足心热，白天易困，乏力，舌红苔薄白，脉细数。此为气阴两虚所致心悸，治宜益气养阴，宁心安神。处方如下：

太子参 30g	北黄芪 20g	红景天 20g	炒白术 15g
制黄精 15g	生地黄 15g	北五味子 8g	紫丹参 30g
酸枣仁 30g	炙鳖甲 25g 先下	云茯苓 30g	抱茯神 30g
甘松香 15g	煅磁石 30g 先下	广陈皮 15g	香官桂 10g

七剂，水煎服。

本方北黄芪、太子参、红景天，益气健脾；香官桂，温阳通脉；炒白术、云茯苓、广陈皮，健脾益气，和中化痰；北五味子，益气养阴，定悸复脉；制黄精、生地黄，益气滋阴生津；炙鳖甲，滋清降火，退潮热；甘松香、煅磁石，重镇安神定悸；紫丹参、红景天，活血化瘀；酸枣仁，养肝心，与抱茯神搭配，养心安神。

2017 年 7 月 10 日二诊：上方服用七日后，患者手足心热症状改善，脉有力，睡眠仍然略差，减去生地黄，加制远志、麦冬，归心肾经，能交通心肾，安神益智，祛痰消肿。处方如下：

太子参 30g	北黄芪 20g	红景天 20g	炒白术 15g
制黄精 15g	麦门冬 15g	北五味子 8g	紫丹参 30g
酸枣仁 30g	炙鳖甲 25g 先下	云茯苓 30g	抱茯神 30g
甘松香 15g	煅磁石 30g 先下	制远志 10g	广陈皮 15g
香官桂 10g			

七剂，水煎服。

2017 年 7 月 17 日三诊：服用前药七日后，患者自觉心跳快症状明显减轻，精神好转，睡眠明显好转，诸症皆好转。前方减去制远志、麦冬，加生地黄。处方如下：

太子参 30g	北黄芪 20g	红景天 20g	炒白术 15g
制黄精 15g	生地黄 15g	北五味子 8g	紫丹参 30g
酸枣仁 30g	炙鳖甲 25g 先下	云茯苓 30g	抱茯神 30g
甘松香 15g	煅磁石 30g 先下	广陈皮 15g	香官桂 10g

前方随症加减服一个半月，去医院复查动态心电图，室性早搏降至300 余次 /24h。因 9 月开学后，在学校不方便煎药，故暂停服汤药，待

放寒假再前来开方调治，经过寒假调治一个月后停药，之后一年里，没有犯感冒。嘱注意避风寒，规律作息，不要太劳累，适情志。随访3年至今，感冒心悸等没有再发作过。

医案2：病毒性心肌炎、早搏（风热邪毒）

汤某，女，39岁，教师。平素身体比较弱，稍不注意就感冒，半个月前因受凉感冒，自己吃感冒药后发热咳嗽的症状没有了，但总是感觉累，有时心慌，去医院查心肌酶谱示：肌酸激酶810U/L，肌酸激酶同工酶88U/L，诊断为病毒性心肌炎，24小时动态心电图早搏32 000次/24h。想吃中药调理，2012年5月11日经人介绍前来找我看病。当时的症状：自觉心慌，胸闷，容易疲劳，稍有活动便气急，面色晦暗，精神萎靡，寐差，脉细弱，舌尖红少津，苔薄白。此为风热毒邪侵袭，治以清热解毒，祛痰散结。处方如下：

北黄芪 50g	金银花 12g	青连翘 12g	肺形草 10g
疆贝母 10g	三叶青 10g	苦桔梗 20g	炒白术 20g
嫩桂枝 15g	广陈皮 15g	百合蒜 15g	云茯苓 30g
抱茯神 30g	酸枣仁 30g	三颗针 10g	香官桂 10g

七剂，水煎服。

本方重用北黄芪，用到50g，为主药，补气固表，利尿托毒；香官桂，温阳通脉，振奋心阳；金银花、青连翘，配三叶青、三颗针，清热解毒，为叶氏治疗病毒性心肌炎的特色用药；肺形草、疆贝母，为叶氏治疗肺部疾病的特色药对；桔梗、广陈皮，行气化痰；炒白术、云茯苓，健脾渗湿；百合蒜，养肺清心除烦；酸枣仁，养肝心，与抱茯神搭配，养心安神；嫩桂枝辛温，温阳通脉。

2012年5月18日二诊：上方服药一周，患者感觉良好，各方面都略有好转，睡眠好转。减去酸枣仁、百合蒜，肺形草加5g，疆贝母减1g。处方：

北黄芪 50g	金银花 12g	青连翘 12g	三叶青 10g
苦桔梗 20g	炒白术 20g	嫩桂枝 15g	肺形草 15g
疆贝母 9g	广陈皮 15g	香官桂 10g	云茯苓 30g
抱茯神 30g	三颗针 10g		

七剂，水煎服。

2012 年 5 月 25 日三诊：服前药七日后，患者诸症状皆有好转，面色红润。肌酸激酶降至正常，活动后不气急。此为风热邪毒已去，病情处于恢复期，故前方减去清热解毒之金银花、青连翘、三叶青、三颗针；加益气养阴之太子参、麦冬、山药、炒白术、甘枸杞，搭配广陈皮。处方如下：

北黄芪 50g　　苦桔梗 20g　　嫩桂枝 15g　　太子参 30g

麦门冬 20g　　怀山药 30g　　甘枸杞 15g　　炒白术 20g

肺形草 15g　　疆贝母 9g　　广陈皮 15g　　香官桂 10g

云茯苓 30g　　抱茯神 30g

前药加减服用两个月，去医院复查动态心电图，室性早搏降至 500 余次 /24h。以后每年冬季来找我开膏方进补，以增强体质，次年一整年基本上没感冒。随访至今，患者病情稳定，心慌胸闷没有再出现过。

医案 3：病毒性心肌炎（气阴虚兼风热邪毒）

刘某，女，5 岁。患者是我以前一个病人的孙女，因反反复复感冒，2～3 个月也不好，后面去医院做了检查，发现肌酸激酶及肌酸激酶同工酶均高，医院诊为"病毒性心肌炎"。她的奶奶，也就是我曾经的病人，一看是心肌炎，二话不说，于 2007 年 8 月 22 日带着孙女就来找我了。当时的症状：心跳快，胸闷不舒服，睡眠不好，精神萎靡，纳差，舌红少津，苔白，脉细数。此为风热邪毒侵犯机体，治以清热解毒，养阴生津。处方如下：

北黄芪 10g　　金银花 3g　　青连翘 3g　　三叶青 3g

苦桔梗 8g　　关防风 3g　　广陈皮 5g　　云茯苓 10g

炒白术 3g　　麦门冬 3g　　宁前胡 3g　　肺形草 3g

香官桂 10g

七剂，水煎服。

本方北黄芪，补气固表；香官桂，温阳通脉，振奋心阳；金银花、青连翘、三叶青，清热解毒，治病毒性心肌炎；桔梗、广陈皮，配关防风、宁前胡，行气，化痰通络；云茯苓、炒白术、麦冬，健脾渗湿；肺形草，活血化瘀，祛风湿。因是小儿，用量是成人的 1/3。

2007 年 8 月 29 日二诊：服用前药七日后，医院检测肌酸激酶及肌酸激酶同工酶正常，诸症减轻。减去肺形草、三叶青，麦冬加 2g，加太子参，炒白术加 2g；麦冬，清心解烦渴、除肺热。处方如下：

北黄芪 10g	金银花 3g	青连翘 3g	苦桔梗 6g
关防风 3g	广陈皮 5g	云茯苓 10g	太子参 10g炒
炒白术 5g	宁前胡 3g	麦门冬 5g	香官桂 10g

七剂，水煎服。

2007 年 9 月 6 日三诊：诸症消失，减去青连翘、麦冬，处方如下：

北黄芪 10g	金银花 3g	苦桔梗 6g	关防风 3g
广陈皮 5g	云茯苓 10g	怀山药 10g	太子参 10g炒
炒白术 5g	宁前胡 3g	香官桂 10g	

前方加减服用一个月后，病即告愈。因患者病程短，又小儿生长发育迅速，只要调治得当，正气足，免疫力提高，就不容易感冒，心肌炎也就不容易再发作。我们家治疗小儿心脏病，注重从脾、从肺调治，比单纯治心效果要好。

第四章
扩张型心肌病

扩张型心肌病是一种原发性心肌疾病，属于难治性心血管疾病之一。以单侧或双侧心室扩大并伴收缩功能减退为特征，可以通过超声、心电图明确诊断。本病可发生于各个年龄段，但以中年居多。目前本病无特异性的治疗手段，临床上对其治疗的主要目标是改善症状，用药物纠正心衰、心律失常，预防血栓栓塞等并发症和阻止或延缓病情进展，提高生存率。外科治疗主要依靠心脏移植。

《内经》《金匮要略》对其临床表现有相似的描述，散见于"心胀""胸痹""心水""心悸""喘证""水肿""痰饮"等。

第一节　叶氏祖传治疗秘诀

我的父亲叶宝鑫全面继承了叶氏祖传治心脏病的学术观点和临床经验，在传承的基础上积极学习现代医学关于心脏病的相关知识，用现代科学研究的结果和方法去解读叶氏祖传的秘方。每一次古今超越时空的相遇，往往能惊奇地找到些许相同的线索，也验证了我的祖宗传下来的治心脏病的方法，同样适用于现代才认识到的某些心脏病。

一、治疗秘诀

20世纪70年代被学者翻译引入我国医学界的扩张型心肌病，由于没有特别有效的治疗手段，属难治性心脏病，故我父亲从祖传的治心病秘诀里去找线索。从临床表现来看，扩张型心肌病属于"胸痹""心悸""喘证""水肿"等范畴。我父亲认为，本病发生的根本原因是心气亏虚。气虚推动无力，可使体内血、津液的输布和运行失常，而致瘀血、水湿、痰饮等病邪内生，堵塞心脉则心胀；病邪壅滞于肺，则为肺胀；水湿泛溢肌肤则为水肿。气失温煦，可见形寒肢冷，寒水上凌心肺，则为心悸、喘证。

从脏腑来看，病位主要在心，但与肺、脾、肾相关。叶氏祖传的治心脏病秘诀是**"通补"**二字。就治疗扩张型心肌病而言，"通补"包括三个方面：一为直接补益亏虚之心气；二为间接健脾益气，使气血生化有源；三为活血化瘀、祛除痰湿水饮等内生病邪，使脉道通利，邪去则正自安，此即"以通为补"的观点。

我父亲时常在想两个问题：第一，为何我的先祖能治好具有扩张型心肌病表现的病证呢？第二，和一般中医论治本病的方法不一样的地方到底在哪里？

经过分析、对比、实践，我的父亲找到了答案：我的先祖传下来的治疗心病的秘法涵盖范围广，几乎所有的心脏病，只要辨治用药精当，就能及时阻止扩张型心肌病的进展，所以能够治好本病。治疗本病的独特之处在于：非常重视调养脾的功能。

我父亲从理论上探源，他认为，"脾主身之肌肉"（《素问·痿论》），肌肉的功能状态可以反映脾的功能。脾为后天之本，气血生化之源。脾运化水谷精微到心肺，化生气血，流注周身，起滋润、濡养的作用。脾主肌肉，脾气虚，气血化生不足，则肌肉失养，收缩无力；脾气旺盛，气血化生充足，肌肉得以滋润濡养，则壮实有力。又《素问·太阴阳明论》曰"四肢皆禀气于胃，而不得至经，必因于脾，乃得禀也"，脾气通过升清和散精作用将其运化的水谷精微输送到人体四肢的肌肉，以维持四肢的正常活动，此为"脾主四肢"。

一般人认为，"脾主肌肉"指的是四肢肌肉，可以通过观察四肢肌肉的功能状态推测脾的生理功能。很少有人考虑到心肌亦是受到脾功能的影响。我的祖先传下来治疗心脏病的秘方当中，有专门调养脾的秘药。

有一次我父亲跟我说起扩张型心肌病的治疗，情不自禁地感叹："我们祖宗真聪明。现在有个心肌病，脾主肌肉，心肌也是肌肉，为什么祖宗也能治好？正是因为注重调养脾啊。"

本病的主要证候为：心悸、气促、胸闷、水肿。叶氏中医根据治疗经验，分析总结，认为本病多常见以下三种证型，临床可参考辨证治之。

心气虚是本病的根本原因，临床表现为：心悸，气促，神疲，乏力，动则汗出，胸闷，稍微活动症状明显，舌淡苔薄白，脉细弱或结代。治当补益心气，宁心安神。叶氏用药：北黄芪、党参、炒白术。若脾胃功能不足，气滞中焦，食少腹胀，加阳春砂、白豆蔻、炒谷芽、炒麦芽等；若阳气虚衰，面色苍白，形寒肢冷，舌质淡白，振奋心阳，加香官桂、干姜片。

扩张型心肌病，心肌肥大，常与痰饮有关。痰饮壅盛，聚于心肺，见心悸，胸闷，喘咳，舌淡苔腻，脉滑。当化痰逐饮，叶氏用药：苦桔梗、广陈皮、浙贝母、嫩桂枝。若痰浊重，浙贝母、疆贝母并用，更甚者，单用疆贝母，量大；若水气凌心射肺，喘息不能平卧，加葶苈子，下肢水肿，加茯苓皮、大腹皮、车前子；痰湿停聚，用炒苍术、川秦艽。

瘀阻心脉，气血运行不畅，见心悸，胸痛胸闷，唇色青紫，舌质暗见瘀斑瘀点，舌下脉络瘀暗，脉迟涩或结代。当活血化瘀，叶氏用药：川红花、紫丹参、赤芍药、正川芎、肺形草。

二、用药特色

（一）燥湿健脾，用苍术

叶氏先祖擅用苍术治疗心脏病，尤其适用于心病伴肿胀者。

苍术，最早见于《神农本草经》："味苦，温。主风寒湿痹，死肌，痉，疸，止汗，除热，消食。"这里所记载苍术主治病当中，"死肌"一词跃入眼帘。这里有一个"肌"字，与本章所述"扩张型心肌病"的"肌"，以及"脾主肌肉"的"肌"是同一个字。这也是我父亲在古今时空相撞中找到的线索之一。我父亲说，"死肌"的死，是指精气的穷尽、消失。痰湿、瘀血等邪气停滞于心，使心室扩大，心功能下降，心本身得不到精气的滋养，就发生"死肌"。苍术燥湿健脾，祛风散寒。一般常用于治疗风湿痹痛，湿阻中焦，风寒感冒，水肿等。正如《神农本草经百种录》曰："术者，土之精也。色黄，气香，味苦而带甘，性温，皆属于土，故能补益脾土。又其气甚烈，而芳香四达，故又能达于筋脉肌肤，而不专于建中宫也。"

我父亲悉心揣摩，认为用苍术治疗本病是为关键。原因有三：其一，扩张型心肌病，心肌属肌肉，又脾主肌肉，故心肌病与脾的功能失调有关；其二，扩张型心肌病多有阳虚水液不化，津液内停而生痰湿，苍术性温而燥湿健脾，味辛可升可降，能入诸经而通利，故亦通行心经，燥湿；其三，古人有燃苍术以辟邪之用，如今仍有苍术烟熏用于预防流行性病毒感染之法。缘于苍术乃阳药，最能辟邪，凡有邪气，皆可尽除。扩张型心肌病多是由于病毒感染所致，中医常表现为气虚湿痰而中邪。

（二）心肺同治，用桔梗

肺为"相傅之官"，主治节，能主持和调节人体气、血、津液的代谢功能。若肺功能不足，治节功能失常，则生成气滞、瘀血、水湿痰饮等病理产物，进而可以出现扩张型心肺病的临床表现，包括喘证、水肿等与肺相关的症状出现。

对于病邪壅滞于肺，我父亲强调心肺同治。心肺同治最具代表性药物是叶氏祖传下来的一味治心秘药——苦桔梗，上篇第二章第七节已有详述，此处从略。

第二节　叶秀珠治疗经验

一、治疗经验

由于扩张型心肌病的起病比较隐匿，早期可无症状，通常在体检时发现有心脏扩大，心功能代偿，因为无明显临床症状，故往往被患者所忽视。随着病情迁延不愈，多有反复发作的心力衰竭或严重心律失常，心脏呈进行性扩大，症状逐渐出现并加重，发展为扩张型心肌病，才引起患者的重视。这个时候，就正如《素问·四气调神大论》所言："譬犹渴而穿井，斗而铸锥，不亦晚乎？"确实，不能真等到口渴了才去挖井，马上要打仗了才去制作武器啊。因此，尽可能地早期发现、早期诊断，尽早地采取干预措施，阻止或延缓疾病进展、阻止病情恶化是治疗本病的关键。

我临证中遇到的扩张型心肌病患者，多数情况下是以心力衰竭、心律失常，或是被通知换心手术，感觉无望之后才转来找我，寻求中医药帮助的。我治过很多扩张型心肌病患者，经我用祖传的秘方治疗后，都取得令人较为满意的效果。

一位来自安徽的患者，在上海做生意营生。因工作压力大，长期饮酒，过度劳累而导致心脏病发作，住上海某医院治疗。正在这时候，他的一位浙江做生意的朋友去医院探望，当了解到医院建议做换心手术后，这位朋友说："你干吗要换心？问问医生换心能够活几年？"说起来，这已是十年前的事了。患者的家属去跟医生说："能不能不换心？"医生表示不换心就没有办法了。患者的这位浙江朋友就建议："你去找叶秀珠，可能有办法治，不用换心脏。叶医师治疗心脏病在我们杭州是很有名气的，用祖传的方法治好许多心脏病的病人。"一听说可以不用换心脏，患者及家属动心了。于是家里人拿着资料到杭州给我看，因病人还在上海住院，请求能不能出诊。但当天真的没空，病人已经排满了。我见其家人非常着急，心生恻隐，答应次日出诊。第二天下午我把一些新病人看了，老病人留给学生和儿子看，于晚上坐车赶到上海。在某医院看到患者，端坐呼吸，吸氧，腿肿得很厉害。嘱其家属把医院的资料全部复印起来，明天拿过来。第二天，患者家属把医院的资料全部拿过来，在我这里开了七天的中药。但医院不让吃中药，煎好，拿进去吃。吃到第三天，腿肿消了一半，人可以躺下去，可以半躺了。七天之后，腿肿全部消光了，人可以全躺平了。患者要求出院，然后直接到我这里来看。先后一共吃了一年半的中药，再去医院做检查，结果很好，不需要做换心手术了，患者及家属都很满意。这位患者后来和我成了朋友。我跟他说："你这种情况，我有两点要叮嘱：第一要戒酒戒烟；第二要注意休息。"到现在十多年过去了，患者身体还蛮好。

我治疗扩张型心肌病的经验，主要来自三个方面：一是跟着父亲传承叶氏祖传的治疗经验；二是汲取现代病理药理研究的结果；三是临床实践总结，顺应当代的疾病变化，完善祖传治疗经验，再反复实践。

针对心气亏虚的病理，补气健脾，我用北黄芪、红景天、党参。

北黄芪配伍党参，是叶氏治心病方中最为常见的补气之药对。就扩张型心肌病而言，视病情轻重，用北黄芪 20～30g，党参 30g。

针对痰饮之邪侵犯，祛除痰饮，我常采用兵分三路来治之：

"温化"，用香官桂、干姜，温阳化饮，蕴含仲景治饮大法"病痰饮者，当以温药和之"的思想；"利湿"，用茯苓皮、大腹皮、车前子，清利湿邪；"燥湿"，炒苍术，燥湿健脾，炒白术，健脾燥湿。但需要注意的是，祛湿之力太过，恐易损伤阴液，故随着水肿逐渐好转，必须逐步减去利湿之品。

利水消肿，我常用的三味药是：茯苓皮、车前子、大腹皮。大腹皮，是槟榔的果皮。槟榔，其性沉重，泄有形之积滞；而大腹皮性轻浮，散无形之滞气，能下气宽中、行水消肿。大腹皮，善消肿，必须与白术、茯苓、车前子、人参等药同用，才能建功。要知道，行水消肿之品太过，容易损气伤阴，故在使用时必须加上健脾益气之品，且中病即止，不宜长期使用。水肿消退后，就把利水消肿的药物撤减下来。

二、用药特色

（一）燥湿健脾，苍术、炒白术、芡实

我父亲传给我的用苍术治疗扩张型心肌病，效果很好。用燥湿健脾之苍术治疗扩张型心肌病，是叶氏治疗心脏病的特色用药之一。临证中，我一边运用祖传的方药治疗本病，一边留心观察，探求与苍术起协同增强效果的最佳药物。发现苍术配芡实治疗扩张型心肌病，效果明显比单独运用要好。芡实又叫"鸡头米"，是一味药食两用药材，有丰富的营养物质和良好的保健功能。本品依我看，其色外有红有黄，从表面看是红色的皮，一端是黄色，气味甘平。本病病变的部位在心，与主肌肉之脾有关。芡实外表之红色入心，黄色入脾，能祛湿健脾，正是从脾主肌肉论治扩张型心肌病的良药啊。

苍术配芡实，用来治疗扩张型心肌病，我认为主要有三方面的含义：第一，芡实味甘，苍术味辛，辛甘化阳，故能增强苍术温化燥湿之力；第二，芡实味甘入脾，能健脾补中，苍术性温，燥湿而健脾，前者健脾补中以祛湿，后者温燥湿气而健脾，殊途而同归，故能协同增效；第三，芡实味甘涩，能制芳香辛散之苍术，散中有收，勿令辛散太过伤阴。

另外，我治疗扩张型心肌病还常配伍：茯苓、怀山药、炒薏苡仁等健脾之品。

写到这里，我想起年前治过的一例疑难杂病。

这位病人16岁，男性，主要症状是：脚趾头烂，烂至能见到骨头。去各大医院检查，查不出什么原因，找好些西医、中医看过，医院建议只能截肢，也没有什么其他的办法。无奈之下，家人带着患者来找我。有的人劝我不要接，治不了。我看孩子这么年轻，要是截肢，就太可怜了，还是要试试看。当时的情况是：病人脚趾头烂，见到白色的骨头，疼痛不已，夜间痛得睡不着觉，有心慌，纳差，舌红少苔，脉轻取浮数，重按无力。

我用中药祛瘀生新，配上外用药治疗。

外用药：马钱子打成粉，撒一点上去，就止痛了。一般的止痛药，是没用的，必须用马钱子配川乌、草乌，打成粉，薄薄地撒一点。

内服药：主要是祛瘀生新、健脾的药。这正是我父亲说的，脾主肌肉，祛瘀生新、健脾生肌的观念。

病人舌象红，痛得睡不着觉，心火旺，舌红少苔，脉浮数，重按无

力，为表虚脉。我就先止痛，痛轻了，就能睡了。精神养好之后，正气足，脾胃好，能吃下饭，自然祛瘀生新，肌肉长出来了。用药后，第一夜，能睡到六小时，患者一家人都很高兴。几天以后，气色好起来，肉就慢慢长起来。第二个星期来复诊，肌肉长了80%。全家为能过上一个安稳的年而感到非常的高兴。

（二）活血化瘀，丹参强心

除痰湿水饮之邪外，扩张型心肌病还常见血瘀内停之象。活血化瘀，我用**紫丹参**。

我父亲说过一个关于丹参的感人故事。

相传很久以前，东海岸边的一个渔村里住着一个叫"阿明"的青年。阿明从小丧父，与母亲相依为命，因自幼在风浪中长大，练就了一身好水性，人称"小蛟龙"。有一年，阿明的母亲患了妇科病，经常崩漏下血，请了很多大夫，都未治愈，阿明甚是一筹莫展。正当此时，有人说东海中有个无名岛，岛上生长着一种花紫蓝色、根呈红色的药草，以这种药草的根煎汤内服，就能治愈其母亲的病。阿明听后，喜出望外，便决定去无名岛采药。村里的人听说后，都为阿明捏着一把汗，因为去无名岛的海路不但暗礁林立，而且水流湍急，欲上岛者十有九死，犹过"鬼门关"。但事不宜迟，阿明救母心切，毅然决定出海上岛采药。

第二天，阿明就驾船出海了。他凭着高超的驾船技术和水性，绕过了一个个暗礁，冲过了一个个激流险滩，终于闯过"鬼门关"顺利登上了无名岛。上岸后，他四处寻找那种开着紫蓝色花、根是红色的药草。每找到一棵，便赶快挖出其根，不一会儿就挖了一大捆。返回渔村后，阿明每日按时侍奉母亲服药，母亲的病很快就痊愈了。

村里人对阿明冒死采药为母治病的事，非常敬佩。都说这种药草凝结了阿明的一片丹心，便给这种根红的药草取名"丹心"。后来在流传过程中，取其谐音就变成"丹参"了。

《本草纲目》是叶氏子弟从小被要求反复诵读的医书之一，其记载："丹参色赤、味苦，气平而降，阴中之阳也。入手少阴、厥阴之经。心与包络血分药也。"并"活血，通心包络，治疝痛"。《妇人明理论》提到，"以丹参一物而有四物之功，补血生血，功过当归、地黄；调血敛血，力胜芍药；逐瘀生新，性倍川芎。"因此，也就有了"一味丹参散，功同四物汤"之说。

紫丹参，始载于明代《滇南本草》，是叶氏祖传治心的一味"通补"之品。其赤色入心，苦味入心，既能活血，又能补血。

叶氏治疗心脏病的一个基本原则是"以通为补"，我根据瘀滞的轻重程度，分别采用化瘀、破瘀、攻瘀等方法进行治疗。就扩张型心肌病而言，壅滞于心之邪，痰饮多于瘀血，故化瘀即可。亦体现了叶氏先祖传下来的通补思想。

第三节　医案集粹及分析

医案 1：扩张型心肌病、肺动脉高压（水饮凌心）

吴某，男，55 岁，某上市公司的老总。平时畏寒怕冷，易感冒，1个月前自觉胸闷，心慌，发现下肢肿胀，遂去某医院检查，提示心肌肥厚，肺动脉高压 82mmHg，心功能Ⅳ级，诊断为扩张型心肌病、全心扩大，医院建议做心脏手术。患者不愿手术，想通过吃中药治疗，经朋友介绍于 1996 年 9 月 7 日前来找我求治。当时症见：心悸，胸闷，气短，睡眠不好，双下肢水肿，形寒肢冷，大便稀，舌淡胖，苔白滑，脉象沉细而滑，此乃心肾阳气虚，水寒不化，水气凌心肺所致。治拟温补心肾之阳，健脾利水。处方如下：

北黄芪 20g	红景天 15g	苦桔梗 10g	浙贝母 10g
疆贝母 9g	西秦艽 10g	炒苍术 9g	茯苓皮 30g
怀山药 15g	香官桂 20g	炒白术 20g	干姜片 6g
车前子 30g 包煎	大腹皮 30g	阳春砂 9g 后下	白豆蔻 9g 后下

七剂，水煎服。

本方北黄芪、红景天益气扶正；苦桔梗、疆贝母、浙贝母，宽胸利气，祛痰；西秦艽、炒苍术，燥湿化痰，健脾；茯苓皮、车前子、大腹皮，利水消肿，祛湿；怀山药、炒白术，健脾益气；香官桂、干姜片，温阳化水；阳春砂与白蔻仁相伍，化湿醒脾，行气宽中。

1996 年 9 月 14 日二诊：服前药七日后，患者自觉胸闷气短症状减轻，下肢水肿减轻，寐差。宗前方加减，减去怀山药，加养心安神的酸枣仁。处方：

北黄芪 20g	红景天 15g	苦桔梗 10g	浙贝母 10g
疆贝母 9g	西秦艽 10g	茯苓皮 30g	炒苍术 9g
香官桂 20g	炒白术 20g	干姜片 6g	车前子 30g 包煎
大腹皮 30g	阳春砂 9g 后下	白豆蔻 9g 后下	炒枣仁 30g

七剂，水煎服。

1996 年 9 月 21 日三诊：前药服用七日，患者下肢水肿已消退，减去利水消肿的大腹皮、车前子、炒苍术；西秦艽减 1g，苦桔梗加 5g，加潞党参；睡眠好转，四肢转温。继续服药以巩固疗效。处方：

北黄芪 20g	红景天 15g	苦桔梗 15g	浙贝母 10g
疆贝母 9g	西秦艽 9g	茯苓皮 30g	香官桂 20g
炒白术 20g	干姜片 6g	阳春砂 9g 后下	白豆蔻 9g 后下
炒枣仁 30g	潞党参 30g		

前方加减服用半年余，复查 B 超心肌明显变薄，心功能正常，肺动脉压力降至 35mmHg。而后每年冬天来开膏方调理。随访至今，该男士情况稳定，能正常上班。

本案是由于心阳气虚，水液输化不利，痰浊、水湿随之而生，壅阻于心，日久而致扩张型心肌病。湿邪损伤阳气，久病及肾，肾阳虚损，水湿内盛，挟水气上凌心，则见胸闷；痰湿阻肺，肺失宣肃，则气短；肾阳不足，无力蒸腾水液，水饮不化，见双下肢水肿；心阳不振，失于温煦，心脉痹阻，则胸痹、胸冷痛；心肾阳气不足，温煦失职，阴寒内盛，见形寒肢冷；心神失于濡养，见寐差；脾气虚，不能运化水谷，升清失常，则大便溏；水湿、痰浊内生，见舌淡胖，苔白滑。心气不足，脉道不充，则脉象沉细；痰湿壅盛，见滑脉。此乃心肾阳虚，水气凌心。治以温阳散寒，利水消肿。

针对阳气虚，寒水凌心，用嫩桂枝辛散温通，入心经走血分，能温通心阳而治疗胸痹胸痛，又能助阳化气，平冲降逆治心悸；干姜片辛温助阳，化饮通络。

针对心气虚，初诊、二诊用北黄芪 20g、红景天 15g 以益气健运，盖因痰饮之邪盛，当以温肾化饮为主；三诊诸症好转，则加潞党参 30g，健脾益气，平补收功。

苦桔梗、浙贝母、疆贝母，宽胸利气，祛痰。怀山药、炒白术，健脾益气。阳春砂、白豆蔻，辛温芳香，可宣通上、中、下三焦之气机，以开胸顺气，芳香化浊，醒脾开胃。

　　针对痰饮之邪侵犯，我分三路治之。一路走上焦，用香官桂、干姜片，温阳化饮；二路走中焦，用炒苍术、炒白术，燥湿健脾；三路走下焦，用茯苓皮、大腹皮、车前子等，清利湿邪。随着病情逐渐好转，逐步减去利湿之品。

　　医案2：扩张型心肌病（气虚血瘀水停）

　　扩张型心肌病的后期，往往进展至难治性心力衰竭，目前尚无有效的治疗手段，只能依靠心脏移植。这个病好发于20～50岁，男性多见。

　　在我工作的诊室，我听到过太多这样的话："叶医生，您一定要救救我！""我的小孩还小，医院叫我做手术，我很害怕做换心脏手术，我不知道怎么办。""我太痛苦了，救救我！""我是您以前的一个病人带过来的，他说您能救我。"……面对病人殷切的眼神和话语，我的回答经常是："你不要急，喝口水，把病历登记好，你先去门外看看别的病人，你就有信心了。"

　　患者范某1996年3月20日第一次来诊室找我看病时的情景就如上所述。他去和别的病人聊了之后，再来和我说："叶医生，我不怕了。我刚一进来看到走廊里都是病人，全是叶医生的病人，我很震撼，我感觉我有救了。"看患者情绪已基本稳定，我给他看诊、搭脉、处方。

　　患者在某医院诊为：扩张型心肌病，心尖肥厚，心功能Ⅳ级，胸腔积液。医院建议手术治疗，因非常害怕做换心手术，经人介绍来找我求治于中医药。当时症见：心悸，气短，神疲乏力，寐差，双下肢水肿，时有胸痛，唇色紫，舌红苔少，舌有瘀点瘀斑，脉细数无力。

　　此为心气虚，鼓动无力，血行瘀滞于心脉，则时有胸痛；气虚，津液输布失常，水湿痰饮内生，停聚胸中，则见胸腔积液；水饮壅塞于心，见心肌肥大，泛溢肌肤，可见双下肢水肿；水饮凌心，见心悸；宗气不足，则气短，神疲乏力；瘀血内停，可见唇紫，舌有瘀点瘀斑；气虚，见脉细无力；舌红苔少，脉数，为郁久化热之征象。为气虚血瘀，水湿内停所致扩张型心肌病，治拟补气活血，利水渗湿。处方如下：

北黄芪 20g	红景天 15g	川红花 10g	潞党参 30g
紫丹参 30g	正川芎 6g	祁漏芦 15g	苦桔梗 15g
浙贝母 15g	广陈皮 15g	肺形草 15g	疆贝母 10g
大腹皮 30g	茯苓皮 30g	车前子 30g 包煎	炒白术 15g

七剂，水煎服。

本方北黄芪、红景天、潞党参益气扶正；苦桔梗配贝母，宽胸利气，祛痰；车前子、茯苓皮、大腹皮，利水消肿，祛湿；川红花、紫丹参、正川芎、肺形草，活血化瘀；祁漏芦，清热解毒，消痈肿；炒白术，健脾益气；广陈皮配苦桔梗，既能行气，又能化痰，使气脉通畅，其中苦桔梗入肺心二经，为治疗痰瘀阻塞心肺之要药。

1996年3月27日二诊：前药服用七日后，患者胸痛消退，脉渐有力，气短乏力、心悸好转，双下肢水肿减退。减浙贝母，加赤芍药，处方如下：

北黄芪 20g	红景天 15g	川红花 10g	潞党参 30g
紫丹参 30g	赤芍药 15g	正川芎 6g	祁漏芦 15g
苦桔梗 15g	炒白术 15g	广陈皮 15g	肺形草 15g
疆贝母 10g	大腹皮 30g	茯苓皮 30g	车前子 30g 包煎

七剂，水煎服。

1996年4月4日三诊：服前药七日后，复诊见患者舌下瘀血消退，睡眠好转，复查胸腔积液消退。前方减去红景天、大腹皮、车前子、疆贝母、茯苓皮，加西秦艽、五味子、嫩桂枝、阳春砂、白豆蔻，处方如下：

北黄芪 20g	西秦艽 12g	川红花 10g	潞党参 30g
北五味子 8g	紫丹参 30g	赤芍药 15g	正川芎 10g
祁漏芦 15g	苦桔梗 15g	嫩桂枝 20g	阳春砂 9g 后下
白豆蔻 9g 后下	炒白术 15g	肺形草 15g	广陈皮 15g

吃了2个月的中药后，他来复诊，一进门，满脸笑容，像一朵花似的。我看他那么开心，问有什么事。他说："叶医生，我太高兴了。我要向您汇报一个昨天去某医院的检查，结果发现扩大的心脏和2个月前相比，小了一半。当时让我做手术的人都惊呆了，考虑会不会是以前做B超的医生弄错了。我把其他医院查出来的结果给他看，是一样的。就问我吃了什么药。我原原本本地说是找到叶医生。让我开刀的医生听到

后，鼓励我好好地继续吃药。"看到病人如此高兴，听到病人所说的话，我也感到非常的开心。一方面替病人和他的家人感到高兴；一方面也为自己感到开心，用所学帮助解决他人之疾苦，是我叶氏祖训所宗。也再次为古老的中医药在解决一些看似疑难的医学问题当中发挥着巨大的优势作用而感动。看眼前的一个大男人高兴得哭了，我拿餐巾纸给他，叫他不要哭。他说："您不知道，我就像一个人死到临头，有一个人给我拉了回来。我一辈子都记得。您要不嫌弃我，我们就是没有血缘关系的亲戚。我们要一直走下去。"

一边说着，一边要跪下。我连忙拦住说："不要跪，男儿膝下有黄金。"患者表示下次要把老婆和孩子都带来，一定要让家里的孩子认识一下他父亲的救命恩人。

患者前后服用我开的中药半年余，检查心功能正常，各项指标正常。

这样子的病人有很多。在几十年临床的摸爬滚打当中，我深深地感到：做医生最大的快乐，就是看到将病人从"鬼门关"里拉回来。这是病人带来的快乐，同时病人也是我的老师，因为有些药，用了之后有没有用，只有病人才知道。只有病人告诉我，用了这些药，哪些症状好了，哪些没有好，我才能不断地总结，更加提高我们的临床经验。

医案3：扩张型心肌病、房颤（气虚血瘀水停）

金某，女，40岁，公司职员。36岁剖宫产下女儿后，在坐月子期间和婆婆意见不合，经常闹矛盾，女儿上幼儿园后，想去上班，被婆婆催生二胎，老公不管家务事，长年在外出差。长期的情绪不好，激动的时候心跳快，还容易累，怀疑自己心脏有病，去医院检查，显示心尖肥厚型心肌病，房颤，心功能Ⅳ级。经人介绍，2018年10月12日找到我，想寻求中医药的帮助。当时症见：心悸，气急，乏力，睡眠不好，下肢水肿，舌暗淡有齿痕，边有瘀点，脉沉涩。此为心气虚，无力推动血和水液，致血瘀水停而成心胀，治以补气活血，利水消肿。处方如下：

北黄芪 20g	炒白术 15g	川红花 10g	紫丹参 30g
正川芎 9g	粉猪苓 30g	云茯苓 30g	车前子 30g 包煎
阳春砂 9g 后下	白豆蔻 9g 后下	潞党参 30g	苦桔梗 15g
肺形草 15g	疆贝母 15g	嫩桂枝 15g	延胡索 15g

甘松香 15g　　　煅磁石 30g 先下

七剂，水煎服。

本方北黄芪，益气扶正，配潞党参、炒白术，增强健脾益气之力；川红花、紫丹参、正川芎，活血化瘀，通利脉道；粉猪苓、云茯苓、车前子，利水消肿；阳春砂、白豆蔻，益胃和中；苦桔梗、肺形草、疆贝母，行气，祛痰止咳，利尿；嫩桂枝，温阳利水；延胡索，行气活血止痛；甘松香、煅磁石，重镇安神，止悸。

2019 年 10 月 17 日二诊：上方服用七日，心悸气急乏力有所好转，水肿略有消退，房颤发作次数减少，大便略稀。减去阳春砂、白豆蔻，加红景天、炒鸡内金。处方如下：

北黄芪 20g	炒白术 15g	川红花 10g	紫丹参 30g
正川芎 9g	粉猪苓 30g	云茯苓 30g	车前子 30g 包煎
红景天 20g	鸡内金 15g 炒	潞党参 30g	苦桔梗 15g
肺形草 15g	疆贝母 15g	嫩桂枝 15g	延胡索 15g
甘松香 15g	煅磁石 30g 先下		

七剂，水煎服。

2019 年 10 月 24 日三诊：上方服用七日，水肿已消退，无心悸气急乏力之感，房颤近来未发。减去红景天、延胡索、疆贝母；加黄酸刺、浙贝母，处方如下：

北黄芪 20g	炒白术 15g	川红花 10g	紫丹参 30g
正川芎 9g	粉猪苓 30g	云茯苓 30g	车前子 30g 包煎
黄酸刺 20g	鸡内金 15g 炒	潞党参 30g	苦桔梗 15g
肺形草 15g	浙贝母 15g	嫩桂枝 15g	甘松香 15g
煅磁石 30g 先下			

前方随症加减服用一年后，去医院检查，心功能正常，心肌厚度恢复正常，房颤亦不发作。随访至今，心悸没有再次发作。

第五章
慢性风湿性心脏病

　　慢性风湿性心脏病，简称风心病，是由于患者自身出现风湿热活动，累及心脏瓣膜而形成的心脏病变。本病首先应着重预防风湿热的发生，使心脏瓣膜病根本无发病的基础。即便瓣膜损害形成，仍应积极控制和预防风湿活动，控制症状，改善心功能，以免病变加重。

　　观其发病特点和临床表现，当属于中医"心痹""胸痹""咯血""喘证""心悸""水肿"等范畴。外感邪毒侵入，心气不足，产生瘀血、痰浊相互为用，属本虚标实之证。以心阳、肾阳虚衰为本，水饮内停、痰瘀互结为标。

第一节　叶氏祖传治疗秘诀

一、治疗秘诀

　　慢性风湿性心脏病属于中医"胸痹""水肿""喘"等病症范畴，内因心气、心阳不足，外因风寒湿三气侵犯，形成水饮、痰浊、瘀血互结的病理。病位在心，波及肺、肾、脾等脏，临床多以心悸、胸闷、气短、咳喘、水肿为主要表现。

　　如何判断大气的盛衰呢？叶氏先祖传下来一个诊断方法，叫按虚里。按虚里源自《素问·平人气象论篇》："胃之大络，名曰虚里，贯鬲络肺，出于左乳下，其动应衣，脉宗气也。"我父亲认为，先是望，如果虚里位置其动应衣，搏动如喘而急，并时常有歇止，提示宗气不足，心肺有病变。然后是按，通过触按诊虚里，感知心尖搏动的力量、节律等，如果心尖搏动迟缓且时有歇止，提示宗气不足，并且有心脏肥大的情况。

　　针对慢性风心病本虚标实的病理，**叶氏中医治疗本病的秘诀是扶正祛邪**。具体来讲，就是：**补气温阳，活血化瘀，祛风除湿**。

　　我父亲认为，本病主要证候为心悸、胸闷、气短、咳喘、水肿。大气虚是本病的基础，故治疗本病的底方为：**北黄芪、太子参、广陈皮、苦桔梗。**

此方四味药，为叶氏中医治疗风湿性心脏病的打底的方子。本方中，北黄芪为君药，太子参为臣药，二者相须为用，补益心气，是叶氏中医祖传治疗心脏疾病最为常见的药对。广陈皮为佐使药，除了取其行气通利，使补益之品无壅滞之虞，更重要的是取其补气的功效，正体现了我父亲说过的"以气补气"的理念。叶氏先祖传下来的方子当中，基本上每方必用陈皮，说明其重要性。苦桔梗亦为佐使药，桔梗既能引药上行于心肺，又能升能降，能散能泄，行气通脉，其所过之处，无不邪开脉通。广陈皮、苦桔梗，是叶氏中医常用的药对，二者攻补兼施，既能行气，又能补气，诚为补大气之妙药也。

若见气虚自汗，加麻黄根、浮小麦；伴夜寐不安，加炒酸枣仁、制远志、合欢皮、抱茯神，严重者，加煅龙骨、煅牡蛎；若脾胃虚弱，加健脾益气之党参、炒白术、茯苓；若肾气不足，加小青皮、补骨脂；若气虚推动无力，气滞中焦，纳运不化，加大红枣、炒麦芽、炒谷芽、炒鸡内金等。

本病在大气虚的基础上，常见到阳气虚及气虚推动无力，出现水湿痰饮停聚于心胸，瘀阻心脉的病症。

心阳气虚，见心悸怔忡，面色晦暗，肢冷面青，手足发凉，舌淡胖，苔薄白，脉沉细弱或结代。当温阳益气，叶氏用药：香官桂、淡附子、干姜片。若肾阳气虚，阳虚水泛，上则咳嗽喘急，浮肿，利水消肿，加葶苈子、车前子、粉猪苓、茯苓皮；若阳气暴脱，见气促憋闷，四肢逆冷，大汗出，皮肤湿冷，脉微欲绝，在基本方加桂附姜的基础上，再加人参、麦冬、五味子等，以回阳救逆；若肾阳气虚，寒湿阻络，加补骨脂、胡芦巴、菟丝子。

以上是叶氏中医祖传针对大气虚及在此基础上出现其他脏腑虚弱证候所采用的治疗方法。对于本虚标实的病理：瘀血、风湿、痰浊，叶氏祖传用药如下：

瘀阻心脉，见两颧紫红，唇甲发绀，心悸，心痛，咳嗽，喘促，甚则咯血，舌质青紫或见瘀斑，脉促涩或促结代。当活血通脉，叶氏用药：当归尾、川红花、紫丹参、红景天。若瘀阻下肢，下肢踝关节青紫色，加五爪龙、广地龙、川牛膝；若痰瘀互结，痹阻心胸，见气急咳嗽，咳痰，脉滑者，加苦桔梗、广陈皮、疆贝母。

风湿痹阻，见心悸，胸闷，气短，乏力，关节疼痛或红肿灼热，舌质红苔黄，脉数或不齐。当益气养心，祛风除湿，叶氏用药：北黄芪、太子参、西秦艽、五爪龙、广地龙、蚕羌活。若湿郁化痰，痰浊壅阻于肺，见气急咳嗽，咳痰，脉滑，加肺形草、苦桔梗、广陈皮、疆贝母；常搭配祛风药关防风、蚕羌活、淡全蝎、广地龙等。

二、用药特色

（一）活血消肿，二龙合用

风湿性心脏病，主要与人长期居住在潮湿的环境有关。比如南方沿海地区人群，住在一楼，身处于比较潮湿的环境，加上各种原因导致人体大气不足，则风寒湿容易侵犯人体，尤其是侵犯心脏，引起心脏疾病。随着人们健康意识逐渐提高，注重生活环境，现在心脏瓣膜病变得越来越少了。但经常感冒，反复发作的心肌炎，也很容易引起心脏瓣膜病变。

叶氏中医祖传特色用药：五爪龙、地龙，又被称为"二龙合用"。

五爪龙，又叫葎草、拉拉秧，为桑科植物葎草的全草。1年生或多年生蔓性草本，葡匐或缠绕，茎、枝、叶柄均具倒钩刺。夏天的时候野外到处都是，因此采收季节为夏、秋季。

葎草，始载于《唐本草》，文献记载其味甘苦，性寒，归肺、肾经。主要功效为清热解毒，利尿消肿。我的父亲说，五爪龙用来治风湿性心脏病，主要用于消心脏水肿。他认为，人体大气与肺关系密切，风湿侵犯人体，容易累及心肺，出现心悸，胸闷，咳嗽，因此慢性咳嗽为风心病常见的症状。治疗本病一般用量为15g左右，配合搜风药地龙使用，效果很好。此外，五爪龙还是补气药，叶氏祖传的五爪龙加北黄芪是药对，具有补气的作用。

地龙，为巨蚓科动物的干燥全体。首见于《神农本草经》，"味咸，寒"，《本草纲目》记载，地龙："上食槁壤，下饮黄泉，故其性寒而下行。性寒故能解诸热疾，下行故能利小便，治足疾而通经络也。"对于这段话，我父亲是这么说的："大气不足，为心脏病的根本原因，所以不管什么心脏病，都会有全身瘀血的病理状态。而地龙正是有钻土之能，化血之力，故能疏通瘀血，通利脉道，又因其性寒而下行，所以地龙善于消下肢瘀血。"

一般心脏病人，尤其是心衰，比较常见的一个症状是水肿。由于心脏功能衰减，推动血行的能力下降，回血功能亦减弱，可以引起全身的瘀血，出现皮肤青紫颜色。下肢瘀血，表现在踝关节等部位出现瘀紫色。牛膝引血下行，又能祛瘀，祛除各种瘀血凝滞，又能通血脉。人体必须要有新鲜的血液进去，才能进行交换。通过运用地龙配牛膝，慢慢地，瘀滞状态改善，血脉通畅，下肢皮肤的颜色也就好了。

（二）祛风除湿，妙用秦艽

本病形成的重要条件是有风、寒、湿邪侵袭人体，而人体难以驱邪外出，随着外邪的深入，逐渐累及于心。因此，祛风除湿是治疗风湿性心脏病必不可少的方法。叶氏中医除了用以上二龙之外，还常用的一味祛风湿药是：秦艽。

秦艽，最早见于《神农本草经》，书中记载其味苦、平，下水，利小便，主治寒热邪气，寒湿，风痹，肢节痛。本品入肝、胃、胆经。具有祛风除湿，和血舒筋，清热利尿的作用。可用于风湿痹痛、周身或关节拘挛，手足不遂，筋骨拘挛，黄疸，便血，骨蒸潮热，小儿疳热，小便不利等。本品性微寒，兼能清热，痹证见发热、关节红肿等热象者尤为适宜。

现代药理研究，秦艽中主要含有环烯醚萜苷类、木脂素类、黄酮类及三萜类等化学成分。具有抗炎、镇痛、保肝、免疫抑制、降血压、抗病毒、抗肿瘤等作用。

关于用秦艽治疗风湿性心脏病，我四爷爷叶龙生认为，秦艽首先入手足阳明经，以其祛湿；秦艽又入肝胆经，肝胆经在五行属风，故又能祛风。秦艽乃祛风湿的良药。凡是由风、湿引起的心脏疾病，无论新久，不论寒热，均可运用秦艽。另外，秦艽具有通络的功效，且其通络之功，还在利湿之上。

我的祖宗传下来用秦艽治疗因风寒湿引起的心脏病，有以下几个特点：

第一，不单独使用，常与祛风湿的炒苍术搭配，秦艽配炒苍术，是我们家治疗本病的常用药对。另外，秦艽还常与羌活、关防风、独活等风药搭配，或者配伍搜风的虫类药，地龙、淡全蝎、蜈蚣等等。一般来说，偏热者，可配防己、知母、忍冬藤等；而属偏寒者，则配羌活、独活、嫩桂枝、附子等。

第二，大便稀溏的心脏病患者，我们家不用秦艽。

第三，若久病风湿，身体虚弱的患者，运用秦艽时，必须搭配大量的补益之品方可。

第二节　叶秀珠治疗经验

一、治疗经验

风湿性心脏瓣膜病与风湿炎症后瘢痕形成有关。风湿热导致心脏瓣膜发生永久性破坏，且不断进展。患者早期临床表现不明显，但若失治或误治可导致后期出现心脏扩大、心律失常等并发症，最终发展为心衰。

对于心衰，西医的方法是使用利尿剂、β 受体阻滞剂配合血管紧张素转换酶抑制剂、血管紧张素受体阻滞剂、曲美他嗪等药物，以控制心衰症状；或者采用二尖瓣交界分离术、人工瓣膜置换术等手术治疗。长期的服药或手术治疗，不仅给社会及患者家庭造成巨大的经济负担，也给患者本人带来极大的痛苦。另外，风湿性心脏病非常容易引发左心房增大致房颤及血栓栓塞，需要长期口服华法林钠。华法林钠为抗凝血剂，长期使用会使人体产生不良反应，最常见的是出血。小的出血，如口腔出血、牙龈出血、皮肤紫斑等，不需要特别处理，而一旦出现大出血或致命性出血，如脑出血，就需要应用维生素 K 来拮抗华法林钠的抗凝作用。但往往拮抗效果并不是很令人满意。

当西医治疗风心病感觉比较棘手的时候，正是中医药发挥其巨大优势作用之时啊。根据本病的临床表现，其属于"心悸""喘证""水肿""心衰"等范畴。我用中药治愈过很多风湿性心脏病的患者，具体治疗经验如下：

防患于未然，一直是中医所奉行的基本原则，这也是叶氏中医特别重视的。我通过几十年的临床实践，发现对于经常感冒、早搏反复发作的人，尤其是年轻人，一定要注意。因为风湿热病邪长期反复侵犯人体，会导致心脏瓣膜不好，造成永久性的损害。我一般从两方面入手。一方面，增强机体抗邪能力，均衡的营养饮食摄入，充足的睡眠，良好的锻炼习惯等；一方面，注意外在环境的变化，做好防寒保暖，或不长期待在湿寒、湿热较重的环境，此即《内经》所云"虚邪贼风，避之有时"在本病中的具体体现。

倘若患者素体较弱，或来不及及时调治，心脏瓣膜已经受到损害，这时候，要积极采取治疗措施，以防止病情进一步发展，出现房颤、心脏扩大、心力衰竭等严重的并发症。我根据叶氏先祖传下来的经验，又学习现代科学研究的相关结果，结合我几十年的临证实践，对于风湿性心脏病的治疗，有一些自己的经验和体会。

第一，我主张心肺同治，痰瘀同治。风心病病变的部位是心脏瓣膜，风湿热等毒邪侵犯瓣膜，导致瓣膜关闭不全或脱垂，引起心脏扩大，心功能减弱。对于左心肿大，我采用活血化瘀、祛风湿的方法治疗，用药：当归尾、川红花、紫丹参、红景天；祛风除湿，用药：秦艽、五爪龙、广地龙，配关防风、嫩桂枝等风药，效力更佳。风心病，往往会引起肺毛细血管堵塞，进而导致肺动脉高压，造成肺的通气功能降低，出现喘息、胸闷、短气等，则采用行气化痰法，用药：苦桔梗、广陈皮、浙贝母，若痰瘀交阻较甚，则疆贝母、浙贝母同用，或用疆贝母、肺形草。以上活血化瘀、行气化痰、祛风除湿并用的方法，即体现了心肺同治。临床时，当视具体的病情，各有偏重，灵活运用。

第二，心肺同治不仅体现在化痰化瘀，还包括补益心肺之气。风湿热等邪毒侵犯机体，是正气不足之故。治疗上除了祛邪之外，还需益气扶正，用药：北黄芪、太子参、广陈皮、苦桔梗。此四味药，是叶氏中医用来治疗本病的基础方。风心病影响肺气交换，引起肺淤血，肺动脉高压，引起慢性咳嗽，我要加上贝母、鱼腥草、金荞麦等药，还要补肺气。我们家传特色用药，用疆贝母配肺形草，是能降脉动脉高压的。具体相关内容，请参见本篇第八章"慢性肺源性心脏病"。

第三，积极治疗并发症，随症加减。慢性风湿性心脏病的并发症，我用叶氏祖传的秘方治疗，效果很好。若心力衰竭者，加蛇床子、黄酸刺、红景天；房颤或快慢综合征者，加甘松、磁石；心肌缺血，现出心绞痛者，加毛冬青、延胡索；心脏扩大者，加炒苍术、秦艽；有脑出血者，加三七粉；有脑梗死者，加枫荷梨。

另外，我总结慢性风湿性心脏病的饮食禁忌有以下五条：

其一，限制食盐的摄入量。本病易发生水肿，故必须限制食盐的摄入量，每天食盐 5g 之内较为合适。其二，减少高脂肪饮食。因高脂肪饮食摄入后不易消化，会增加心脏负担。其三，不宜一次喝大量的饮品。一次喝大量的水、汤、果汁等饮料，会迅速增加血容量，从而增加心脏负担。若需要喝较多的水，可以每次少一点，相隔时间长一些，多喝几次。其四，戒刺激性饮食。如辣椒、胡椒、烟酒等。其五，禁饮大量浓茶、咖啡等兴奋性饮料，会给心脏带来负担，应尽可能避免。

二、用药特色

（一）温阳寒散，用补骨脂、胡芦巴、菟丝子

湿邪羁留人体日久，耗伤阳气，尤其是脾肾之阳，阳虚则寒，故慢性风湿性心脏病可以出现虚寒之象。针对阳虚寒凝的病理，我常用的三味药是：**补骨脂、胡芦巴、菟丝子**。

补骨脂，又叫破故纸、和兰苋、胡韭子，为豆科植物补骨脂的果实。出自《雷公炮炙论》，其味辛、苦，性温。入肾、脾经。能温肾助阳，纳气，止泻。主治肾虚冷泻，遗尿，滑精，小便频数，阳痿，腰膝冷痛，虚寒喘嗽。外用，可以用来治疗斑秃、白癜风。现代研究表明，补骨脂有效成分补骨脂乙素，该成分能够很好地起到强心作用，可扩张豚鼠、兔、猫、大鼠离体心脏的冠状血管，并能对抗垂体后叶激素对冠状动脉的收缩作用。

胡芦巴，又叫芦巴子、香草子、小木夏，为豆科胡芦巴属植物胡芦巴的种子。果实成熟时采收，晒干，打下种子，生用或微火炒至微黄，用时打碎。其味苦，性温，入心、肾经，能补肾阳，祛寒湿，主要用于肾虚阳痿，腰痛，少腹冷痛，疝痛。

菟丝子，又叫豆寄生、无根草、黄丝、黄丝藤、无娘藤、金黄丝子等，为旋花科植物南方菟丝子或菟丝子的种子。7—9月种子成熟时与寄主一同割下，晒干，打下种子，簸去杂质。其味辛甘，性平，入心、肝、肾三经，能补肝肾，益精髓，明目，菟丝子正补心、肝、肾之圣药，能直入三经以收全效也。菟丝子是一味非常好的药，《本草汇言》总结得很好："菟丝子，补肾养肝，温脾助胃之药也。……但补而不峻，温而不燥，故入肾经。虚可以补，实可以利，寒可以温，热可以凉，湿可以燥，燥可以润。非若黄柏、知母，苦寒而不温，有泻肾经之气；非若肉桂、益智，辛热而不凉，有动肾经之燥；非若苁蓉、锁阳，甘咸而滞气，有生肾经之湿者比也。"

我父亲传下用这三味药治疗慢性风湿性心脏病出现阳虚寒湿证候的患者，疗效非常好。

189

（二）祛风除湿，擅用风药

慢性风湿性心脏病，从病名可以看出，其病邪主要为风、湿。故祛风除湿为本病的基本方法。祛风除湿，叶氏中医擅用风药。具体而言，包括祛风药：**嫩桂枝、关防风、羌活**，以及搜风的虫类药：**地龙、全蝎**。

防风，《本草纲目》记载为"治风去湿之仙药"，为治风通用之品。防风，配秦艽、炒苍术，是我常用来治疗风心病的药对。在临证中，应视具体的病情，选择相应的风药，或单独运用，或搭配组合运用，不一而论。防风走上焦，为治风通用；桂枝走气分；羌活走上肢；独活走下肢。

虫类药性善行走窜，通达经络，搜风透骨。地龙，一般会跟枫荷梨配对。能通经活络，治疗半身不遂。地龙是通下的，枫荷梨是通上的。地龙是我常用的治疗心脏疾病的一味药。

比如，治疗肺源性心脏病，地龙可以平喘，通血脉，能加强心肺气体交换。用在糖尿病心脏病，常用来通下肢瘀血，效果比较好。跟羌活搜风药搭配，通上肢血管。地龙配羌活，上下都有引路人，能通利全身血脉。

风湿性心脏病患者，常常会有肺淤血，虫类的地龙具有平喘、通血脉、通经活络的作用，用治血脉不通，效果非常好。地龙与五爪龙，二龙合用，祛风湿，平喘。

第三节　医案集粹及分析

医案 1：风湿性心脏病（气血虚）

有一位黄女士，32 岁，B 超医生。因为经常感冒，有时心慌，做24 小时动态心电图、心脏彩超，提示有主动脉瓣、三尖瓣轻度反流、二尖瓣中度反流、肺动脉高压。于是问专科医生："这个病医院怎么说？"医生回复："过几年可能要开刀。"患者不愿意开刀。医生说："我这里有些风心病有点厉害的，结果后来慢慢好起来。我们问起来，问怎么好起来的？说吃了一个中医大夫的药。这两天等等看，看还有没有患者说起这个叶医师。"过了不到一个礼拜，又有我的一个患者去医院做检查，正好是这位黄女士给做的 B 超，结果发现风心病比原来好了一半。通过询问，得知也是找叶医师看的，这足以证明吃中药的效果是好的，就想找我来看病。黄女士的妈妈在外科手术室，她妈妈说，曾碰到一个风心病的患者，65 岁到这儿开刀，觉得很奇怪，十几岁就有了这个病，为什么到 65 岁这么大年龄了才开刀呢？一问之下，知晓原来是在叶医师这里开方吃药的。心动不如行动，黄女士第二天就来找我，说："看完好了之后，以后有风心病患者，就介绍到您这儿来看病。"记得患者是 2010 年 8 月 10 日来找我求治的，当时的症状是：心悸，气短，乏力，头晕，面色无华，寐差多梦，身寒怕冷，舌淡苔白，脉细。此为气血亏虚，心神失养，治以益气养血，宁心安神。处方如下：

北黄芪 20g	西秦艽 10g	香官桂 5g	炒白术 15g
潞党参 30g	炒枣仁 30g	制远志 10g	当归尾 15g
苦桔梗 15g	疆贝母 15g	云茯苓 30g	煅龙骨 30g 先下
煅牡蛎 30g 先下	小青皮 15g	炙甘草 5g	广地龙 10g
炒苍术 10g	广陈皮 15g	五爪龙 30g	

七剂，水煎服。

本方北黄芪益气健脾，配潞党参、炒白术、云茯苓、炙甘草，为著名的四君子汤，补气扶正为主；西秦艽配炒苍术、五爪龙、广地龙，祛风除湿，从脾论治心病，是为叶氏治疗风心病、扩张型心肌病的特色用药；香官桂，温心，散寒通络；炒酸枣仁、制远志，养心安神，配煅龙骨、煅牡蛎，重镇安神，用来治疗失眠多梦；苦桔梗、疆贝母、广陈皮、小青皮，行气化痰；当归尾，破血攻瘀，在本案有两层含义：一为久病入络，要用活血化瘀之品通经络，二为当归有活血补血之功，也是我提出的"祛瘀生新"之法的体现，只有祛除了陈旧的瘀血，脉道通利了，才能生成新的血液，心得血养，才能正常发挥其"君主之官"的生理功能。

2010 年 8 月 17 日二诊：前药服用七日，患者寐差得减，面色好转，精神好转。减去肉桂，加嫩桂枝；减去潞党参，加太子参；减去炒苍术、制远志。处方如下：

北黄芪 20g	嫩桂枝 5g	炒白术 15g	太子参 30g
炒枣仁 30g	广地龙 10g	当归尾 15g	苦桔梗 15g
西秦艽 9g	疆贝母 15g	云茯苓 30g	煅龙骨 30g 先下
煅牡蛎 30g 先下	小青皮 15g	广陈皮 15g	五爪龙 30g

七剂，水煎服。

2010 年 8 月 24 日三诊：上方服用七日，睡眠良好，身体转温，面色红润，精神佳。减去嫩桂枝、煅龙骨、煅牡蛎，加川红花。处方：

北黄芪 20g	炒白术 15g	太子参 30g	炒枣仁 30g
广地龙 10g	当归尾 15g	苦桔梗 15g	西秦艽 9g
疆贝母 15g	云茯苓 30g	小青皮 15g	广陈皮 15g
川红花 10g	五爪龙 15g		

吃了三个月的药后，患者睡眠佳，乏力头晕怕冷等症状消失，觉得自己没有感冒。

在我这儿吃了六个月的药后，去医院做检查，B超显示已恢复正常，因此感到特别开心。在复诊的时候，跟我说："我中奖了，中大奖了。我比中彩票一百万的奖还要开心。"然后把一张报告拿出来，嘴里配着音乐，开始唱歌"谢谢你给我的爱……"，她妈妈抱着鲜花拿进来，当时在场的患者都在鼓掌。母女俩抱着我，嘴里直说谢谢。在场的患者跟着一起唱。当时，感觉到我是世界上最幸福的医生。

医案2：风湿性心脏病二尖瓣置换术后、高血压、肺结节（阳虚兼瘀）

钱某，女，52岁，画家。患者6年前曾做过风心病二尖瓣置换术，有房颤病史。近期受凉感冒，自行服用感冒药，感冒未愈，并时常有心慌胸闷的表现，去医院检查提示心动过速，肺部有结节，测血压170/100mmHg。该女士是我以前的一个患者，做二尖瓣置换术前曾找我开方调治，术后恢复很好，故这次发病即来找我求治。2019年11月8日来诊时症见：自觉心悸，胸闷，眩晕，下肢重度水肿，咳粉红色泡沫痰，两颧红，冷汗淋漓，唇色青紫，舌青紫，脉细弱。此为阳虚兼血瘀，治拟回阳救逆，活血利水。处方如下：

淡附片 9g 先下	干姜片 6g	北黄芪 25g	西秦艽 9g
炒苍术 12g	川红花 10g	苦桔梗 15g	疆贝母 6g
紫丹参 30g	广地龙 10g	嫩桂枝 15g	葶苈子 30g 包煎
广陈皮 15g	粉猪苓 30g	浙贝母 10g	炙甘草 5g
车前子 30g 包煎	蛇床子 10g	关防风 9g	大红枣 10g

七剂，水煎服。

本方淡附片、干姜片、嫩桂枝，补阳救逆；北黄芪补气健脾；西秦艽、炒苍术，祛风除湿，为治疗风湿性心脏病的常用药对，配广地龙，增强搜风通络之力，加上关防风、嫩桂枝等风药，增加祛风除湿的功效；

川红花、紫丹参，活血化瘀，通利脉道；苦桔梗、广陈皮，配疆贝母、浙贝母，入肺经，行气散结，化痰止咳；葶苈子、车前子、粉猪苓，利水通淋消肿；蛇床子，温阳逐饮，是叶氏中医治疗水饮凌心的特色用药；大红枣，健脾益气，补血；炙甘草，调和诸药。

2019年11月15日二诊：服前药七日后，患者阳虚症状明显减轻，下肢水肿渐消。宗前方，减去淡附片、炒苍术、蛇床子，加黄酸刺。处方如下：

干姜片 6g	北黄芪 25g	西秦艽 9g	黄酸刺 20g
川红花 10g	苦桔梗 15g	疆贝母 6g	紫丹参 30g
广地龙 10g	嫩桂枝 15g	葶苈子 30g 包煎	广陈皮 15g
粉猪苓 30g	浙贝母 10g	炙甘草 5g	车前子 30g 包煎
关防风 6g	大红枣 10g		

七剂，水煎服。

2019年11月22日三诊：前药服用七日后，下肢水肿消退，诸症好转，测血压150/90mmHg。减去温热的干姜片、利水的粉猪苓，加补气的太子参、红景天、延胡索。处方如下：

北黄芪 25g	西秦艽 9g	黄酸刺 20g	川红花 10g
苦桔梗 15g	疆贝母 6g	紫丹参 30g	嫩桂枝 15g
广地龙 10g	葶苈子 30g 包煎	车前子 30g 包煎	浙贝母 10g
炙甘草 5g	广陈皮 15g	太子参 30g	红景天 20g
延胡索 15g	关防风 6g	大红枣 10g	

服用近半年后，患者血压正常，病情稳定，精神佳。随访三年，能正常上班。

医案3：风湿性心脏病、卵巢癌术后（风湿热毒）

黎某，女，51岁，患者为华侨，目前为某高校教师，一直未婚，独居。患者风心病、二尖瓣重度反流病史10余年，4年前因月经不规律，常有经间期出血，去某医院检查诊为卵巢癌，然后进行了卵巢切除手术。近日参加学校户外活动，走得稍微多一些，感觉心慌、乏力，经过休息也不能缓解。寻求过中医药治疗，但效果不理想，经过多方打听，于2014年7月28日前来找我求治。当时症见：患者自觉心悸，情绪低落，寐差，纳差，大便稀溏，舌红苔白中间稍厚，脉细，此为气虚、风湿热蕴，治以补气，清热祛风湿。处方如下：

北黄芪 20g　　云茯苓 30g　　嫩桂枝 15g　　香茶菜 20g

夜交藤 30g　　合欢皮 30g　　浙贝母 15g　　苦桔梗 15g

三叶青 10g　　石见穿 9g　　枸橘李 15g　　猫人参 10g

炒白芍 15g　　关防风 10g　　红景天 10g　　阳春砂 9g 后下

白豆蔻 9g 后下　　补骨脂 15g　　炒谷芽 30g　　炒麦芽 30g

七剂，水煎服。

本方北黄芪、红景天，益气健脾；夜交藤、合欢皮，疏肝解郁，安神定志；嫩桂枝，温经散寒，活血通络；云茯苓，益气养心；浙贝母、苦桔梗，行气化痰；三叶青，清热解毒，活血化瘀；关防风，祛风胜湿；阳春砂、白豆蔻、炒谷芽、炒麦芽，健脾除湿，益胃消食；补骨脂，温肾助阳；炒白芍、枸橘李，疏肝理气，治妇人病，当以肝为先天，勿令肝气郁结，这是叶氏中医治疗妇科疾病的一个特点；猫人参，清热解毒，用于痈、疖，脓肿，以及癌症；香茶菜、石见穿，清热解毒，散瘀消肿，我常用来治疗癌肿。

2014 年 8 月 4 日二诊：上方服用七日后，患者诉心悸减少，睡眠好转，大便已正常，减去炒谷芽、炒麦芽，继服。处方如下：

北黄芪 20g　　云茯苓 30g　　嫩桂枝 15g　　香茶菜 20g

夜交藤 30g　　合欢皮 30g　　浙贝母 15g　　苦桔梗 15g

三叶青 10g　　石见穿 9g　　枸橘李 15g　　猫人参 10g

炒白芍 15g　　关防风 10g　　红景天 10g　　阳春砂 9g 后下

白豆蔻 9g 后下　　补骨脂 15g

七剂，水煎服。

2014 年 8 月 11 日三诊：上方服用七日，心悸消失，睡眠明显好转，纳食有增。减去阳春砂、白豆蔻、补骨脂、炒白芍、北黄芪，加西洋参、生鸡内金、三七粉，继服。处方如下：

西洋参 5g　　云茯苓 30g　　嫩桂枝 15g　　香茶菜 20g

夜交藤 30g　　合欢皮 30g　　浙贝母 15g　　苦桔梗 15g

三叶青 10g　　石见穿 9g　　枸橘李 15g　　猫人参 10g

关防风 10g　　红景天 10g　　鸡内金 15g　　三七粉 6g 吞服

前方加减服用一年后，去医院检查，B 超显示二尖瓣轻度反流，肿瘤标志物指标正常。

因该患者独居生活，又没交什么朋友，所以我建议她：首先，每天要出门散散步，适当走一走，看看外面的花花草草，呼吸呼吸新鲜空气，不要老闷在家里；其次，培养一个可以持续的兴趣爱好，比如画画、写字、打太极拳等。患者虽然性格比较古板，但我的话还是听了。每天晚饭后去附近公园散步，参加了某国画培训班，一直学习画画至今。几年来，我们成为了好朋友，而患者的病情稳定，心脏疾病也没有再发作。

 附论：叶氏中医治疗癌症的用药体会

我先说给一个导演治病的故事。

这位导演曾患心脏病，安装了支架，听人介绍找我来看，经过开方吃药，不仅心脏病治好了，其他的血压、血糖、尿酸等也都正常了。后来过了几年，得了胰腺癌晚期，在某三甲医院开的刀，医院说没有几个月活的。

手术以后，第二天麻药，第三天叫老伴把孩子们叫来，跟孩子们讲，要找叶秀珠医生开药吃药。女婿是某三甲医院的院长，听了之后说："我给你找一个好点的医生。"他说好的。到第四天的早上，他看孩子们没动静，问："怎么还没给叶秀珠医师的药开过来？"他女婿说："你这是癌症，叶秀珠医生是看心脏病的啊！"他说："我当时找叶秀珠看心脏病，那么多医院让我装支架，我后来吃了叶秀珠医生开的药，连高血压、高血糖、高尿酸都好了。"并坚持说："我就是要吃叶秀珠医生开的药。"

老伴和孩子拗不过他，当天来找我。说起经过："病人是癌症晚期，开刀第四天，一定要吃你开的中药。开始我们没当一回事，是想等出院后到上海去看的。可他谁都不相信，非要吃您开的药。"我问："资料带来了没有？"答："带来了。"我又问："化疗了没有？"答："明天准备化疗，要化疗5次。"经过详细询问，知晓病人的病情后，我给开了方子，家属抓药拿给病人吃。

吃了几个月药之后，检查所有的指标全部都正常，肿瘤的各项指标、心脏的指标，体检出来全部都好，并且在化疗期间很少掉头发。他女婿说要来看我，想邀请我去他所在医院看病。但是我实在很忙，病人太多了，走不开，只好表示惋惜了。

病人生病了，哪怕不是心脏疾病，第一个想到的是我，这是对我莫大的信任，像以上的故事在我看病生涯中比比皆是，不胜枚举。四十多年的临床实践中，除心脏疾病外，也治过很多疑难杂症，如令人闻之色变的癌症就是其中之一。

关于癌症，我父亲认为，癌症是以正气不足为根本原因，痰、瘀、气相互胶结，形成癌肿，癥瘕积聚，则为标实。治疗当中，补气扶正是必不可少的，临床上要根据病情灵活选用抗癌之药。我们家传下来治癌症的主要用药：三叶青、龙葵、马齿苋、守宫、北黄芪、全蝎、地鳖虫、浙贝母、苏木、藤梨根、肿节风、猫爪草、皂角刺、白花蛇舌草等。

北黄芪，补气扶正，在治疗癌症中北黄芪功能要加倍，用量大，一般用30g，多的时候用60g。如果病人正气虚弱得厉害，头三天以内可以用120g。

龙葵，能清热解毒，利水消肿，我用龙葵，主要是取其保肝的作用。所有的癌症病人都容易发生肝转移，所以需要保肝，龙葵一定要用。龙葵一般用量10g，我常用龙葵配柴胡保肝，预防肝转移。

浙贝母，清热化痰，软坚化结非常好，我用来预防淋巴结转移。

守宫，又叫天龙、壁虎，其味咸，性寒，有小毒，入肝经。能祛风，活络，散结。

苏木，从血分。用苏木，可以祛血液里的邪气，活血化瘀，攻毒，我常配赤芍药。

藤梨根，是野猕猴桃的根，其味酸涩，性凉，清热解毒，祛风除湿，利尿止血。所有的癌症可以用，尤其用于胃肠道的癌症效果更好。

肿节风，我主要用于治疗结肠癌、肠癌。

马齿苋，酸，寒，清热利湿，凉血解毒。《本草正义》言马齿苋"最善解痈肿热毒，亦可作敷药"。我常用马齿苋治疗消化系统的癌症。

猫爪草，解毒，化痰散结；皂角刺，消肿托毒，排脓，杀虫，二者加起来效果特别好。《本草汇言》："皂荚刺，拔毒祛风……凡痈疽未成者，能引之以消散，将破者，能引之以出头，已溃者，能引之以行脓。于疡毒药中为第一要剂。"

白花蛇舌草，其味苦甘，性寒，入心、肝、脾三经，能清热解毒，利尿消肿，活血止痛。为广谱抗癌药，所有的癌症都可以运用。一般用量30g，多的时候用到50g。

地鳖虫，又叫土鳖虫、土元、蟅虫，其味咸，性寒，有小毒。能活血散瘀，通经止痛。

全蝎，其味咸辛，性平，有毒。祛风止痉，通络解毒。《本草纲目》言蝎："足厥阴经药也，故治厥阴诸病。诸风掉眩搐掣，疟疾寒热，耳聋无闻，皆属厥阴风木。故东垣李杲云：凡疝气、带下，皆属于风。蝎乃治风要药，俱宜加而用之。"

三叶青，微苦，平，清热解毒，祛风化痰，活血止痛，我常配肺形草，以治肺癌。

飞来鹤，有降血糖、抗癌、抗白血病作用，能补肝肾，健脾胃。治疗甲状腺肿大，我常搭配夏枯草、海藻、昆布等同用。

第六章
冠心病

冠心病，指心脏的冠状动脉粥样硬化使动脉管腔狭窄或阻塞，冠状动脉功能性改变导致心肌缺血缺氧或坏死而引起的心脏病，亦称缺血性心脏病，属于中医学的"胸痹""心痛""厥心痛""真心痛"范畴。

第一节　叶氏祖传治疗秘诀

一、治疗秘诀

冠心病是一个西医学病名，属中医"胸痹""心痛"范畴。是以膻中或左胸部发作性憋闷、疼痛为主要临床表现的一种病证。

叶氏中医治疗心脏病的秘诀是"以通为要，以通为补，心肺同治，健脾和胃"，"通"字诀在胸痹心痛的治疗当中显得尤为重要。通，包括"温通""血通""气通"等方面，现分别述之。

中医认为，本病的病理基础是心气、心阳不足，以及在此基础上的气阴两虚、气虚气滞、寒凝心脉、瘀阻心脉、痰瘀痹阻等证候类型。

心气不足，鼓动无力，见心动悸，脉结代，甚至脉微欲绝。治以补益心气，叶氏用药：**西洋参、太子参**。若兼脾胃虚弱，纳少腹胀，大便溏稀，健脾益气，和胃消食，加炒白术、炒莱菔子、焦神曲；若兼气阴两虚，内热扰心，心神失养，不寐，用抱茯神、云茯苓、百合蒜；气阴不足，失眠汗出，重镇安神，滋阴，用煅龙骨、煅牡蛎；若气虚导致气机郁滞，出现胸闷痛，行气止痛，用广陈皮、延胡索。

心阳不足，寒凝心脉，见自觉胸冷痛，畏寒怕冷，手足不温，舌淡苔白，脉沉细。当温补心阳，散寒通脉，叶氏用药：**嫩桂枝、薤白**。嫩桂枝、薤白，温通心阳，心阳振奋，则阴霾之邪自然退去，此法是我的太公叶延寿宗张仲景温通治胸痹之大法而形成。**"温通"**，使寒邪祛则心脉通畅，心气足则推动之力强，从而通则不痛。

若心阳暴脱，脉微欲绝的危重急症，回阳救逆，用淡附子、干姜片、人参；若久病及肾，肾阳虚衰，而致寒水上泛，水饮凌心，温补肾阳，用香官桂、蛇床子、补骨脂、胡芦巴等。根据病机，灵活选用嫩桂枝、肉桂、香官桂。肾阳不足，寒水上凌心肺用肉桂，心阳不足，寒凝心脉则用嫩桂枝。

气虚或痰瘀阻滞，导致气机郁滞不通，不通则痛，临床可见胸闷痛，胀闷不舒。当行气止痛，叶氏用药：**广陈皮、苦桔梗、延胡索**。此为"**气通**"。苦桔梗、广陈皮，均能入肺、心，能行气通利。桔梗既开肺气之结，又宣心气之郁，能行气通脉也。

痰浊痹阻，气虚、气滞，气机不畅，可致痰饮丛生。痰浊痹阻心脉，可见胸憋闷，舌体胖苔腻，脉滑。当行气化痰，叶氏用药：**广陈皮、半夏、生山楂**。广陈皮、半夏，为朱丹溪的名方二陈汤的主药，配生山楂，健脾消食，行气散瘀。生山楂，是一味很好的防治冠状动脉粥样硬化的药物，是我常给病人开具的茶饮方。

倘若痰浊蒙蔽心窍，出现昏迷，我用叶氏醒脑开窍方，配红景天，以增强抗缺氧、抗心肌缺血的作用；若痰湿阻滞于经络，祛风胜湿，用风药蚕羌活、川独活、关防风、嫩桂枝，虫类药淡全蝎、广地龙、大蜈蚣等，以搜风通络；若痰饮停于中焦，行气化湿和胃，加云茯苓、白豆蔻、阳春砂；痰浊阻滞中焦，气机不化，口苦口臭，升清降浊，用干荷叶；痰浊上扰，头晕头重，用香白芷、明天麻、双钩藤。此外，若感受外邪，或痰郁化，形成痰热郁结，清热化痰，用川黄连、干荷叶；若阳明热盛，胃火上炎，见口臭口干，用生石膏，大便干结，则用火麻仁、决明子。

瘀阻心脉，脉道不通利，见心悸、心痛，胸部刺痛，唇色青紫，舌紫暗有瘀斑瘀点，脉涩。当活血化瘀，叶氏用药：紫丹参、当归尾、正川芎、燀桃仁、三七粉。若老年人患冠心病日久，瘀堵较为严重，要增加破瘀的力度，可选用苏方木、川红花、五灵脂、制乳香、制没药、烫水蛭等。冠心病当中，痰瘀互结较为常见，既有痰浊的症状，同时存在血瘀的表现。故临床治疗上，必须活血、化痰同时进行，视痰与瘀的多少，或有所侧重，或偏于活血化瘀，或偏于理气化痰。

活血化瘀之法，即为"**血通**"，适用的药物，使壅阻心脉之瘀血得以消解，脉通则不痛。叶氏祖传下来的活血化瘀之品为：穿山甲片、燀桃仁、苏方木、当归尾；随着叶氏历代医家的不断补充和完善，又增加了破瘀之品；病程较长的老年病人，顽固性阻塞心脉，则必须用攻瘀之品：烫水蛭。

一方面活血化瘀药物可扩张血管，降低血管阻力，改善血运；另一方面也可抑制炎性反应，增强免疫功能及机体反应性，因此，活血化瘀法在心血管系统疾病的治疗中被广泛应用。

一个"通"字诀，是叶氏中医治疗心脏病的精髓之所在。治疗胸痹心痛，胸闷，甚或真心痛，以通法施之，无不应验。

缓解期，应尽量避免诱发因素，同时，要积极治疗高血压、高脂血症、糖尿病等相关疾病，规律服药，定时复诊，不适随诊。

二、用药特色

中医的一个特色就是"整体观"，认为人是一个有机的整体，人与自然环境也是一个有机的整体。整体观贯穿中医诊病、治疗的始终。比如西医认为冠状动脉堵塞 70% 左右要装支架，但装支架只是局部治疗，今年这段血管不行，装一个，明年那段血管不行，再装一个，好比是马路上的警察，只能管辖一段路口的交通，不能解决其他地方堵不堵、通不通的问题，而且装过支架的血管还会再次堵塞。

而根据中医整体观的思路，这段血管堵塞了，通过"活血化瘀"的办法"打通"，恢复动脉壁原有的弹性和管腔面积，营养心肌。同时，其他没堵塞的血管，也要用药预防堵塞。说得形象点，中医在治疗冠心病的过程中扮演了血管清道夫的角色。我通过多年临床发现，冠状动脉堵塞 80% 以下的病人，通过连续服用中药，治愈率是很高的。

（一）通络止痛，用延胡索

胸痹心痛为本虚标实之证，单纯的补虚容易导致病邪壅塞更严重，而单纯的攻阻塞之病邪，则又容易损伤本已虚弱的正气，故我的太太公强调必须攻补兼施。

对于心血管堵塞，我认为根本的原因是气虚，因虚而导致实邪丛生，进而堵塞心血管为病。实邪包括：寒、滞气、痰、瘀血。这些病邪常相兼为害，尤其是痰、瘀，二者往往杂糅在一起，难以分开。治疗上，不能单纯地予以补益之法，实邪堵塞的情况下，愈补愈堵，因此必须攻补兼施。用药物，疏通堵塞之心血管，补益虚弱之正气，逐渐恢复健康。

冠心病心绞痛，我常用一味破血化瘀、通络止痛的药物：**延胡索**。

延胡索，又叫延胡、玄胡索、元胡索，为罂粟科植物延胡索的块茎，生于丘陵草地，于夏初茎叶枯萎后采挖，除去须根，洗净，沸水中煮至恰无白心即取出，晒干即可。

延胡索，其味辛、苦，性温，入心、肺、脾、胃四经，具有活血、行气、止痛的功效。本品辛散，苦泄，温通，既能入血分而活血化瘀，又能走气分而行气止痛，为血中之气药，止痛之佳品。故《本草纲目》曰："延胡索，能行血中气滞，气中血滞，故专治一身上下诸痛，用之中的，妙不可言。"

小时候父亲给我们讲过《本草纲目》中记载的几个故事：

故事一：荆穆王妃胡氏，因食荞麦面着怒，遂病胃脘当心痛，不可忍。医用吐下行气化滞诸药，皆入口即吐，不能奏功，大便三日不通。因思《雷公炮炙论》云：心痛欲死，速觅延胡。乃以玄胡索末三钱，温酒调下，即纳入，少顷大便行而痛遂止。

故事二：又华老年五十余，病下痢腹痛垂死，已备棺木。予用此药三钱，米饮服之，痛即减十之五，调理而安。

故事三：一人病遍体作痛，殆不可忍。都下医或云中风，或云中湿，或云脚气，药悉不效。周离亨言：是气血凝滞所致。用玄胡索、当归、桂心等分，为末，温酒服三四钱，随量频进，以止为度，遂痛止。

我父亲说过，延胡索是一味破气、破血之药，用之治疗冠心病，是缘于本病多有气滞血瘀，并且延胡索必须与补血、补气药搭配运用，若不搭配补气补血之药，恐有伤损之虞。

醋制延胡索可加强止痛之功。炮制方法：取净延胡索，用醋拌匀。浸润，至醋吸尽，置锅内用文火炒至微干，取出，放凉；或取净延胡索，加醋置锅内共煮，至醋吸净，烘干，取出，放凉。每延胡索 100kg，用醋 20kg。

（二）破血攻瘀，水蛭力强

冠心病多因情志失调，饮食不节，外邪内侵，年老体虚等因素导致心的气血阴阳失调，心脉痹阻不通。故叶氏祖传治疗心脏疾病的药物当中，活血化瘀药物占有重要的位置。随着病程日久，对顽固性阻塞心脉，则必须用攻瘀之品，如水蛭。

水蛭，味咸、苦，性平，有小毒，归肝经，具有较强的破血、逐瘀、止痛的作用。张锡纯赞曰："凡破血之药多伤气分，惟水蛭味咸，专入血分，于气分丝毫无损……而瘀血默消于无形，真良药也。"

水蛭必须曝干，用猪油熬黑，令研极细。

我的祖先虽然没有明确化瘀、逐瘀、攻瘀的说法，但在用药当中体现了这些区别。对于瘀血壅堵得比较厉害的，要用水蛭，搭配攻瘀力强的桃仁、当归尾、苏木。但不能单纯运用，必须配上北黄芪等补气药，破瘀而不伤正。

第二节　叶秀珠治疗经验

一、治疗经验

几十年以来，我一直在用祖传的秘诀治疗冠心病，让很多很多的心脏病患者获益。我对中医药是很有信心的，从未怀疑过我们老祖宗传下来的东西。

诚然，在冠状动脉粥样硬化出现严重狭窄时，通过经皮冠状动脉介入手术，能迅速开通血管，达到血管重建的目的，这也是目前手术治疗的首选。但随之也会产生一些问题：比如，普遍存在术后重建血管再狭窄的问题。为避免支架内血栓形成和支架内再狭窄的发生，术后还需长期服用抗血小板、抗凝药物。长期的服药，不仅给患者增加了身体上的痛苦，更重要的是在精神上产生很大压力，也给个人家庭和社会带来了很大的经济负担。因此，手术只是治标，不能改善本虚标实的病理状态，不能阻止冠状动脉粥样硬化的发展进程。

在西医没有特效治疗手段的时候，中医药的优势作用就突显出来了。

第一，用中药能够有效地改善冠状动脉粥样状态，阻止冠状动脉粥样硬化的进展，从而积极预防冠心病心绞痛的发生。从现代医学角度而言，冠心病患者很多患有高血糖、高脂血症、肥胖等各种代谢失常性疾病，这些基础性疾病又容易使动脉粥样硬化，从而引起心脏病的发生。粥样硬化，对应中医"痰"的范畴。在治疗当中我特别强调化痰，运用化痰湿的药物，如广陈皮、石菖蒲、姜半夏、胆南星等。患病时间越长的冠心病病人，其痰、瘀的程度越深，尤其是痰瘀纠缠不清，单纯化痰或单纯化瘀均不能有效地治疗本病，必须化痰、破瘀同时进行。因此，我治疗冠心病，主张"痰瘀同治"，务必"打通"脉管内壅塞的痰瘀，这正是叶氏祖传下来的"通"字秘诀的具体运用啊。常用药物：川红花、煠桃仁、水蛭、当归尾、三七粉、紫丹参。现代药理研究表明，中药干预增加了功能性冠状动脉小分支或侧支循环，加快心肌供血，缓解症状，取得良好的预后。

第二，冠状动脉严重器质性狭窄，支脉的堵塞达到介入手术的程度，西医建议安装支架。有的患者安装支架后，虽然堵塞改善，但心悸胸闷的症状仍然存在，不得不求助中医中药。经过我开药调治后，症状消失。还有的病人不愿意安装支架，想保守治疗，转而寻求中医药的帮助。我治过数万例的冠心病患者，有的患者在医院做造影检查冠状动脉堵塞达 70% 左右，在西医看来，只能手术，别无他法。而经过服用我开的汤药，一般服用一年后，再去医院复查，显示冠状动脉堵塞能缓解到比较理想的效果，没有必要安装支架了。这样，病人既不用身体痛苦，又减轻了家庭和社会负担。这不正是中医药发挥"简、便、廉"的优势所在吗？

第三，如果冠心病没有及时治疗，或处理不当，动脉粥样硬化斑块破裂、出血，血小板聚集，甚至血栓形成，疾病进展到心肌梗死阶段。针对受损斑块破裂与动脉粥样硬化炎症反应、血栓形成的关系，中药干预对动脉粥样硬化斑块稳定性产生影响，改善心肌灌注，提升血流动力，改善冠状动脉血氧水平。我用人工麝香、红景天。

冠心病与血脂高、血压高、血糖高有关，并且往往同时存在。我在治疗有基础疾病的冠心病时，有所区别。伴有高脂血症的冠心病，加生山楂；伴有高血压的冠心病，加臭梧桐叶、明天麻；伴有高血糖的冠心病，加黄酸刺、冬桑叶、玉米须。

按患病时期分别采用化瘀、逐瘀、攻瘀的方法论治。我根据多年的临床观察，按患病时间的长短分为三个阶段：早期、中期，长期。在不同的阶段，根据病情的状况，分别采用活血化瘀、破血逐瘀、破血攻瘀之法一步步进行治疗。

二、用药特色

（一）代茶饮方：西洋参、生山楂、干荷叶

冠心病心绞痛不再是老年人专有的疾病，随着现代工作生活节奏的加快，压力大，吸烟过多，暴饮暴食，经常熬夜，过度劳累等因素，20 多岁的年轻人突发心肌梗死去世的消息时常见到报道。因此，防患于未然就显得尤为重要。

前文讲到我的太公叶维藩给邻县的悟一老和尚治病的故事，和尚病

好之后回邻县修建寺院，我太公嘱其在寺院种植山楂树，山楂成熟时，采摘制成生山楂茶，长年服用。这个茶饮方传到我这里，我经常给心脏病患者运用，效果很好。

动脉粥样硬化，中医讲是"痰"，痰瘀互结。因此，要清除动脉内粥样硬化，或预防粥样硬化形成，就要考虑消脂化痰，活血。既要活血，又要化痰。我认为，冠心病人以痰为重。现代药理研究结果表明，生山楂能降血脂，能防止动脉粥样硬化，能舒张血管，还可以抗心律失常，整体提高机体免疫力。因此，我治疗冠心病，除了吃中药外，还给患者开此茶饮方：生山楂 30～50g，开水冲泡。每日一剂，代茶饮。

针对冠心病发生的内在原因心气、心阴，叶氏中医必用药：西洋参。

西洋参，又叫西洋人参、洋参、西参、花旗参、广东人参等，为五加科植物西洋参的干燥根，选取生长 3～6 年的根，于秋季挖采，除去分枝、须尾，晒干。喷水湿润，撞去外皮，再用硫黄熏之，晒干后，其色白起粉者，称为"粉光西洋参"；挖起后即连皮晒干或烘干者，为"原皮西洋参"。均以条匀、质硬、体轻、表面横纹紧密、气清香、味浓者为佳。一般又以野生者为上品，栽培者次之。

其味甘微苦，性凉，入心、肺、肾三经，具有补气养阴、清火生津的功效。既能补助气分，又能补益血分。张锡纯在《医学衷中参西录》中言其："性凉而补，凡欲用人参而不受人参之温补者，皆可以此代之。"现代药理学研究提示，西洋参皂苷对改善神经系统、心血管系统和免疫系统等系统疾病具有显著作用，尤其在心血管系统疾病方面，具有抗心肌细胞凋亡、抗心律失常、改善梗死后心室重构、增强抗氧化酶活性等作用。

干荷叶，为睡莲科植物莲的干燥叶，具有清暑化湿、升发清阳、凉血止血的功效，《本草纲目》谓"荷叶服之，令人瘦劣"。也体现了荷叶具有减肥的功效，对于血脂高的患者，常饮用干荷叶水，能起到很好的降血脂作用。

临床上治疗冠心病，我在辨证施治的基础上，适当选用西洋参、生山楂、干荷叶，代茶饮，效果非常好。若病情稳定，不用服汤药的时候，我往往开具茶饮方。

（二）破血攻瘀，用制乳香、制没药、三七粉

我治疗冠心病，务必要"打通"脉管内壅塞的痰瘀，这正是叶氏祖

传下来的"通"字秘诀。根据患者病程病情，分别采用化瘀、逐瘀、攻瘀的方法。对于病程较久，病情较重的患者，必须破血攻瘀才能奏效，我常用药物搭配为：制乳香、制没药、三七粉。

乳香，为橄榄科植物乳香树的树脂。宋朝丁谓写的《天香传》曰："昨过乳香山，彼人云：此山不下雨已三十年。香中带石末者，非滥伪也，地无土也。"记录乳香生长在贫瘠、困苦、干旱粗砂似无土之地，越是如此严苛的环境，产出的香料才越珍贵。

乳香味苦，性辛温，入心、肝、脾经，具有调气活血、定痛、追毒的作用。李时珍在《本草纲目》中记载其"入心经，活血定痛，故为痈疽疮疡、心腹痛要药"。没药，为橄榄科植物地丁树的树脂。其味苦，性平，入肝经，具有散血祛瘀、消肿定痛的功效。

我父亲说，疏通脉管壅滞的瘀血，非乳香、没药不可。这二味药搭配运用，为宣通脏腑、流通经络之要药，一切因瘀血阻滞而致的胃胁腹肢体关节诸疼痛，都能治之。

三七，又叫金不换，为血分之药，能治一切血病。三七能和营止血，通脉行瘀，一切瘀血皆破，一切新血皆止。三七在上篇已有过介绍，就不再赘述。这里稍微提一下的是，三七的叶，也有止血消炎的作用；三七的花，具有清热平肝、降血压的作用。

对于临床上冠状动脉堵塞较为厉害的患者，比如达到70%，医院建议安装支架，倘若患者不愿意安装支架，欲求治于中医药，那我在辨证施治的基础上，要加上这三味破血攻瘀的要药，经过一段时间治疗，能够改善冠状动脉的堵塞程度，改善病情。

第三节　医案集粹及分析

医案1：冠心病、高血压（痰瘀痹阻心脉）

吕某，男，65岁，画家。患者经常在晚上夜深人静时，抽着烟，灵感一来，挥洒作品，又时不时与友人相聚，喜爱一边喝点酒，一边谈天说地。兴致高、微醺时往往才思泉涌，也是创作状态最好的时候。由于经常熬夜，创作时想不起来吃饭，加上抽烟喝酒的嗜好，长年下来，经常会感觉胸痛。3年前因胸痛加重，头晕头痛，遂去附近某医院做检查，医院诊为：冠心病不稳定型心绞痛，心功能Ⅳ级，高脂血症，高血压（极高危，190/110mmHg）。经医院治疗，病情稳定后出院，一直服用医院给开的西药，但仍会时有胸痛，患者欲求中医药治疗，经好友介绍于2005年4月9日前来找我求治。当时症见：自觉阵发性胸痛，胸闷，头痛，测血压130/85mmHg，大便干结，舌暗苔薄白，脉沉弦。临床表现结合病史分析，此为心气不足，痰瘀痹阻心脉所致，治拟益气活血，祛痰化瘀。处方如下：

西洋参 5g　　云茯苓 30g　　淡全蝎 3g　　嫩桂枝 30g

臭梧桐叶 20g　　明天麻 10g　　川红花 10g　　紫丹参 30g

当归尾 15g　　延胡索 20g　　制乳香 9g　　制没药 9g

正川芎 10g　　广陈皮 15g　　生山楂 30g　　燀桃仁 10g

三七粉 6g 吞服

七剂，水煎服。

本方西洋参益气健脾，生津；臭梧桐叶、明天麻，平肝息风；川红花、紫丹参、当归尾、乳香、没药、正川芎、燀桃仁、三七粉，破血攻瘀；生山楂，健胃消食，活血化瘀，降血脂；延胡索，通络止痛；淡全蝎、嫩桂枝，搜风通络，又嫩桂枝温通阳气，心气得补，则痰瘀之邪得散；云茯苓，健脾利湿，配广陈皮行气化痰。因病人瘀堵比较厉害，饮食不慎，或情绪刺激，均可导致心绞痛的急性发作，及时服用速效救心丸，或丹参滴丸，心痛缓解。从收集到的病情资料来看，患者血脂血压高，痰瘀互结，痹阻心脉，心脉不通畅，瘀重于痰，故全方以大部队的破血攻瘀药物，配叶氏中医用来降血压、降血脂的特色用药，兼以补气扶正治之。

2005年4月16日二诊：服前药七日后，患者自觉胸痛、头痛已经缓解，大便正常。瘀阻减轻，故减去乳香、没药各3g。处方如下：

西洋参 5g　　云茯苓 30g　　淡全蝎 3g　　嫩桂枝 30g

臭梧桐叶 20g　　明天麻 10g　　生山楂 30g　　川红花 10g

紫丹参 30g　　当归尾 15g　　延胡索 20g　　制乳香 6g

制没药 6g　　正川芎 10g　　广陈皮 15g　　燀桃仁 10g

三七粉 6g 吞服

十四剂，水煎服。

2005年5月1日三诊：服用前药2周后，患者胸痛、胸闷、头痛消失，舌暗消退，脉象渐柔和。血瘀状态得到明显改善，故正川芎减至6g，减去破血攻瘀的当归尾、桃仁、乳香、没药及搜风通络的淡全蝎；加活血之苏方木、毛冬青。处方如下：

西洋参 5g	云茯苓 30g	嫩桂枝 30g	川红花 10g
紫丹参 30g	臭梧桐叶 20g	明天麻 10g	延胡索 20g
正川芎 6g	广陈皮 15g	毛冬青 30g	生山楂 30g
苏方木 10g	三七粉 6g 吞服		

上方加减服用3个月余，去医院复查：心功能正常，血压血脂稳定。停用降血脂西药，降压药减半服用，继续服药半年后，停药。待深秋入冬，气候较寒冷的时候，再来找我开方调理。随访至今，患者胸痛未再发作。

医案2：冠心病、高血压（痰瘀热结）

李某，男，82岁，退休老军人。患者发现高血压、高脂血症、高血糖病史20余年，多年来每天服用降血压、降血脂、降血糖西药，血压、血脂、血糖尚能维持在正常范围内，但偶尔仍有心慌心跳、胸闷的现象，2个月前因心慌加重，伴胸痛、头晕而去某医院就诊，冠状动脉CT结果提示有五处堵塞，分别堵塞85%、73%、65%、45%、35%，测空腹血糖9mmol/L，测血压170/110mmHg，医生说目前可以选择安装支架，也可以暂时不安装，如果堵塞进一步加重，就必须安装支架，否则冠状动脉堵塞完全，引起心肌梗死，就会造成病情危重。患者选择不装支架，想通过中医药进行治疗，经过病友介绍，于2011年12月8日来找我求治，当时症见：自觉眩晕，心悸，胸闷，胸痛，精神欠佳，乏力，大便干结，口干口臭，口舌生疮，舌紫苔厚腻，脉弦滑。此痰瘀互结，日久化热，而成痰瘀热互结，治以益气健脾，清热化痰，破血攻瘀。处方如下：

西洋参 5g	生山楂 30g	绞股蓝 30g	毛冬青 30g
臭梧桐叶 20g	川红花 10g	当归尾 20g	明天麻 20g
蚕羌活 15g	川独活 15g	生石膏 30g	干荷叶 30g
火麻仁 30g	广陈皮 20g	苏方木 10g	胡芦巴 10g
三七粉 6g 吞服			

七剂，水煎服。

本方西洋参益气生津；臭梧桐叶、明天麻，平肝息风；生山楂、绞股蓝、荷叶，活血化瘀，清热解毒，化痰降浊，能降血脂；毛冬青，清热解毒，活血化瘀；川红花、当归尾、苏方木、三七粉，破血攻瘀；蚕羌活、川独活，祛风胜湿；生石膏，清热泻火，泻阳明经热证；因患者年事已高，肾阳虚衰，故用胡芦巴，温肾祛寒；高血压患者常可见到大便干，需润肠通便，我用火麻仁专治高血压引起的大便干结；广陈皮，行气化痰。

2011年12月15日二诊：服前药七日后，患者复诊，诉大便正常，口疮消退，故减去石膏；心慌胸闷等症状缓解，精神好转，加搜风通络的淡全蝎、益气滋阴的太子参。处方如下：

西洋参 5g	生山楂 30g	绞股蓝 30g	淡全蝎 3g
毛冬青 30g	臭梧桐叶 20g	川红花 10g	当归尾 20g
明天麻 20g	蚕羌活 15g	川独活 15g	干荷叶 30g
火麻仁 30g	广陈皮 20g	太子参 30g	苏方木 10g
胡芦巴 10g	三七粉 6g 吞服		

七剂，水煎服。

2011年12月22日三诊：前药服用七日，诸症状好转。减去破血攻瘀的川红花、当归尾，减去火麻仁、胡芦巴，加活血化瘀的燀桃仁，霜桑叶清肺润燥，天花粉清热泻火、生津止渴，我常用霜桑叶、天花粉治疗高血糖。处方如下：

西洋参 5g	生山楂 30g	绞股蓝 30g	淡全蝎 3g
毛冬青 30g	臭梧桐叶 20g	天花粉 20g	霜桑叶 30g
明天麻 20g	燀桃仁 10g	蚕羌活 15g	川独活 15g
干荷叶 30g	广陈皮 20g	太子参 30g	苏方木 10g
三七粉 6g 吞服			

上方随症加减服用一年，患者去医院检查，血压、血脂、血糖稳定，复查冠状动脉CT，提示冠状动脉堵塞大为好转。这时候正好是冬季，患者服用膏方3个月，到次年冬季再来找我开膏方调治。随访至今，患者已90多岁，病情稳定，精神体力尚可，心悸胸痛未再发作。

医案3：冠心病、肺癌术后（气滞血瘀）

孙某，男，47岁，在杭州某小区做保安。患者肺癌手术病史5年，平时喜欢和同事朋友一起喝酒、吃肉，半年前某次值班，和人发生点争执，突然感觉胸痛，憋闷，因为痛得厉害，不能上班，被送到某医院，做冠状动脉造影，说有两条血管堵得很厉害，医院的医生不让他走，建议他做支架，必须马上疏通，不然随时会有发生心肌梗死的危险。一听说病得这么严重，手术治病要花钱，病人不想手术，稍微好一点就自己出院了，经朋友介绍于2002年5月3日前来找我求治，当时症见：眩晕，胸口刺痛，心慌心跳，医院检查结果显示冠状动脉造影显示左前降支堵塞85%，对角支堵80%，望见其痛楚面容，唇色发绀，舌紫、下有瘀血，脉弦涩，此为气滞血瘀所致胸痹，瘀阻心脉较为明显，治拟行气止痛，破血攻瘀。处方如下：

西洋参 5g	川红花 10g	广地龙 10g	烫水蛭 3g
当归尾 20g	三七粉 6g 吞服	紫丹参 30g	毛冬青 20g
茺蔚子 12g	明天麻 20g	黄酸刺 20g	延胡索 15g
燀桃仁 10g	制乳香 9g	制没药 9g	广陈皮 15g
肺形草 15g	三叶青 15g		

七剂，水煎服。

本方西洋参益气养阴；因为冠状动脉堵塞得很厉害，达80%、85%，若单是活血化瘀，恐怕力度有所不足，所以必须破血攻瘀，药用川红花、燀桃仁、烫水蛭、当归尾、三七粉、紫丹参、制乳香、制没药，一方面使堵塞的脉道通利，另一方面，还能修复已损伤的脉管，这也就是我提出来的祛瘀生新之法；广地龙，为虫类药，能通经活络、活血化瘀；延胡索，三叶青，行气通络活血止痛，配毛冬青活血化瘀；明天麻平肝息风，降血压；茺蔚子，辛散苦泄，主入血分，偏于行血祛瘀。行中有补，寓有祛风之效，与明天麻配伍为用，气血双调，祛风通络，清肝止痛；黄酸刺，既能活血散瘀，又能消食祛痰，用在此处，可预防心衰；广陈皮，行气化痰；因为肺癌术后病史，故用一味肺形草，清肺止咳，解毒消肿，心肺同治。本案冠状动脉堵塞较重，心肌得不到新鲜血液的供养，缺氧缺血，导致心肌梗死，胸口刺痛明显，故必须以破血攻瘀为主，且用量较大，必须先疏通脉管，配上行气通络止痛之品，共奏行气活血之效。

2002年5月10日二诊：上方服用七日后，患者胸口刺痛减轻，心悸减轻。血瘀状态有减轻，故减去活血化瘀之燀桃仁，乳香、没药各减3g；加关防风、云茯苓。处方如下：

西洋参 5g	关防风 8g	川红花 10g	广地龙 10g
烫水蛭 3g	当归尾 20g	三七粉 6g 吞服	紫丹参 30g
毛冬青 20g	茺蔚子 12g	明天麻 20g	黄酸刺 20g
延胡索 15g	制乳香 6g	制没药 6g	广陈皮 15g
云茯苓 30g	肺形草 15g	三叶青 15g	

七剂，水煎服。

2002 年 5 月 17 日三诊：上方服用七日，胸口刺痛感消失。血瘀状态进一步减轻，故减去破血攻瘀之制乳香、制没药，加血中气药正川芎。处方如下：

西洋参 5g	关防风 8g	川红花 10g	广地龙 10g
烫水蛭 3g	当归尾 20g	三七粉 6g 吞服	紫丹参 30g
毛冬青 20g	茺蔚子 12g	明天麻 20g	黄酸刺 20g
延胡索 15g	广陈皮 15g	云茯苓 30g	
正川芎 9g	肺形草 15g	三叶青 15g	

上方加减服用半年后，去医院复查冠状动脉造影，显示左前降支处堵塞 30%，对角支堵塞 40%，胸痛等诸症状未见，继续前方加减服药。又服用近半年前药，复查冠状动脉造影，左前降支及对角支分别堵塞 20% 和 30%，血压正常，让其停用降压西药，舌下瘀斑消退。以后每到冬季来求膏丸方调治，随访至今，未见冠心病发作。

医案 4：冠心病、高血压、糖尿病（寒凝心脉）

刘某，男，61 岁，工程师。患者有高血压、高血糖病史 10 余年，因没当一回事，经常忘记服药。半月前因连续熬夜工作，休息不好，出现头晕，胸闷，去附近某医院检查，冠状动脉堵塞，血压 170/105mmHg，空腹血糖 8mmol/L，另外，血脂、尿酸均高于正常，经朋友介绍于 2016 年 12 月 4 日来找我，欲求治于中医药。当时症见：患者自觉胸闷，心慌，胸口痛如针刺样，头晕头痛，伴气短，乏力，体力不支，上楼困难，纳差，大便稀溏，苔白，脉细。此为心气不足，瘀阻心脉，治拟益气健脾，破血攻瘀通脉。处方如下：

西洋参 5g	川红花 10g	延胡索 15g	淡全蝎 3g
生山楂 30g	绞股蓝 30g	天花粉 20g	鸡爪连 9g
臭梧桐叶 20g	蚕羌活 9g	川独活 9g	正川芎 6g

毛冬青 30g　　制乳香 9g　　制没药 9g　　天精草 5g

陈香橼 10g　　三七粉 6g 吞服

七剂，水煎服。

配绿茶捞饭。

本方西洋参益气养阴；川红花、正川芎、乳香、没药、三七粉，破血攻瘀；毛冬青、延胡索，活血化瘀，行气止痛；臭梧桐叶，平肝息风，降血压；蚕羌活、川独活、淡全蝎，均为风药，祛风除湿，降尿酸；生山楂、绞股蓝，化痰，活血化瘀，保护心血管系统，护肝；天花粉、黄连，搭配天精草，清热泻火，生津止咳，用来降血糖；陈香橼，消食理气除胀，降气化痰。

2016 年 12 月 10 日二诊：服前药七日后，患者诉胸冷痛消失，头晕痛好转，自测血压 150/100mmHg，腹泻好转，气短乏力好转。胸部冷痛消失，心阳来复，通则不痛，瘀血阻滞减轻，故减去制乳香、制没药、天精草。处方如下：

西洋参 5g　　川红花 10g　　延胡索 15g　　淡全蝎 3g

生山楂 30g　　绞股蓝 30g　　天花粉 20g　　鸡爪连 9g

臭梧桐叶 20g　　蚕羌活 9g　　川独活 9g　　正川芎 6g

毛冬青 30g　　陈香橼 10g　　三七粉 6g 吞服

七剂，水煎服。

2016 年 12 月 17 日三诊：服前药七日后，患者头晕痛消失，自测血压正常范围，诸症转好。故减去淡全蝎、陈香橼，加土茯苓、石韦，清热解毒，利尿通淋；加小青皮、广陈皮，行气化痰，逐瘀通络，小青皮用在此处，有补肾的作用，此为叶氏先祖传下来的"以气补气"观点的体现。处方如下：

西洋参 5g　　川红花 10g　　延胡索 15g　　生山楂 30g

绞股蓝 30g　　天花粉 20g　　土茯苓 30g　　石韦 10g

鸡爪连 9g　　臭梧桐叶 20g　　蚕羌活 9g　　川独活 9g

正川芎 6g　　毛冬青 30g　　小青皮 15g　　广陈皮 15g

三七粉 6g 吞服

前药服用半年后，去医院检查，结果显示：血压、血脂、血糖、尿酸均稳定在正常范围，复查冠状动脉 CT，冠状动脉堵塞大为好转。随访至今，冠心病未见发作。

医案 5：冠心病、高血压、腔隙性脑梗死（痰瘀互结）

潘某，男，48 岁，某公司程序员。患者因工作经常加班，又有还房贷的压力，精神比较紧张，3 年前单位年度体检时发现血压高、血脂高，通过服西药，加上自我饮食调节，血压血脂控制在正常范围，近期因患有精神疾病的父亲疾病复发而焦虑，出现头晕头重，胸口闷痛，去某医院检查，冠状动脉造影示左前降支软斑块、堵塞 80%，回旋支堵塞 70%，谷丙转氨酶高，血压 170/115mmHg，高脂血症，脑部有陈旧性腔隙性梗死，诊为冠心病，并予西药治疗，但效果不满意，情绪更加焦躁，想寻求中医的帮助。从朋友处听说我治心脏病很好，于 2007 年 5 月 7 日前来找我求治。当时症见：患者自觉胸闷，胸痛，头晕头重，腹胀，便溏，舌红苔白腻有瘀血，脉滑。从临床症状、病史，可以分析得出，此为气机郁滞，痰瘀互结所致，治以行气活血，化痰攻瘀，止痛。处方如下：

西洋参 5g	黄酸刺 20g	延胡索 20g	正川芎 6g
绵茵陈 15g	覆盆子 30g	炒白术 20g	蚕羌活 15g
川独活 15g	明天麻 20g	川红花 10g	紫丹参 30g
炒谷芽 30g	炒麦芽 30g	小青皮 15g	广陈皮 15g
姜半夏 8g	云茯苓 30g	三七粉 6g 吞服	

七剂，水煎服。

本方西洋参，益气养阴；延胡索，行气止痛通络；绵茵陈、覆盆子，清热利湿，降转氨酶；正川芎、川红花、紫丹参、黄酸刺、三七粉，破血攻瘀，通利脉道；小青皮、广陈皮、姜半夏，为二陈汤主药，理气，燥湿化痰；炒谷芽、炒麦芽，健脾和胃；蚕羌活、川独活，为风药，能祛风除湿；炒白术、云茯苓，健脾渗湿；明天麻，平肝息风，降血压。

2007 年 5 月 14 日二诊：前药服用七日后，患者诉胸闷胸痛缓解，头晕缓解，自测血压 130/100mmHg，仍略腹胀，大便正常，复查谷丙转氨酶有所下降，血脂正常。减去炒谷芽、炒麦芽、小青皮、广陈皮、覆盆子、炒白术，加炒莱菔子、阳春砂、白豆蔻，以消食和胃，行气化浊。处方如下：

西洋参 5g	黄酸刺 20g	延胡索 20g	正川芎 6g
绵茵陈 15g	蚕羌活 15g	川独活 15g	明天麻 20g
川红花 10g	紫丹参 30g	炒莱菔子 30g	阳春砂 9g 后下

白豆蔻 9g 后下　　姜半夏 8g　　　云茯苓 30g　　　三七粉 6g 吞服

七剂，水煎服。

2007 年 5 月 21 日三诊：上方服用七日，患者诸症状均消失。肝功能检查正常，减去绵茵陈、黄酸刺、姜半夏、云茯苓，加煼桃仁、苏方木、当归尾、嫩桂枝。处方如下：

西洋参 5g　　　煼桃仁 9g　　　延胡索 20g　　　正川芎 6g

蚕羌活 15g　　川独活 15g　　明天麻 20g　　　川红花 10g

紫丹参 30g　　嫩桂枝 15g　　炒莱菔子 30g　　阳春砂 9g 后下

白豆蔻 9g 后下　苏方木 9g　　当归尾 10g　　　三七粉 6g 吞服

随症加减服上方一年后，复查冠状动脉造影，左前降支堵塞 20%，回旋支堵塞 15%，血压血脂稳定。嘱其适当锻炼，如散散步、打打太极拳，及时调节不良情绪。若有加班劳累或情绪的波动，立即来找我开方调治，提前预防。随访 10 余年至今，胸痛未再发作。

第七章
房　颤

心房颤动（简称房颤）是临床上最常见的心律失常类型，可分为阵发性房颤和持续性房颤。多数患者先有房性早搏、阵发性房性心动过速，逐渐发展成阵发性房颤，病久不愈，持续 6 个月以上则为持续性房颤。目前西医治疗除了祛除病因和诱因治疗外，临床上以控制心室率、转复心律和预防复发为主，有药物治疗和非药物治疗。本病属于中医"心悸""怔忡""短气""胸痹"等病范畴。

第一节　叶氏祖传治疗秘诀

一、治疗秘诀

房颤，属于中医学的心悸范畴。关于心悸这个病，老年人比较多，熬夜的人，操心的人，我父亲说，我的太太公叶延寿认为，心悸多因虚、因惊、因瘀而生。虚，多为禀赋不足，或久病体虚，劳欲过度，耗伤气血，心神失养而惊悸；惊，乃惊恐恼怒，动摇心神，致心神不宁而惊悸；瘀，乃气血不足，气血运行滞涩，心脉不畅而发为心悸。若虚极邪盛，无惊自悸，悸动不已，则发展成怔忡。临床表现多为虚实夹杂之证。针对心悸的虚、惊、瘀的病理，我太太公传下的治疗秘诀是：补气温通，活血化瘀，宁心止悸。

心气亏虚，鼓动无力，血脉不得充盈，见心悸、气短、脉细弱或结代。当补益心气，叶氏用药：西洋参、三七粉。是叶氏治心病方中最为常见的补气之药对。

若气虚甚，可加太子参、潞党参；若气阴两虚，益气养阴，用太子参、麦冬、五味子；若脾胃气虚，食少腹胀，健脾益气，用潞党参、炒白术、小青皮、炒苍术、怀山药、炒麦芽、炒谷芽；若阳气虚水停，温阳逐饮，用蛇床子、胡芦巴等。

阴血亏虚，心失所养，见心悸怔忡，夜寐不宁，脉细弱或结代。当滋阴养心，叶氏用药：酸枣仁、云茯苓、抱茯神、夜交藤。若心阴虚，阴不敛阳，神不守舍，重镇安心神，定心悸，用甘松香、煅磁石；若阴血虚弱，有动风之象，祛风止痉，用关防风、淡全蝎、广地龙等。

痰浊阻滞上焦，见胸闷胸痛，舌淡胖苔腻，脉滑。当宽胸理气化痰，叶氏用药：广陈皮、姜半夏、苦桔梗。若痰湿停滞中焦，胃脘堵胀，食少纳差，健脾祛湿，和中消食，用云茯苓、鸡头米、阳春砂、白豆蔻、炒鸡内金等。

瘀阻心脉，气血运行不畅，见心悸怔忡，胸痛，胸闷，脉迟涩或结代。当活血化瘀，叶氏用药：紫丹参、苏方木、川红花、当归尾、正川芎等。若血瘀较甚者，则加大活血化瘀的药量，当归尾可用至20g。叶氏治疗心脏病的一个基本原则是"以通为补"，就心悸而言，不论是血虚，心失濡养而悸动，还是瘀血阻脉导致血不养心而心悸，均可以使用丹参一味。因丹参既可活血，又能补血，现代药理研究表明：丹参有明显的抗血栓形成、抗动脉粥样硬化作用，具有明显的扩张冠状动脉、增加冠脉血流量的作用。能加速心肌缺血或损伤的修复，减轻急性心肌缺血的程度。

气机阻滞，壅滞心肺，见胸闷胀痛，脉弦。当行气通脉，叶氏用药：广陈皮、苦桔梗。若肝气郁结，烦躁易怒，疏肝行气解郁，用北柴胡、温郁金、炒白芍；若气滞中焦，气机不畅，脘腹胀满，宽中理气，用炒枳壳、广陈皮、小青皮；若气郁于肺，胸憋闷，宽胸理气，用瓜蒌仁、广陈皮、苦桔梗。

房颤的突出表现是心率跳动异常，我父亲认为这与心肌功能失常有关，而要恢复心肌的功能，还得把目光放到脾上面。如前所述，脾主肌肉，心肌亦受脾所主，所以在治疗房颤时，健脾益气至为重要。叶氏常用药：炒苍术、鸡头米、怀山药、广陈皮。一般来说，陈皮通常用于理气燥湿化痰，我的先祖认为陈皮能健脾补气。此亦体现了叶氏祖传治心脏病当中非常重要的观念，即"通补"的思想。

二、用药特色

（一）祛风定悸，擅用虫类

叶氏中医治疗心悸，擅用全蝎、蜈蚣等虫类药。心病用虫类疏风药，主要取其搜风通络通脉之力。其一，蜈蚣最善搜风，贯串经络脏腑无所不至。味微辛，性微温，走窜之力最速，内而脏腑，外而经络，凡气血凝聚之处皆能开之。其二，归于肝经，乃息风止痉的要药，有很好的通络止痛作用。全蝎善入肝经，搜风发汗，为蜈蚣之伍药，二者相得益彰。其三，配伍北黄芪、当归等保摄气血，注意用量及时长，则无损之虞。

叶氏先祖认为，虫类药性善行走窜，通达经络，搜风透骨，用以治疗心脏疾病有独特的疗效。常用虫类药有：水蛭、蜈蚣、地龙、全蝎等，冠状动脉粥样硬化、心肌梗死、心绞痛、心脏病引起的脑梗死等疾病，均可运用虫类药。

我在总论第二章叶氏世医治心宗脉中，论述了蜈蚣、水蛭的运用。水蛭是一味破血攻瘀之猛药，能破瘀而又不伤新血，因此我常用来代替穿山甲片。现代药理研究，水蛭有直接溶解血栓的作用，又能防止血栓形成和延伸，治疗冠心病、心绞痛效果很好。蜈蚣为厥阴经药，善于祛风。

（二）以气补气，妙用青皮

治疗房颤用小青皮，是叶氏先祖传下来的秘药。秘密在哪里？一般医家认为，青皮能疏肝破气，消积化滞，是一味攻邪的药物。我父亲在传给我这味药的时候说，青皮在此是补肾气，肾气足了以后，心气提高，心悸动不止自然就缓解了。

我父亲说："青皮是青黑色的，既可以补肝，又可以补肾。"是啊，青皮在树上的时候是青色的，晒干之后就成青色加黑色的，青色入肝，黑色入肾，所以既能补肝，又能补肾。对于腹胀的，臌胀、水肿的病人，一定要用青皮，加玉米须、车前子、瞿麦、萹蓄、茯苓皮等，吃下去就会矢气，既可以补气，又可以行气。

又说，青皮和陈皮都是补气的，但又有所不同。陈皮是一边白的，一边红的，白的是补肺的，红的是补血的。所以能补血，补肺气。白里还带点黄，就是补脾的。

提及陈皮和青皮的储存，我父亲以前经常跟药房的人说："把陈皮放在缸里。"我问为什么？我父亲回复我4个字："以气补气。"然后，没有多说。我也不敢多问。以形补形，大家较容易理解，什么是以气补气呢？在随后多年的临床实践中，我注意观察，发现气味浓郁的药物，确实有补气的作用。但气味浓郁的芳香类药，存放在药斗里容易丢失其气味，药效会明显降低，因此我父亲都叫人用瓦罐装。陈皮2年以上效果好，青皮1年以上。

第二节　叶秀珠治疗经验

一、治疗经验

对于房颤的治疗，我的经验是：一方面要积极祛除病因和诱因，另一方面通过中医药治疗，稳定心律，使心律调整至正常，缓解症状，阻止疾病向心脏血栓栓塞、脑梗死、心力衰竭等进展，预防心脑血管意外的发生。

所有心脏病发作以后，都会发展为房颤。心律失常引起的房颤，发展成早搏、心动过速、室颤。老年人，不管哪种心脏病，到后来都会发生房颤。

大部分长期熬夜，劳累以后，或者精神刺激，或本身心脏有器质性病变，比如风心病、冠心病等，容易诱发房颤。逢年过节时，有的患者因子女回家，情绪太激动，一高兴吃得太饱，引起心脏负担加重引发；有的患者剧烈嗳气、恶心呕吐时引发；部分患者多在夜间睡眠时由于体位改变引发；《内经》言"汗为心之液"，多汗的人容易发生房颤；精神焦虑、情绪激动紧张、失眠等，常引发房颤。

针对常见诱发房颤的因素给予指导性建议。如，告知患者养成良好的饮食习惯，不宜过饱，避免过量饮酒及刺激食物。中老年女性多汗者，我常用当归六黄汤、甘麦大枣汤等。便秘者要多食蔬菜水果等粗纤维食物，多饮水，多运动，必要时配合服用润肠通便药物。

针对夜间睡眠时发生房颤，我常用：**磁石、甘松**。临床发现，房颤，伴随失眠痛苦的患者，加这二味药，使心神得安，心律很快可以恢复正常。

我在临床中通过观察发现房颤有遗传性。比如说，有的年轻病人，如果有房颤的家族史，年轻病人哪怕出现较轻的早搏症状，我也会提醒他一定要避免房颤的诱发因素，保护好自己的心脏。

对于原因不明的房颤，我叶氏祖传的常用方药是：**西洋参、党参、蛇床子、甘松、磁石、丹参、芡实、茯苓**。从四个方面进行调理：一是补气健脾，北黄芪、党参；二是活血化瘀，紫丹参；三是温阳化饮，蛇床子；四是健脾祛湿，芡实、茯苓。

二、用药特色

（一）单纯房颤，甘松、磁石、葛花

治疗单纯性房颤，我在祖传治心的方药基础上，常用药对：甘松、磁石、葛花。

磁石，通过安心神而治疗房颤，那为何磁石能治疗失眠呢？我父亲说过，味咸而入肾，其性镇坠而下吸，能引火归原。此火，指的是心火，心火亢则睡眠难安。磁石色黑，入肾补肾。心肾相交，水火既济，则心神安定，心悸自然消除。现代药理研究表明，磁石有镇静、抗惊厥等作用，还有强壮补血的作用。

甘松，味辛、甘，性温，归脾、胃经，理气止痛，开郁醒脾。一味脾胃的用药，怎么能治心脏病呢？这正是叶氏先祖治心病重视健脾的体现。脾主肌肉，通过调理脾胃功能，而达到恢复心肌功能的作用。现代药理研究表明，甘松有抗癫痫、抗惊厥、抗心律失常、抗氧化、抗抑郁、抗焦虑、改善血糖代谢等作用。其抗心律失常作用主要与其阻滞多种膜离子通道有关。从科学的角度，证明甘松治疗心律失常的作用机制。

我在临床中仔细观察，认真分析，悉心揣摩，发现甘松配磁石能双向调节心律，是治疗房颤很好的一对药。快调慢的时候，加潞党参。慢调快的时候，加人参。

在高血压心脏病章节中，讲到葛花能降血压，稳定心律。对于心动过速的心脏疾病，叶氏祖传在辨证的基础上，加上一味葛花，每每能应手而效。对于葛花，历代医家均言其解酒的作用，现代学者研究葛花，亦多研究其解酒的作用，目前我没找到其能降血压、降心动过速的药理研究。葛花降血压效果优于葛根，是我父亲告诉我的，经过我四十多年的临床实践，葛花成为我治疗房颤、心动过速的秘密武器。期望有关学者将来能对葛花进行专项研究，分析其在心血管疾病当中具有哪些重要作用。

（二）伴有心衰，沙棘、漏芦、蛇床子

持续性房颤，可以导致心力衰竭等危重病症。我治疗房颤伴心衰的患者，用叶氏祖传治心病的基础方，加上沙棘、漏芦、蛇床子，效果很不错。

沙棘，是藏医、蒙医传统用药。有健脾消食、止咳祛痰、活血散瘀的功效。我用来治房颤伴心衰，主要有两方面含义：第一，其性温，沙棘入心经，具有活血散瘀之力，使心脉得以通利；第二，入脾胃经，能

健脾养胃，滋养气血化生之源，气足则脉行有力。此处，亦体现了叶氏治心脏病重视健脾的用药特点。现代研究表明，沙棘黄酮在抗心肌缺血、改善心肌细胞功能、抗心律失常、改善心肌肥大、抗血栓形成、降血糖、提高免疫等方面具有明显效果，也证明了沙棘是一味很好的治疗心脏病的中药。

漏芦，味苦，性寒，归胃经，功效清热解毒、消痈肿、下乳汁。现代药理研究表明，漏芦能抗动脉粥样硬化、抗缺氧，兴奋神经肌肉装置，促进周围神经的恢复，还有增强免疫功能等作用。

蛇床子，首见于《神农本草经》，被列为上品。味苦，平。我们家传下来用蛇床子来治心脏病，尤其饮邪壅滞于心而导致的心胀大，屡获奇效。房颤伴心衰用蛇床子，是取其"温通之力"。一是指蛇床子其性温热，能温化寒饮，阴寒之邪去，则心脉自通利；二是指蛇床子能入心，温补心气，心气充盛，脉行有力。心脉既已畅通，心气又推动有力，心衰状态自然能缓解。

房颤伴心力衰竭，若影响到肺，出现肺功能衰竭，我在前方的基础上，加银柴胡、苦桔梗，以补肺气，祛瘀。

第三节　医案集粹及分析

医案 1：房颤、房室传导阻滞（气滞血瘀）

李某，女，45 岁，家庭主妇。患者因感觉经常突然心跳加快，胸闷胸痛，去医院检查，诊断房颤、房室传导阻滞、冠状动脉粥样硬化，血压 160/100mmHg。服用医院开的西药治疗，症状缓解，但又担心西药副作用，想寻求中医治疗。经病友介绍，1998 年 9 月 11 日前来找我求治，当时症见：心跳加快，胸闷，胸痛如针刺，眩晕，烦躁易怒，舌紫暗有瘀斑，脉弦。此为气滞血瘀所致心悸，治拟疏肝理气，活血化瘀。处方如下：

双钩藤 12g 后下	茺蔚子 15g	臭梧桐叶 20g	甘松香 10g
煅磁石 30g	川红花 10g	紫丹参 30g	三七粉 6g 吞服
蛇床子 10g	广陈皮 15g	云茯苓 30g	正川芎 12g
北柴胡 9g	炒白芍 15g	炒枳壳 15g	温郁金 15g

西洋参 5g

七剂，水煎服。

本方双钩藤、臭梧桐叶、茺蔚子，平肝息风，降血压；甘松香、煅磁石，重镇宁心安神；西洋参，益气养阴；北柴胡、炒白芍、炒枳壳、广陈皮、正川芎，为柴胡疏肝散，疏肝理气，活血止痛；川红花、紫丹参、三七粉，活血化瘀；蛇床子，温阳补气；温郁金，活血止痛，行气解郁；云茯苓，健脾利湿。

1998 年 9 月 18 日二诊：上方服用七日，心悸发作次数减少，情绪稳定，减去北柴胡，加潞党参。处方如下：

双钩藤 12g 后下	茺蔚子 15g	臭梧桐叶 20g	甘松香 10g
煅磁石 30g	川红花 10g	紫丹参 30g	三七粉 6g 吞服
蛇床子 10g	广陈皮 15g	云茯苓 30g	正川芎 12g
炒白芍 15g	炒枳壳 15g	温郁金 15g	潞党参 30g
西洋参 5g			

七剂，水煎服。

1998 年 9 月 25 日三诊：前药服用七日，诉心悸未发作，胸闷胸痛消失，舌下瘀斑消退，测血压 120/80mmHg，停用降血压西药，前方减去茺蔚子。处方如下：

双钩藤 12g 后下	西洋参 5g	臭梧桐叶 20g	甘松香 10g
煅磁石 30g	三七粉 6g 吞服	川红花 10g	紫丹参 30g
蛇床子 10g	广陈皮 15g	云茯苓 30g	正川芎 12g
炒白芍 15g	炒枳壳 15g	温郁金 15g	潞党参 30g

前药随症加减服用一年后，去医院复查冠脉 CT，显示冠状动脉堵塞大为好转，血压稳定在正常范围。24 小时动态心电图检查，房颤消失。以后每三个月来找我看一次，根据当时的情况，制成丸剂服用。随访十余年，房颤未复发，并平稳地度过围绝经期。

医案 2：房颤消融术后、直肠癌术后（痰瘀互结）

吕某，男，52 岁，教师。患者有房颤消融术病史，近来频发房颤，去医院检查：颈动脉斑块，直肠癌术后，近来甲胎蛋白、癌胚抗原偏高。患者不想再做房颤消融术，也不愿做化疗，就想找个好的中医师进行中医药治疗，经过向朋友多方打听，于 2004 年 9 月 21 日前来找我求治。

当时症见：心悸，胸部刺痛，食少腹胀，舌紫暗，脉沉涩。此为心气不足，痰瘀互结，治以益气活血，化痰攻瘀，消肿止痛。处方如下：

西洋参 5g	当归尾 12g	藤梨根 10g	枸橘李 15g
香茶菜 20g	黄酸刺 20g	炒白术 15g	广地龙 10g
延胡索 15g	甘松香 15g	煅磁石 30g 先下	川红花 10g
紫丹参 30g	制乳香 9g	制没药 9g	嫩桂枝 20g
三叶青 15g	三七粉 6g 吞服		

七剂，水煎服。

本方西洋参，益气养阴以扶正；当归尾、川红花、紫丹参、乳香、没药、三七粉，破血攻瘀，通利脉道，配嫩桂枝，温通，能助阳化气，增加通脉之力；藤梨根、香茶菜，清热利湿，活血散瘀，解毒消肿，用来治疗癌肿；枸橘李，疏肝破气，消积化滞；黄酸刺，消食化滞，活血散瘀，能抗心肌缺氧；延胡索、三叶青，行气活血，化瘀止痛；甘松香、煅磁石，重镇安神定悸；广地龙，为风药，祛风湿，通络；炒白术，健脾益气，养心安神。

2004年9月28日二诊：上方服用七日，患者胸痛消失，房颤发作减少。减去黄酸刺、三七粉，乳香、没药各减3g，加云茯苓、广陈皮。处方如下：

西洋参 5g	当归尾 12g	藤梨根 10g	枸橘李 15g
香茶菜 20g	炒白术 15g	云茯苓 30g	广地龙 10g
延胡索 15g	甘松香 15g	煅磁石 30g 先煎	广陈皮 15g
川红花 10g	紫丹参 30g	制乳香 6g	制没药 6g
嫩桂枝 20g	三叶青 15g		

七剂，水煎服。

2004年10月6日三诊：上方服用七日，房颤近来未发，诸症皆消，舌紫暗减退，故减少活血化瘀力度较大的乳香、没药，减去炒白术，加关防风。处方如下：

西洋参 5g	当归尾 12g	藤梨根 10g	枸橘李 15g
香茶菜 20g	云茯苓 30g	广地龙 10g	延胡索 15g
关防风 10g	甘松香 15g	煅磁石 30g 先煎	广陈皮 15g
川红花 10g	紫丹参 30g	嫩桂枝 20g	三叶青 15g

上方随症加减服用一年，医院复查冠状动脉及颈动脉，斑块消退，

甲胎蛋白、癌胚抗原等肿瘤指标正常。以后定期来开方做膏丸服用，随访 10 余年至今，房颤未见发作。

医案 3：房颤、萎缩性胃炎（肝胃不和）

宋某，女，37 岁，演员。患者因为工作的原因，经常熬夜，睡眠、饮食没有规律，半年前经常感到心慌心跳，头晕，去某医院测血压 150/100mmHg，心电图检查提示房颤，服用西药治疗，症状有所缓解，长年的饮食不规律，导致胃部经常隐隐作痛，1 个月前因连续加班，又出现心慌，以及胃胀痛，去医院检查提示萎缩性胃炎，想吃中药治疗，经朋友介绍于 2006 年 5 月 4 日前来找我求治。当时症见：心慌心跳，头痛头晕，睡眠欠佳，胃痛胃胀，反酸，纳差，小便不利，舌红苔白，脉弦结代。此为心气不足，心失所养，兼肝胃不和，心神不安所致，治以疏肝理气，制酸止痛。处方如下：

西洋参 5g	三七粉 6g 吞服	茺蔚子 15g	臭梧桐叶 20g
炒白芍 15g	明天麻 10g	鸡内金 15g 炒	旋覆花 10g 包煎
蒲公英 30g	蛇床子 10g	广陈皮 15g	怀山药 30g
煅瓦楞子 20g 先煎	海螵蛸 20g	甘松香 10g	煅磁石 30g 先下
阳春砂 9g 后下	白豆蔻 9g 后下		

七剂，水煎服。

本方西洋参益气养阴；山药，补中益气，补脾养胃；三七粉，活血化瘀，稳心；蛇床子，温阳补气；甘松香、煅磁石，重镇安神，宁心定悸，助睡眠；臭梧桐叶、明天麻、茺蔚子，祛风除湿，平肝息风，降血压；煅瓦楞子，配海螵蛸，制酸止痛，我常用来治疗胆汁反流性胃炎，胃酸过多，反酸；旋覆花，降气消痰；蒲公英，清热解毒，消肿散结，我常用来治疗胃炎；炒白芍柔肝，广陈皮疏肝行气，炒鸡内金健胃消食，阳春砂、白豆蔻行气开胃，四味药调理肝胃之气机，消食除胀。

2006 年 5 月 11 日二诊：服前药七日后，患者自觉胃胀泛酸改善，房颤发作减少。减去明天麻、广陈皮。处方如下：

西洋参 5g	茺蔚子 15g	臭梧桐叶 20g	三七粉 6g 吞服
炒白芍 15g	鸡内金 15g 炒	旋覆花 10g 包煎	煅磁石 30g 先下
蒲公英 30g	蛇床子 10g	怀山药 30g	煅瓦楞子 20g 先煎

海螵蛸 20g　　甘松香 10g　　　阳春砂 9g 后下　　白豆蔻 9g 后下

七剂，水煎服。

2006 年 5 月 18 日三诊：上方服用七日，房颤近来未发作，头痛消失，血压平稳。加毛冬青、祁漏芦，清热解毒，祛湿消肿，防治心脏功能衰竭；胃胀胃痛减轻，泛酸已无，减去海螵蛸、煅瓦楞子。处方如下：

西洋参 5g　　　荒蔚子 15g　　　臭梧桐叶 20g　　毛冬青 20g

炒白芍 15g　　鸡内金 15g 炒　　旋覆花 10g 包煎　蒲公英 30g

蛇床子 10g　　怀山药 30g　　　甘松香 10g　　　祁漏芦 15g

煅磁石 30g 先下　阳春砂 9g 后下　白豆蔻 9g 后下

三七粉 6g 吞服

前方服用一年左右，测血压平稳，嘱其停用降压片。房颤近四个月未发。以后每年冬季前来求膏丸方调治，或有加班，身体稍有不适即前来开药调治，预防房颤发作，随访至今，患者房颤 4 年未发。

医案 4：房颤、冠心病、高血压（气虚血瘀）

丘某，男，48 岁，某企业总经理。患者平素应酬多，经常在外吃喝，4 年前体检发现血压偏高，血脂偏高，未服药治疗，但有调节饮食，血压、血脂值在正常范围的上限。1 年前因心慌心跳，去某医院检查显示冠状动脉堵塞，诊为冠心病、房颤、高血压，当时测血压160/100mmHg，服用医院开的西药，心悸等症状缓解。2 周前受凉感冒，服用感冒药，热减退，但仍有心慌心跳，患者对治疗效果不满意，欲寻求中医药治疗。经过向朋友打听，知道我们家是祖传下来的专治心脏疾病，疗效甚佳，于是 2012 年 2 月 14 日前来找我求治。当时症见：患者经常自觉心悸，头晕目眩，自汗，乏力，大便稀溏，脉细弦数，舌瘀血。此为气虚血瘀，治拟益气健脾，破血攻瘀。处方如下：

当归尾 15g　　延胡索 15g　　西洋参 5g　　　蚕羌活 10g

川独活 10g　　淡全蝎 3g　　　炒谷芽 30g　　炒麦芽 30g

臭梧桐叶 20g　麻黄根 6g　　　毛冬青 30g　　陈香橼 10g

甘松香 10g　　煅磁石 30g 先煎　三七粉 6g 吞服

七剂，水煎服。

本方西洋参补气养阴以扶正；当归尾、三七粉，破血攻瘀；蚕羌活、川独活、淡全蝎，为风药，祛风除湿，搜风通络；臭梧桐叶，祛风

223

湿，降血压；麻黄根，味甘、涩，性平，归心肺经，固表止汗，麻黄发汗，而其根专于止汗，这真是一物多用，功效各不同，正如《本草正义》所言，"苗则轻扬，根则重坠，一升一降，理有固然"；陈香橼，消食理气除胀，降气化痰。甘松香、磁石，安神定悸。毛冬青，清热解毒，活血化瘀，配延胡索行气活血止痛，二者同为叶氏治疗冠心病特色用药；炒谷芽、炒麦芽，行气消食，健胃除胀。

2012 年 2 月 21 日二诊：服前药七日，患者诉房颤发作频率降低，发作持续时间减少，近日纳差，腹胀，加焦三仙、炒鸡内金、苏方木、黄酸刺；自汗乏力情况有所改善，减去炒谷芽、炒麦芽、麻黄根、淡全蝎。处方如下：

当归尾 15g	延胡索 15g	西洋参 5g	苏方木 10g
黄酸刺 20g	蚕羌活 9g	川独活 9g	臭梧桐叶 20g
毛冬青 20g	陈香橼 10g	甘松香 10g	煅磁石 30g 先煎
鸡内金 15g	焦三仙各 30g	三七粉 6g 吞服	

七剂，水煎服。

2012 年 2 月 28 日三诊：前药服用七日，患者精神好转，诸症好转，血压 140/95mmHg，减去三七粉、陈香橼、黄酸刺，加茺蔚子、小青皮、广陈皮、太子参。处方如下：

当归尾 20g	延胡索 15g	西洋参 5g	苏方木 10g
蚕羌活 9g	川独活 9g	太子参 30g	臭梧桐叶 20g
茺蔚子 15g	毛冬青 20g	小青皮 15g	广陈皮 15g
甘松香 10g	煅磁石 30g 先煎	鸡内金 15g 炒	焦三仙各 30g

上方随症加减服用半年，去医院复查冠状动脉 CT，冠状动脉堵塞大为好转，血压稳定在正常范围，嘱其停用降压西药，上方加减继续服用半年。随访 8 年至今，房颤未发作。

第八章
慢性肺源性心脏病

慢性肺源性心脏病，简称慢性肺心病，是指由慢性肺和胸膜疾病或肺血管病变所致的肺循环阻力增高，肺动脉高压，进而引起右室肥厚、扩大，以至发生右心衰竭的心脏病。本病属中医"喘证""肺胀"等范畴。

第一节　叶氏祖传治疗秘诀

从我的祖先来讲，不一定明白现代所谓"慢性肺源性心脏病"，但知道"肺胀""喘证"等肺病，并在冥冥当中，医学理论具有前瞻性，在某些点上，用药有特色，恰好弥补了现代医学的不足。这也正是叶氏医家之所以能够长盛不衰的内在的规律性和必然性。

一、治疗秘诀

叶氏治疗心病注重以通为用。治疗肺胀、喘证等病，往往**重用活血之品，以通为用治其标；同时，注重补气之品，以治其本。**

提及肺胀、喘证，我必然会想起我父亲经常讲到的，关于我的太公叶维藩的事。我的太公叶维藩特别欣赏元代的医学大家朱丹溪，并反复拜读其著作，尤其对《丹溪心法·咳嗽》当中的一段话印象非常深刻。我太公说，"丹溪翁认为，肺胀而咳，或左或右不得眠，此痰挟瘀血，碍气而病。并认为，若无瘀血，何致气道如此阻塞，以致咳逆倚息，而不得卧哉？用桃仁在养血活血。"我太公非常赞同朱丹溪对于血瘀致肺胀的论述，他说，"我们叶家祖传的治心秘药穿山甲片，其活血之力大于桃仁，既能打通瘀阻之心脉，亦能通气道之阻塞。故治肺胀及心者，必当以活血打通气道为要也。"所以，我太公主张治疗肺胀瘀阻气道，必须重用活血之品。随着这个秘诀口传下来的，还有一个非常有趣的故事。

我父亲说，我太公曾经讲过，那是发生在我们叶氏家族刚搬到衢州不久的事。

有一天，我太公听人汇报，门外来了一位和尚，坐在门口动弹不得。赶忙跟着人到家门口，只见一位五十岁上下的光头和尚，穿着褴褛僧袍，手扶木棍端坐着，见到我太公急促地想说话又接不上气。我太公让人扶着和尚进屋，找凳子坐下，找人端来一杯热水，让和尚吞下急救药。等和尚缓下来，通过交谈了解到和尚是外县人，从小被寺庙的师父收养，随后出家，法号悟一，随着战乱，所在的寺庙被摧毁，故能走动的和尚都外出化缘，筹措钱财，用于寺庙的复建。这一走就是大半年，一路上饥寒交迫，反复生病，日益加重，所以到衢州城里碰碰运气。我太公闻之，恻隐之心大动。收留和尚住下，并嘱人每天煮一碗茶，奉给和尚饮之。说是茶，实际是用红景天、山楂、疆贝母等药材煎煮而成的。半个月过去，和尚的身体一天天好转。身体稍好，即向我太公告辞，想回去重建寺庙。我太公感念和尚一片诚心，遂备了盘缠给他。并嘱和尚，在寺庙后院种一棵山楂树，每年采收山楂，切片，晒干，制成山楂茶，长年喝此茶，可保他平安。悟一感激地合十离开。直到十几年后，和尚托从衢州去寺里烧香的香客捎来书信和山楂茶，我太公才知道悟一和尚因复建寺庙有功而当上主持，他长年喝着后院采制的山楂茶，现已近七十岁，身体硬朗无病。

悟一和尚所患疾病为肺胀，我太公重用活血之品，红景天、山楂。因反复久病，瘀痰胶着，考虑单用活血之品恐怕力有所不逮，故加上化痰止咳之疆贝母，则效果非常明显。

我太公认为，肺胀气道阻塞多是因瘀血所致，所以治疗上必须重用活血之品，与现代研究结果是极为一致的。现代药理研究发现，活血化瘀药可以使细小的血栓不再增大或者消溶，能保未阻塞血管通畅。生山楂能降血脂，能防止动脉粥样硬化，能舒张血管，还可以抗心律失常，提高机体免疫力。我的太公用生山楂来治疗因瘀血阻塞而导致气道不通的肺胀，恰恰是非常符合现代药理研究结果的。由此也可以看出我的太公对于疾病病理以及对药物把握之精准，让我深深地叹服。

叶氏医家擅用活血之品治疗心脏病，包括祖传的有穿透之力的**穿山甲片**，以及**焯桃仁、苏方木、当归尾、正川芎、紫丹参**等活血之品，胆大而效佳。兼瘀血较重，加五灵脂、三七粉；若血瘀较重，痰瘀互结，加淡全蝎、大蜈蚣、广地龙。

一般的医家对于活血化瘀之品不敢大量使用，尤其是肺心病到肺心衰竭的危重期，担心攻伐之力太过而使病情更重，更是谨慎不敢运用。目前治疗慢性肺源性心脏病最难之处，是如何疏通肺部的阻塞，改善通气功能，及时缓解危重之病情。我的太公经过临证观察，结合朱丹溪的痰瘀理论，在治疗肺胀及喘证时紧紧抓住瘀和痰，尤其重用活血化瘀之品，与现代医学对肺心病的认识具有惊人的一致性。

痰饮壅肺型，见胸憋闷，咳喘，水肿，舌体胖苔腻，脉滑。当行气化痰，叶氏用药：广陈皮、苦桔梗、浙贝母、肺形草。

兼长期慢阻肺，疆贝母、浙贝母常配伍同用，肺部症状较为严重者，则选用疆贝母效果较佳；若兼热邪，咳嗽，黄痰，舌黄腻，脉弦滑，加枯黄芩、制半夏；若痰浊蒙闭心窍，昏迷，加红景天开窍醒神；若水饮泛溢肌肤，下肢水肿，利水消肿，加用云茯苓、粉猪苓、车前子、建泽泻、大腹皮；若水饮停肺，咳喘，祛风胜湿，加关防风、广地龙。

又因为肺胀病机为标实本虚，但有偏实、偏虚的不同，且多以标实为急。外感诱发时则偏于邪实，平时偏于本虚。正虚与邪实往往互为因果，故治疗时必须兼顾正虚，注重补气之品，以治其本。这是叶氏医家治疗慢性肺源性心脏病的另一秘诀。

叶氏医家治疗肺病及心之补法特点为以通为补。所谓以通为补，即是疏通阻塞的气脉之道，使气血能正常运行其间，自然新血得生，正气得补。倘若瘀血或痰饮未及时清除，即给予补气补血之品，反而会导致气血壅滞，邪实更盛，病情加重。

心气虚弱，见心悸，稍微活动后加重，脉虚无力。当补益心气，叶氏用药：北黄芪。若元气虚弱用人参，脾气不足用潞党参，平补心气用太子参。若脾胃虚弱，用四君子汤、焦山楂、炒谷芽、炒麦芽、炒莱菔子；若肺气不足，少气、懒言，补益肺气，加麦冬、北沙参；若气虚推行无力，气机不畅，行气导滞，加苦桔梗、广陈皮，凡气郁而不舒者，加广木香，以和胃气，泄肺气，行肝气。

阳气虚，寒凝经脉，见自觉畏寒怕冷，手足不温，舌淡，脉沉细。当温补心阳，叶氏用药：嫩桂枝、干姜片。若心阳暴脱，回阳救逆，加淡附子、人参；若肾阳气虚，下肢水肿，小便不利，温补肾阳，加淡附子、香官桂、补骨脂；若阳虚水停，水饮凌心肺，温阳行气，利肺逐饮，加蛇床子。

综上所述，叶氏医家治疗慢性肺源性心脏病的秘诀在于：重用活血之品，以通为要治其标；重用补气之品，以治其本。在祛邪与扶正二者之间，视具体病情而定。在疾病危重期以通为主，以通为补，以补为辅；在疾病的缓解期则以补为主，以通为辅。

二、用药特色

中医治疗本病的难点在于，在危重时期如何准确把握痰浊、血瘀、水饮等病邪的多少，以及如何选取有针对性的特效药进行治疗。叶氏医家治疗本病极具特色。

（一）重用活血之品，以通为补

对于肺胀气道阻塞不通，叶氏医家认为多为瘀血所致，故治疗上强调必须重用活血之品。在肺胀的危重时期，只有尽快疏通阻塞之气道，恢复肺的通气功能，方能阻止疾病的进展，避免出现心衰、肾衰等多脏器衰竭的出现，从而赢得一分生机。因此，重用活血之品成为叶氏治疗本病的一大特色。

叶氏祖传的治疗心脏病的秘药是：穿山甲、桃仁、苏木、当归尾、水蛭。

我太公说，穿山甲这一味药，能走善窜，可以宣通脏腑，贯彻经络，凡是血瘀血聚，皆能开之。其穿透之力，就像一把尖刃，凿穿瘀阻之气道、脉络，引其他药物直达病所。故叶氏医家治疗心脏病，但见有血瘀之征，必用穿山甲。然而，穿山甲是一味名贵药材，普通老百姓很难负担得起。经过叶氏几代医家的临床实践，用桃仁、苏木、当归尾、水蛭等活血之品，亦可起到与穿山甲相当的效力。在疾病的不同时期，血瘀的程度不同，因此，在使用活血之品时，须遵循以下原则：久病加重期，活血之品必须重用，以攻逐瘀血。而在缓解期，则须酌情用量，以预防血瘀状态形成为目的。

现代药理研究结果，穿山甲片水煎液可降低血黏度，所含环肽可提高常压缺氧耐受能力。这不正好佐证了叶氏医家用穿山甲治疗肺胀，能够改善血瘀状态，提高氧气的通气功能吗？现代研究发现，桃仁、苏木、当归尾煎剂不但有抗血栓形成作用，还有溶栓作用；能使血管扩张、血流速度加快。新鲜水蛭的水蛭素、肝素、抗血栓素均有抗凝血作用；水蛭素、水蛭醇提取物均有抗血栓形成和溶栓作用。穿山甲可以降低血黏度，能耐受缺氧，桃仁、苏木、当归尾、水蛭，均有抗血栓和溶栓作用，说明中药里的活血化瘀药物，是可以用来解决肺血管阻塞，肺动脉高压而致心功能失代偿这一难点的。

导致肺心病产生的病邪有两个方面，或因于外，或因于内。因于外，乃感受外邪所致；因于内，则为内生痰浊、水饮与血瘀，常兼见为害。因此，叶氏医家治疗本病除重用活血之品外，还要判断兼有何种病邪，选择相应的药物进行治疗。或兼以化痰，或兼以逐饮，或化痰化瘀同时进行。

若痰浊壅盛，非化痰通脉不可，药用：苦桔梗、广陈皮。此乃叶氏祖传下来治心病之祛痰对药。寓行气化痰、燥湿化痰之义。痰去则脉道通，脉通则气血和。苦桔梗、广陈皮，既能行气，又能化痰，使气脉通畅，其中桔梗既能入肺，又能入心，实乃天然一味治疗肺心病痰瘀阻塞之妙药也。此外，我的太公叶维藩治疗肺部疾病，必用疆贝。所谓疆贝，是产自于新疆的贝母。听我父亲说，我太公发现疆贝，纯属机缘巧合。

浙江衢州自古就有"四省通衢，五路总头"之称，水陆交通便利，故商贸发达，商贾往来频繁，药材亦当如是。我太太公叶延寿在知府的支持下，开办同德堂药店，派人收购药商从各地采购而来的药材。其中有一位做茶叶、丝绸等生意的商人，姓高，每年从浙江出发，带着商品去往甘肃、新疆等地出售，返来的路上带回当地特产。有一次带来新疆当地百姓用来治疗肺病的药，看能否卖个好价钱。商人问了几个药铺，都没人认识，也不愿收购。等商人找到同德堂时，基本没抱希望了，只愿有人收了就行。我太公只看了一眼，当即收下，当结个善缘。也因于此，这位高姓商人和我太公成为了好朋友。以后高商人除了做家族生意外，专门叫人每年从甘肃、新疆等地采购药材，供同德堂收购，还成了一段佳话。

我太公通过实践，反复对比，发现这味药治疗肺病咳喘，其化痰止咳平喘的效果比浙江本地产的浙贝母要好，我太公把这味药称为疆贝。治疗各种肺病的药传了下来，直到今天我还在用疆贝治疗各种肺病，效果非常好。

总之，不论采用活血、化痰、化饮哪种方法，务必使壅滞之实邪得以祛除，此谓"以通为用"。病邪既去，气道、脉道得以通畅，气血运行正常，人体脏腑形体官窍方可得到气血的充养，人体恢复健康，此谓之"以通为补"。

（二）重用补气之品，以治其本

中医治病贵在"伏其所主，先其所因"。叶氏医家认为，久病多虚，久病多瘀，心病多为本虚标实。针对本虚的病理，有直接补法，有间接补法。

直接补法：益气健运，用北黄芪、党参；温补阳气，用香官桂、干姜片。

叶氏祖传的治心脏病的药物当中，北黄芪、党参、红景天，为补益药，能补气生血。官桂能温阳通脉。现代研究发现，这几味补益药，能直接作用于心肺，有改善缺氧、保护心肌等作用。我的祖宗虽然不知道这些药理机制，但治心脏病必用北黄芪、党参、红景天，无意中与现代医学的研究相符合，每当我发现叶氏祖传的治心脏病药被现代科学研究佐证了，都情不自禁地对祖宗佩服不已。真是太神奇了。

在体外试验中，桂枝能完全抑制凝血酶促进纤维蛋白原变为纤维蛋白的作用，并能显著延长牛凝血酶凝聚人体纤维蛋白原时间，有显著抗凝血作用。桂枝可明显增加冠脉循环，并对外周血管有扩张作用，增强血液循环。有防止心肌缺血再灌注损伤的作用。

间接补法：健脾和胃，调治气血生化之源，药用：焦山楂、炒白术等。叶氏中医治疗心脏病，时时注意顾护脾胃，往往能事半功倍。

以通为补：痰、饮、瘀等病理产物，常常相互胶着为患，阻滞气机，使脉道不畅，甚至堵塞不通，这是慢性肺心病的标实所在。这时直接峻补虚弱之正气无益，反而会因为经络脉道不通，使病邪越重。必须疏通脉道，攻补兼施。

第二节　叶秀珠治疗经验

在叶氏祖传治疗心脏病的经验基础上，我汲取现代慢性肺源性心脏病的相关认识，结合几十年的临证实践，有一些自己的心得体会，试论述如下：

一、治疗经验

本病由于经常反复发作，迁延不愈，难以根治。尤其是年龄偏大的患者，发病后如果不及时有效的治疗，则易发生危急重之证。若痰迷心窍，肝风内动，则谵妄昏迷，震颤，抽搐；若阴阳消亡，则见喘脱，神昏，汗出，肢冷，脉微欲绝等危重之候。

治疗本病，重在早发现，早干预，早治疗。

首先，防患于未然。对于肺功能下降的患者，若有抽烟习惯的，我一定会叮嘱病人及家属，必须戒烟。另外，我主张要注重科学锻炼，推荐强度不高的有氧运动，如太极拳、八段锦、站桩等，建议慢阻肺患者选择一项适合自己的运动方式，持之以恒地每天坚持锻炼，日久可见奇功。

其次，对于肺病影响到心，氧气交换出现障碍，心脏失代偿期，出现右心衰竭的时候，对西医来说也是比较难治的时候。我除了用祖传秘诀：重用活血之品，以疏通肺部的阻塞，改善通气功能之外，还用叶氏祖传的治心衰的秘药：黄酸刺、蛇床子、红景天。

我的父亲认为，心衰是心阳不足所致，水饮停聚于心，则心动悸。对于阳虚寒凝，自觉畏寒怕冷，手足不温，温补心阳，用嫩桂枝、干姜片。若心阳暴脱，脉微欲绝的危重急症，回阳救逆，用附子、人参；若肾阳气虚，下肢水肿，小便不利，温补肾阳，用附子、干姜片、官桂、补骨脂；阳虚水停，水饮凌心肺，行气利肺逐饮，用蛇床子。

痰浊壅肺，胸憋闷，舌体胖苔腻，脉滑，行气化痰，用广陈皮、苦桔梗、浙贝母。痰浊蒙闭心窍，昏迷，用红景天；心肾相交，肺病及心进展到后期，影响到肾，出现肾阳虚衰，水饮泛溢肌肤，下肢水肿，利水消肿，针对肺心病常见并发症之一的肾衰，我常用玉米须、益母草、云茯苓、粉猪苓、泽泻、大腹皮；水饮停肺，咳喘，祛风胜湿，用关防风、地龙。

随症加减：兼慢阻肺，用疆贝、肺形草；兼高血压，眩晕，用明天麻、双钩藤、臭梧桐叶；兼冠心病，防治冠状动脉粥样硬化，祛痰逐瘀，用生山楂、绞股蓝、毛冬青；兼糖尿病，用冬桑叶、玉米须；兼心衰，用黄酸刺、蛇床子、红景天；兼肾衰，用玉米须、金鸡凤尾草、益母草；见肺性脑病，急救用冰片、香白芷、人工麝香。

二、用药特色

导致肺心病形成的常见疾病是慢阻肺，因此积极治疗慢阻肺，可以有效地阻断肺病朝肺心病发展的进程。治疗慢阻肺，我必用的药物是：疆贝、肺形草。肺心病治疗的一大难点是并发多器官功能衰竭，这时候西医往往感觉比较棘手。而这正是叶氏祖传的方药大显身手的时候。对于严重缺氧引起的肺性脑病，我用点穴手法配合叶氏急救药进行施救。

（一）化痰散结，用疆贝、肺形草

经过多年临床反复实践，我发现叶氏中医祖传的疆贝，配上肺形草治疗各种原因导致的阻塞性肺疾病，效果确实很好。

产自新疆的疆贝，是从我太公叶维藩传下来的治疗肺病的秘药。其性味苦、甘，微寒，归肺、心经。具有清热化痰，润肺散结的功效。我在临床上经常用疆贝治疗肺小结节，哮喘，气管炎，扁桃体炎，肺结核，瘰疬痈肿等多种肺病，疗效优于川贝母、浙贝母。

对于慢阻肺，我认为是痰瘀互结，交织为患。针对痰，我用的是疆贝母。根据病情的需要，一般我用疆贝母，如果咳喘明显，我要增加化痰的力度，往往疆贝母、浙贝母配伍同时运用。对于感冒引起的咳嗽，一般的药物疆贝母、紫菀、冬花即可，而对于慢性咳嗽，比如慢阻肺反复咳嗽的情况，或者肺癌，我用疆贝母、肺形草，配制鳖甲，这是叶氏中医祖传的秘方。久咳伤肺，久咳伤阴，制鳖甲，用在此处，取其软坚散结、滋阴潜阳、退热除蒸的功效，对于久病咳嗽效果很好。

肺形草，是我太公在乡间行走时发现的一味草药。后被《浙江民间草药》收录，能除寒热，治肺痨、肺痈。叫肺形草，是因为草的叶形和肺叶形相似之故。生阴湿地，立夏时发苗，高尺许，松土栽之，极易繁衍，茎中空方形，叶对生，小长圆而尖有锯齿，类肺叶形状而薄小，背不白，开花色白，子青，每颗有一二百粒，十月红熟，其草便枯，根蔓延色白多粗，节类竹，捣之有汁，茎叶根，均供药用。归肺肾经，清肺止咳，解毒消肿。治肺热咳嗽，肺痨咯血，肺痈，肾炎，疮痈疖肿。现代药理提示，肺形草有一定的抗纤维化作用。

（二）以声补声，用金蝉花

我父亲不仅传给我们叶氏中医祖传的治疗秘方，还常传授叶氏对中药的一些独特的治疗之法，比如前面章节提到叶氏祖传的"以气补气"之法，我的祖宗认为，凡是闻起来气味浓烈的中药，除能走窜之外，还具有补气的效用，比如治疗房颤用小青皮，取其能补肾气的作用，即通过小青皮补肾气以稳心气。陈皮亦能补气，能补血、补肺气、补脾气。

在临床当中，慢性肺源性心脏病的患者常常会出现声音嘶哑，每当这个时候，我就会不由自主想起父亲在讲蝉蜕这一味药的时候，貌似不经意间提起的"以声补声"。

《医学三字经》曰："肺如钟，撞则鸣，风寒入，外撞鸣，痨损积，内撞鸣。"这说明咳嗽、声音嘶哑等发声异常与肺的功能失调有关。声音异常，我父亲用金蝉花治疗，效佳。

金蝉花，即我国传统名贵中药蝉花，根是蝉蛹或山蝉的幼虫体，花是从单个或是2～3个蝉幼虫头部生长出来的，约一寸多长，从顶端开花分枝。《本草图经》："今蜀中有一种蝉，其蜕壳头上有一角，如花冠状，谓之蝉花。"

我父亲说，蝉的叫声清亮，蝉的幼虫形成的蝉花，能调声，调气息，让人发音声，故对于肺胀而出现的声嘶或失音，要加上一味金蝉花，这是我们叶家祖宗秘传下来的"以声补声"之法。另外，金蝉花对于小儿夜啼，效果也很好。

通过多年的临床实践，我发现对于慢性肺源性心脏病出现的声音嘶哑或失音的情况，加一味金蝉花，一般用药一个星期，效果就能很好。

（三）肺性脑病，用醒脑开窍急救方

慢性肺源性心脏病进展到后期，常因呼吸衰竭而致缺氧，严重缺氧和二氧化碳潴留，又极易导致中枢神经系统功能紊乱的综合征，即肺性脑病，若抢救不及时，会导致肺心病患者的死亡。对于这难治性的并发症，西医在药物治疗无效后，常采用机械通气治疗，或建立人工气道呼吸机辅助呼吸。不仅给病人造成身体的损害，并且收效甚微。

我在临床中遇到肺心病患者急性加重时，常以祖传的针刺点穴手法，并施以随身携带的急救药进行抢救，待病人缓过来，及时送到医院进行治疗。通过急救，给病人争取到宝贵的时间。我在诊室抢救过许多病人，证明这个方法是行之有效的。

醒脑开窍急救方，是我在父亲的指导下，搭配而成的粉末状中药，随时带在身边，以备不时之需。方药组成：官桂、冰片、川芎、香白芷、人工麝香。

邪闭心窍，神志被蒙，急以芳香类的冰片、香白芷、麝香以通窍醒神，进行抢救。芳香开窍，效力迅速之麝香，是叶氏祖传下来的一味非常重要的治心要药。凡见病急重，心悸、呼吸困难、发绀，甚至昏迷，可用麝香急救之；平素有发病前兆，如胸闷、心痛、心慌者，亦可用之。由于麝香为芳香之品，用量过久不免耗伤正气，故中病则止，不宜多用；又本品为名贵药材，药源稀少，为减少负担，亦不可多用，仅急救时用。

第三节 医案集粹及分析

医案1：肺源性心脏病、高血压（痰水瘀结）

刘某，女，47岁，环卫工人。患者从小身体不太好，容易感冒，高血压、高脂血症病史10余年，需服用降压、降血脂的西药。3年前因心慌咳喘去某医院，检查结果，肺动脉高压达到92mmHg，心功能Ⅳ级，射血分数35%，诊为肺源性心脏病。经过西医、中医反复治疗，效果不满意，2015年10月25日辗转来找我求治。当时症状为：自觉心悸，胸闷，咳喘，气短，乏力，活动后加重，眩晕，测血压160/110mmHg，身寒，手足不温，脘腹胀满，大便稀溏，下肢水肿，脸色暗淡，唇色紫绀，舌淡嫩有瘀点，脉涩。

患者为肺系久病，伤及于心。心血不足，面失其华，可见脸色暗淡；心阳气不足，失于温煦，见身寒，手足不温，心悸；痰瘀阻滞于肺，见胸闷，咳喘；劳则耗气，故活动后加重。久病伤脾，脾主运化，脾胃同居中焦，为气机升降之枢纽，气机不畅壅滞中焦，见脘腹胀满；脾主运化功能失常，水谷不化，见大便稀溏，而津液失布，水湿痰浊内生，泛溢肌肤，可见下肢水肿；唇色紫绀，舌有瘀点，脉涩，为瘀血内阻之象；而气短、乏力，舌质淡嫩，提示气虚。从以上分析看，此案肺源性心脏病，表现为心脾阳虚夹瘀。病机为肺脾两虚，痰瘀内阻。病位在肺、心，与脾密切相关。故治以补气健脾，温阳利水，化痰破瘀。处方如下：

北黄芪 20g	紫金牛 30g	广地龙 10g	疆贝母 15g
炒白术 20g	浙贝母 15g	宁前胡 20g	臭梧桐叶 20g
明天麻 15g	炒谷芽 30g	炒麦芽 30g	苦桔梗 15g
广陈皮 15g	关防风 6g	红景天 20g	粉猪苓 30g
炒莱菔子 30g	肺形草 30g	云茯苓 30g	

七剂，水煎服。

本方北黄芪、炒白术，补气健脾；云茯苓、粉猪苓，健脾利水消肿；关防风，祛风以除湿；炒谷芽、炒麦芽、炒莱菔子，健胃消滞；疆贝母、浙贝母、肺形草、宁前胡，祛痰止咳平喘；紫金牛，止咳化痰，祛风解毒，活血止痛；广陈皮、苦桔梗，行气燥湿健脾；红景天，益气活血通脉；臭梧桐叶、明天麻、广地龙，平肝息风，降血压。

2015 年 11 月 2 日二诊：服用前药七日，患者诸症有减，心悸减轻，水肿消退，胸闷减轻，腹胀减轻，唇色变红，大便正常，血压平稳。前方减去炒谷芽、炒麦芽、炒莱菔子、云茯苓，加三七粉。处方如下：

北黄芪 20g	紫金牛 30g	广地龙 10g	三七粉 6g 吞服
疆贝母 15g	炒白术 20g	宁前胡 20g	肺形草 30g
臭梧桐叶 20g	明天麻 15g	苦桔梗 15g	广陈皮 15g
关防风 10g	红景天 20g	粉猪苓 30g	浙贝母 15g

七剂，水煎服。

2015 年 11 月 9 日三诊：上方服用七日，患者症状消失，舌下瘀血消退，血脂正常。停用降压、降脂的西药，前方减去臭梧桐叶、粉猪苓、宁前胡，加绞股蓝、毛冬青。处方如下：

北黄芪 20g	紫金牛 30g	广地龙 10g	三七粉 6g 吞服
炒白术 20g	疆贝母 15g	广陈皮 15g	关防风 10g
红景天 20g	苦桔梗 15g	浙贝母 15g	毛冬青 30g
明天麻 15g	绞股蓝 30g	肺形草 30g	

上方随症加减服用一年后，去医院检查，肺动脉压下降至 50mmHg，心功能正常，射血分数 60%，冠状动脉血管清晰，血压血脂正常稳定，遂停用汤药，以后每逢秋冬气候寒凉的季节，来开具膏方服用。随访 5 年至今，心悸未发作。

医案 2：肺源性心脏病（阳虚痰瘀互结）

许某，男，53 岁，作家。因职业原因，为追求灵感，患者经常抽烟、喝酒，患慢阻肺多年，肺源性心脏病史 5 年，近期因受凉感冒出现心慌、气喘，去某大医院检查，肺动脉高压 82mmHg，住院治疗感觉效果不满意，经朋友介绍转而于 2012 年 1 月 9 日前来找我求治。当时的临床症状为：自觉心悸，心痛，气急，自汗、盗汗并见，寐差梦多，畏寒肢冷，大便溏稀，苔黄燥，脉微细。

患者久病肺虚，伤及于心，稍有不慎，则心悸气急时常发作，近年来，又处于围绝经期，由于卵巢功能衰退，体内性激素水平波动或者减少，引起一系列围绝经期症状，见潮热出汗、失眠多梦等。中医认为是肾阴阳俱虚，营卫不和，则午寒午热，时而汗出，时而恶风。心肺气虚，见心悸心痛，气急；心阳气不足，温煦失职，则畏寒肢冷，脾阳不足，失于运化，则大便溏稀。通过以上分析，本案乃心肾阳虚，痰瘀互结。治宜温补心肾，祛痰化瘀。处方如下：

北黄芪 25g	肺形草 15g	苦桔梗 10g	宁前胡 20g
浙贝母 10g	疆贝母 10g	黄酸刺 20g	北五味子 9g
淫羊藿 10g	巴戟天 10g	枯黄芩 10g	肥知母 10g
小青皮 15g	广陈皮 15g	广地龙 9g	嫩桂枝 20g
蛇床子 10g	麻黄根 5g		

七剂，水煎服。

本方为二仙汤加减，方中淫羊藿、巴戟天既可温肾，又能滋阴，刚柔相济，使阳气自复，阴气自生；佐以肥知母、枯黄芩，滋阴润燥，防止淫羊藿、巴戟天过于温燥，补中有泻，寓泻于补，以达到"阴中求阳，阳中求阴"的目的。嫩桂枝，温通心阳，振奋心阳；黄酸刺，止咳祛痰，活血散瘀；蛇床子，温补心肾。前胡降气化痰。五味子可收敛固涩，补肾宁心。北黄芪、小青皮，健脾益气，固摄津液。浙贝母、疆贝母、肺形草、广地龙，祛痰止咳平喘；小青皮、广陈皮、苦桔梗，行气化痰；麻黄根配嫩桂枝，一收一散，调和营卫。

2012年1月16日二诊：服前药七日，患者前来复诊，诉上方服用3日，病去一半。服药7日，心绞痛消失，大便正常，自汗盗汗明显缓解，睡眠仍然欠佳。前方减去五味子，加上安神定志的炒枣仁、云茯苓、抱茯神。减去巴戟天、肥知母、小青皮、麻黄根，加活血化瘀的川红花、紫丹参。处方如下：

北黄芪 25g	肺形草 15g	苦桔梗 10g	浙贝母 10g
疆贝母 10g	黄酸刺 20g	广地龙 9g	淫羊藿 10g
枯黄芩 10g	宁前胡 20g	广陈皮 15g	嫩桂枝 20g
川红花 10g	紫丹参 30g	蛇床子 10g	炒枣仁 30g
抱茯神 30g	云茯苓 30g		

七剂，水煎服。

2012年1月23日三诊：前药服用七日，患者气急缓解，睡眠好转，无自汗盗汗。前方减去嫩桂枝、抱茯神、云茯苓，加上半枝莲、半边莲，清热解毒，化瘀消肿。处方如下：

北黄芪 25g	广地龙 9g	苦桔梗 10g	浙贝母 10g
肺形草 15g	半枝莲 15g	半边莲 15g	黄酸刺 20g

蛇床子 10g　　淫羊藿 10g　　疆贝母 10g　　枯黄芩 10g

广陈皮 15g　　宁前胡 20g　　川红花 10g　　紫丹参 30g

炒枣仁 30g

上方进退服用 8 个月后复查，肺动脉压降至 35mmHg，以后每到冬季前来找我开方调治，次年春天停药。随访 8 年至今，心悸未发，且顺利度过围绝经期。

医案 3：肺源性心脏病、高血压（水气凌心）

李某，女，67 岁，退休在家。因为常年做家务，洗菜、刷碗、洗衣服，接触凉水比较多，加上年老阳气衰减，寒湿重，曾去某医院检查，诊断为肺源性心脏病，慢阻肺，心包积液，高血压（150/105mmHg），高脂血症。检查 B 超示：二尖瓣反流，主动脉硬化，心包大量积液。一直服用降血压、降血脂、抗血栓等西药。近期不慎受凉感冒，1 月未愈，经人介绍于 2010 年 12 月 4 日前来找我，欲求治于中医药，当时的临床表现为：心悸，胸闷气短乏力，劳累后更甚，声音嘶哑，纳食差，手足欠温，下肢水肿，舌淡苔白，脉沉。此为脾肾阳虚，水气凌心肺，病位先在肺，累及心肾，治以温阳散寒化饮，益气利水消肿。处方如下：

北黄芪 20g　　苦桔梗 15g　　浙贝母 15g　　金蝉衣 10g

枯黄芩 10g　　炒白术 20g　　嫩桂枝 15g　　云茯苓 30g

川红花 10g　　炙杷叶 15g　　黄酸刺 30g　　疆贝母 30g

车前子 30g 包煎　广陈皮 15g　　臭梧桐叶 20g　　明天麻 10g

生山楂 30g　　荔枝草 15g

七剂，水煎服。

本方北黄芪益气健脾；嫩桂枝温阳散寒，温化水饮；川红花活血化瘀；广陈皮、苦桔梗，行气化痰；炒白术、云茯苓，健脾益气，利湿；疆贝母、浙贝母、炙杷叶，清肺止咳，解毒消肿，与枯黄芩相配，能清热解毒，宣肺止咳；金蝉衣，疏散风热，利咽，叶氏中医用来治疗声音嘶哑、失音等；车前子、荔枝草，清热解毒，利水消肿；生山楂，既能活血化瘀，又能化痰，能清除血管里的痰湿；臭梧桐叶，配明天麻，是叶氏祖传治眩晕的秘药，能有效地降血压；黄酸刺性温，归脾、胃、肺、心经，能健脾消食，止咳祛痰。

2010 年 12 月 11 日二诊：服用前药七日，复查 B 超示心包积液减少，血压 130/85mmHg，胸闷心悸症状明显减轻，语声清亮，胃口好转。前方减去炒白术、嫩桂枝、金蝉衣，加鱼腥草、肺形草。处方如下：

北黄芪 20g	鱼腥草 30g	苦桔梗 15g	浙贝母 15g
肺形草 10g	枯黄芩 10g	云茯苓 30g	川红花 10g
炙杷叶 15g	黄酸刺 30g	生山楂 30g	车前子 30g 包煎
广陈皮 15g	臭梧桐叶 20g	明天麻 10g	疆贝母 30g
荔枝草 15g			

七剂，水煎服。

2010 年 12 月 18 日三诊：前药服用七日，医院复查 B 超示心包积液消失，诸症好转。血压 145/100mmHg，肺部痰饮之邪已去，减去肺形草、枯黄芩、炙杷叶，鱼腥草减去 10g，加前胡；心包积液、水肿消失，提示水饮之邪已去，则减去利水消肿之车前子、荔枝草，加炒白术健脾益气，嫩桂枝温通心阳，化橘红祛痰行气。处方如下：

北黄芪 20g	疆贝母 30g	苦桔梗 15g	浙贝母 15g
宁前胡 20g	嫩桂枝 15g	云茯苓 30g	川红花 10g
黄酸刺 30g	广陈皮 15g	臭梧桐叶 20g	明天麻 10g
生山楂 30g	化橘红 10g	鱼腥草 20g	炒白术 20g

服药半年余，血压血脂稳定，降血脂、降血压的西药已停用。肺功能检查 FEV_1/FVC 大于 70%。如今已 78 岁，每年秋冬找我开方调理，现在基本情况稳定，心悸未发作。

荔枝草，为唇形科鼠尾草属植物荔枝草的全草。其味苦辛，性凉，归肺、胃、肾经，具有清热解毒、利尿消肿、凉血止血等作用。治疗心脏病出现喘息、下肢肿的病症，还须配合其他药物一起使用。荔枝草，有一定的消炎作用，治疗支气管炎，止咳化痰；还有一定的补气作用，能补肺气；下肢肿，容易出现喘息、心水，还有一定的平喘作用；腿肿，引起下肢淤血，下肢痛，血挤到一定程度，下肢回血功能差，静脉炎就出来了，甚至导致血管破裂。荔枝草还有止血的功能。

各种心脏病，心力衰竭，都会引起腿肿，而一肿就会喘，我常把荔枝草与葶苈子、猪苓、茯苓皮搭配运用，以利尿，消肿，解毒。广地龙，搜风通络，用治偏向下肢的肿；用于心衰，腿肿，加葶苈子、车前子；而羌活，能搜风，用治偏于上肢的肿。

医案4：肺源性心脏病（痰瘀热结）

顾某，女，62岁，退休干部。1年前因胸闷气急发作，去某医院检查，诊为"肺心病""慢阻肺""肺大疱"，经过住院治疗，症状缓解后出院。3周前稍不注意，受凉感冒，肺心病复发，自行服用上次住院带出的药，见效不明显。经来家探望的亲戚介绍，第二天，即2000年11月5日找到我这里求治。当时症见：自觉心慌，气急气短，胸闷，面色黧黑，咳嗽，声音嘶哑，咳黄痰，脉弦滑，苔黄腻。此为慢性肺源性心脏病急性发作，痰热较盛，痰瘀互结于肺络，我观其正气尚可，故以祛邪为主，兼顾正气，治以清热散结，行气逐瘀化痰为法。处方如下：

北黄芪 20g	关防风 10g	红景天 20g	苦桔梗 15g
广地龙 20g	宁前胡 10g	疆贝母 10g	浙贝母 15g
云茯苓 30g	川红花 10g	紫丹参 30g	广陈皮 15g
桑白皮 30g	枯黄芩 10g	制半夏 8g	肥知母 10g
金蝉花 10g			

七剂，水煎服。

本方北黄芪益气健脾；川红花、紫丹参，活血化瘀；广地龙，活血化瘀，搜风通络；红景天，醒神开窍，能抗缺氧，用来改善慢阻肺患者的通气功能；广陈皮、苦桔梗，行气化痰；云茯苓，健脾益气，利湿；与清中上之火的枯黄芩相配，能清热解毒，宣肺止咳；痰热较盛，疆贝母、浙贝母同用，配宁前胡、制半夏，清热化痰，散结；桑白皮，甘寒，归肺脾经，泻肺平喘，行水消肿，主治肺热喘咳，配清热泻火、滋阴润燥的肥知母，可预防热盛伤阴；防风既解表祛风，胜湿，又预防大便难下加重肺心症状的情况出现；金蝉花，能调声，调气息，让人发音声，是叶氏中医祖传治疗声音异常的秘药。

2000年11月12日二诊：前药服用七日，患者气急气短好转，黄痰消。病邪祛大半，减去泻肺平喘之桑白皮，清热泻火之枯黄芩、肥知母及燥湿散结的制半夏，仍用宁前胡、贝母、桔梗以继续祛除侵犯于肺的病邪。声音恢复正常，减去金蝉花，加肺形草；减去广地龙，加鱼腥草、金荞麦；同时，加入山药，以健脾益气，增强扶正的力量。处方如下：

北黄芪 20g	关防风 10g	红景天 20g	苦桔梗 15g
鱼腥草 20g	宁前胡 10g	疆贝母 10g	浙贝母 15g
云茯苓 30g	川红花 10g	紫丹参 30g	广陈皮 15g

金荞麦 30g　　　怀山药 30g　　　肺形草 15g

十四剂，水煎服。

2000 年 11 月 28 日三诊：服用前药 2 周，患者气急症状消失，精神好转，面色红润。因肺部症状消失，前方减去肺形草，加止嗽痰、滋肾水的五味子。处方如下：

北黄芪 20g　　　关防风 10g　　　红景天 20g　　　苦桔梗 15g

鱼腥草 20g　　　宁前胡 10g　　　疆贝母 10g　　　浙贝母 15g

云茯苓 30g　　　川红花 10g　　　紫丹参 30g　　　广陈皮 15g

金荞麦 30g　　　怀山药 30g　　　北五味子 6g

因冬季天气寒冷，脉管收缩，慢阻肺易因寒急性发作，故上方服用三个月余，面色渐正常，服药期间，未见感冒发作，基本情况尚好。以后每年冬季来找我开膏丸方调治，随访 20 年至今，心悸胸痛未再发作。

对于慢性肺源性心脏病，除了开中药处方治疗外，我还常嘱患者去采养心草，煎汤，或开水冲泡代茶饮，或榨汁服用，鲜叶幼嫩时还可炒成菜肴食用。另外，鲜草适量捣烂外敷伤处，可治跌打损伤。养心草，对心律失常有好的效果。可以防止血管硬化，降血脂，帮助冠状动脉建立新的侧支，防卒中，对于风湿性心脏病，效果也很好。加快血液循环，起到活血化瘀的作用，还能宁心安神。

养心草对心脏病有显效，常感胸闷心悸、失眠的老人常服亦有益健康。一般我建议晚上采来，用水汆一下，凉拌菜吃，对睡眠很好，可以宁心安神。

第九章
心律失常

心律失常，是心脏自律性异常引起的一种常见内科疾病，包括心律起源部位、心搏频率与节律以及冲动传导等任何一项异常。本章主要论述的是反复心动过缓、心动过速、快慢综合征、早搏、房室传导阻滞。根据心律失常的临床表现，以患者自觉心跳剧烈、心慌不安为主，中医学认为心律失常属于"心悸"的范畴，多由气虚血瘀、心阳不足所致，中药在治疗各种原因引起的心律失常方面疗效显著。

第一节　叶氏祖传治疗秘诀

一、治疗秘诀

临床上最常见到的心律失常类型是房颤，多数患者先有早搏、心动过速，好发青年人，逐渐发展成阵发性房颤，病久不愈，发展为持续性房颤。房颤可以导致心脏血栓栓塞、脑梗死及心力衰竭等风险，其中血栓栓塞是致死致残的主要原因。因为房颤是最常见到的心律失常，故另设有专章详细论述，不在此过多赘述。

叶氏先祖认为，心悸多因虚、因惊、因瘀而生。虚，各种原因导致的心气、心血、心阴、心阳不足，心神失养而出现心悸。瘀，为心气不足，气血运行滞涩，心脉不畅而发为心悸。倘若正虚极，而邪气盛，无惊自悸，悸动不已，则发展成怔忡。临床上患者表现多为本虚标实，虚实夹杂之证。

心动过速，常责之于心阴虚，虚火内生，火热扰心，或惊吓伤心而致；而心动过缓，则多责之于心阳虚，寒凝心脉，或痰瘀互结，闭阻心脉而成。我父亲说，心悸一证，不论是心动过速，抑或心动过缓，均是以心气不足为基础病理，故治疗本病，益气扶正为第一要义。

心气亏虚，见心悸，胸闷，乏力短气，活动后加剧，舌淡红苔薄，脉促或结代。当补益心气，叶氏用药：北黄芪、太子参、广陈皮。北黄芪、太子参，是叶氏常用的补益心气的药对，不用多述。这里为什么加上广陈皮呢？我父亲认为，治疗心悸用广陈皮，是取其补气之功效，尤其适用于快慢综合征。

若气虚自汗，加麻黄根、浮小麦；若脾胃虚弱，腹胀纳呆，健脾益气，加潞党参、炒白术、云茯苓；气滞中焦，纳运不化，加炒谷芽、炒麦芽；若气阴两虚，见心悸，心跳快，虚烦多梦，口干，自汗盗汗，脉细数者，加麦冬、北五味子；若气阴两虚，心烦失眠严重，则加养心安神的炒酸枣仁、抱茯神，以及重镇安神定悸的甘松香、煅磁石。若因惊恐恼怒，动摇心神，致心神不宁的心悸，则加珍珠母、煅龙骨、煅牡蛎。要注意的是：珍珠母多用在心悸伴有烦躁不安者。

心阳不足，见心悸怔忡，胸闷气短，日轻夜重，面色苍白，纳食不佳，形寒肢冷，舌淡苔白，脉沉细而无力。当温阳益气，叶氏用药：嫩桂枝、蛇床子、薤白。嫩桂枝温心通阳，蛇床子温心肾之阳，薤白通阳散结祛痰。三药相配，共奏温阳益气之功。

若心阳虚进一步发展，心阳虚脱，出现四肢厥冷，冷汗淋漓，面色苍白，脉微欲绝，回阳救逆，加人参、附子、干姜片、香官桂，加煅龙骨、煅牡蛎，以收敛正气。

以上为针对本虚的治则治法。对于标实，主要为瘀、痰、火。

瘀阻心脉，见心悸怔忡，胸闷短气，心痛如针刺，入夜尤甚，咳嗽，喘促，甚则咯血，舌质紫暗或见瘀斑、瘀点，脉涩或结代。当活血通脉，叶氏用药：当归尾、川红花、紫丹参、三七片。

痰浊阻滞，见心悸，胸闷胸痛，眩晕，头重身倦，咳痰，舌苔腻，脉弦滑或涩。当行气化痰，叶氏用药：广陈皮、苦桔梗、姜半夏、瓜蒌仁。若痰湿停滞中焦，健脾祛湿，和中消食，用阳春砂、白豆蔻、炒枳壳、云茯苓；若痰浊蕴久化热，痰火扰心，清热化痰，加川黄连、淡竹茹、炒枳实。

二、用药特色

叶氏中医治疗心律失常的特色用药：心动过缓，用细辛；心动过速，用甘松、苦参、葛花。

（一）慢调快，细辛效奇，配人参、党参

缓慢性心律失常，中医属"迟脉症""结脉"范畴。《素问·三部九候论》曰："其脉迟者病，脉不往来者死"，《伤寒论》指出："伤寒脉结代，心动悸，炙甘草汤主之"，《濒湖脉学》有云："迟来一息至惟三，阳不胜阴气血寒"。一般多为心阳虚或心肾阳虚所致，故治宜温阳复脉。叶氏中医运用细辛治疗心动过缓，极有特色。

细辛最早见于《神农本草经》，为上品药。味辛臭香，无毒。性温，归心、肺、肾经，具有解表散寒、通窍止痛、温肺化饮的作用。

历代本草多记载细辛无毒，那为何又有"细辛不过钱"的说法呢？这句话出自宋元陈承："细辛单用末，不可过一钱，多则气闭不通而死。"这句话指的是单用细辛，且是散剂，用量不超过一钱，大约相当于现在的3g。后世医家多因这句话，不敢用细辛，我在这里可真要为细辛鸣不平了。《内经》所言"有故无殒"，即是指当人体有病时，疾病承担药物的药性。

我父亲曾说过，细辛的颜色是赤黑相兼。赤色为心色，黑色为肾色，心与肾皆属少阴，赤黑者，能入心入肾也，细辛一枝直上，故能交通上下，温通心肾。又说，细辛治疗心悸，一药而三用。细辛气盛而味烈，具有较强的疏散风邪之力；细辛性温，又能驱逐寒气；辛香之药，走窜力强，能疏通上下，能无微不入，无处不到。导致心悸的风、寒、痰瘀之病邪，细辛均能疏散、驱逐之。造物主真是太神奇了。

中医自古就有"不传之秘在于量"的说法，说明中药的剂量是决定其临床疗效的关键因素。叶氏祖传用细辛治疗缓慢性心律失常，使用要点：第一，细辛入煎剂，一般用量6g，与其他药同时煎；第二，心率很低，为防心搏骤停，细辛用量大于9g时，须先煎30分钟，再入他药；第三，细辛不单独使用，常与其他中药辨证搭配；第四，中病即止，当心率上升到正常范围，即撤掉细辛。

细辛用得妙，治疗病态窦房结综合征，能改善症状，可增强窦房结的兴奋性，提高心率，使心率恢复正常，免于安装永久性起搏器。

我的祖宗认为，心跳慢，与心气不足，鼓动无力有关，因此，对于心动过缓，常常用人参以大补元气，鼓动心气在脉中运行，尤其适用于阴阳即将离决之时；用党参健脾补气，体现了心气不足除与心脏的功能失常有关之外，还与脾胃、肺的功能失常有关。

（二）快调慢，用甘松、苦参、葛花

快速性心律失常，主要由外邪侵袭、七情刺激、饮食不节、体质虚

243

弱等因素，引起心失所养、心脉瘀阻、脏腑功能失调，临床表现为心悸怔忡，脉律失常。心率在 100 ～ 150 次 /min，即为窦性心动过速，而阵发性室性心动过速，心率在 150 ～ 250 次 /min。

长期心动过速，容易出现血栓栓塞、心肌梗死或脑梗死等不良现象，因此必须及时干预，把心率降到正常范围，阻断疾病的进一步发展。

叶氏祖传用药是：甘松、苦参、葛花。这三味药分别在房颤、病毒性心肌炎、高血压心脏病当中有具体论述。

甘松，味辛甘，性温，归脾、胃经，具有温中散寒、理气止痛、醒脾开胃的功效，主治脘腹胀满，心腹猝痛，饮食不佳，风疹，牙痛，脚气，痔漏等病症。现代药理研究认为甘松能抗心律失常，降血糖，降血脂，调节血压，抗癫痫，镇痛等。目前临床上常用的抗心律失常中成药稳心颗粒和参松养心胶囊皆是以甘松为主要成分，可以用于治疗各种原因引起的早搏。甘松具有抗心律失常和改善心肌供血的作用。

葛花，之所以能降血压，正是因其能降低心率的缘故。我的祖宗没有用葛花，用葛花来治心动过速始于我父亲。我父亲是一位善于思考、善于观察、善于总结的人。我曾问我父亲："您是怎么想到用葛花来治疗心脏病呢？"我父亲说了发现葛花治心率过快的始末。

某次接诊一位高血压患者，根据病情需要用葛根，但那时药房恰好葛根存量不够，我父亲就想，葛根、葛花，本是同一物，取材不同而已，会不会有相同的功效呢？历代医家视葛花为解酒之药居多，很少人研究其他作用。我父亲不受历代医家的固定的思维所限，用了葛花。没想到给患者用葛花之后，患者心跳平稳了，血压也稳定了。

于是，我父亲就开始用葛花来治心脏疾病，通过多年的运用，发现葛花降心率的效果特别好，就把这个经验秘传给了我。我在临床中用葛花治疗心率不稳，心动过速、快慢综合征、房颤等，真可谓是得心应手。

苦参，专治心经之火，与黄连功用相近，但黄连以去心脏之火为多，苦参以去心府小肠之火为多。以黄连之气味清，而苦参之气味浊也。苦参治疗病毒性心肌炎，早搏，或心动过速，房颤，可明显减慢心律。如果伴有房颤，我一般用苦参配伍甘松、磁石、葛花进行治疗。苦参对心血管系统的作用：苦参注射液可使心率减慢，心肌收缩力随剂量增加而减弱，心排血量减少。多种有效成分有抗心律失常作用。

第二节　叶秀珠治疗经验

一、治疗经验

我治疗心律失常的思路是辨证论治，具体体现在两个方面。

首先，要寻找到导致心律失常的原因，这体现了中医"审证求因"的过程。某些原因导致心律失常，而心律失常又是导致进一步疾病（比如心衰、心肌梗死等）的原因。因此，寻找导致本病发生的原因，是治本之道。对于心律失常程度比较轻，比如窦性心动过速，或偶发的早搏，或短暂的偶发的房颤，我采取的措施主要是积极治疗原发病和消除诱发因素。致病因素消除了，心律自然恢复正常。

接下来的问题是：哪些情况可以导致心律失常？我认为有以下几种情况：

第一，心脏本身器质性疾病，可以导致心律失常。比如常见的有：冠心病，是冠状动脉发生粥样硬化，甚至堵塞；心肌病，是心肌扩大或心肌受损；又如风心病，是风湿毒邪侵犯心脏瓣膜。心脏有形有质的脏器出现问题，会导致心律的起源部位、心搏频率与节律，以及冲动传导等出现异常，即我们说的心律失常。通过诊断分析，判断为心脏本身有器质性疾病，采取相对应的治疗措施。具体参见冠心病、心肌病、风心病的相关章节。

第二，电解质或内分泌失调，麻醉、低温、中枢神经系统疾病等情况，可能导致心律失常。判断属于哪种情况，逐一排除。

第三，要值得注意的是，一些不良的生活习惯，也有可能引发心律失常。比如长期抽烟、喝酒，或情绪突然受到较为剧烈的刺激，或过度疲劳，过度熬夜，过量饮用浓茶或浓咖啡，以及经常性的失眠，等等，都有可能引发心律失常。在临床中，我经常给病人及家属科普以上知识，让他们通过学习了解相关养生的知识，培养良好的生活习惯，避免诱发心律失常。当然，如果养成了良好的生活习惯，也会避免一些其他疾病的发生。防患于未然，这不正是《内经》"不治已病治未病"思想的体现吗？

心律失常的主要临床表现为：突发性有规律或无规律的胸痛、心悸、眩晕、气急、手脚发凉等，甚者可出现晕厥、心肌缺血、脑缺血等，严重者可导致猝死。

根据明确的心电图（包括 24 小时动态心电图，又称 Holter 监测）及相应的临床表现，各类心律失常可做出相应的诊断。我在临证中，经常仔细聆听病人细诉各种难受症状，发现一些类型的心律失常会出现一些相对应的特殊的症状，现列举如下：

早搏的患者，心脏会出现停跳感，落空感，或感觉心脏在嗓子眼儿里；房颤的患者，则会感到心脏有忽快忽慢的不规则跳动，在脉搏上表现为忽强忽弱；而阵发性室上性心动过速，会有心悸或心慌症状突然发生又突然停止的症状。

以上特殊症状来自病人的切身感受，具有较高的参考价值。在首次看诊，或没有经过医院检查明确诊断为何种类型的心律失常的情况下，我认为可以视之为一个有力的参考。

其次，当心律失常较为严重，出现急险情况时，必须及时干预。尤其是室性心动过速出现心源性脑缺血者，要立即处理，保证心脏的有效搏出量。发生室扑、室颤者要立即抢救，复苏心脏，待心率基本正常了，再行辨证论治。

叶氏祖传的经验，认为本病常见的证型有：虚证分为心气虚、心阴虚、气阴两虚、心阳虚；实证分为瘀血型、痰浊型、痰瘀互结型、寒凝心脉型。一般少有单纯的一种证型，往往两种或两种以上的证型并见。临床上应明辨证型，采取相应的方法治疗。在基本治法的基础上，加上叶氏的特色用药，细辛、苦参、葛花、甘松、磁石等。

费菜，用来治疗心律失常效果挺好。可以防止血管硬化，降血脂，加快血液循环，帮助冠状动脉建立新的侧支，起到活血化瘀的作用，可以预防中风，治疗风湿性心脏病。

心的律动失常，正是心失于稳，是心"通稳"说的重要组成部分。与心跳的强、弱、快、慢有关，解决了这四个字，心脏律动就正常了。

二、用药特色

（一）快慢综合征，用甘松、磁石、葛花

快慢综合征，是病态窦房结综合征的一种类型，表现为平时不伴有症状性窦性心动过缓和窦性停搏的患者，在快速房性心律失常（房颤为主）突然终止后，在恢复窦性心律之前有一段长间歇，即窦性停搏。患者可出现头昏、胸闷、黑矇，甚至晕厥。快慢综合征的主要特点为：

快慢综合征，常规心电图多正常，无严重窦性心动过缓、窦性停搏

等证据，平常为无症状的间歇快速心律失常；也可在发生房颤合并预激或阵发性室上性心动过速后因窦房结和／或房室结发生一过性抑制，出现短暂性脑缺血症状，表现为心悸、乏力、头晕、胸闷、黑蒙，甚至晕厥等。还有一类叫慢快综合征，在无快速房性心律失常发作时已经存在严重和持续性的窦性心动过缓、窦性停搏和窦房传导阻滞，对于西医也是比较棘手的。

在心动过速时，使用抗心律失常药物，待转律后可能加重缓慢性心律失常的病情，心动过缓严重可引起晕厥。西医采用植入临时起搏器以提高心率。在我看来，是治标不治本。临床当中，我遇到过许多快慢综合征的病人，心跳快的时候135次/min，慢的时候26次/min。我在祖传常用治疗心脏病的基本方药基础上，加上甘松、磁石、葛花。经过治疗，均取得较好的效果，可以不需要安装起搏器。

我在临床中仔细观察，认真分析，悉心揣摩，发现甘松配磁石、葛花，能双向调节心律，是治疗快慢综合征很好的一对药。实际运用当中，首先辨证论治，其次配上专药。比如快调慢的时候，用甘松、磁石、苦参、葛花，加上一味潞党参；而慢调快的时候，用细辛，加一味人参。可以说，我治疗快慢综合征加上潞党参或人参，是我治疗的一个秘诀。同道可以在临证中，仔细品味其中的奥妙之处。

（二）急救方法：点穴按摩，快速复律

心律失常严重的病人，可能会出现急危征象，比如快速性心律失常，心动过速导致脑缺血昏迷，房室传导阻滞，心动过缓致意识丧失，心搏骤停。我在办公室经常碰到这样的危急情况，病人身边的人往往不知所措，惊慌地向我求救。我一边问明情况，一边冲向病人。我为什么不慌？因为我有药。我的身上常年携带着叶氏祖传的急救药，脑子里有着我父亲传授的叶氏祖传的急救方法。遇到紧急的情况，医生首先不能慌乱，要沉着冷静。迅速判断病情，只要按照脑子里的方案操作，就会转危为安的。

心脏急救法：

第一步，找到合谷穴。合谷穴，按到酸胀为止，可以降血压。对于血压不是太高的，我点按合谷穴降血压，而对于血压很高，我采用祖传的一个急救穴位快速降压，位于人体的下颌（下巴）附近，左右各1个穴位。两边穴位不能同时按摩，必须交替着按。一边按4～5下，左右交替按摩，5 分钟就会把血压降下来。一般能降 20mmHg。如果觉得血压还是高，那就继续再按 3 分钟，基本上可以降到正常。点按这个穴位还可以治心律失常。

第二步，在合谷靠近大拇指，摸到骨头的位置，这是我家祖先发现的穴位，点按到酸胀。用以急救心脏病。位置在手背第一、二掌骨间，第一掌骨尺侧中下 1/3 处，按了之后，昏厥的人，很快就醒过来。胸痛得厉害，急救也是这个位置。合谷靠大拇指处和靠食指骨头处，我祖宗传下来的这两个穴位，治疗胸痛，急救，效果很好。

第三步，昏厥的病人，经过以上步骤，等到嘴巴"啊"一下开了，把就身上带的药粉放在病人舌下，病人很快就醒过来。药粉主要是麝香，我的爷爷、太公们用麝香含服。由于天然麝香难得，是名贵药材，被国家保护，又紧俏，传到我父亲时，为了解决麝香供货不足的困难，积极探索能替代麝香的药物搭配，组成：冰片、正川芎、香白芷。我在临床实践过程中，发现在我父亲传我的方子上加一味官桂粉，疗效更好。

通过以上急救措施，病人很快就能缓解，这时候，再详细看诊，辨证开方。毕竟急救之法适用于紧急突发的情况，属于治标，治病求本，还需要吃中药，整体调治。

与抗心律失常的西药相对比，点穴按摩具有安全性高、副作用少、成本低廉等优点。当我遇到心跳快、心慌的病人，在看诊过程中，一边问病情，一边点按合谷穴及我家祖传的治心脏病的专用穴，等问诊结束，病人的心率也平稳了，经常让病人惊叹不已。授人以鱼，不如授人以渔。我就把这个方法，教给有需要的病人，一旦自觉心慌，心跳快，或自觉心跳慢，有点要发蒙的感觉，身边没有急救药，可以用此方法迅速复律。

第三节　医案集粹及分析

一、心动过缓

窦性心动过缓是窦房结的自律性降低所导致的窦性心律失常，心跳在 60 次 /min 以下。当心率持续显著减慢，心脏的每搏输出量不变或减少，每分钟的心排血量即减少，冠状动脉、脑动脉及肾动脉的灌注血量不足，可出现疲乏、气短、胸闷、头晕等症状，甚至出现晕厥。根据其症状和脉象特点，可将其归属中医"心悸""胸痹""眩晕""迟脉症"范畴。

病因主要是素体虚弱，久病失养，年高脏腑虚损，感受外邪，七情内伤等。病位在心，涉及肺、脾、肾脏等。心阳虚衰，心气推动无力，心动失常，可见心悸；胸中阳气不足，胸阳不振，见胸闷，气短；气虚，无力鼓动血气上荣头面，脑脉失养，见眩晕，甚至晕厥；阳气不足，内生痰饮瘀血，阻滞脉道出现不通的表现。

心动过缓，属心通稳说中的心失于稳，心跳过慢，但随着心跳过慢，气血津液输布失常，停聚体内，堵塞心脉，即形成心通稳说中的失于通利。治疗上，针对心的阳气虚衰，心动过缓，我采用补益心气、振奋心阳之法；其次，针对因心动过缓而导致内生之邪堵塞心脉，我采用行气、化痰、化瘀之法治之。

医案1：心动过缓、房室传导阻滞、胃癌（气虚痰瘀互结）

甄某，男，52岁，某企业老板。患者年轻时创业，精神压力大，应酬多，经常喝酒、熬夜，吃饭睡觉作息很不规律，也没有定期体检，直到4年前在开会时昏倒，被员工送去医院。医院诊为高血压、房颤，在医院做了房颤消融术，出院后服用医院开的西药，血压稳定，但心悸胸痛的症状时有发作，与情绪、喝酒、熬夜等有关。1年前因情绪激动出现胸痛、头晕，去某医院检查诊为房室传导阻滞、心动过缓，服用医院开的药后症状缓解。近期因工作繁忙，眩晕胸痛又作，不愿去医院，经过朋友介绍，于2015年3月19日来找我求治于中医药，当时症见：患者自觉眩晕，胸口刺痛，心悸，乏力，便溏，纳差，舌淡苔白腻，边有齿痕，脉细涩。从临床表现看，此为气虚血瘀，兼有痰湿，治以益气活血，祛痰化瘀。处方如下：

北黄芪 20g	关防风 10g	正川芎 10g	黄酸刺 20g
延胡索 15g	川红花 10g	臭梧桐叶 20g	鬼针草 30g
淡全蝎 3g	紫丹参 30g	云茯苓 30g	瓜蒌仁 20g
炒谷芽 30g	炒麦芽 30g	阳春砂 9g 后下	白豆蔻 9g 后下
北细辛 9g	三叶青 15g		

七剂，水煎服。

本方北黄芪补气健脾；正川芎、川红花、紫丹参、黄酸刺，活血化瘀，通利脉道；延胡索，行气活血，化瘀止痛，配清热解毒、祛风化痰、理气健脾的三叶青，为我治疗冠心病的常用药对；关防风、淡全蝎，为风药，祛风止悸；臭梧桐叶、鬼针草，平肝息风，降血压；瓜蒌仁，宽胸利气，化痰；北细辛，祛风散寒，通窍止痛，是我们家祖传用来治疗心跳过慢的特色用药；云茯苓、炒谷芽、炒麦芽、阳春砂、白豆蔻，健脾益气，益胃消食。

2015年3月26日二诊：服用前药七日，患者诸症明显减轻，舌边齿痕消退，大便正常。脾胃功能渐复，故减去炒谷芽、炒麦芽，加毛冬青20g、姜半夏9g。处方如下：

北黄芪 20g	关防风 10g	正川芎 10g	黄酸刺 20g
延胡索 15g	川红花 10g	臭梧桐叶 20g	鬼针草 30g
淡全蝎 3g	紫丹参 30g	毛冬青 20g	云茯苓 30g
姜半夏 9g	瓜蒌仁 20g	阳春砂 9g 后下	白豆蔻 9g 后下
北细辛 9g	三叶青 15g		

七剂，水煎服。

2015年4月3日三诊：前药服用七日，诸症消失，北细辛减去3g，减去淡全蝎、阳春砂、白豆蔻，加炒鸡内金。处方如下：

北黄芪 20g	关防风 10g	正川芎 10g	黄酸刺 20g
延胡索 15g	川红花 10g	臭梧桐叶 20g	鬼针草 30g
紫丹参 30g	毛冬青 20g	云茯苓 30g	姜半夏 9g
瓜蒌仁 20g	鸡内金 20g 炒	北细辛 6g	三叶青 15g

上方随症加减服用一年后，复查心率正常，房室传导阻滞消失，血压正常，房颤消失。嘱规律作息，不要太劳累，适当给自己减压，以免增加心脏负担。以后每到冬季来找我开方调治，来年春夏秋季就不容易发病。随访6年至今，心悸胸痛未发作。

医案2：心动过缓、高血压、房室传导阻滞、房颤消融术后（气阴两虚）

孙某，男，80岁，书法家。患者有冠心病、高血压、房颤病史10余年，曾做过房颤消融术，一直服用西药，血压控制尚可。4年前因心慌、心跳慢，去医院检查动态心电图，最低心率35次/min，偶有胸痛，医院诊为房室传导阻滞、心动过缓、高血压。患者是一位颇有名气的书法家，对中医药有着异于常人的热爱，故求治于中医中药。4年来，在周围找过多位中医，但凡有名一点的中医师，都要家人帮着打听，吃了不少的苦汤药，症状能有所缓解，但时有复发。为此，心里总是惦记着找一个好的中医看病，把长年的病痛给治好。终于有一次，从老朋友那听说我看心脏病效果还不错，于2012年6月12日在家人的陪伴下来找我求治。当时症见：自觉心悸，心跳慢，眩晕，测血压150/95mmHg，烦躁寐差，自汗盗汗，大便秘结，舌红少苔，舌边齿痕，脉细数。此为气阴两虚所致心悸，治以益气养阴，活血通络。处方如下：

北黄芪 20g	淡全蝎 3g	太子参 20g	北五味子 9g
麦门冬 10g	浙玄参 20g	云茯苓 10g	珍珠母 30g 先下
嫩桂枝 10g	抱茯神 30g	大红枣 10g	当归尾 15g
三七片 9g	广陈皮 15g	紫丹参 30g	火麻仁 30g
煅龙骨 20g 先下	煅牡蛎 20g 先下		

七剂，水煎服。

本方北黄芪益气扶正；太子参、五味子、麦冬，为生脉散，益气养阴；浙玄参，滋阴清热，生津；大红枣健脾补血，与云茯苓、抱茯神合用，养心安神定志；珍珠母，平肝潜阳，镇惊安神，除烦躁；煅龙骨、煅牡蛎，敛阴止汗；当归尾、三七片、紫丹参，活血化瘀，通利脉道；嫩桂枝，振奋心阳；淡全蝎，为虫类药，能搜风止悸，与风药嫩桂枝及活血化瘀药相配，能疏通堵塞的脉道，脉道通利，则气通脉畅，心脏能正常发挥君主之官的功能；广陈皮行气化痰，勿令滋养气阴之品黏腻壅滞为害；火麻仁，润肠通便。高血压、冠心病患者，常有大便秘结的表现，我用火麻仁治之，效佳。

2012年6月19日二诊：上方服用七日后，诸症状减轻，测血压135/90mmHg，大便已正常，故减去火麻仁，仍有自汗，故加麻黄根，以收敛止汗。处方如下：

北黄芪 20g	淡全蝎 3g	太子参 20g	北五味子 9g
麦门冬 10g	浙玄参 20g	云茯苓 10g	嫩桂枝 10g
抱茯神 30g	煅龙骨 20g 先下	煅牡蛎 20g 先下	大红枣 10g
当归尾 15g	三七片 9g	珍珠母 30g 先下	广陈皮 15g
紫丹参 30g	麻黄根 6g		

七剂，水煎服。

2012年6月26日三诊：前药服用七日后，患者诉心悸、眩晕、自汗盗汗等症消失，测血压 125/85mmHg，睡眠已安，前方减去麻黄根、煅龙骨、煅牡蛎，加酸枣仁。处方如下：

北黄芪 20g	淡全蝎 3g	太子参 20g	北五味子 9g
麦门冬 10g	浙玄参 20g	云茯苓 10g	嫩桂枝 10g
抱茯神 30g	炒酸枣仁 20g	大红枣 10g	当归尾 15g
三七片 9g	珍珠母 30g先下	广陈皮 15g	紫丹参 30g

前方随症加减服用一年，后去某医院检查，血压稳定，复查冠状动脉 CT，冠脉动脉堵塞大为好转，房颤近来未发，动态心电图显示正常。以后每到入冬时来求膏丸方进行调治，随访 8 年至今，心悸未见发作。

二、心动过速

窦性心动过速，是由心脏冲动传导异常，不应期异常，或传导紊乱引起的。心率在 100～150 次/min 范围内，可无症状，或有心悸、乏力、易激动等。

中医认为本病的病因，主要是外邪侵袭、七情刺激、饮食不节、体质虚弱等，心失所养，心脉瘀阻，脏腑功能失调是其基本病变，心悸、怔忡、心律失常是其表现。

我认为，心动过速，属于心通稳说中的心失于稳。可以是心气不足，血行无力，导致心脉瘀阻；痰浊、瘀血可以堵塞脉道，令心失所养，从而导致心气不足，心血不通，气阴两虚，心阳不足，甚至心阳虚脱。

治疗上，针对心的气阴虚衰所致心动过速，我用补益心气、滋阴清热之法治之；针对因瘀、痰、火等邪堵塞心脉而致心动过速，我采用化痰、化瘀、泻火之法治之。

医案 1：心动过速、直肠癌化疗后（气阴虚火扰）

张某，男，43 岁，某公司老板。患者从外地考入浙江某大学，因家庭生活条件不好，助学贷款上的学，在读大学期间勤工俭学，自己挣生活费，毕业后应聘到某企业上班，为了还助学贷款，以及帮助家里供弟弟妹妹上学，经常主动加班，还做兼职工作，后来自主创业，在杭州买了房，结了婚，弟弟妹妹也大学毕业，找到工作了。正当事业兴起，家庭和睦，却于半年前因大便出血去医院检查，发现直肠癌。术后做化疗，刚做了 2 期化疗，身体虚弱明显，出现心慌胸闷，也吃不下东西，想看中医、吃中药，等身体好一些了，再去医院做化疗。经过向朋友打听，于 2014 年 9 月 21 日来找我求治，患者悲切地说："叶医师，我从小过得苦，经过奋斗，好不容易过上好一点的日子，我的孩子还不到 1 岁，可又得了这个大病，现在身体非常虚弱，我还这么年轻，不想死啊，请您一定要救救我！"当了解到患者的经历后，为他对家庭的尽心尽力和努力奋斗的精神所感动，语言上鼓励他要有信心，我说："既然你找到了我，那我们就是一条战壕的战友，我们相互配合，一起努力，战胜病魔。"

当时患者的临床表现是：自觉心跳快，像要从喉咙里跳出来一样，感觉心慌，胸闷，精神不好，全身没力气，寐差，胃脘部感觉胀痛，脉细数，舌红，大便干。此为气阴两虚，火邪扰心，治以益气养阴，清热解毒，理气止痛。处方如下：

甘松香 15g	煅磁石 30g 先下	西洋参 6g	肉苁蓉 20g
决明子 20g	香官桂 5g	台乌药 10g	鸡内金 15g 炒
阳春砂 6g 后下	白豆蔻 6g 后下	紫葛花 10g	三叶青 15g
藤梨根 15g	龙葵草 10g	三颗针 10g	飞来鹤 15g

七剂，水煎服。

本方西洋参益气养阴；香官桂，补火助阳，引火归原，温通经脉；甘松香，理气醒脾，配重镇的煅磁石及降心律的葛花，是我们家用来治疗心动过速，稳定心律的必用药对；炒鸡内金、阳春砂、白豆蔻，健胃消食，理气化痰除胀；台乌药，行气止痛，温肾散寒；肉苁蓉，补肾益精，润燥滑肠，配清肝明目的决明子，能治疗大便干结；三叶青，清热解毒；三颗针，清热利湿，活血消肿；藤梨根，清热利湿，配飞来鹤，健胃消积，能解毒消肿，是我用来治疗消化道肿瘤的常用药对；龙葵草，清热解毒，活血消肿，用来预防肝转移。

2014 年 9 月 28 日二诊：服前药七日，患者自诉心跳快有所缓解，心慌胸闷减轻，睡眠好转，精神好转，胃脘部胀痛减轻，大便正常，但患者感觉身体仍较为虚弱，前方减去决明子，加太子参，处方如下：

甘松香 15g	煅磁石 30g 先下	西洋参 6g	肉苁蓉 20g
太子参 20g	香官桂 5g	台乌药 10g	鸡内金 15g 炒
阳春砂 6g 后下	白豆蔻 6g 后下	紫葛花 10g	三叶青 15g
藤梨根 15g	龙葵草 10g	三颗针 10g	飞来鹤 15g

七剂，水煎服。

2014 年 10 月 5 日三诊：前药服用七日，患者自觉心慌消失，心跳正常，胃脘胀痛消失，睡眠转好。前方减去肉苁蓉、三叶青、甘松香，加广陈皮，处方如下：

煅磁石 30g 西洋参 6g 广陈皮 15g 太子参 20g

香官桂 5g   台乌药 10g 鸡内金 15g 炒 阳春砂 6g 后下

白豆蔻 6g 后下 紫葳花 10g 藤梨根 15g 龙葵草 10g

三颗针 10g   飞来鹤 15g

上方加减服用半年，患者自觉诸症消失，能吃能睡的，心情也好起来，觉得有信心了。去医院检查，各项指标正常，不打算做化疗了，接着来我这里吃中药。一年后，能正常上班。但我叮嘱他不能过于劳累，饮食也得注意，不能大吃大喝。以后定期来我这里求膏丸方，还特意带着老婆和孩子来表示感谢，随访 5 年至今，心脏病未见发作，肿瘤也未见复发。

医案 2：心动过速（气血虚弱）

洪某，女，28 岁，某公司员工。患者 5 年前因节食、运动减肥，导致月经失调，并未放在心上，后来找老中医看病，喝了 2 年中药，终于受孕产下一健康男婴。坐月子期间，是婆婆照顾她，与婆婆的生活、育儿观有分歧，又奶水不够，加上夜间起来冲奶粉给宝宝喝，故经常睡眠不足，诸多因素使得患者情志抑郁，时常掉眼泪，近半个月出现心慌心跳加快，精神不好，经人介绍于 2013 年 9 月 11 日前来找我求治于中医药。当时症见：剖宫产后 3 个月余，身体虚弱，心动过速，心慌心跳，胸闷，神疲乏力，纳差，脉细数，舌红苔少。此乃产后气血虚弱，脏腑功能减弱所致，治以滋补气血，健脾和胃。处方如下：

人参粉 2g 另吞 关防风 10g 当归身 10g 养心草 10g

鸡内金 15g 炒 怀山药 20g 鸡头米 10g 香官桂 6g

阿胶珠 10g 烊化 大红枣 10g 生姜片 20g 广陈皮 15g

七剂，水煎服。

本方人参粉补益心气；养心草，养心；当归身、阿胶珠、大红枣，补血养心；肉桂、生姜，温补心阳；鸡内金、怀山药、鸡头米，配上姜枣，健脾益气，调和营卫；广陈皮，理气燥湿健脾，还能补气；关防风，祛风止悸。产后气血大伤，又是剖宫产手术，故必须气血双补，扶正为主，健脾和胃为要，重视调理后天脾胃功能。要知道，只有脾胃纳运功能正常，气血生化有源，方能进补有效而不助邪。

2013 年 9 月 16 日二诊：服前药七日后，患者诉心慌心跳有减轻，胸闷有减，精神好转，纳食有增，感觉奶水也多一些。效不更方，前方加甘枸杞，继服。处方如下：

人参粉 2g 另吞	关防风 10g	当归身 10g	养心草 10g
鸡内金 15g 炒	怀山药 20g	鸡头米 10g	香官桂 6g
阿胶珠 10g 烊化	大红枣 10g	生姜片 20g	广陈皮 15g
甘枸杞 20g			

上方随症加减服用 3 个月，患者诸症皆消。初次来找我看的时候患者是愁容满面，3 个月以后离开诊室时是红光满面。这 3 个多月里，患者通过吃药，身体逐渐从气血虚弱的状态恢复到正常，更重要的是家庭变得越来越和谐了，这让她非常开心。

在用药当中，我和患者及其婆婆交流，提醒双方要多站在对方的位置上，相互体谅。毕竟除了生死，人生还能有啥大事。生孩子，这就是人生的大事啊，家和才能万事兴。和患者的丈夫交流，叮嘱他作为家里的大男人，一人有多重身份，作为儿子，作为丈夫，作为父亲，是整个家庭的核心，一定要有包容之心，体谅妈妈们的辛苦。

医案 3：心动过速、支气管炎（痰火扰心）

吴某，男，45 岁，个体户。患者平素体质较弱，易感冒，2 周前劳累后在沙发上睡着了，半夜受凉感冒发热，自行服用感冒药后热退，但仍有咳嗽、心慌。3 天前去某医院检查，诊为上呼吸道感染、支气管炎，查心电图提示心动过速。患者不愿在医院治疗，想看中医，吃中药整体调理身体，经过多方打听，于 2011 年 6 月 8 日找到我求治。当时症见：心慌，心动过速，胸闷，咳嗽呈阵发性，于活动后更为明显，咳黄色痰，纳可，小便色黄，舌尖边红，苔黄偏腻，脉滑数。此为痰火扰心所致，治以清热化痰，益气养阴。处方如下：

肺形草 15g	关防风 10g	岩白菜 15g	三颗针 30g
鱼腥草 30g	金荞麦 30g	西洋参 5g	疆贝母 30g
广陈皮 15g	紫菀花 10g		

七剂，水煎服。

本方肺形草、疆贝母是我们家用来治疗慢性阻塞性肺疾病的药对；岩白菜、三颗针、金荞麦、鱼腥草，清热解毒，排脓祛痰，是用来治疗气管炎、支气管炎的药对；关防风，祛风解表胜湿；广陈皮，行气补气；热病必伤阴耗气，故加西洋参以益气养阴，搭配葛花降心率。因患者痰热较盛，故以清热化痰祛邪为主，兼扶正气。

2011 年 6 月 15 日二诊：服前药七日后，患者病去三分之二。诸症明显减轻，咳嗽明显好转，心慌、胸闷有减轻，病邪已去大半，减去鱼腥草、疆贝母，加浙贝母、苦桔梗，健脾益胃的炒鸡内金。处方如下：

肺形草 15g	关防风 10g	岩白菜 15g	三颗针 30g
金荞麦 30g	西洋参 5g	浙贝母 15g	鸡内金 15g炒
广陈皮 15g	紫葛花 10g	苦桔梗 15g	

七剂，水煎服。

2011 年 6 月 22 日三诊：服前药七日，患者诸症消失。以后每年到冬季来求开膏方，随访 10 年至今，患者心动过速未再发作。

三、快慢综合征

快慢综合征属于病态窦房结综合征中的特殊类型，由于其心律失常是快速型心律失常和缓慢型心律失常交替发作，使其在临床上非常棘手。如果治心动过缓，唯恐导致下一步的心动过速，而如果治心动过速，又恐导致下一步的心动过缓。

快慢综合征属于中医"惊悸""怔忡"等范畴，在临床上尤以脉象变化迅速为特点。在平常心率缓慢时多表现为迟、缓、结、代、涩等脉象，在快速型心律失常发作时多表现为数、疾、散等脉象。《素问·平人气象论》指出，"乍疏乍数曰死"，描述了快慢综合征的脉象，并认识到其病情极其严重。

在长期的临床中，我观察到，快慢综合征在临床上多表现为心肾阳虚之象。在平常出现缓慢心律失常的迟、缓、结、代、涩等脉象与其病证相符，但是心动过速发作时所表现出来的数、疾等脉象，多泛浮无根，与散脉一样，是心肾阳虚，虚阳浮越于外的表现，切不可认为是实火，而用苦寒泻热之法。应用温补肾阳，收敛固脱之法。

我家祖传用药治疗快慢综合征，取得较好的效果，明显提高窦性心律，改善传导阻滞，控制快速心律失常发作等。

医案：快慢综合征、高血压（痰瘀互结）

刘某，男，36 岁，某大学老师。患者自 1 年前心跳呈发作性快慢变化，发作时心跳首先减慢，减到最慢，再徐徐上升，升到最快又渐渐下降，然后进入到间歇期，其少则几分钟，多则数小时，每次发作持续的时间也不一定，少则几秒，多则几分钟。经某医院检查，诊为快慢综合征，动态心电图显示平均心率98次/min，最慢心率35次/min，予调节自主神经的药，数日后不见好转，遂要求出院。然后想求治于中医药，先后就医于多位中医师，历时10月余，虽时有减轻，但常自觉心悸不宁，倦怠乏力。后经过多处打听，于2009年11月3日辗转找到我，当时症见：患者心跳时快时慢，心悸，胸闷，眩晕，测血压150/100mmHg，寐差，舌暗苔白见瘀点，脉弦滑促结代。此为痰瘀互结，交阻于心所致，治以补气活血，行气化痰。处方如下：

双钩藤 12g 后下	明天麻 10g	臭梧桐叶 20g	北黄芪 20g
川红花 10g	关防风 6g	蛇床子 10g	黄酸刺 20g
延胡索 15g	广陈皮 15g	煅磁石 20g 先下	北细辛 9g
制远志 10g	抱茯神 20g	紫葛花 10g	

七剂，水煎服。

本方北黄芪补气扶正；双钩藤、明天麻、臭梧桐叶，平肝息风，降血压，为叶氏降压专用药对；川红花，活血化瘀；蛇床子、黄酸刺，温补心阳，预防心衰；延胡索、广陈皮，行气止痛，活血化瘀；煅磁石，重镇安神，配葛花，为叶氏治疗心律失常的特色用药，配制远志、抱茯神，养心安神定志；关防风，祛风除湿；北细辛，辛温，归心、肾经，祛风散寒、通窍止痛，是叶氏中医用来治疗心动过缓的特色用药。患者心动时快时慢，故必须北细辛与磁石同时使用，使心动慢的调快，心动快的调慢。

2009年11月10日二诊：上方服用七日后，患者睡眠好转，心悸胸闷好转，眩晕好转。前方减去广陈皮、磁石，加陈香橼，以理气宽中，消胀降痰。处方如下：

双钩藤 12g 后下	明天麻 10g	臭梧桐叶 20g	北黄芪 20g
川红花 10g	关防风 6g	蛇床子 10g	黄酸刺 20g
延胡索 15g	陈香橼 10g	北细辛 9g	制远志 10g
抱茯神 20g	紫葛花 10g		

上药随症加减，服药半年余，患者诸症消失，血压稳定，动态心电图显示平均心率73次/min，最慢心率48次/min，按六脉均匀和缓，随访至今已10余年，未见复发。

四、房室传导阻滞

多种疾病直接或间接累及房室结，均可导致房室传导功能障碍，出现房室传导阻滞。安装起搏器被认为是治疗房室传导阻滞最有效的措施，但受限于起搏器治疗所需的医疗设备、技术要求和相关费用，使得人们把眼光投向了中医药。

医案1：房室传导阻滞、心动过缓、高血压（气虚痰瘀阻心）

赵某，男，42岁，电厂职工。患者平素心跳较慢，1年前单位组织体检，结果提示有心动过缓、高血压、高脂血症，因无明显不适症状，故拒绝接受治疗。半年前自觉头晕，偶尔有心跳暂停现象，去某医院做检查，提示：二度Ⅱ型房室传导阻滞，心动过缓，高血压，高脂血症。动态心电图示：最低心率32次/min，大于2.0s的长RR间期25次，最长停搏3.2s。医院建议安装起搏器，病人因畏惧手术，又担心承担不起手术费用，故没有接受，只拿了降血压、降血脂的药就离开医院。近半年来，患者到处找中医师诊治，但效果不满意。经人介绍于2014年5月19日来找我求治。当时症见：患者自觉心慌，心痛，有时心跳暂停，头晕，乏力，气急，胸闷，纳差，脉细迟，舌下脉络见瘀血。此为心气不足，鼓动无力，痰瘀阻滞心脉所致，治以益气养心，祛风化痰通络，活血化瘀止痛。处方如下：

北黄芪 25g	广地龙 10g	红景天 20g	黄酸刺 30g
延胡索 20g	川红花 10g	北细辛 6g	正川芎 10g
双钩藤 12g 后下	明天麻 20g	生山楂 30g	绞股蓝 30g
蚕羌活 9g	川独活 9g	阳春砂 9g 后下	白豆蔻 9g 后下

七剂，水煎服。

本方北黄芪益气健脾以扶正，配红景天、黄酸刺，益气活血；广地龙、蚕羌活、川独活，祛风湿通络；北细辛，辛香走窜，疏散风邪，温通心肾，是叶氏医家治疗心动过缓的秘药，导致心悸的风、寒、痰瘀之病邪，北细辛均能疏散、驱逐之；延胡索，活血化瘀，通络止痛；红花、川芎、生山楂、绞股蓝，活血化瘀，降浊；双钩藤、明天麻，平肝息风，降血压；阳春砂、白豆蔻，健胃消食，化湿除痞。

2014年5月26日二诊：服用前药七日，患者诉胸闷气急有所改善，舌下瘀血略消退，近来寐差。前方北黄芪减5g，减去绞股蓝，加抱茯神。处方如下：

北黄芪 20g	广地龙 10g	红景天 20g	黄酸刺 20g
延胡索 20g	川红花 10g	细辛 6g	正川芎 10g
双钩藤 12g 后下	明天麻 20g	生山楂 30g	蚕羌活 9g
川独活 9g	阳春砂 9g 后下	白豆蔻 9g 后下	抱茯神 30g

七剂，水煎服。

2014 年 6 月 3 日三诊：前药服用七日，患者诸症明显改善，脉象渐洪。前方减去阳春砂、白豆蔻。处方如下：

北黄芪 20g	广地龙 10g	红景天 20g	黄酸刺 20g
延胡索 20g	川红花 10g	北细辛 6g	正川芎 10g
双钩藤 12g 后下	明天麻 20g	生山楂 30g	蚕羌活 9g
川独活 9g	抱茯神 30g		

上方随症加减服用半年后，去医院复查 24 小时动态心电图，最低心率升至 45 次 /min，血压、血脂稳定，嘱其停用降压降脂西药。正值冬季，适合进补，给开了膏方。嘱以后每年冬季前来开膏方服用，随访 6 年至今，患者心病未见发作。

医案 2：房室传导阻滞、冠心病、房颤、高血压（气阴虚兼瘀）

张某，男，79 岁，退休干部。患者有高血压病史 10 余年，服用降压片，血压控制稳定。3 年前自觉心慌，去某医院检查，诊为冠心病，服用西药治疗。半年前时常感觉心慌，有停跳感，胸闷不舒服，检查结果提示冠状动脉堵塞，做心电图提示房颤、房室传导阻滞，ST-T 改变，长 RR 间期最长达 3.0s，近半年来一直服用医院开的药治疗，症状有所缓解。为求中医药治疗，经人介绍于 2010 年 8 月 18 日前来找我求治。当时症见：心悸，有停跳感，胸闷，烦躁，不易入睡，便稀，舌质暗红，舌体瘦，苔薄白，舌下脉络瘀暗，脉细数。此为气阴两虚，瘀阻心脉所致，治拟益气养阴，破血攻瘀。处方如下：

西洋参 5g	麦门冬 15g	北五味子 8g	正川芎 6g
炒麦芽 30g	炒谷芽 30g	川红花 10g	明天麻 10g
当归尾 15g	苏方木 10g	臭梧桐叶 20g	炒枣仁 30g
云茯苓 30g	北细辛 5g	夜交藤 30g	三七粉 6g 吞服

七剂，水煎服。

本方西洋参益气养阴，麦冬养阴生津，润肺清心，配北五味子益气生津，补肾宁心，共奏益气养阴生津之效；正川芎、川红花、当归尾、苏方木、三七粉，破血攻瘀，通利脉道；房室传导阻滞，心跳慢，用细辛，这是叶氏中医治疗心动过缓的专药；臭梧桐叶、明天麻，平肝息风，降血压；炒酸枣仁、夜交藤、云茯苓，养肝宁心安神；炒麦芽、炒谷芽，行气消食，健脾开胃。脾胃为后天之本，只有脾胃功能强健，气阴生化才有源。

2010 年 8 月 25 日二诊：前药服用七日，胸闷、心悸症状大为减轻，停跳感消失，但仍然时有发作，大便正常，睡眠好转。前方减去当归尾、炒谷芽、炒麦芽，五味子增加 2g，加广陈皮以行气化痰，抱茯神以养心安神。处方如下：

西洋参 5g	麦门冬 15g	北五味子 10g	正川芎 6g
臭梧桐叶 20g	明天麻 10g	川红花 10g	苏方木 10g
酸枣仁 30g	云茯苓 30g	抱茯神 30g	北细辛 5g
广陈皮 15g	夜交藤 30g	三七粉 6g 吞服	

七剂，水煎服。

2010 年 9 月 2 日三诊：服前药七日后，患者诸症皆消。心悸、胸闷症状消失，停跳感消失，睡眠可，纳食可。前方减去酸枣仁、夜交藤，加潞党参，继服。处方如下：

西洋参 5g	麦门冬 15g	北五味子 10g	正川芎 6g
臭梧桐叶 20g	明天麻 10g	川红花 10g	苏方木 10g
潞党参 30g	云茯苓 30g	抱茯神 30g	北细辛 5g
广陈皮 15g	三七粉 6g 吞服		

上方随症加减服用 1 年后，去医院复查，冠状动脉堵塞较前大为好转，ST-T 消失，长 RR 间期消失，房颤消失。停服中药，等到冬天，再前来开膏方调治。随访 10 年至今，患者已逾九十，身体尚健，心悸未见发作。

五、早搏

早搏是由心脏异位节律点提前激动而发生的心律失常，可发生在正常健康人群和各种心脏病患者中。

治疗目的不外乎减少早搏的次数，减轻和改善早搏引起的临床症状和预防心脏结构发生改变。西医主要是依靠抗心律失常药物和射频消融术，但是许多抗心律失常的西药本身也有致心律失常作用，以停搏和传导阻滞发生率最高。中医主要通过辨证论治，整体调整，标本兼顾，辨证与辨病相结合来治疗早搏。

早搏可发生于正常人群，多与情绪变化和不良生活习惯相关，如情绪激动、紧张、熬夜、休息不好、饮酒、饮咖啡、饮浓茶等常可诱发早搏，去除这些病因后，大多数早搏可自行缓解。更易发生于有器质性心脏病患者中，包括冠心病、高血压心脏病、病毒性心肌炎、肺源性心脏病、扩张型心肌病、风湿性心脏病、心力衰竭等。

（一）室性早搏

室性早搏归属中医"心悸""怔忡"等范畴，多由感受外邪、内伤七情、饮食不当和体质虚弱引起，心悸的病位在心，由于心神失养，心神动摇，悸动不安引起。但与肝、脾、肾密切相关，病机主要有虚实两方面，虚者为心胆气虚，心血亏虚，心阳不足，气阴两虚，心神失养而致。实者多由痰火扰心，水饮凌心及瘀血阻脉而引起，为本虚标实证，其本为气血不足，阴阳亏损，其标是气滞、血瘀、痰浊、水饮，临床表现多为虚实夹杂之证，可概括为虚火痰水瘀，以虚为本，以实为标，虚实夹杂。

医案 1：室性早搏、病毒性心肌炎（气虚痰结）

龚某，女，16 岁，高中学生。患者平素体质较弱，容易感冒，3 周前不慎受凉感冒，自服感冒药后，发热减退，但仍有咳嗽，总是感觉到心慌，精神不好。2 天前家长带着去医院，经过检查，诊为病毒性心肌炎，频发室性早搏，28 600 次 /24h。家长正一筹莫展时，向在那复查的心脏病人打听有什么好办法，当听说吃叶医生的中药效果好后，于 2008 年 4 月 21 日带着孩子来找我求治。当时症见：心慌，胸闷，咳嗽，神疲乏力，纳差，稍进寒凉饮食则觉胃脘不适，二便调，舌红苔白，脉结代。此为心阳不足，痰湿蕴结所致，治以益气养心，安神定悸，化痰祛湿。处方如下：

北黄芪 20g	潞党参 30g	苦桔梗 10g	浙贝母 10g
疆贝母 6g	甘松香 10g	煅磁石 20g 先下	鸡内金 15g 炒
银柴胡 10g	云茯苓 30g	制厚朴 10g	生姜片 20g
广陈皮 15g	养心草 10g		

七剂，水煎服。

本方北黄芪、潞党参，益气健脾；养心草，活血宁心，利湿消肿；苦桔梗、浙贝母、疆贝母，清热化痰，止咳；桔梗配银柴胡，行气化痰，清热；甘松香、煅磁石，重镇安神，是叶氏中医调节心律的常用药对；云茯苓、制厚朴、广陈皮，健脾祛湿，理气化痰；生姜，温中散寒祛湿；炒鸡内金，健胃消食。

2008年4月28日二诊：服用前药七日，患者自觉心慌有改善，胸闷、咳嗽明显减轻，精神好转，纳食有增，仍有脘胀不适，前方减去疆贝母、养心草，加肺形草。处方如下：

北黄芪 20g	潞党参 30g	苦桔梗 10g	浙贝母 10g
肺形草 15g	甘松香 10g	煅磁石 20g	鸡内金 15g 炒
银柴胡 10g	云茯苓 30g	制厚朴 10g	生姜片 20g
广陈皮 15g			

七剂，水煎服。

2008年5月7日三诊：服前药七日后，患者诸症消失。因胃脘部胀已消失，故前方减去制厚朴、煅磁石，加葛花，继续服药以巩固疗效。处方如下：

北黄芪 20g	潞党参 30g	苦桔梗 10g	浙贝母 10g
肺形草 15g	甘松香 10g	紫葛花 10g	鸡内金 15g 炒
银柴胡 10g	云茯苓 30g	生姜片 20g	广陈皮 15g

上方随症加减服用1个月余，患者情况稳定，因临近期末，学习比较紧张，故暂停服药。放暑假后再来开方调治，秋季开学后停药，入冬来开膏方调治。虽进入高三，学习紧张，但未感冒，亦未出现心慌。以后到冬天来开膏方调治，吃了3个冬天的膏方。随访10余年至今，患者早搏未见发作。

医案2：室性早搏、房室传导阻滞、心肌炎（气虚血瘀）

钟某，女，20岁，大学生。患者是南方人，从小学习美术，在高考前一年，第一次离开家到北京参加某画院的集训，由于饮食不习惯，加上经常熬夜赶作业，有一次夜间专心画画，不慎受寒感冒，吃药后感冒好了，但容易疲劳，有时候会觉得心慌，充分休息后能够缓解。患者的妈妈知道后，担心女儿的身体，专程飞到北京带她去医院检查，诊为心肌炎，经过中西医治疗，患者病好了，并顺利考入大学。在上大学期间，有时会心慌，多因情绪波动、熬夜、感冒等诱发。半年前因和男朋友分手，失恋导致情绪低落，继而出现心慌、胸闷，去医院检查，结果显示：频发室性早搏，36 700 次 /24h，二度 I 型房室传导阻滞。患者的妈妈到处打听，哪里有治心脏病比较有名的医生，就拿着资料去找人看，一直没好。后来听人说杭州的叶医生治心脏病很好，于是 2017 年 7 月 5 日带着孩子来找我求治。当时症见：患者自觉心慌心跳，胸闷，怕冷，容易疲劳，经期延后，舌淡苔白，舌下瘀暗，脉结代。此为心阳气不足，血瘀寒凝，治以益气温通，破血攻瘀，理气化痰。处方如下：

三七粉 6g 吞服	潞党参 30g	红景天 10g	紫丹参 30g
紫葛花 10g	嫩桂枝 30g	云茯苓 30g	制半夏 10g
蒲公英 30g	生姜片 20g	广陈皮 15g	三颗针 10g
养心草 10g			

七剂，水煎服。

本方潞党参、红景天，益气健脾；丹参、三七粉、红景天，破血攻瘀，通利脉道；嫩桂枝、生姜，温通散寒，振奋心阳；制半夏、广陈皮、云茯苓，燥湿化痰，理气和中，为祛痰名方二陈汤的主药；紫葛花，稳心；养心草，活血宁心；蒲公英、三颗针，清热解毒，祛湿消肿，为叶氏中医治疗病毒性心肌炎的常用药对。

2017 年 7 月 12 日二诊：服前药七日，患者诉心悸减轻，胸闷、怕冷有减轻，精神好转，前方减去三颗针、制半夏，加祁漏芦，继服。处方如下：

三七粉 6g 吞服	潞党参 30g	红景天 10g	紫丹参 30g
紫葛花 10g	嫩桂枝 30g	云茯苓 30g	祁漏芦 15g
蒲公英 30g	生姜片 20g	广陈皮 15g	养心草 10g

七剂，水煎服。

2017 年 7 月 19 日三诊：服前药七日后，患者诸症基本消失，月经来潮。前方减去蒲公英，加益气养阴的西洋参。处方如下：

三七粉 6g 吞服	潞党参 30g	红景天 10g	紫丹参 30g
紫葛花 10g	嫩桂枝 30g	云茯苓 30g	祁漏芦 15g
西洋参 5g	生姜片 20g	广陈皮 15g	养心草 10g

上方随症加减服用 1 个月余，患者诸症消失，心悸未作。因即将开学，在学校服汤药不方便，故停药，待放寒假时再来求治。后来每年冬天前来开膏方调治。随访 4 年至今，早搏未见发作。

医案 3：室性早搏（痰热瘀结）

刘某，男，52 岁，某宾馆保安。患者平时嗜食肥甘厚味，形体肥胖，有高血压、高脂血症病史，未进行任何治疗。1 年前时觉心慌，去某医院检查：室性早搏 15 000 余次 /24h，ST-T 改变，服医院给开的西药（具体药名患者没记住），自觉症状缓解后，自行停药，等心慌不适发作，又把医院开的药拿出来吃，但效果不太满意。1 个月前因和人争吵，出现心慌、胸闷、口苦，不愿去医院，想吃中药，经朋友介绍于 2005 年 9 月 22 日来找我求治。当时症见：患者自觉心悸，烦躁不安，口苦，时常在劳累以后胸口憋闷，夜寐差，大便秘结，舌质紫暗有瘀斑，苔黄腻，脉弦滑。此为痰热夹瘀，阻滞心脉所致，治以清热化痰，活血化瘀，养心安神。处方如下：

北黄芪 20g	关防风 10g	炒白术 20g	火麻仁 30g
全瓜蒌 20g	毛冬青 30g	茺蔚子 15g	臭梧桐叶 20g
生山楂 30g	绞股蓝 30g	甘松香 10g	煅磁石 30g 先下
炒枣仁 30g	广陈皮 15g	三七粉 6g 吞服	

七剂，水煎服。

本方北黄芪益气健脾，配炒白术、关防风，为玉屏风散，能益气固表；全瓜蒌，宽胸理气，配火麻仁，润肠通便，能调节肺与大肠的功能；毛冬青，清热解毒；茺蔚子、臭梧桐叶，平肝息风，降血压；生山楂、绞股蓝，活血化瘀，降血脂；甘松香、煅磁石，镇心养心安神；炒酸枣仁，养心补肝，宁心安神；三七粉，破血攻瘀；广陈皮，理气化痰。

2005 年 9 月 29 日二诊：服前药七日，患者自觉心悸、胸闷症状减少，大便正常，舌紫暗、瘀血未消退，前方减去火麻仁、关防风、绞股蓝、煅磁石，加紫丹参、当归尾、石菖蒲、炒栀子。处方如下：

北黄芪 20g	炒白术 15g	全瓜蒌 20g	毛冬青 30g
茺蔚子 15g	臭梧桐叶 20g	生山楂 30g	甘松香 10g
炒枣仁 30g	广陈皮 15g	紫丹参 30g	当归尾 15g
石菖蒲 10g	炒栀子 15g	三七粉 6g 吞服	

七剂，水煎服。

2005 年 10 月 6 日三诊：诸症好转。前方减去三七粉、炒栀子。处方如下：

北黄芪 20g	炒白术 15g	全瓜蒌 20g	毛冬青 30g
茺蔚子 15g	臭梧桐叶 20g	生山楂 30g	甘松香 10g
炒枣仁 30g	广陈皮 15g	紫丹参 30g	当归尾 15g
石菖蒲 10g			

上方随症加减服用半年后，去医院复查，血压血脂正常，心率正常，体重大大减轻。以后每到冬天来找我开膏方调治，随访 10 余年至今，心悸未见发作。

医案 4：室性早搏、心肌炎、甲状腺结节术后（气血两虚）

徐某，女，39 岁，小儿推拿按摩师。患者经历婚姻变故、财产损失的坎坷，长年情志不舒，遇事容易激动、心慌，曾经做过甲状腺结节手术，有心肌炎病史。半年前因心慌，胸闷不适，去某医院检查，结果提示：频发室性早搏，动态心电图示：频发室性早搏，30 000 余次 /24h，心脏彩超示：三尖瓣反流，左室舒张功能减退。当看到检查结果的时候，患者懵了，感觉人生就是个笑话，越发觉得人生灰暗。经朋友劝说，想想女儿无依无靠的，还是打起精神看病。经人介绍，于 2018 年 10 月 12 日前来找我求治。当时症见：心悸，腹胀，寐差多梦，情绪比较焦虑，舌淡红有齿痕，苔薄白，脉细弱。此为心脾气血两虚所致心悸，治以益气补血，镇静稳心安神。处方如下：

北黄芪 20g	炒白术 15g	潞党参 30g	云茯苓 30g
制远志 10g	炒枣仁 30g	夜交藤 30g	合欢皮 30g
甘松香 15g	煅磁石 30g 先下	嫩桂枝 15g	广陈皮 15g
炒谷芽 30g	炒麦芽 30g		

七剂，水煎服。

本方北黄芪、潞党参，为参芪汤，健脾益气；北黄芪、炒白术，为玉屏风散，益气固表，常用于预防感冒；嫩桂枝，温通心脉，振奋心阳；云茯苓、制远志、酸枣仁、夜交藤、合欢皮，养心安神定志，其中合欢皮疏肝解郁，用在此处，能抗抑郁焦虑；甘松香、磁石，活血养心，重镇安神；炒谷芽、炒麦芽，健脾益胃，消食；广陈皮，理气化痰。

2018 年 10 月 19 日二诊：服前药七日后，患者自觉心悸、寐差、气短、乏力都有改善，但仍有焦虑紧张感，自觉早搏大大减少。前方减去炒谷芽、炒麦芽，加炒鸡内金、百合蒜、温郁金。处方如下：

北黄芪 20g	炒白术 15g	潞党参 30g	云茯苓 30g
制远志 10g	炒枣仁 30g	夜交藤 30g	合欢皮 30g
甘松香 15g	煅磁石 30g 先下	嫩桂枝 15g	广陈皮 15g
鸡内金 15g 炒	百合蒜 15g	温郁金 15g	

七剂，水煎服。

2018 年 10 月 26 日三诊：服前药七日，患者各项症状明显好转，焦虑也较以前减轻。前方减去夜交藤、炒白术、百合蒜，加山药。处方如下：

北黄芪 20g	潞党参 30g	云茯苓 30g	制远志 10g
炒枣仁 30g	合欢皮 30g	甘松香 15g	煅磁石 30g 先下
嫩桂枝 15g	广陈皮 15g	鸡内金 15g 炒	温郁金 15g
怀山药 30g			

上方随症加减服用一年后，去医院复查，动态心电图示早搏只有300 余次，患者心情舒畅，睡眠好。随访 1 年余至今，心悸未见发作。

（二）房性早搏

房性早搏是指房性异位起搏点的过早搏动，是临床上常见的疾病，主要症状有心悸、心脏停搏感等。早搏次数过多时自觉"心跳很乱"，可有胸闷、心前区不适、头昏、乏力、脉搏间歇等。频发房性早搏患者会出现焦虑不安和失眠，而影响日常生活。心率时快时慢，没有规律可循。部分房性早搏也可以无明显症状。

器质性心脏病的患者中，房性早搏的发生率明显增加。大部分没有心脏病的人可能因为情绪激动、大量饮酒或喝咖啡、大量吸烟、过度劳累等因素诱发房性早搏，这些患者可能无任何症状，则多为功能性。

过去一般认为，正常人群中的房性早搏预后良好，常无需治疗干预。现代研究，房性早搏存有一定的危险性，是导致不规则的脉搏和心悸感最常见的原因之一，在临床不应忽略，可依据轻重程度给予适当治疗。

根据房性早搏的临床症状，归属于中医学"心悸"范畴。我根据具体病情辨证用药，采用稳心大法，予以治疗，取得较好疗效。

医案 1：房性早搏（心脾两虚）

郑某，女，32 岁。创业不顺，因各方面的压力较大，经常出现心慌的现象，一般经过充分休息即可缓解。近 1 个月来，经过休息，心慌

不能缓解，还伴有睡眠不好，去某医院检查，提示：早搏，房性早搏
32 000 余次 /24h。经朋友介绍，于 2015 年 3 月 23 日找到我求治。当时
症见：心慌心跳，胸闷，寐差多梦，纳差，便溏，舌淡红，脉细弱。此
为心脾两虚，心失所养所致，当补益心脾，宁心安神。处方如下：

炒白术 20g　　　潞党参 30g　　　北黄芪 20g　　　抱茯神 30g
制远志 30g　　　广陈皮 15g　　　甘松香 15g　　　煅磁石 30g 先下
蛇床子 10g　　　炒谷芽 30g　　　炒麦芽 30g　　　补骨脂 15g
龙眼肉 15g

七剂，水煎服。

本方北黄芪、潞党参，健脾益气；炒白术、炒谷芽、炒麦芽，健脾
益气，健胃消食；抱茯神、制远志、龙眼肉，交通心肾，补心安神；甘
松香、煅磁石，镇静安神养心；蛇床子、补骨脂，温补心肾之阳气；广
陈皮，理气化痰。

2015 年 3 月 30 日二诊：服前药七日，患者自觉早搏次数减少，胃
口好转，仍然寐差，脉渐有力。前方去补骨脂，加炒酸枣仁。处方如下：

炒白术 20g　　　潞党参 30g　　　北黄芪 20g　　　抱茯神 30g
制远志 30g　　　广陈皮 15g　　　甘松香 15g　　　煅磁石 30g 先下
蛇床子 10g　　　炒谷芽 30g　　　炒麦芽 30g　　　龙眼肉 15g
炒枣仁 30g

七剂，水煎服。

2015 年 4 月 7 日三诊：服前药七日后，患者诸症好转，睡眠好转，
早搏好转，纳食有增。前方减去炒谷芽、炒麦芽，加炒鸡内金，继服。
处方如下：

炒白术 20g　　　潞党参 30g　　　北黄芪 20g　　　抱茯神 30g
制远志 30g　　　广陈皮 15g　　　甘松香 15g　　　煅磁石 30g 先下
蛇床子 10g　　　鸡内金 15g 炒　　　龙眼肉 15g　　　炒枣仁 30g

上方随症加减服用半年，复查动态心电图，早搏降至 300 余次 /
24h，由于工作太忙，遂停药。每年入冬后前来求膏方调治，平时若感觉
劳累，及时调整工作状态。随访 4 年余至今，心慌未见发作。

医案 2：房性早搏、冠心病（寒凝血瘀）

郑某，女，72 岁，茶农。患者祖辈种茶为生，每年清明前后采茶

时节非常忙碌，每天在清晨还有露水的时候开始采茶，一干就是一上午，下午挑拣，晚上炒制茶叶，每年采茶季节过了，都得休养好长时间才能缓过来。半年前在采茶季节时因劳累而出现心慌心跳，充分休息后缓解，1个月前因心慌发作，伴随胸闷不适，家人带着去大医院检查发现冠状动脉堵塞，诊为冠心病、房性早搏，动态心电图检查：房性早搏35 273次/24h。患者想吃中药，便向买过茶的客户打听哪有看心脏病好的医生，恰好有一位茶客在我这里看过病，效果很好，于是这位茶客2011年11月15日带着患者来找我求治。当时症见：自觉心悸，胸冷痛，胸闷气短，动则尤甚，四肢发冷，寐差，脉结代，舌淡苔白，舌下脉络瘀血。此为心阳不足，寒凝血瘀，治以温阳散寒，破血攻瘀。处方如下：

北黄芪 20g	香官桂 3g	制乳香 9g	制没药 9g
关防风 10g	三七粉 6g 吞服	蛇床子 10g	甘松香 10g
煅磁石 30g 先下	煅龙骨 30g 先下	煅牡蛎 30g 先下	云茯苓 30g
阳春砂 6g 后下	白豆蔻 6g 后下	潞党参 30g	制厚朴 10g

七剂，水煎服。

本方北黄芪、潞党参，健脾益气扶正；香官桂、蛇床子，温补心阳，散寒通络；制乳香、制没药、三七粉，破血攻瘀；关防风，祛风止悸；甘松香、磁石，镇静养心安神；煅龙骨、煅牡蛎，镇心安神敛阴；阳春砂、白豆蔻、制厚朴，温胃和中，化痰除胀；云茯苓，健脾宁心安神。

2011年11月22日二诊：前药服用七日，患者诉胸痛消失，四肢转温，近来自觉早搏减少。前方减去制乳香、制没药、阳春砂、白豆蔻，加祁漏芦、炒鸡内金、延胡索、炙甘草，减去香官桂，加嫩桂枝。处方如下：

北黄芪 20g	嫩桂枝 15g	关防风 6g	三七粉 6g 吞服
延胡索 15g	祁漏芦 15g	甘松香 10g	煅磁石 30g 先下
煅龙骨 30g 先下	煅牡蛎 30g 先下	炙甘草 5g	云茯苓 30g
鸡内金 15g 炒	潞党参 30g	制厚朴 10g	蛇床子 10g

七剂，水煎服。

2011年11月29日三诊：患者精神好转，睡眠好转，胸闷气短消失，舌下瘀血减少。前方减去延胡索、制厚朴、蛇床子，加小青皮、广陈皮、紫葛花，继服。处方如下：

北黄芪 20g	嫩桂枝 15g	关防风 6g	紫葛花 10g
祁漏芦 15g	煅磁石 30 先下	甘松香 10g	炙甘草 5g
煅龙骨 30g 先下	煅牡蛎 30g 先下	云茯苓 30g	三七粉 6g 吞服
小青皮 12g	广陈皮 12g	潞党参 30g	鸡内金 15g 炒

上方随症加减服用半年后，去医院复查冠状动脉 CT，冠状动脉堵塞大为好转，复查动态心电图，早搏 500 余次 /24h。等到入冬后再来求膏方调治，随访 8 年至今，心慌胸痛未见发作。

第十章
先天性心脏病

先天性心脏病，简称先心病，是指出生时存在的心脏、血管结构和功能上的异常，是胎儿在胚胎发育过程中，各种原因造成心脏、血管发育异常或停止发育所致，是先天性畸形中最常见的一类。临床表现多以心悸，气喘，反复呼吸道感染为主。由于心功能先天不足，使先心病患者不能完全像正常人一样生活，对患者的生活和身心健康造成严重的影响，同时也给患者的家庭、社会带来沉重的心理负担和经济负担。从其发病特点和临床表现来看，先心病属中医学的"心悸""胸痹""虚劳"等范畴。

第一节　叶氏祖传治疗秘诀

一、治疗秘诀

在过去没有介入技术的年代，先心病患者因为心功能先天不足，不能完全像正常人一样生活，很少能存活至成年。随着外科手术和介入技术的发展，小儿先天性心脏病的手术成功率大幅度提高。乍一看，先天性心脏病好像没有我们中医的什么事，实际上，中医药在治疗先天性心脏病方面是有着其独到作用的。

过去虽然没有先天性心脏病这个病名，但是古代中医认为胎儿的生长与先后天的脾肾两脏关系密切。先天之肾气与父精母血强弱有关，而后天之脾与母之脾土有关。若先后天脾肾两脏不足，则各脏腑无以滋养化育，其形态、功能均不成熟，五脏禀气未充，全身失于濡养，心脏亦然。另外，病毒感染因素也是比较常见的，尤其以风疹病毒最为常见，在怀孕八周之内，若母亲出现病毒感染，则经常会诱发胎儿先心病。

心气虚弱，见心悸，胸闷气短，稍微活动后加重，咳嗽，神疲乏力，脉结代，无力。当补益心肺，叶氏用药：北黄芪、炒太子参。小儿用太子参，必须是炒制过的。这也是我们家的一个用药特色，即治疗小儿先天性心脏病的用药，大多是炒制过的。比如炒太子参、炒鸡内金、炒麦芽、炒谷芽、炒云茯苓、广陈皮等。这是因为先天性疾病的小儿，为先天禀赋不足，脾胃功能相对来说也比较弱，用药讲究平和，不偏不倚，否则容易损伤本就已经虚弱的脾胃功能。

若兼脾胃虚弱，用四君子汤、炒苍术、炒谷芽、炒麦芽、炒莱菔子；若气虚血瘀，活血化瘀，加川红花、正川芎；气虚推行无力，气机不畅，行气导滞，加苦桔梗、广陈皮；气阴两虚，加麦冬、北五味子。

先天有缺陷的胎儿出生后，其体质比正常小孩要差一些，最大的特点是从小容易感冒、腹泻。我父亲认为除了与心、脾、肾有关之外，与肺的关系亦非常密切。我们知道，心为君主之官，肺为相傅之官，又肺主气，心主血，两者相辅相成。心脏不好，心气虚弱，泵血功能差，肺的功能就要受影响，肺为娇脏，不耐寒热，容易感受外邪，因先天禀赋不足，正气虚弱，无力抗邪，故感冒经常反复难愈。

心肾阳虚，见心悸，胸闷，气短，喘急，咳嗽，畏寒肢冷，面色苍白，全身水肿，舌淡苔白，脉沉细或结代。当温补阳气，叶氏用药：**香官桂、补骨脂**。若心阳暴脱，回阳救逆，加淡附子、干姜片；若肾阳气虚，下肢水肿，温补肾阳，加淡附子、粉猪苓、大腹皮、车前子；若阳虚水停，水饮凌心肺，温阳行气，利肺逐饮，加蛇床子、肺形草、疆贝母。

痰饮停滞，见心悸，胸闷，气喘，咳嗽，水肿，舌体胖苔腻，脉滑。当化瘀祛痰，叶氏用药：广陈皮、苦桔梗、疆贝母、肺形草。若痰浊蒙闭心窍，昏迷，加红景天、人工麝香；若水饮泛溢肌肤，下肢水肿，利水消肿，加云茯苓、粉猪苓、车前子、建泽泻、大腹皮；若水饮停肺，祛风胜湿，加关防风。

若痰湿停滞中焦，宜健脾祛湿，和中消食，加用阳春砂、白豆蔻、炒枳壳、云茯苓；若痰浊蕴久化热，痰火扰心，清热化痰，加川黄连、淡竹茹、炒枳实；若痰浊郁于肺，宽胸理气，加瓜蒌仁、苦桔梗。

先天性心脏病的小孩，不能做剧烈运动，有的人投鼠忌器，就不敢带着小孩运动了，其实不然。肺的功能是要适度锻炼的，如果整天躺着、坐着，走路都要坐车，或大人抱着，小孩自己反而得不到锻炼。我父亲主张小孩要出去运动。先心病，是不主张跑步等剧烈运动，但每天还是要带着小孩出去走路。走路，加上吃药，效果就会很好。

二、用药特色

（一）温肾促先天，官桂、补骨脂

我父亲认为，人的生命是源自父精母血，禀受天地运化而成。

我们生命的原动力，又叫原气，是藏于肾间之气，如《难经·八难》云："所谓生气之原者，谓十二经之根本也，谓肾间动气也。此五脏六腑之本，十二经脉之根，呼吸之门，三焦之原。"因为原气是人体生命的根本，存在于两肾中间的一种动气。

命门是人身阳气的根本，生命活动的动力，对各脏腑的生理活动，起着温煦、激发和推动作用，对饮食物的消化、吸收与输布，以及水液代谢等都具有促进作用。我父亲说过，先天有缺陷的小儿，其生命活动的动力不足，我们不管是用中药，还是用点穴按摩手法，目的就在于激活小儿自身的先天活力。

对于因先天禀赋不足，后天失养，或感受邪毒所致先心病，反复出现心悸、乏力、咳喘等病证，我们叶家祖传下来的特色用药是：官桂、补骨脂。

所谓官桂，是指上等的肉桂，《本草纲目·木之一·桂》曰："官桂者，乃上等供官之桂也。"因过去专门供官家之用故称为官桂。我们家治疗心脏病所用肉桂，一般都选用的是官桂。肉桂，出自樟科植物肉桂的干燥树皮，相对于桂枝而言，其在下，为气之厚者，气厚则发热，故肉桂下行而补肾。具补火助阳，引火归原，散寒止痛，活血通经等作用。故对于先心病，出现肾阳不足，寒水上凌心肺，须用官桂。

补骨脂，又叫破故纸、和兰苋、胡韭子，为豆科植物补骨脂的果实。其味辛、苦，性温。入肾、脾经。能温肾助阳，纳气，止泻。主治肾虚冷泻，遗尿，滑精，小便频数，阳痿，腰膝冷痛，虚寒喘嗽。现代研究表明，补骨脂有效成分补骨脂乙素，能够很好地起到强心作用。

（二）健脾助后天，炒苍术、炒谷芽、炒麦芽

明代医家提出脾肾先后天之说，认为肾为先天之本，而脾胃为后天之本。人脱离母体出生以后，先天之肾气全赖后天脾胃运化之水谷精气的不断滋养和补充。人体脏腑之精气，亦受水谷之精气的充养，心脏作为五脏六腑之主，也受水谷之精气源源不断的充养。故脾胃必须发挥正常的纳化功能，才能供给全身营养。先心病人，脏腑功能较弱，脾胃虚弱更甚，故必须健脾胃，使后天气血生化有源。我们叶家常用药：炒苍

术、炒谷芽、炒麦芽等。

苍术，是菊科植物茅苍术或北苍术的干燥根茎，其味辛苦，性温，具有燥湿、健脾、祛风散寒、明目之功效。苍术的炮制方法达到了 50 多种，目前常用的有麸炒法、土炒法、酒制法、醋炒法、姜汁法等。尤以麸炒品作用更为明显。麸炒的历史悠久，记载于历代中医药古籍，最早记载麸炒的见于《华氏中藏经》，其中就有"枳实，麸炒去穰"的论述。

我父亲说过，苍术属于风药，善行，气味芳香，能达到筋脉肌肤，心脏亦能到达。苍术具有祛风除湿、燥湿健脾的功效。不同的炮制法，其功效有所区别，适用病证也不同。生苍术其燥性偏大，适用于湿阻中焦；麸炒制之后，苍术的燥性不那么大，药性缓和，并且其健脾的作用增强，适用于脾虚腹泻。

先心病的小儿脏腑功能虚弱，容易感冒、腹泻。炒苍术，能燥湿健脾，祛风散寒，常用于治疗风湿痹痛，湿阻中焦，风寒感冒，水肿等。

炒谷芽，为禾本科植物粟的成熟果实，经发芽干燥，炒制而成。健脾开胃，和中消食。治宿食不化，胀满，泄泻，不思饮食。甘，温。入脾、胃经。

炒麦芽，也叫大麦芽，主治食积不消，脘腹胀痛，脾虚食少，乳汁郁积，乳房胀痛，可用于妇女断乳。行气消食，健脾开胃，退乳消胀。能够促进淀粉性食物的消化。可与山楂、神曲、鸡内金等同用。若治脾虚食少，食后饱胀，可与白术、广陈皮等同用。

第二节　叶秀珠治疗经验

一、治疗经验

有的人自己患有心脏病在我这里治好了，后来他的小孩出生后，医院诊断患有先天性心脏病，就来找我问能不能通过吃中药治好。我说："先天性心脏病是胎儿在发育过程中，因某些原因导致胎儿发育缺陷，出生后在心脏、血管结构和功能上出现异常。这种心脏、血管的畸形，不可能通过吃药把畸形归位的，西医学通过手术来矫正、修复畸形，从而使心脏正常工作，这个是非常好的。"

先天性缺陷的患者大多需要早期手术治疗，中医药对于改善先心病患者术前、术后症状疗效明显，然而对于有严重并发症或肺动脉压增高失去手术机会的患者，我家祖传的治心秘方能起到很好的效果。

虽说不可能通过吃药把先天的缺陷调正，但我可以通过补肺，调脾胃，增强人体的正气，正气强了，先心病的患儿不太容易感冒、腹泻。先心病的小孩大部分是脾胃虚、肺虚，经过一段时间的调理，患儿少感冒、腹泻。把身体调强壮后，可以停药。等到西医说什么时候做手术，在术前三个月来找我调理，调三个月后再去做外科手术，术后身体恢复比没有吃药调过的要快得多。临床上每天都会碰到这种小孩，西医没药吃，只能手术。有些患儿，把身体调好一点，再手术。一般经过我调之后，感冒、腹泻就很少了。

而对于有严重并发症或肺动脉压增高失去手术机会的患者，我采取的方法是积极治疗并发症，降低肺动脉高压等。待症情平稳了，再进一步加强调理脏腑功能，增强正气，从而获得能手术的机会。

针对先心病容易感冒、腹泻的这两个特点，我的治疗经验主要是补肺气，健脾胃。健脾胃，我们叶家祖传的常用药为：怀山药、炒茯苓、广陈皮、炒太子参、炒鸡内金、炒麦芽、炒谷芽、银柴胡等。调肺气，我常用的祖传药是：苦桔梗、浙贝母，少量的疆贝母。

二、用药特色

我们叶氏治疗先天性心脏病，从先后天入手。如前一节所述，用药注重两点：温肾促先天，激发肾间动气，先天活力；健脾助后天，开胃消食，和中除胀。

我父亲治心脏病主张心肺同治，健脾和胃。该观点在先天性心脏病的治疗当中，体现得淋漓尽致。我遵循父亲的教导，在临证中经过多年的实践，反复验证，确实效果很好。

（一）调肺气，桔梗、浙贝母、银柴胡

小儿肺叶娇嫩，不耐寒热，易感邪生病。对于先心病的小儿来说，经常容易感冒，肺气较正常孩子要弱，因此，我治疗先心病，尤为重视补肺气、调肺气。补益肺气，肺气足，宣发卫气于皮毛，使腠理致密，卫外功能强，则不易感邪患病。补肺气，我常用药：炒太子参。调理肺气，肺主气，司呼吸，通过调肺气，使肺的治理和调节全身之气的功能正常发挥，使人体的水液、血液输布正常，则不易生痰饮瘀血。理肺气，我常用的药对为：苦桔梗、银柴胡、浙贝母。

桔梗，味苦辛，性平，归肺经，开宣肺气而祛痰、利胸膈咽喉，为治肺经气分之要药。

银柴胡，味甘，微寒，既可以调脾胃，又可以调肺。

浙贝母味苦，性寒，清热化痰止咳，散瘀解毒消痈。

据叶氏祖传经验及我父亲多年实践，三者相伍，有很好的理肺气、清肺气的作用。

（二）调脾胃，炒太子参、怀山药

先天性心脏病患儿，脏气未充，脏腑娇嫩，脾胃功能较弱，饮食稍有不慎，容易腹泻，使脾胃功能更加虚弱。因治疗上要补脾气，调脾胃。我常用的药对是：**炒太子参、怀山药**。

炒太子参，味甘微苦，性平而入脾、肺经，不仅能补肺气，还能补脾气。补气生津作用弱于人参，是我们家治疗心脏疾病常用的补气药。经常搭配怀山药一起使用。

关于怀山药，我不禁想起小时候听我父亲讲过的一个传说故事：

传说在古时候，河南焦作一带有一个小国，叫野王国。由于国小势弱，常被一些大国欺负。一年冬天，一个大国派军队入侵野王国，野王国的将士们虽然拼死奋战，但最终因军力不足战败了。战败的军队逃进了深山，正好又遇到天降大雪，大国的军队封锁了所有的出山道路，欲将野王国的军队困死山中。大雪纷飞，将士们饥寒交迫，许多人已经奄奄一息。正当绝望之际，有人发现一种植物的根茎，吃起来味道还不错，而且这种植物漫山遍野都是。士兵们喜出望外，纷纷挖这种植物的根茎吃。更为神奇的是，吃了这种根茎后，将士们体力大增，就连吃这种植物的藤蔓和叶枝的马也强壮无比。士气大振的野王国军队下山，打败大国军队，夺回失地，保住了国家。后来，将士们为纪念这种植物，给它取名"山遇"，随着更多人食用这种植物，人们发现它具有治病健身的效果，遂将"山遇"改名为"山药"。

山药，为薯蓣科植物薯蓣的干燥根茎。是厨房里很常见的食物，实际上也是一味非常好的中药。我父亲说过，山药的皮是黄色的，里面的肉是白色的，吃起来味道是甘甜的。其白色入肺，味甘入脾，入手足太阴二脏，故山药能补脾肺。脾为心之子，故又能补益心气，此所谓"子能令母实"也。

山药性平，不似黄芪性温，不如白术苦燥，偏于阴柔。不仅能补益气力，健脾开胃，还能止泻生精。山药能入五脏，治诸般虚劳。我治疗先心病脾胃虚弱，见腹泻的病人，经常用炒太子参配怀山药，效果很好。

第三节　医案集粹及分析

医案1：先天性心脏病（心脾气虚）

何某，女，5岁。患者出生后经常感冒、腹泻，家长带着去某医院检查，结果：动脉导管未闭、室间隔缺损、房间隔缺损，医院建议适合的时候做手术。在患者能做手术前，患者的妈妈认为不能干等，想看中医吃中药。1个月前腹泻，用止泻药效果不好，经过向医院的医生打听，得知我看心脏病比较好，于2004年9月18日带着患者来找我求治。当时症见：患者身体瘦弱，诉容易感冒，精神不太好，稍有动后则心慌、气喘，腹泻已1个多月，每天3～4次。此为心脾气虚、湿滞中焦所致，治以补益肺脾，健脾利湿，益胃和中，行气化痰。处方如下：

太子参10g炒　　鸡内金5g炒　　炒麦芽10g　　炒谷芽10g

炒茯苓10g　　银柴胡5g　　苦桔梗5g　　浙贝母5g

疆贝母3g　　广陈皮5g

七剂，水煎服。

本方炒太子参健脾益气；炒鸡内金、炒麦芽、炒谷芽、炒茯苓，健胃消食，健脾利湿；桔梗、银柴胡、浙贝母、疆贝母，清热解毒，行气化痰；广陈皮，理气化痰。全方10味药，有6味药用的是炒制过的，我们家认为，炒过的药能有健脾的功效。比如茯苓，炒制过后其健脾的功能就更强了。

2004年9月25日二诊：服前药七日后，患者每天腹泻的次数减少一半，现在一天腹泻2次，感冒也好了，精神好转，前方加补骨脂，继服。处方如下：

太子参10g炒　　鸡内金5g炒　　炒麦芽10g　　炒谷芽10g

炒茯苓10g　　银柴胡5g　　苦桔梗5g　　浙贝母5g

川贝母3g　　广陈皮5g　　补骨脂10g

七剂，水煎服。

上方随症加减服用半年，诸症消失，体重有增加。孩子的家长问，中药要吃多长时间？我跟病人及家属说，每年的秋天到第二年的 4 月份要来吃药。5 月到 11 月，一般不用药。

2 年后，患者去做了手术，术后找我开中药调理，身体恢复的比同期手术的先心病孩子要快得多。以后每年 11 月，他们就来开方调理。随访 10 余年至今，患者身体健康，和正常孩子一样学习生活。

医案 2：先天性心脏病术后（水饮凌心）

姜某，女，23，音乐教师。患者小时候做过先心病手术，之后学习弹钢琴，以特长生考入某大学器乐专业，1 年前大学毕业后留校任教。在大学里当教师，教学、科研等各项任务繁重，3 个月前报名研究生入学考试，备考期间，出现神疲乏力，活动后呼吸急促，去医院检查：先心病，肺动脉高压 90mmHg。医院建议做手术，患者不愿意再做手术，想吃中药。3 个月来找一些中医看过，吃中药，但效果不满意。又经过四处打听，于 2015 年 5 月 9 日经朋友介绍前来找我求治。当时症见：患者自诉乏力，稍微活动后呼吸急促，四肢厥冷，双下肢水肿，舌淡苔白，脉弱。此为心肾阳虚，水饮凌心射肺，治以温阳益气，利水消肿。处方如下：

北黄芪 20g	关防风 10g	川红花 10g	红景天 20g
粉猪苓 30g	云茯苓 30g	大腹皮 30g	苦桔梗 10g
车前子 30g 包煎	疆贝母 10g	香官桂 5g	广陈皮 15g
炒谷芽 30g	炒麦芽 30g	潞党参 30g	补骨脂 15g

七剂，水煎服。

本方北黄芪、潞党参、红景天，益气健脾；香官桂、补骨脂，温补心肾，振奋心阳；苦桔梗、疆贝母、广陈皮，行气化痰，通利脉道；粉猪苓、云茯苓、大腹皮、车前子，利水消肿；炒谷芽、炒麦芽，健胃消食；关防风，祛风胜湿；红花，活血通经。

2015 年 5 月 16 日二诊：服前药七日，患者诸症有减，四肢转温，下肢水肿略好转。前方减去广陈皮、炒麦芽、补骨脂，加香橼。处方如下：

北黄芪 20g	关防风 10g	川红花 10g	红景天 20g
粉猪苓 30g	云茯苓 30g	大腹皮 30g	苦桔梗 10g
疆贝母 10g	香官桂 5g	陈香橼 10g	炒谷芽 30g
潞党参 30g	车前子 30g 包煎		

七剂，水煎服。

2015 年 5 月 23 日三诊：前药服用七日后，下肢水肿消失。前方减去大腹皮、疆贝母，加浙贝母，继服。处方如下：

北黄芪 20g	关防风 10g	川红花 10g	红景天 20g
粉猪苓 30g	云茯苓 30g	苦桔梗 10g	浙贝母 10g
香官桂 5g	陈香橼 10g	炒谷芽 30g	潞党参 30g
车前子 30g 包煎			

上方随症加减服用一年，诸症皆消失，去医院复查：肺动脉压降至 25mmHg。以后每年冬季来找我开方调治，随访 5 年至今，患者情况稳定，后来考上了硕士研究生。

医案 3：先天性心脏病术后（心脾气虚）

法洛四联症，是指室间隔膜部缺损，肺动脉流出道狭窄，主动脉右移、骑跨与右心室肥大扩张等四种情况并存的先天性心脏血管畸形，是最常见的发绀型先天性心血管病。自幼出现进行性发绀和呼吸困难，可发生心力衰竭、脑血管意外、感染性心内膜炎、肺部感染等。本病需要手术治疗，至于手术时机和是否分次手术，要根据病情而定。

孔某，男，32 岁，僧人。患者出生后有发绀和呼吸困难的现象，医院检查为：先心病法洛四联症，在 3 岁左右做的根治手术，手术以后遵医嘱，按时按量服药，父母带着患儿定期去医院复查，差不多半年左右，能和正常的孩子一样生活、上学。10 年前大学毕业后，选择在某寺院出家，一心潜修，3 个月前出现腹泻，服用止泻药效果欠佳，经人介绍于 2008 年 3 月 29 日前来找我求治。当时症见：神疲，乏力，胸闷，腹泻，大便稀溏，每天腹泻十余次，影响到日常的生活，此为心脾气虚，脾失统摄所致，治以健脾益气，温阳止泻。处方如下：

太子参 15g	炒苍术 10g	怀山药 20g	鸡头米 10g
苦桔梗 10g	炒谷芽 30g	炒麦芽 30g	炒白术 15g
疆贝母 10g	广陈皮 15g	乌梅炭 10g	香官桂 3g
银柴胡 10g			

七剂，水煎服。

本方太子参健脾益气；炒苍术、鸡头米，燥湿健脾；怀山药、炒谷芽、炒麦芽、炒白术，健脾益气，健胃消食；疆贝母、苦桔梗、广陈皮、银柴胡，行气化痰，通利脉道；香官桂，温补肾阳；乌梅炭，敛肺涩肠止泻。

2008年4月6日二诊：服前药七日，大便成形，精神好转，前方减去炒苍术、炒白术，加炒鸡内金；减去乌梅炭，加诃子炭；减去疆贝母，加云茯苓、大红枣。处方如下：

太子参 30g	怀山药 30g	鸡头米 10g	苦桔梗 10g
炒谷芽 30g	炒麦芽 30g	鸡内金 15g 炒	香官桂 3g
银柴胡 10g	广陈皮 15g	诃子炭 10g	云茯苓 30g
大红枣 5 枚			

十剂，水煎服。

2008年4月16日三诊：服前药十日后，精神明显好转，大便正常。前方减去怀山药、鸡头米、大红枣，加焦山楂、加小青皮、乌梅炭。处方如下：

太子参 30g	云茯苓 3g	鸡内金 15g 炒	苦桔梗 10g
炒谷芽 30g	炒麦芽 30g	焦山楂 30g	香官桂 3g
银柴胡 10g	小青皮 15g	广陈皮 15g	乌梅炭 10g
诃子炭 10g			

十五剂，水煎服。

前后服药一月余，患者诸症状皆消失。后每年入冬时来找我开膏丸方调治，随访十余年至今，腹泻未作。

先心病患者容易腹泻，术后也常有腹泻现象。严重的时候，每天十余次，甚或二十余次。这时候，就要用乌梅炭、诃子炭，收涩止泻，这两味药我只用于成年人。对于先心病的患儿，我一般不用炭，因为用炭是止泻的，治小儿先心病，我主要是健脾。

出于对僧人或吃素食修行之人的尊重，我开方一般不用动物类药。

第十一章
颈源性心脏病

由于颈椎及／或上胸椎病变引起的类似冠心病的胸闷、憋气、心前区疼痛、心悸，甚至部分出现心律失常等症状。统称作"颈源性心脏病"或"颈心综合征"。心前区疼痛称其为"颈性心绞痛"，心律失常称其为"颈性心律失常"。当颈椎或胸椎出现病变时，会压迫到交感神经，导致自主神经功能失调，从而影响到支配心脏的神经继而引发心脏疾病。该病常因误诊误治而疗效不明显，并由此被误判为顽固性心绞痛。

本病属中医学痉病、痿证、胸痹等范畴。又因其主要病变部位在脊髓，脊髓与脑并称脑髓，属中医奇恒之腑，与督脉及两旁膀胱经有密切关系。本病多由督脉亏虚，心气虚损，久病及络，脉络瘀滞所致，属脉络之病。

第一节　叶氏祖传治疗秘诀

一、治疗秘诀

在临床上经常会见到一些病人，出现心悸、胸痛、心前区不适感、憋闷、气急等心脏病症状，按照心脏病治疗症状没有明显改善。我父亲说过，这种情况就一定要问患者有没有颈项部的疼痛，或头部的活动是否受到限制等。这种先有颈椎、胸椎疾病的患者，而后出现类似心脏疾病的症状，若仅仅从内科治疗以药物为主，哪怕药证相符，也常得不到满意的疗效。因为治疗颈椎病是关键。

我们叶家祖传治疗本病的秘诀有二：药物治疗、针刺治疗。在这一节主要分享我父亲传授给我的治疗颈源性心脏病的用药秘诀。

我父亲认为，颈椎为病多是筋骨受损，内在的一个原因是肝肾不足。因为肝主筋，肾主骨，肝肾不足，则筋骨失养，易受寒邪侵袭，从而导致局部气血凝滞不通。相对于胸腰部有衣物遮挡，颈项部通常是暴露于空气中的，故外邪能直接从颈项部的皮毛侵袭而入。肾精不足，骨失营养，加上不正确的姿势，比如总是低头，容易使颈椎受到损伤。

肝肾不足，见心悸，胸闷，头晕目眩，颈肩疼痛不适，腰膝酸软，舌淡苔薄白，脉弦细无力。当滋补肝肾，叶氏用药：牛膝、桑寄生、绵杜仲。

若居处潮湿，涉水冒雨，或睡卧当风，或气候变化，冷热交错等原因，致风寒湿邪乘虚侵袭人体颈部肌肉、筋骨，造成经络壅塞，筋脉拘急失养，出现颈肩及枕部酸痛，肌肉僵硬，活动受限，继而有心慌心跳、胸痛等心脏疾病的表现的病症。当祛风散寒除湿，叶氏常用药：西秦艽、羌活、独活、关防风。若兼见阳气虚，温阳散寒除湿，加香官桂、补骨脂；若项背强，加粉葛根、鸡血藤。

颈椎病是中老年人的常见疾病、高发病，因颈椎间盘变性、颈椎骨质增生所引起，椎间孔狭窄，必然使椎间孔的动、静脉受挤压，从而使血运不畅。

瘀血痹阻，见颈肩部疼痛，心悸，胸痛，舌暗有瘀斑，脉涩。当活血化瘀，叶氏用药：川红花、焯桃仁、紫丹参、川牛膝。若瘀阻较重，破血攻瘀，用当归尾、三七粉；若痰湿闭阻，痰瘀互结，宜化痰搜风通络，加制半夏、淡全蝎。

痰湿闭阻，见颈肩部酸痛不适，舌体胖苔厚腻，脉弦滑。当化痰搜风通络，叶氏用药：制半夏、炒白术、明天麻、双钩藤、淡全蝎。若兼高血压，加臭梧桐叶、紫葛花；若兼房颤，睡眠不好，加煅磁石、甘松香。

本病的突出特点是：其一，患者有颈椎或胸椎病的症状，兼有心脏疾病的症状，但做心电图等检查，心脏并无明显的器质性病变；其二，服用硝酸甘油无效，常随着颈部病变的好转而中止发作。

本病常因误诊误治为心脏病而疗效不明显，并由此被误判为顽固性心绞痛或者心脏神经症。同时，也不能把非典型症状的心脏病当成颈椎病来进行治疗，否则容易延误病情，造成不良后果。

二、用药特色

（一）补肾填精，杜仲、牛膝、桑寄生

颈椎病的问题，多与骨有关，而肾主骨，颈源性心脏病虽病位在颈椎或胸椎，其实与肾关系密切。故颈椎病，乃至整个脊椎的问题，我们

家都要从肾进行论治。补肾填精，用药：绵杜仲、牛膝、桑寄生。

杜仲，又叫思仙、木棉、思仲、丝连皮、扯丝皮等，为杜仲科植物杜仲的干燥树皮。以四川、贵州产质量佳，4—6月剥取，刮去粗皮，堆置"发汗"至内皮呈紫褐色，晒干。炮制方法：盐杜仲，先用食盐加适量开水溶化，取杜仲块或丝条，使与盐水充分拌透吸收，然后置锅内，用文火炒至微有焦斑为度，取出晾干（每杜仲50kg，用食盐1.5kg）。

杜仲，最早见于《神农本草经》："主腰脊痛，补中益精气，坚筋骨，强志，除阴下痒湿，小便余沥。"我父亲说，杜仲色黑，皮内有白丝相连，为肝肾之气药。肾充则骨强，肝充则筋健，则关节屈伸自如也。盐炙后可直达下焦，温而不燥，能增强补肝肾的作用。另外，杜仲的初生嫩叶、花均可入药。

牛膝，又叫怀牛膝、牛髁膝、山苋菜、红牛膝、杜牛膝，野生的又叫土牛膝，为苋科植物牛膝的根。

我父亲认为，牛的力气很大，牛之力在膝，牛膝这一味药，茎节膨大，像牛的膝，又能资养筋骨，所以叫牛膝是非常形象的。膝之所以健者，是由于骨中之髓满，若髓空则足弱矣。故欲膝之健者，必须补髓，然而髓之所以满者，是因为肾水足，故又须补肾中之精也。临床上，牛膝往往和杜仲搭配运用，主治寒湿痿痹，四肢拘挛，腰膝痛，屈伸不利。

桑寄生，为桑寄生科植物桑寄生的干燥带叶茎枝。最早出自《神农本草经》："味苦，平。主腰痛，小儿背强，痈肿，安胎，充肌肤，坚发齿，长须眉。"这一味药，寄生桑木身半，感桑气而寄生枝节间，像腰之于人身半，故凡腰部之疾用之。其味苦甘，性平，入肝、肾经，能补肝肾，强筋骨，除风湿，通经络，益血安胎，主治腰膝酸痛，筋骨痿弱，偏枯，脚气，风寒湿痹，胎漏血崩，产后乳汁不下等。寄生于不同的树，其功效也大不一样。如《滇南本草》曰："生槐树者，主治大肠下血、肠风带血、痔漏。生桑树者，治筋骨疼痛，走筋络，风寒湿痹。生花椒树者，治脾胃寒冷，呕吐恶心翻胃。"

另外，上三味药治疗高血压，亦能补益肝肾之故尔。

（二）擅用风药，秦艽、防风、羌活、独活

针对肝肾不足的内在因素，我们采用补肾填精之法治之，而针对风寒湿邪侵袭人体颈部肌肉、筋骨的外在因素，我们采用祛风散寒除湿之法，叶氏常用祛风之药有：秦艽、羌活、独活、防风等。

秦艽是一味很好的祛风湿的良药，我们叶家用秦艽搭配其他药物治疗风湿性心脏病、扩张型心肌病，效果很好，具体的可以参看相关章节。在颈源性心脏病当中，因颈部感受风寒湿邪所致，而风邪为诸邪之首，祛风除湿，祛风胜湿，祛风散寒，以及祛风通络。

我的祖宗传下来秦艽的用法，主要有以下特点：

其一，秦艽祛风湿，无论新久，不论寒热，均可用之。只要是因风、湿引起的颈椎病，不论是新病还是久病，都可用秦艽；秦艽能除寒热邪气，不论是风寒湿痹痛，还是风湿热痹证，都可用秦艽。

其二，秦艽具有祛风通络的功效，经过临床实践发现，其通络之功，要大于祛湿。颈椎病往往是风寒湿邪侵袭人体颈部肌肉、筋骨，造成经络壅塞，筋脉拘急失养所致，因此，具有祛风湿，兼具通络功效的秦艽就成为治疗首选之药了。

其三，秦艽不单独使用，经常与羌活、独活、防风等风药搭配，增强祛风之功效，或者配伍搜风的虫类药，地龙、全蝎、蜈蚣等，搜剔经络筋脉之风邪。

第二节　叶秀珠治疗经验

现代生活节奏日益加快，随着电脑、手机的普及，低头伏案工作者增加，颈源性心脏病发病率逐渐上升，并呈年轻化的趋势，且不时有看到颈源性心脏病患者猝死的报道，进而逐渐引起临床工作者对本病的关注。

一、治疗经验

本病的多数患者是以心脏病在内科就诊，但原发颈椎病易被忽视而常发生误诊。临床上用治疗心脏病的手段却不能改善症状。

举例来说，颈源性心脏病的心绞痛与冠心病中的心绞痛是有区别的。第一，颈源性心绞痛与劳力负荷变大、情绪激动等因素无关，且服用硝酸甘油而心绞痛无法缓解；第二，颈椎负担的增大往往是其发病原因，比如高枕卧位，或长时期维持过于仰头或低头的姿势，或长时期头颈转向单侧，或脊背受寒、扭伤、劳累，等等；第三，颈源性心绞痛的心电图、冠状动脉造影等检查结果往往提示无异常，故在初步诊断颈源性心脏病之前，首先要做的就是排除心脏本身病变及其他系统疾病对心脏的影响。

我认为，颈源性心脏病根源是颈椎病，因此要以治疗颈椎病为主。

在临床中，我发现颈源性心脏病大部分是因为人为改变颈椎的结构造成的，比如长期的低头伏案工作，长久保持同样姿势打麻将，或睡觉时喜欢高枕卧位，以及现在不可忽视的长时期低头看手机。

对于人为改变了的颈椎结构，我就要想办法改变病人的不良习惯。给病人讲清楚，要求其配合，比如选择适合高度的枕头睡觉，避免颈椎过度劳累；注意颈部保暖，预防颈、背受寒；适当做做颈部操。

病人往往是有了症状才来找我，这时候，仅改变习惯是不够的。我要通过药物的作用，疏通患者颈椎部瘀堵的血管。采用活血化瘀、祛风除湿的办法，加上针刺治疗，或局部进行推拿按摩，这样可以缓解或减轻颈源性心脏病的种种症状。

颈源性心脏病会引起心跳快，血压高，我常用的药对是：葛根、葛花。葛花是稳定心律的，葛根本来就是治疗颈项部强硬不适的。

二、治疗特色

（一）针药合用，标本兼治

治疗颈源性心脏病，我家祖传的方法是：针药合用，标本兼治，疗效颇佳。药用补肾填精、祛风除湿、活血化瘀等法；针刺常用穴位：颈夹脊、天柱、风池、曲池、悬钟、申脉、膈俞、合谷、手三里等。

我二爷爷叶佑生擅用金针疗法，传给叶氏后人治疗颈椎病的针灸穴位。

颈夹脊：患者俯伏或俯卧位，当脊柱棘突间两侧，后正中线旁开0.5寸处取穴。颈夹脊是我们家治疗颈椎病的要穴。针刺颈夹脊穴，能治疗心肺、上肢的疾病；针刺下胸部位的夹脊穴，能治疗胃肠疾病；针刺腰部的夹脊穴位，能治疗腰、腹及下肢疾病。

天柱：在颈后区，横平第2颈椎棘突上际，斜方肌外缘凹陷中。天，一指穴内物质为天部阳气，二指穴内气血作用于人的头颈天部。柱，支柱也，寓意穴内气血饱满坚实也。穴名意指膀胱经的气血在此为坚持饱满之状，颈项受其气乃可承受头部重量，如头之支柱一般。天柱具有疏风解表、利鼻止痛的功效，主治后头痛，项强，肩背腰痛，正如《针灸大成》所记载，"项强不可回顾"。

风池：胸锁乳突肌与斜方肌上端之间的凹陷中，平风府穴。具有平肝息风，祛风解毒，通利官窍的功效。主治头痛、眩晕等头面五官病证，颈项强痛等。

曲池：屈肘成直角，当肘弯横纹尽头处；屈肘，于尺泽与肱骨外上髁连线的中点处取穴。具有清热解表，疏经通络的功效。临床上，针刺曲池可增强冠心病患者心肌收缩力，使心率减慢。对房性早搏、心房颤动有一定治疗作用。针刺曲池，可使多数正常人的空腹血糖升高。对血糖的影响，可因手法不同，其效果也不一样，如用烧山火手法可使血糖上升，透天凉手法可使血糖下降。

悬钟：又名绝骨，为八会穴之一的髓会。位于小腿外侧部，外踝尖上三寸，腓骨前缘凹陷处，或定于腓骨后缘与腓骨长、短肌之间凹陷处。具有平肝息风，疏肝益肾的作用。

申脉：位于外踝直下方凹陷中。具有补阳益气，疏导水湿的作用。是足太阳经的八脉交会穴，通于阳跷脉。《针灸甲乙经》："腰痛不能举足，少坐若下车踬地……申脉主之。"

膈俞：第 7 胸椎棘突下，旁开 1.5 寸。因本穴物质来自心之下、脾之上的膈膜之中，为血液所化之气，故名血会。"血会膈俞"，因此针刺膈俞有活血化瘀之功。

合谷：拇、示两指张开，以另一手的拇指关节横纹放在虎口上，当虎口与第一、二掌骨结合部连线的中点。合谷为人身气血之大关，通经活络、舒筋利节之力甚强，又善息风镇痉，醒脑开窍，故常用于治疗惊风、抽搐、癫狂诸疾。

手三里：在前臂背面桡侧，在阳溪与曲池穴连线上，肘横纹下 2 寸处。具有疏经通络，消肿止痛，清肠利腑的作用。用于治疗偏瘫，手臂麻痛，肘挛不伸，腰疼不伸，腰疼不得卧，肩背疾患等。《针灸甲乙经》曰治"肠腹时寒，腰痛不得卧"。

以上我们家祖传的治疗颈椎病及心脏疾病的穴位，仅供临床工作者参考运用。病人不可擅自进行针刺操作。因为穴位附近，多为神经末梢和血管较多的地方，尤其是头颈部的穴位，操作不当，恐引起不良后果。

（二）稳心降压，用葛根花

颈源性心脏病除了颈椎不适之外，还经常表现为心失于稳的心动过速，心律失常，以及头晕目眩、血压高等症状。我常采用稳心降压之法，常用药对是：**葛根、葛花。**

我父亲说过，葛花为花，花叶干了之后质地比较轻，走上焦，入心肺、头部。对于心动过速的人，有很好的效果，能降心率、降血压。我在临床中运用葛花治疗高血压心脏病，疗效显著，具有稳定心律的作用。

葛根，又叫葛藤、粉葛、干葛、葛麻藤，为豆科植物野葛或甘葛藤的干燥根。秋、冬二季采挖，野葛多趁鲜切成厚片或小块，干燥；甘葛藤习称"粉葛"，多除去外皮，用硫黄熏后，稍干，截段或再纵切两半，干燥。

我父亲讲过，葛根，藤引蔓延，则主经脉，甘辛粉白，则入阳明，其皮黑花红，则合太阳，故葛根为宣达阳明中土之气，而外合于太阳经脉之药也。其味甘，性辛、平，归脾、胃、肺、膀胱经，具有解肌退热、发表透疹、生津止渴、升阳止泻的作用。主治外感发热，头项强痛，麻疹初起，疹出不畅，温病口渴，消渴病，泄泻，痢疾，高血压，冠心病。

葛根为阳明经之专药，是阳明经引经药，足阳明经行经的药，治头额痛、眉棱骨痛。若太阳初病，未入阳明而头痛不渴者，不可便服升葛汤发之，恐反引邪气入阳明也。

第三节　医案集粹及分析

医案1：颈源性心脏病（风寒湿痹阻）

仇某，男，35岁，公务员。患者由于长期伏案工作，1个月前因熬夜加班，不慎受凉感冒，颈部僵硬，之后时常感觉心慌，胸闷，尤其低头看手机时，心慌胸痛等症状更为明显，服用硝酸甘油，心慌胸痛无明显好转，为求中医治疗，经朋友介绍于2017年10月15日前来找我求治。当时症见：患者自觉心慌，胸痛，胸闷，后枕部疼痛，转动不利，舌淡红，苔薄白，脉弦细。此为风寒湿侵袭，经络闭阻，颈部筋脉不舒所致，治以补肝肾，强筋骨，祛风散寒。处方如下：

蚕羌活 10g	金狗脊 15g	桑寄生 30g	西秦艽 12g
香官桂 5g	北黄芪 20g	粉葛根 30g	正川芎 10g
怀牛膝 12g	绵杜仲 15g	当归尾 20g	云茯苓 30g
潞党参 30g	广陈皮 15g		

七剂，水煎服。

配合针刺：颈夹脊、天柱、风池、曲池、悬钟、申脉。

本方北黄芪、潞党参，健脾益气；桑寄生、怀牛膝、绵杜仲、金狗脊，补肝肾，强筋骨，祛风湿；肉桂，温补肾阳；羌活、西秦艽，祛风除湿，通经活络，止痛；粉葛根，解肌升阳；正川芎、当归尾，活血攻瘀；云茯苓，健脾祛湿；广陈皮，行气化痰。全方共奏活血化瘀，祛风除湿，行气止痛之功。配合针刺手法治疗，里应外合，标本兼治。

2017年10月22日二诊：服前药七日，经针刺治疗，患者颈部转动正常，各症状好转，时有大便稀，前方当归尾减去5g，减去桑寄生，继服。处方如下：

蚕羌活10g	金狗脊15g	西秦艽12g	粉葛根30g
香官桂5g	北黄芪20g	正川芎6g	怀牛膝12g
绵杜仲15g	当归尾15g	云茯苓30g	潞党参30g
广陈皮15g			

七剂，水煎服。

配合针刺：颈夹脊、天柱、风池、曲池、悬钟、申脉。

上方随症加减，配合针刺治疗1月余，诸症好转。嘱其注意休息及适当做颈部操，随访2年，情况稳定。

医案2：颈源性心脏病、高血压（痰瘀痹阻）

张某，男，39岁，工程师。患者多年来长时间低头工作，半年前因为熬夜加班，出现头晕、心慌，某医院检查结果：房性早搏、高血压。一直服用降压药，1个月前心慌加重，时伴有胸口痛、头晕，患者因忙于工作，并没有太放在心上。患者的妈妈有心脏病，到处看病，最后找到我这里，给看好了，当听说患者有心慌、胸痛不适后，于2006年8月6日带着患者来找我求治。当时症见：患者自觉心慌心跳，胸口疼痛，低头时间稍微长一点则心慌更明显，头晕头重，颈部僵硬，上肢麻木，纳呆，舌暗红有瘀血，脉弦滑。此为肝肾不足，痰瘀闭塞经络所致，治以补肝肾，祛风湿，化痰攻瘀。处方如下：

双钩藤12g后下	臭梧桐叶20g	明天麻15g	粉葛根30g
桑寄生30g	北黄芪20g	川续断15g	豨莶草30g
煅磁石30g先下	川红花10g	紫丹参30g	淡全蝎5g
川牛膝12g	焯桃仁10g		

七剂，水煎服。

配合针刺：颈夹脊、天柱、风池、曲池、膈俞、合谷、手三里、悬钟。

本方北黄芪健脾益气以扶正；双钩藤、臭梧桐叶、明天麻，平肝息风，化痰通络；粉葛根，解肌升阳；淡全蝎，为风药，搜风通络；川红花、紫丹参、燀桃仁，破血攻瘀；桑寄生、川牛膝、川续断，补肝肾，强筋骨，逐瘀通经；煅磁石，镇惊安神，平肝潜阳；豨莶草，味苦辛，性寒，配臭梧桐叶，能清热祛湿，散风止痛。方药配合针刺手法，可缓解颈椎病，舒筋通络，缓解颈部及上肢麻木的症状。

2006 年 8 月 13 日二诊：服前药七日，经针刺治疗，患者血压正常，头晕手麻好转，偶有便稀，前方减去双钩藤、豨莶草、煅磁石、桑寄生、川续断，加补骨脂、金狗脊、炒白术。处方如下：

臭梧桐叶 20g	明天麻 15g	炒白术 20g	金狗脊 15g
北黄芪 20g	粉葛根 30g	川红花 10g	紫丹参 30g
淡全蝎 5g	川牛膝 12g	燀桃仁 10g	补骨脂 15g

七剂，水煎服。

配合针刺：颈夹脊、天柱、风池、曲池、膈俞、合谷、手三里、悬钟。

2006 年 8 月 20 日三诊：经针药合用治疗七日，患者诸症消失，前方减去燀桃仁、金狗脊，加炒鸡内金、川续断，继服。处方如下：

臭梧桐叶 20g	明天麻 15g	炒白术 20g	川续断 15g
北黄芪 20g	粉葛根 30g	川红花 10g	紫丹参 30g
淡全蝎 5g	川牛膝 12g	鸡内金 15g 炒	补骨脂 15g

配合针刺：颈夹脊、天柱、风池、曲池、膈俞、合谷、悬钟、丰隆。

因患者上肢麻已消除，故针刺取穴减去手三里，加上丰隆，以沉降胃浊，祛除痰湿。先后治疗 3 个月余，患者血压稳定，心慌未见发作。嘱患者生活中注意选择适合高度的枕头睡觉，平时工作注意坐姿，避免颈椎过度劳累，注意颈部保暖，预防颈、背受寒，以及适当做做颈部操，若有头晕、手麻的现象，及时前来治疗。随访十余年至今，患者情况稳定，心慌胸痛等症状未见发作。

附论：颈部操 "凤点头"

关于颈部操，有颈椎病的患者可以做，其他人也可作为平时的养生方法。我父亲传给我的锻炼方法是凤点头。繁体的"鳳"字笔画复杂，可带动各部颈椎关节都得到活动，操作起来很简单。但要注意把握好分寸和尺度，否则反而增加颈椎负担，加重病情。

方法：站姿或坐姿，放松端坐，身体不动，用头在空中书写繁体"鳳"字。每次5～7遍，每天1～2次。

需要注意：动作快慢要适中，不能太快，不可用力过猛；动作要循序渐进，幅度从小慢慢到大，可以先用鼻尖书写，等适应一段时间，可以尝试用下巴书写。

第十二章
心力衰竭

心力衰竭（简称心衰）是各种心脏疾病发展至严重阶段的一种综合征，心力衰竭时通常伴有肺循环和/或体循环的被动性充血，故又称为充血性心力衰竭。随着慢性心衰患者数量逐渐增加，慢性心功能失代偿和急性心衰发作已成为心衰患者住院的主因。从其临床表现来看，多归属于中医学"心水""心悸""怔忡""喘咳""痰饮""心痹"等范畴。

第一节 叶氏祖传治疗秘诀

一、治疗秘诀

我的祖宗不知道"心力衰竭"这个病名，但对于相当于现代心衰表现的"心水""喘咳""痰饮"等病证是有治疗秘诀的。

我们叶家祖宗传下来治疗心脏病的临床经验，是通过大量的临床实践摸索出来的，其中必然会遇到心衰的危重情况，并且还不少见。我父亲跟我说，遇到心力衰竭的病人，你的心要稳，不要慌乱，用我们祖宗传下来的方法去操作，是可以把病人从死神镰刀下抢救回来的。我眼看着我父亲一次次地把危重的病人抢救过来，加上我多年在临床上摸爬滚打，碰到过很多心衰的病人。我在临床中，每个月接诊的心力衰竭的病人，多的时候有20多个，少的时候也要接诊3～5个。甚至某医院的医生对病人说，我们已经没有办法了，要不去找一个中医试试看，可能她会有什么办法，医生说的这个中医，指的就是我。在这里，我要特别感谢同行对我的肯定和认可。我们叶氏中医之所以能在浙江博得一些名声，靠的是祖宗留下来的技艺，靠的是病人的信任，以及我们后世子弟对中医的热爱和努力，以及中西医同行对我们家传治疗心脏病技术的认可。

心力衰竭，在临床上可分为慢性心衰和急性心衰，二者可以相互转化。心脏疾病进展到心衰阶段，病情较为危重，临床当及时救治。

心力衰竭，顾名思义，本病最突出的一个问题是：心的力量衰竭，那是心的什么力量衰竭了呢？我父亲说过，我祖宗特别重视心阳在人体中的重要作用，心的阳气亏虚，可以导致瘀血水停，从而出现心衰。见心悸，气喘，畏寒肢冷，神疲乏力，面色苍白，舌质淡暗，舌胖大，脉细无力或促、涩、结、代、散。叶氏治疗本病的秘诀之一就是：补益心气，振奋心阳。叶氏用药：人参、蛇床子、香官桂、生姜。

若阳气虚甚，失于固摄，出现大汗淋漓，四肢厥冷，加煅龙骨、煅牡蛎；若咳嗽痰多，加桑白皮、葶苈子、苦桔梗；若呕吐者，加淡竹茹。

血瘀水停，见心悸怔忡，神疲乏力，气短，动辄加剧，可见咳嗽咳痰，水肿以下肢为甚，尿少，唇色暗，舌质淡暗或有瘀斑瘀点，苔白或腻，脉沉无力或兼促、涩、结、代。当益气活血利水，叶氏用药：人参、焯桃仁、川红花、正川芎、云茯苓、葶苈子。

水饮凌心，见气逆咳喘，面色苍白，口唇发绀，冷汗淋漓，手足厥冷，舌淡暗苔白滑，脉结代或疾数无力。当回阳救逆，叶氏用药：人参、嫩桂枝、生姜片、蛇床子。若阳虚水泛，肢体水肿，咳喘不能平卧，加葶苈子、车前子、大腹皮、粉猪苓、建泽泻等。

为解决心衰水肿的难题，叶氏中医运用益气强心、利水消肿之法，此即治疗本病的另一秘诀。叶氏选用利尿消肿的药物，遵循"一药多用"的原则。

心气亏虚，无力推动血液及津液在体内输布运行，故血瘀水停是心衰的病理特点，可表现为水肿和瘀血。其中，急性肺水肿是急性左心衰竭的最危重表现形式，通常采用的治疗是：利尿减轻心脏负荷、扩血管、增加心肌收缩力、改善低氧血症等。然而在紧急救治过程中，使用利尿药可以引起电解质紊乱的不良反应，或存在利尿剂抵抗导致利尿的效果欠佳；扩张血管能改善全身的血流动力学，增加血氧含量，但有降低血压的作用，故治疗急性肺水肿合并低血压时不能使用扩张血管的西药，使得西药的使用受限。

当西医感觉比较棘手的时候，亦正是中医药大展拳脚之时。

若肺水肿，则选用既能利水又能平喘的药，如葶苈子，又肺为水之上源，可提壶揭盖，酌情加用宣肺利水的中药，如苦桔梗；若下肢水肿，选用利尿作用较强的药，且不伤正，如粉猪苓、车前子、建泽泻等；在心衰水肿明显时，可以短时大剂量使用上述药物，均可用至30g。

心衰水肿，脾肾两虚选用北黄芪、炒白术、香官桂、山茱萸等；心衰水肿，肺热咳嗽选用枯黄芩、鱼腥草、半边莲、桑白皮、葶苈子等。

而对于体循环瘀血，叶氏用药：焯桃仁、川红花、正川芎，若血瘀较重，加三七粉；若舌红苔少，口干等阴虚者，加西洋参、麦冬、五味子；若因风湿诱发，加豨莶草、防己；若因肝阳上亢诱发，加明天麻、双钩藤、臭梧桐叶等。

二、用药特色

（一）补益心气，必用人参

我的治疗经验是传承来自父亲的叶氏中医治疗秘诀，结合现代药理病理认识，又经过本人四十多年大量的临证实践，有所完善和发展。反复验证了一个简单的道理：心脏病的发生，关键的内在因素就是心气亏虚。此即《内经》所谓的"邪之所凑，其气必虚"。因此，对于心脏疾病，无论虚实，不论新久，我首先考虑的是补益心气，必用人参。但人参有多种，此外对于太子参、生晒参、西洋参、党参等诸参如何选择，常有哪些搭配药物，以及使用禁忌等，请参看本篇第三章病毒性心肌炎，在我个人的治疗经验中有详述。

当心脏疾病进展到心力衰竭阶段，心气必然是极度虚弱的。同时，伴随着心气亏虚的是病邪深重，常见的是水饮凌心射肺，出现呼吸困难、心动过速、无力等亟待解决的问题。

对于心力衰竭，病情危重的情况，临床医生要直面的几个问题：

如何解决心气极度虚弱与病邪深重同时并见的问题？用人参补气，该如何使用？用量多少？用量少了势单力薄不起作用，用量多了又会助长病邪，反而加重病情。

叶氏祖宗经过摸索、总结出的经验，一句话以概之：**人参3g另炖**。

人参的用量是关键，治疗心力衰竭，一般用量3g，在过去大约是一钱。我父亲说过，如果病人非常虚弱，不能一次性大补，必要徐徐进补，人参的用量不能太多，3g足矣。煎煮法亦非常重要，为保证人参的效力，需单独另炖。

有谚云：真传一张纸，假传万卷书。我在这里把叶氏祖传的经验公开，或许能让同道少走一些弯路，还望诸君珍视之。但临床治病救人，要视具体的病情，当下搭配用药，不是求得一味秘药、一张秘方照葫芦画瓢就能行的，最好能跟着有丰富临床经验的老师学习，在老师的指导下一边实践一边学习，经过数年方可纯熟于胸，得心应手。万万不可想当然地鲁莽用药。医者尚且如此，没有任何临床经验的读者，更不能轻率地自行用药。我们知道人参是用来救人的，但若用不对，也是会要了人命的。切记切记！

（二）振奋心阳，用官桂、生姜

心气从功能上可以分心阴、心阳，故心力衰竭，包含了心阳不振。振奋心阳的药物，我们叶家有祖传秘药：**官桂、生姜**。

官桂，即是上等的肉桂，选用上等的肉桂来振奋心阳，温通心阳，是我们家治疗心脏病的一个特色用药。但凡心阳虚、心肾阳虚，均可用之。我在此重点介绍生姜的用法。

生姜，又叫姜根、百辣云、勾装指、因地辛等，为姜科植物姜的新鲜根茎，其味辛，性微温，归肺、脾、胃经，具有解表散寒、温中止呕、温肺止咳、解毒的功效，经常用于治疗风寒感冒，脾胃寒证，胃寒呕吐，肺寒咳嗽，解鱼蟹、半夏、南星之毒等。

中医讲药食同源，生姜是常用的调味品，基本上家家的厨房都有。看似普通的生姜，到底有哪些特别的作用呢？

历代医家多认为生姜入肺脾胃经，为肺胃之药。我父亲传我这一味药的时候说过，"生姜能通心肺。其味辛性温，能走能升能散，心气通，则一身之气正，能逐除一切不正之邪气，能去秽恶，故而通神明。"生姜能通心肺，除不正之气，通神明。心脏病进展至心力衰竭阶段，心气虚衰，心阳不振，易感受外邪，易内生痰饮瘀血之邪。无论邪气是外感，还是内生，均可用生姜逐之。我认为，生姜能发散，能醒脑，能祛湿健脾，能破血逐瘀。

生姜能祛湿健脾，只要用得好，生姜不容易上火。生姜的皮是寒性的，生姜是热性的。炒过以后，生姜皮寒性就没了，就偏热了。身体偏寒的人吃是好的。有的人身体调好了，再用干姜容易上火，嘴唇容易起疱。因此，不能多用，中病即止。

以上生姜的这些功效，是我在临床过程中观察、分析和总结得出来的，若有感兴趣的同道，可以用科学的手段去验证生姜的作用机制。

所有的心脏病人在病得很厉害的时候，心脏的舒张功能差，血液收不回来，排泄的能力差，全身或下肢出现水肿。我们家祖传的用麝香醒脑开窍，后来麝香不能用，我就想起我父亲说过的能除一切不正之气的生姜来了。经过我多年的摸索、研究，我认为生姜是一味宝药，虽有着普通的身价，却起着治病救人的作用，要知道人的生命只有一次，是难能可贵的啊。

用生姜治疗心脏病，这是我们叶家独特的用药。有些心脏病，早期每张方子里面都要用生姜，用量20～30g。一般我是嘱咐病人在家自备。

生姜的煎服法：生姜要敲碎煎，敲是取其芳香味，如此容易出液，效果比切片好。不能熬时间太长，水开后，文火煎5分钟，关火，静等凉，温服。一天服2次。早饭后服一次，是和其他中药一起服；中饭后服一次，是单独服用。

生姜的使用注意事项：①生姜不去皮。连皮其温热之性减一点，去皮的话，很容易上火。如果血糖不高，适当放一点红糖，既不上火，又能祛湿，还能补血。②晚上不宜服用。心力衰竭用生姜，是要振奋心阳的。早上要提阳，中午是阳气旺盛的时候，因此，早上、中午饭后服用生姜，能让阳气更旺。而晚上是消杀的，若服用生姜，会消散阳气，所以晚上不能吃。③中病则止。一般服用半个月左右，胸闷、心慌症状消失，就要停用。

第二节　叶秀珠治疗经验

一、治疗经验

心力衰竭，是各种心脏疾病发展的共同转归，故积极治疗原发疾病是预防心衰的一个重要措施。

《素问·四气调神大论》明确提出"圣人不治已病治未病，不治已乱治未乱"的思想，孙思邈把疾病分为"未病""欲病""已病"三个层次。下面我从治未病的角度谈谈对心力衰竭的治疗经验。

患者为高发危险人群，活动不受限，日常体力活动不引起明显的气促、疲乏或心悸，属于未病阶段，比如患有高血压、糖尿病、高脂血症、高尿酸血症等代谢性疾病，可以通过药物、饮食、运动等，积极治疗原发疾病，此即未病先防。

若疾病进一步发展，患者活动轻度受限，休息时无症状，日常活动可引起明显的气促、疲乏或心悸，此阶段，应及早积极有效的治疗，以防病邪深入，此即欲病防发。除了建议患者改善原有的不良生活习惯外，还要用中药干预，预防心衰的发生。

若发展至已病阶段，又分两种情况，一种是可有活动明显受限，休息时可无症状，轻度日常活动即引起显著气促、疲乏或心悸，部分患者出现阵发性呼吸困难，为三级心衰。心脏病患者不能从事任何体力活动，休息状态下也出现心衰的症状，呼吸困难、喘憋等，任何体力活动后加重，为四级心衰，又称为终末期心衰。此阶段，因心衰须反复住院，故又称为难治性终末期。

一般来找我看的心力衰竭的病人，大多是已病阶段。

治疗心衰，我遵循叶氏祖宗传下来的大法：**补心强心，利水消肿**。针对心气不足，心阳亏虚，补心强心，我常用药：人参、官桂、生姜、蛇床子、黄酸刺、红景天等。针对心衰水肿，我常用药：葶苈子、大腹皮、车前子、猪苓、泽泻、白茅根等。

心衰合并心律失常，我用中药治疗可以改善症状。心动过速，或房颤的，要稳心，加磁石、甘松、葛花等；心动过缓，也要稳定心律，加细辛、人参等。

除了用药积极治疗原发病、治疗心衰之外，还要注意食饮、起居、情志这三方面的调摄，积极的调摄对心力衰竭的防治起到很好的辅助作用。

食饮方面，适当限制食盐，适当控制入水量。饮食当以中医养生为原则，清淡饮食为主，控制高胆固醇类食物的摄入。

起居方面，保证充足的睡眠，适度活动。轻度患者仍可作轻度活动，比如太极拳、八段锦、站桩等中国传统功法，但以不引起心悸气短为原则，长期的适度锻炼可以降低心衰的风险；重度心衰者虽然强调卧床休息，但亦要注意肢体活动，以防肌肉萎缩、盆腔及下肢静脉血栓形成，否则一旦发生栓塞，将会加重心脏负担，使心衰变得顽固难治。

感染是各种诱因中最为常见的一种，任何部位的感染都可以诱发和加重心衰。因此，防治感染对心衰治疗有重要意义。

情志方面，通过沟通交流，树立信心，放松心态，积极应对。

我在接受浙医在线采访时曾说：

有的人老说看病贵，看病难。为什么会看病贵呢？我认为是因为有些人没有形成未病先防的观念。在没病的时候不知道预防，有病的时候又不知道及时治疗，等拖到病重了，不行了，最后叫救护车拉去医院，直接进的重症监护室。

二、用药特色

（一）补心强心，蛇床子、黄酸刺、红景天

治疗心力衰竭，我的祖宗传下来的补心气之药，除了前文提及的人参、香官桂、生姜外，还有补心强心的要药：蛇床子、黄酸刺、红景天。

关于蛇床子这一味药，我查阅了许多书籍，古今医家用蛇床子治疗多种皮肤病，尚未见过用蛇床子治疗心脏疾病的记载。用蛇床子治疗心脏病，是我叶家的一个秘方。

我们叶家治疗饮邪壅滞于心而导致心胀大，用蛇床子屡获奇效。主要是取其温通之力。一者，蛇床子其性温热，能温化寒饮，阴寒之邪去，则心脉自通利；二者，蛇床子入心，能温补心气，心气充盛，脉行有力。

我讲过治疗房颤伴心衰的病症，我必用的三味药是：蛇床子、黄酸刺、红景天。请参看房颤一章相关内容，在此我就不再赘述。

红景天，是前文提到的高姓商人从新疆带来的另一味药材，经过我太公的临证反复实践，发现此药对心脏病疗效很好，故秘传了下来。

我在临证实践中，各种心脏疾病伴随心力衰竭，我必用黄酸刺、蛇床子、红景天，此三药合用，能很好地阻止心衰加重。诸君可以在实践中多加尝试。

（二）利水消肿，葶苈子、大腹皮、车前子

心衰的患者，常常出现水肿的症状，并且在足量应用利尿剂之后，水肿仍持续存在，这种情况叫作利尿剂抵抗。我在临床中碰到很多这种大量利尿剂效果不佳，同时容易出现电解质失衡的病人，在医院只能对症处理。对于这种情况，通过中药治疗，效果显著。

我认为心衰患者出现的水肿，以阳虚水泛、瘀血内停较为常见，治宜温阳益气，活血利水。利水消肿，我用猪苓、云茯苓、葶苈子、车前子、桂枝等。

不同的水肿，我们家的用药是有微小差别的。全身肿的，用大腹皮；胸腔积液的，用葶苈子、大红枣；下肢水肿的，用车前子、猪苓、泽泻、白茅根等。其中，我们家用白茅根治肾衰，效果很好；用于心肾

功能不好，对肾有补益作用，还有一定的活血化瘀作用。

心衰水肿的患者，因正气亏虚，容易感受外邪的侵袭，而外邪侵袭，首先侵犯的就是肺，对于心衰出现肺部感染的情况，我在基本方的基础上，要加上清热化痰的药，如黄芩、鱼腥草、桑白皮、半边莲、浙贝母等。

我常用的强心利尿的药，还有一味是万年青。其味苦、微甘，性寒，有小毒，归肺、心经，具有清热解毒、强心利尿、凉血止血的作用。万年青治疗心衰，尤其是风湿性心脏病引起的心力衰竭，效果更好。

第三节　医案集粹及分析

医案 1：心衰、冠心病、心肌梗死（气虚血瘀，水饮凌心）

张某，男，78 岁，退休。患者有高血压、高脂血症、慢阻肺、心肌梗死病史。1 个月前因胸憋闷疼痛，在家人的陪同下去医院，做了相关检查，结果显示：心衰，心功能Ⅳ级，冠心病左前降支狭窄 90%，第一对角支堵塞 80%，颈动脉斑块，下肢动脉斑块，医院治疗 20 余日，未见明显改善，患者家人经向朋友多方打听，于 2015 年 4 月 11 日前来找我求治。当时症见：胸前憋闷疼痛，胸闷气急，面色苍白，舌质紫暗，有瘀点，脉细数。此为心肺气虚，气虚血瘀，治以补益心肺，破血攻瘀。处方如下：

人参 3g 另炖	云茯苓 30g	炒白术 20g	西赤芍 15g
燀桃仁 10g	川红花 10g	广地龙 10g	正川芎 10g
延胡索 20g	淡全蝎 3g	广陈皮 15g	葶苈子 30g 包煎
疆贝母 10g	肺形草 10g	制乳香 9g	制没药 9g
嫩桂枝 20g	苦桔梗 10g	浙贝母 10g	

七剂，水煎服。

本方人参补益心气；人参配云茯苓、炒白术，补气健脾，祛痰；因患者冠状动脉堵塞较为严重，又有动脉斑块，故用西赤芍、燀桃仁、川红花、正川芎，活血化瘀，恐力不够，要配上制乳香、制没药，以增强破血攻瘀的力度；广地龙、淡全蝎，为虫类药，能疏风通经络；延胡索，行气活血止痛；肺形草、疆贝母、浙贝母、苦桔梗、广陈皮，清肺化痰，行气通脉；嫩桂枝，振奋心阳；葶苈子，泻肺祛痰平喘，利水消肿，用于治疗心衰中水饮停聚胸部。

2015年4月18日二诊：服前药七日，患者自觉胸前憋闷疼痛缓解，舌瘀点略减退，前方制乳香、制没药减量，继服。处方如下：

人参 3g 另炖	云茯苓 30g	炒白术 20g	西赤芍 15g
焯桃仁 10g	川红花 10g	广地龙 10g	正川芎 10g
延胡索 20g	淡全蝎 3g	广陈皮 15g	葶苈子 30g 包煎
疆贝母 10g	肺形草 10g	制乳香 6g	制没药 6g
嫩桂枝 20g	苦桔梗 10g	浙贝母 10g	

七剂，水煎服。

2015年4月25日三诊：服前药七日后，患者胸痛缓解，气急缓解，症状好转。前方减去制乳香、制没药、淡全蝎、嫩桂枝，加红景天。处方如下：

人参 3g 另炖	云茯苓 30g	炒白术 20g	西赤芍 15g
焯桃仁 10g	川红花 10g	广地龙 10g	正川芎 10g
延胡索 20g	肺形草 10g	广陈皮 15g	葶苈子 30g 包煎
疆贝母 10g	红景天 20g	苦桔梗 10g	浙贝母 10g

上方随症加减服药1年后，去医院检查心功能正常，复查冠状动脉血管左前降支堵塞50%，第一对角支堵塞40%，颈动脉及下肢动脉斑块大为减退，血压血脂稳定，继续服药。随访4年至今，患者病情稳定，心衰未再发作。

医案2：心衰、房颤、肺心病（阳虚水泛）

章某，女，69岁，家庭妇女。患者曾因肺源性心脏病心衰住院治疗3次，此次因1个月前受凉后，咳嗽气短加重，继而出现不能平卧、心慌，动则更甚，水肿，在当地医院治疗2周，症状未见减轻，而到杭州某医院住院治疗，入院检查结果：快速型房颤、肺心病、心衰、心功能Ⅳ级。入院后给予常规治疗1周，心衰无明显改善，经病友介绍，于2011年9月3日前来找我求治。当时症见：呼吸困难，不能平卧，气短，胸闷，口唇发绀，双下肢重度水肿。此为心肾阳虚，阳虚水泛，凌心射肺，治以温补心肾，宣肺平喘，利尿消肿。处方如下：

人参 3g 另炖	煅磁石 30g 先煎	苦桔梗 20g	浙贝母 15g
疆贝母 10g	嫩桂枝 30g	粉猪苓 30g	云茯苓 30g
炒白术 20g	肺形草 15g	葶苈子 30g 包煎	法半夏 10g
生姜片 30g	广陈皮 20g	建泽泻 30g	白茅根 30g
玉米须 30g			

五剂，水煎服。

本方人参补益心气，配炒白术健脾益气；嫩桂枝、生姜，振奋心阳；苦桔梗、浙贝母、疆贝母、广陈皮、肺形草，清肺化痰，宣肺平喘，行气通脉；磁石，重镇安神定悸；粉猪苓、云茯苓、建泽泻、白茅根、玉米须、葶苈子，利尿消肿；法半夏、广陈皮，燥湿化痰。

2011年9月8日二诊：服前药五日，患者水肿消退，气急、气短好转。减去玉米须、白茅根、建泽泻、粉猪苓，加葛花、蛇床子。处方如下：

人参 3g 另炖	煅磁石 30g 先煎	苦桔梗 20g	浙贝母 15g
疆贝母 10g	肺形草 15g	嫩桂枝 30g	炒白术 20g
法半夏 10g	生姜片 30g	蛇床子 15g	葶苈子 30g 包煎
广陈皮 20g	紫葛花 10g	云茯苓 30g	

七剂，水煎服。

2011年9月15日三诊：服前药七日后，患者水肿已消，胸闷、气急、气短消失。减去人参，加西洋参6g，生姜减10g，减云茯苓、葶苈子，加银柴胡、枯黄芩、黄酸刺。处方如下：

西洋参 6g 另炖	煅磁石 30 先煎	苦桔梗 20g	浙贝母 15g
疆贝母 10g	肺形草 15g	银柴胡 15g	枯黄芩 15g
嫩桂枝 30g	炒白术 20g	法半夏 10g	生姜片 20g
蛇床子 15g	广陈皮 20g	紫葛花 10g	黄酸刺 30g

十剂，水煎服。

上方随症加减服用1年余，患者情况稳定，心衰未发作。以后每逢冬天来找我开膏方调治，平时若见下肢稍有水肿，即来我这里调治。随访9年余至今，患者已80岁，心衰未见发作。

肺心病，属中医水肿、咳喘等范畴。其心衰为心脾肾阳气虚衰，阴盛水泛而为水肿，水气上逆，凌心犯肺，故心悸气短，不能平卧，肾阳不足，气化不利，故尿少，心阳不振，血行不畅故发绀。上方有温补脾肾，强心扶阳，活血利水，止咳平喘之功。

医案3：心衰、高血压、糖尿病、冠心病（阳虚水泛）

　　陈某，男，71岁，农民。患者原有高血压、糖尿病、冠心病，5年前出现气短喘促，活动后加重，下肢水肿，反复住院治疗。近2个月症状加重，在医院检查，结果提示：心衰、心功能Ⅳ级，应用利尿剂、血管扩张药等效果不佳。想吃中药治疗，经朋友介绍于2009年6月20日在家属的陪同下前来找我求治。当时症见：喘促，不能平卧，怕冷，双下肢重度凹陷性水肿，舌质紫暗，苔少，脉沉细。此属心肾阳虚，水饮内盛，阳虚水泛所致，治以温阳利水。处方如下：

人参 3g 另炖	蛇床子 15g	香官桂 8g	明天麻 15g
臭梧桐叶 20g	毛冬青 30g	天花粉 20g	冬桑叶 30g
生姜片 30g	鸡爪连 10g	云茯苓皮 30g	小青皮 15g
广陈皮 15g	法半夏 10g	大腹皮 15g	车前子 30g 包煎
云茯苓 30g	葶苈子 30g 包煎		

七剂，水煎服。

　　本方人参补益心气；蛇床子、香官桂、生姜，温补心肾之阳，利水逐饮；明天麻、臭梧桐叶，平肝息风，降血压；毛冬青，清热解毒；天花粉、冬桑叶，清热泻火，生津止渴，配黄连清胃火；茯苓皮、大腹皮、车前子、葶苈子，利尿消肿；法半夏、广陈皮、小青皮，燥湿化痰，行气补气；茯苓，健脾渗湿。

　　2009年6月27日二诊：服药三日，水肿消退三分之二，可以平卧，精神明显好转。生姜减去10g，减去法半夏、葶苈子，加桔梗、鸡头米。处方如下：

人参 3g 另炖	蛇床子 15g	香官桂 8g	明天麻 15g
臭梧桐叶 20g	毛冬青 30g	天花粉 20g	冬桑叶 30g
鸡爪连 10g	茯苓皮 30g	小青皮 15g	广陈皮 15g
苦桔梗 20g	大腹皮 15g	车前子 30g 包煎	云茯苓 30g
生姜片 20g	鸡头米 15g		

七剂，水煎服。

　　2009年7月4日三诊：服前药七日后，水肿已消，能出门散步。减去人参，加西洋参6g，减去小青皮、大腹皮。处方如下：

西洋参 6g 另炖	蛇床子 15g	香官桂 8g	明天麻 15g
臭梧桐叶 20g	毛冬青 30g	天花粉 20g	冬桑叶 30g

鸡爪连 10g　　　茯苓皮 30g　　　广陈皮 15g　　　苦桔梗 20g

车前子 30 包煎　　云茯苓 30g　　　生姜片 20g　　　鸡头米 15g

十剂，水煎服。

　　上方随症加减服用半年，患者病情稳定，心衰未发作。以后每逢冬天来找我开膏方调治。随访 9 年余至今，患者已逾八十，心衰未见发作。

第十三章
心脏病术后调治

在临床实践中，我经常碰到很多心脏病术后来找我调治的病人。通过多年的观察，我总结出心脏病术后可以分为以下几种情况：

第一，胎儿发育过程中形成的心脏血管发育不全或畸形，出生后在适当的时候必须进行手术治疗，可以对先天性心脏病的结构进行修补术、封堵术等等。第二，先后天各种因素导致的心脏疾病可以选择相应的手术治疗。比如，心律失常做射频消融术；心力衰竭，可以安装心脏起搏器；风湿性心脏瓣膜病，轻微的瓣膜关闭不全引起反流的，可以做瓣膜成形术进行修复，病变较重的则可以做人工瓣膜置换术；冠心病，根据冠状动脉堵塞程度可以做支架植入术或冠状动脉搭桥术；扩张型心肌病发展到晚期，可以做心脏移植术。第三，先有心脏病，后患其他疾病需要手术治疗，比如癌症要做切除术，做放疗化疗；或先患其他病做了手术，而后出现心脏疾病。

一般认为的心脏病术后，特指的是前两种情况。心脏病手术确实能及时缓解症状，甚至能根治心脏疾病，比如先天性心脏病通过对异常的结构进行修补、封堵术，能让先心病患儿过上和正常孩子一样的生活。但不容忽视的是，心脏病术后还需要继续服用西药，即便如此，还容易复发。比如，对于冠状动脉堵塞的患者，做了支架植入术后，还要长期服用抗凝的药物，以免形成再次堵塞；心律失常做射频消融术后，服用抗心律失常的药物，仍会出现心律失常的情况，甚至还要再做射频消融术。第三种情况，我也碰到不少。

我认为，中医药在心脏病手术前后的调治中，能发挥非常重要的作用。我们叶家祖传治疗心脏病的秘诀，往往是攻补兼施，不但要扶正，还要攻邪。

第一节 叶秀珠治疗经验

一、治疗经验

好多冠心病患者装支架后还会再堵，为什么呢？因为除装支架的冠状动脉支脉堵得比较厉害外，还有的支脉堵 70%、40% ~ 50%，等这些支脉堵塞达 75% ~ 80%，就又要安装支架。故大部分患者装支架之后，如果不治疗，以后还会再装支架。临床上碰到这种装了支架后的患者，我要想办法让他以后不再安装支架。有些发现冠心病冠状动脉堵塞，但又不愿安装支架的，我就要用中药治疗，疏通堵塞的支脉，之后患者就不用装支架了。

我的经验是，不仅要补其不足的正气，主要还是攻其邪气，这正是我所主张的"通"字诀。冠心病术后采用攻邪之法，最重要的作用有两点：其一，疏通瘀堵；其二，能够预防支架术后再堵。否则冠心病进一步发展，只能做搭桥手术。

先天性心脏病患者术后，为什么要来看中医、吃中药呢？

一方面，中医药能调气血。先心病做手术后，会出现气虚。尽管通过手术修补、封堵先天缺陷，使心脏的功能可能完善，但是术后会产生体质虚，我用补气，调理气血的方法，把患者的身体调好，能让患者尽快从术后的虚弱状态中恢复过来。

另一方面，中医药能调心。大部分先心病患者有心律失常、早搏、胸闷等这些不适的症状，做了手术之后，还是会存在心慌、胸闷、心律失常、睡眠不好等症状，症状的存在会让病人心生忧虑，病人害怕再做手术，跑到我这里看。要知道大部分心脏病经常反复发作，今天发作了又怕明天发作，时间一长，会引起心神不宁，引发失眠，需要吃帮助睡眠的药。长期的心脏病患者，经常发作，会抑郁焦虑，到后面都会吃抗抑郁焦虑的西药。在我这里，我用的是"通稳"二字诀，不仅要稳定心律，还要稳定心情。我是既治心脏病，还治抑郁焦虑症。

我通过用药，改善患者心肌的供血，营养心肌，营养肺，能使心脏情况慢慢稳定，还要用上疏肝解郁的中药，如温郁金、石菖蒲、白芍、制香附、合欢皮、合欢花等，这些药能疏肝理气，也能调理心气。同时，我要对病人进行心理疏导，让病人认识自己的问题所在，逐渐树立战胜疾病的信心。来找我看的心脏病人，经过吃药、心理疏导等方法治疗，病人心脏好起来了，大部分病人抗抑郁焦虑的药就慢慢地戒掉，少部分的也能减少抗抑郁焦虑的西药的用量。

心脏病术后，通过吃药，调补心气，使心跳平稳。心跳稳了以后，心慌、胸闷、乏力症状会消失，睡眠会好，精神好起来了也就能正常工作生活了。

至于先有心脏病，后患其他疾病需要手术治疗，或先患其他病做了手术，而后出现心脏病的情况，我在临床中碰到挺多的。

有一个我曾治好过的心脏病人，去年查出来癌症，做了手术，术后又做化疗，总是咳嗽，他就来找我看，我给他开中药，服药一天，病人的咳嗽减轻了一半，服药三天后，咳嗽好了。有的病人说："查出来癌症，做化疗，我马上就来吃叶医生的药，吐了也要吃。"还有病人说："本来吃了叶医生的药，很好了。后来做了化疗，没来吃中药，现在痰堵在这里，出不来。"

某些医生认为癌症就必须手术、化疗，中药没有什么太大的作用，因此不建议化疗期间吃中药。其实，不论是西医，还是中医，都是医学，目的都是为了治病救人。我认为，两种医学模式各有自己的优势，西医的手术、放化疗确实能直接针对病灶进行治疗，而中医扶正是针对病人本虚而言，二者并不矛盾，用两条腿走路肯定比一条要稳。有的病人手术或化疗过以后，心脏不好，有些西医生就说找叶秀珠医生吃点中药。西医祛邪，中医扶正，大部分人效果很好。

医生要把病人的健康和利益放在第一位。在治病救人方面，不论是放化疗、支架、射频消融，还是中药、食疗、运动、心理疏导，只要是对病人健康有利的方法，都可以用。手术可以祛邪，但也会耗伤正气，中医正好可以弥补短处，我们叶家祖传的治法除扶正外，还要攻邪攻瘀。如此，病人好得快，会减少很多痛苦，少走很多弯路，还能减轻负担。何乐而不为呢？

二、用药特色

（一）健脾益气，参芪扶正

对心脏病手术以后的治疗，我首先以扶正为要。常用中药：北黄芪、西洋参、党参、太子参等。临床根据病症，选用相应的药物。

心气虚，用北黄芪，一般用量30g，若气虚较甚者，可加至50g。

小儿为稚阴稚阳之体，用药性较为平和之太子参、香官桂；若脾胃虚弱，用潞党参，加炒白术、炒鸡内金；若气阴兼有阴虚，滋阴补气，用西洋参、麦冬、北五味子。

另外，对于心阴虚，我们叶家常用的药是：龟甲、鳖甲。心阳虚，要用香官桂、生姜。对于心血虚的患者，要加上阿胶。

（二）术后专药，巧用柴胡

我们叶氏祖先最早是从骨伤科开始的，所传下来伤科的秘药，是经过千锤百炼的。我父亲说过：所有的手术以后，都用鳖血柴胡、鸽血柴胡，提气效果特别好。二者能入血分，还具有补血的作用。炮制方法见下一章节，此处不再赘述。

二者的使用时间有严格的要求。鳖血柴胡，是术后可以吃。鸽血柴胡，要伤好之后，2 周后才能用，否则肉芽增生，产生瘢痕。加西洋参、黄芪，增强补气功能。

大部分患者术后都有阳虚、怕冷，腹泻者，柴胡加黄连，效果更好。大部分腹泻的情况，适当放点太子参、马齿苋。

增强补血补气功能，和制鳖甲一起用。

第二节　医案集粹及分析

医案 1：先心病术后（心气不足）

吴某，男，21 岁，某图书馆职员。患者自幼发现先天性心脏病，于 4 岁时在某医院行手术治疗，术后恢复顺利，能正常生活学习。经朋友介绍，在某图书馆上班，近来因家人生病较重，心生担忧，出现了心慌心跳，患者知晓自己身体情况，想中医药治疗，经朋友介绍于 2001 年 12 月 5 日前来找我求治。当时症见：自觉心悸，胸闷，神疲，乏力，脉细数，舌尖红，纳差，二便可。此为心阳气虚，肺脾不足所致，治以补益心气，健脾调肺，我采用心脾肺同治的方法。处方如下：

北黄芪 30g	祁漏芦 20g	太子参 30g	香官桂 3g
苦桔梗 10g	炒白术 15g	肺形草 10g	正川芎 10g
鸡内金 15g炒	广陈皮 15g	鳖血柴胡 5g	

十剂，水煎服。

本方北黄芪、太子参，健脾益气；香官桂，温补心阳；苦桔梗、肺形草、广陈皮，行气化痰；鳖血柴胡，升阳提气；炒白术，健脾益血养心；炒鸡内金，健脾益胃消食；祁漏芦，舒筋通脉，有抗缺氧的作用；正川芎，活血化瘀，为引经药。

2001年12月15日二诊：服前药十日，患者诉心悸消失，乏力减轻，前方减去祁漏芦，加炒苍术。处方如下：

北黄芪 30g	太子参 30g	苦桔梗 10g	肺形草 10g
正川芎 10g	香官桂 3g	鸡内金 15g炒	鳖血柴胡 5g
炒苍术 12g	炒白术 12g	广陈皮 15g	

十剂，水煎服。

2001年12月25日三诊：服前药十日后，患者精神明显好转，前方减去太子参、炒苍术、炒白术，加潞党参、当归身、大红枣，减去鳖血柴胡，加鸽血柴胡，继服。处方如下：

北黄芪 30g	潞党参 30g	苦桔梗 10g	肺形草 10g
香官桂 3g	正川芎 10g	鸡内金 15g炒	大红枣 5枚
广陈皮 15g	当归身 15g	鸽血柴胡 5g	

十五剂，水煎服。

上方随症加减服用5个月余，情况稳定，心慌未见发作。以后每年入冬前来求膏方调治，其间偶有心慌，充分休息即可缓解。随访18年至今，病情稳定，心病未见发作。

医案2：房颤消融术后（气虚痰阻）

仇某，男，62岁，企业老板。患者因为房颤，曾做了3次消融术，5年前在某医院准备做第4次消融手术，但住院没有空床位，在等候期间慕名来诊。2010年11月20日在我出诊的时候，被家人扶着来到办公室，所携带的病历资料显示，有频发房颤、高脂血症、高血压、脑梗死、肺部结节病史。当时症见：心悸，气短，胸闷，咳喘，行走不利，神疲乏力，少寐多梦，纳食少，舌淡红苔白腻，脉沉细弦。此为心气不足，痰浊壅盛所致心悸，治拟益气养心，化痰定悸。处方如下：

西洋参 5g	三七粉 6g吞服	甘松香 10g	淡全蝎 3g
煅磁石 30g先下	酸枣仁 30g	生山楂 30g	广陈皮 15g
苦桔梗 15g	正川芎 6g	夏天无 15g	枫荷梨 15g

臭梧桐叶 20g　　石菖蒲 10g　　疆贝母 10g　　肺形草 15g

浙贝母 15g

七剂，水煎服。

本方西洋参益气养阴；疆贝母、浙贝母、肺形草，清热利湿，活血散瘀，叶氏中医用来治疗肺部各种疾病，疆贝母、浙贝母，能祛痰散结，用以治疗肺结节，减轻脉管粥样硬化程度；生山楂，配血中气药正川芎，活血化瘀，化痰降浊，能降血脂；甘松香、磁石，是叶氏中医治疗房颤的特色用药，能镇静安神定悸；枫荷梨，祛风除湿，舒筋活血，消肿止痛，是叶氏治疗脑梗死的特色药，与活血行气止痛的夏天无搭配，能降血压，通络，我常用来治疗高血压引起的中风偏瘫；三七粉化瘀活血；臭梧桐叶，祛风湿，降血压；淡全蝎，祛风通络；石菖蒲温心，化湿开胃，开窍豁痰，醒神益智，与酸枣仁搭配，治疗不寐；苦桔梗、广陈皮，行气化痰。

2010 年 11 月 27 日二诊：上方服用七日，再来找我时，已不用家人搀扶，能自己走来。患者诉服前药 3 天，心悸即消失，自觉房颤减轻，减去淡全蝎；咳喘好转，故减去祛痰散结力度较大的疆贝母，仍用浙贝母；睡眠好转，减去酸枣仁；胃口好转，减去广陈皮，加炒白扁豆，健脾化湿，和中；加鳖血柴胡，升阳提气；加黄酸刺，活血化瘀，抗缺氧。处方如下：

西洋参 5g　　黄酸刺 20g　　鳖血柴胡 6g　　甘松香 10g

正川芎 6g　　煅磁石 30g 先下　生山楂 30g　　三七粉 6g 吞服

苦桔梗 15g　　夏天无 15g　　枫荷梨 15g　　臭梧桐叶 20g

炒扁豆 30g　　石菖蒲 10g　　浙贝母 15g　　肺形草 15g

七剂，水煎服。

2010 年 12 月 4 日三诊：服前药七日，患者心悸未见发作，诸症消失，精神好转，体力有增长，纳眠可。前方减去炒白扁豆、生山楂，加生鸡内金；减去鳖血柴胡，加鸽血柴胡。处方如下：

西洋参 5g　　黄酸刺 20g　　甘松香 10g　　三七粉 6g 吞服

正川芎 6g　　煅磁石 30g 先下　鸽血柴胡 6g　　肺形草 15g

苦桔梗 15g　　夏天无 15g　　枫荷梨 15g　　臭梧桐叶 20g

鸡内金 15g　　石菖蒲 10g　　浙贝母 15g

十剂，水煎服。

前方加减服用一年后，去医院复查，肺结节消失，心悸半年多未发作，房颤消失，血压血脂正常。以后定期来找我开方，制作成丸剂服用。随访10年至今，病情稳定，房颤未见发作。

医案3：心悸，冠心病，支架术后，高血压（痰热瘀结）

陈某，男，68岁，货车司机。冠心病病史10余年，年轻时经常开着大货车跑长途，精神长期处于高度集中状态，经常头晕，后来检查发现血压高，不按时服用降压药，逐渐出现心跳快，胸痛的症状，去医院诊为冠心病。听从医生的建议，没有再开车，在杭州开了一家餐馆。半年前因胸闷胸痛，活动后发作，休息后胸闷缓解，去某医院就诊，检查发现冠状动脉堵塞，严重的堵塞95%，医院不让走，做支架手术，装了3个支架，1月前症状复发，活动后胸闷气急，常规用抗血小板聚焦、抗凝、扩张血管、降血脂等药后效果不佳，转而寻求中药治疗。经人介绍于2013年10月9日找到我求治。当时的临床表现有：心悸，胸闷，乏力，头昏痛，心烦不寐，口苦口臭，舌苔黄腻有，舌质见瘀斑，脉弦滑，测血压160/100mmHg。此为痰热及瘀血互结，阻滞脉络，治拟清热祛痰，化瘀通络。处方如下：

西洋参5g	臭梧桐叶15g	红景天20g	三七粉6g 吞服
广地龙10g	延胡索20g	紫丹参30g	炒白术20g
抱茯神30g	云茯苓30g	明天麻20g	小青皮15g
广陈皮15g	黄酸刺20g	鳖血柴胡6g	干荷叶10g

七剂，水煎服。

本方西洋参、红景天，益气健脾，活血养阴；三七粉、紫丹参，活血化瘀；臭梧桐叶、明天麻，平肝息风，降血压；延胡索，活血行气，通络止痛；干荷叶，除湿降浊，能防治冠状动脉粥样硬化；小青皮、广陈皮、云茯苓、炒白术，行气化痰，健脾除湿；广地龙，能搜风通络；黄酸刺，活血散瘀，消食祛痰，预防心衰；抱茯神，健脾养心宁神。黄酸刺、红景天、三七，有镇痛安神的作用；

2013年10月16日二诊：上方服用七日，患者胸闷头昏痛消失，口苦口臭消失，乏力消失，舌苔黄腻消退，瘀血减轻，提示痰祛热清，故减去祛湿化痰降浊的炒白术、干荷叶；睡眠仍欠安，故加百合蒜养阴宁心，太子参益气滋阴。处方如下：

西洋参 5g	臭梧桐叶 20g	红景天 20g	三七粉 6g 吞服
广地龙 10g	延胡索 20g	紫丹参 30g	黄酸刺 20g
云茯苓 30g	抱茯神 30g	百合蒜 15g	明天麻 20g
小青皮 15g	广陈皮 15g	鳖血柴胡 6g	太子参 30g

七剂，水煎服。

2013年10月23日三诊：上方服用七日，睡眠好转，舌瘀血减退，诸症好转。前方减去百合蒜、鳖血柴胡，加鸽血柴胡、黄连，关防风加4g，继续服药以巩固疗效。处方如下：

西洋参 5g	臭梧桐叶 20g	红景天 20g	太子参 30g
三七粉 6g 吞服	广地龙 10g	延胡索 20g	紫丹参 30g
黄酸刺 20g	云茯苓 30g	抱茯神 30g	鸽血柴胡 6g
明天麻 20g	小青皮 15g	广陈皮 15g	鸡爪连 9g

上方随症加减服用一年余，血压稳定，去医院复查冠脉CT，冠脉恢复正常，每年冬季前来求开膏方调治3个月。随访8年至今，冠心病未见发作。

医案4：胸痹，冠心病支架术后，高血压，肺癌术后（气阴两虚兼瘀）

杨某，男，45岁，某厂工人。患者平素抽烟，烟瘾还比较大，一天抽两包以上，因久咳不愈，半年前加重伴有胸闷痛，影响到工作，不得已去某医院就诊。测血压160/105mmHg，冠心病植入支架4只，CT示肺癌早期，在该医院行手术治疗，术后未做放化疗，找某中医师开方子，吃中药调理3个多月，效果不满意。遂在网上发帖求助，询问杭州哪儿有好的治心脏病的中医大夫，有人回复找祖传治心脏病的叶秀珠医生，于是2017年4月20日特意来找我求治，当时症见：患者自觉胸闷，胸痛如针刺，眩晕，干咳少痰，咳声低微，神疲乏力，大便干，排便无力，舌红干苔少，舌下有瘀血，脉沉细。此为气阴两虚兼血瘀，治拟益气养阴，活血化瘀。处方如下：

西洋参 5g	红景天 20g	肺形草 10g	浙贝母 10g
三七粉 6g 吞服	飞来鹤 20g	香茶菜 20g	淡全蝎 3g
宁前胡 10g	北沙参 15g	三叶青 10g	黄酸刺 30g
广陈皮 15g	川红花 10g	当归尾 10g	疆贝母 20g

枸橘李 10g　　　金荞麦 20g

七剂，水煎服。

本方西洋参、红景天、黄酸刺，益气健脾；香茶菜、金荞麦，清热利湿，活血散瘀，解毒消肿，用来治疗癌肿；枸橘李，疏肝破气，消积化滞；川红花、当归尾、三七粉，破血攻瘀；淡全蝎，搜风通络；宁前胡、三叶青，清热解毒，活血化瘀；肺形草、贝母、北沙参，清热生津，化痰散结；广陈皮，行气化痰；飞来鹤，健胃消积，解毒消肿。

2017年4月27日二诊：服前药七日后，患者复诊，望见舌下瘀血减少，自诉大便顺畅，仍然乏力，咳嗽。减去活血散瘀的黄酸刺、金荞麦，减疆贝母；增加益气养阴品，加南沙参、炙鳖甲，加云茯苓、关防风。处方如下：

西洋参 5g	红景天 20g	肺形草 10g	浙贝母 10g
云茯苓 30g	香茶菜 20g	淡全蝎 3g	三七粉 6g 吞服
宁前胡 10g	南沙参 15g	北沙参 15g	三叶青 10g
广陈皮 15g	川红花 10g	当归尾 10g	炙鳖甲 25g 先下
飞来鹤 20g	枸橘李 10g	关防风 6g	

十四剂，水煎服。

2017年5月11日三诊：服前药两周，患者其他症状已经缓解，仍有乏力。前方减去关防风、炙鳖甲，加鳖血柴胡。处方如下：

西洋参 5g	红景天 20g	肺形草 10g	浙贝母 10g
云茯苓 30g	香茶菜 20g	淡全蝎 3g	宁前胡 10g
南沙参 15g	北沙参 15g	三叶青 10g	广陈皮 15g
川红花 10g	当归尾 10g	飞来鹤 20g	枸橘李 10g
鳖血柴胡 6g	三七粉 6g 吞服		

上方加减服用3个月，血压稳定在正常范围，去医院复查冠状动脉CT，冠状动脉堵塞大为好转，肿瘤标志物在正常范围，疗效满意。遂停服汤药，12月左右再来找我开膏方调治，以巩固疗效，预防疾病。后每年冬天如期前来求开膏方。随访4年至今，心脏病未见发作。

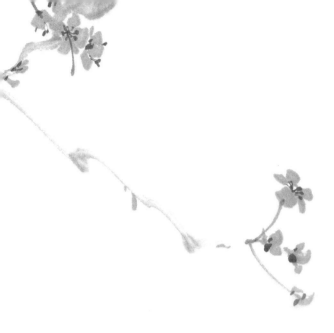

下篇
附篇

第一章
叶氏中医特色用药

一、养心草

费菜，又叫养心草、救心草、景天三七、土三七等，为景天科景天属多年生草本植物费菜的根及全草。

最早出自《救荒本草》。其味甘淡、微酸，性平，归心、肝、脾经，具有活血止血、宁心安神、解毒消肿的作用。能治疗跌打损伤，咯血，吐血，心悸，痈肿。

费菜，是我常给患者开具的食疗处方，既可作为菜蔬，亦可用来防治心血管疾病，如惊悸、烦躁、胸闷、失眠及围绝经期综合征等。晚上采来吃，对睡眠很好，可以宁心安神。用水汆一下，凉拌菜吃。

用法：煎汤，或开水冲泡代茶饮，或榨汁服用，鲜叶幼嫩时还可炒成菜肴食用。

食疗方：

1. **心悸** 鲜费菜 100g，蜂蜜 100g，猪心 1 个（不剖削，保留内部血液）。置瓷罐内，将费菜团团塞在猪心周围，勿令倒置，再加蜂蜜冲入开水，以浸没为度。放在锅内炖熟，去费菜，分二次食尽。

2. **高血压** 鲜费菜全草 100g，水煎，加蜂蜜调服，连服 1 周，血压即可降至正常。尤其适宜于面红耳赤、心烦易怒的高血压患者。若血压降到正常值以下，则加大枣 3 枚同煎。

3. **防治心脏病长期茶饮方** 鲜草 50g 切碎捣烂泡开水服用。

应坚持长期服用，即使病情好转后仍应当茶经常饮用。对心脏病有显效，常感胸闷心悸、失眠的老人常服亦有益健康。

二、余甘子

余甘子，又叫喉甘子、庵罗果、牛甘果等，为大戟科植物余甘子的成熟干燥果实。因为其果鲜食酸甜酥脆而微涩，回味甘甜，所以叫余甘。余甘子的果实初为黄绿色，成熟时变为浅绿色。10 月份采收的余甘子药效最佳。贮藏 4～5 年的质量最高，随着贮藏时间延长，药效反而降低。

历代本草记载，余甘子具有治疗咳嗽、延年益寿、解重金属中毒、乌发等功效。其味甘酸涩，性凉。归肺、胃经。有清热凉血，消食健胃，生津止咳，保肝解毒等功效。主治感冒发热，咳嗽，咽喉痛，白喉，烦热口干，消化不良，腹痛，慢性肝炎，高血压病，肥胖症，高脂血症，水肿等。

现代药理研究，余甘子具有抗氧化、抗动脉粥样硬化、抗炎抗病毒、抗肿瘤、抗疲劳、降血脂、降血糖、降血压、增强免疫功能、保肝保肺等作用。

我用余甘子治疗糖尿病及其并发症，效果很好。

三、荔枝草

荔枝草，别名雪见草、癞子草、癞团草、蛤蟆草、皱皮草等，为唇形科鼠尾草属植物荔枝草的全草。选取冬季或是春季嫩草，药效更好。

始载于《本草纲目》，曾收载于 1977 年版《中华人民共和国药典》。《广西本草选编》言其"治扁桃体炎、咽炎、支气管炎"，在民间亦广泛用于呼吸系统疾病的治疗。

其味苦辛，性凉，归肺、胃、肾经，具有清热解毒、利尿消肿、凉血止血等功效。主治扁桃体炎，肺结核咯血，支气管炎，腹水肿胀，肾炎水肿，崩漏，便血、尿血等。

我用荔枝草治疗心脏病出现喘息、下肢水肿，还须配合其他药物一起使用。荔枝草，有一定的消炎作用，还有一定的平喘作用。各种心脏病，会腿肿，一肿就喘，常搭配葶苈子、粉猪苓、茯苓皮，利尿消肿，解毒。

用法：内服煎汤，9～30g（鲜品 15～60g），或绞汁饮。

另外，我用荔枝草捣烂，外敷治疗带状疱疹，效果非常好。一方面，其利尿消肿凉血功能，能减轻带状疱疹的炎症反应；另一方面，其清热解毒功能，可以直接杀灭带状疱疹病毒。具体的，用荔枝草捣烂敷住带状疱疹的头和尾，当天晚上疼痛即可止。

四、飞来鹤

飞来鹤，又叫耳叶牛皮消、牛皮冻、老牛冻等，为萝藦科鹅绒藤属植物，多年生蔓性草本，以根或全草入药。秋季采根，夏、秋采收全草，洗净泥土，晒干备用。其块根为我国著名中药"白首乌"的正品之一，在我国已有 1 000 余年的药用历史。

其味甘、微苦，性平，有小毒。具有补肝肾，强筋骨，益精血，健脾消食，解毒疗疮等功效。主治：腰膝酸痛，阳痿遗精，头晕耳鸣，心悸失眠，食欲不振，小儿疳积，产后乳汁稀少，疮痈肿痛，毒蛇咬伤。

我在临床中发现，叶氏祖传的这一味飞来鹤，能降胆固醇、降血压，能升白细胞，治白血病；补肝益精气，有一定的降糖作用；对甲状腺肿大，消肿块效果非常好，配夏枯草、海藻、昆布，具有很好的化瘀消肿作用。

现代药理研究表明，飞来鹤具有抗氧化、提高免疫力、抗肿瘤、降低胆固醇、降低心肌耗氧量等作用。

五、五爪龙

五爪龙，又叫葎草、拉拉秧等，为桑科植物葎草的全草。葎草适宜的采收季节为夏、秋季，葎草为1年生或多年生蔓性草本，茎、枝、叶柄均具倒钩刺。

始载于《唐本草》。其味甘苦，性寒，归肺、肾经。主要功效为清热解毒，利尿消肿。用于肺结核潮热，肠胃炎，痢疾，肾盂肾炎；外用治毒蛇咬伤等。

风湿性心脏病患者，大部分有肺淤血，会引起慢性咳嗽。这种肺淤血引起的咳嗽也可以用五爪龙治疗，五爪龙还可以消心脏水肿。现代药理研究表明，五爪龙全草含有木犀草素、葡萄糖苷、胆碱、天门冬酰胺、挥发油、鞣质及树脂等多种物质。具有抗菌、抗结核、抗氧化、止泻、抗骨质疏松及抗癌等药理作用。治疗风湿性关节炎、细菌性痢疾、泌尿系统结石、急性腹泻等。

六、天精草

天精草，枸杞叶的别称，中医称之为"天精草"，为茄科植物枸杞的嫩茎叶或嫩芽。春季至初夏采摘，洗净，多鲜用。

明李时珍《本草纲目》记载："春采枸杞叶，名天精草；夏采花，名长生草；秋采子，名枸杞子；冬采根，名地骨皮。"

其味苦、甘，性凉，入心、肺、脾、肾四经，有补虚益精、清热明目的作用。主治虚劳发热，烦渴，目赤昏痛，障翳夜盲，崩漏带下，热毒疮肿。

天精草切碎后，经筛选放入通风干燥处自然阴干，可制成茶，具有解暑、降压等作用。

七、金线兰

金线兰，又叫金丝线、金线莲、金钱草、金线石松、麻叶菜。为兰科植物花叶开唇兰和金线兰的全草。夏、秋季采收，鲜用或晒干。

其味甘，性平，入肺、肝、肾、膀胱四经，具有清热凉血、除湿解毒的功效。主治肺热咳嗽，肺结核咯血，尿血，小儿惊风，破伤风，肾炎水肿，风湿痹痛等。

临床上，我治疗风湿性心脏病，常用金钱兰配关防风；治疗糖尿病心脏病，常用金钱兰配天精草、霍石斛。

用法：煎汤，9～15g。外用：适量，鲜品捣敷。

药理研究显示，金钱兰有保肝、抗炎，镇痛和镇静等作用，现代临床用于治疗肺结核咯血、糖尿病、支气管扩张咯血、风湿病、类风湿病和泌尿道结石等。

八、枫荷梨

枫荷梨，又叫偏荷枫、鸭脚木、梨荷枫、半荷枫、木荷枫、五加皮、疯气树、鸭脚板、半边枫等，为五加科树参属植物树参，以根或茎或枝叶入药。秋、冬季采收，挖根部，取茎枝或剥取树皮，洗净，切片，鲜用或晒用。

其味甘辛，性温，具有祛风除湿、舒筋活血、消肿止痛的作用。用于偏头痛，偏瘫，风湿性关节炎，类风湿关节炎，腰肌劳损，慢性腰腿痛，半身不遂，跌打损伤，扭挫伤；外用治刀伤出血。有引经下行、动胎损胎等作用，故孕妇慎用或禁用。

叶氏医家用枫荷梨的根入药，主要用在脑梗死、偏瘫的人。一般与地龙配对应用，二者通经活络，治疗半身不遂效果很好。地龙通下，枫荷梨通上，二药配伍，疏通全身上下，通行经脉，治疗脑梗死、偏瘫效佳。

用法：入汤剂用量15～30g，大剂量可用至60g。

九、鬼针草

鬼针草，又叫鬼钗草、鬼黄花、婆婆针、鬼骨针、豆渣菜、叉婆子、针包草、一把针、刺儿鬼、鬼蒺藜、脱力草等。为菊科植物鬼针草的全草。

最早见于《本草拾遗》，"味苦，平，无毒"，《泉州本草》："消瘀、镇痛，敛金疮。"

其味苦而无毒，具有清热解毒、活血散瘀消肿的作用。主要用来治疗疟疾，腹泻，痢疾，肝炎，急性肾炎，胃痛，噎膈，肠痈，尿血，咽喉肿痛，跌打损伤，蛇虫咬伤等。

我父亲发现，鬼针草治疗高血压无毒副作用，因此，高血压、高脂血症等慢性疾病患者可以长期服用。鬼针草具有散瘀消肿的作用，高血压的病人，一般体内有瘀的情况，因此，我父亲传给我的秘方，治疗心脏病人伴高血压，用鬼针草配毛冬青、臭梧桐叶，降血压。如果血压过高，也可以用上三颗针。

用法：15～30g（鲜者30～60g）。

现代药理研究表明，鬼针草有效成分对甘油三酯、胆固醇、血液黏稠度有明显的降低作用，能有效地防止脑血栓形成，预防动脉硬化。

十、三颗针

三颗针，又名鸡爪刺、刺黄连、刺黄柏等。因茎叶长着三颗坚硬的刺，像针一样，所以叫作"三颗针"，在民间由于采集方便，常用三颗针代替黄柏、黄连组方。三颗针在春、秋两季采收，除去须根，洗净，切片，晒干。

我父亲在传我这味药的时候，强调一定是在弱阳光下晒干，不能在太阳下暴晒，因为暴晒后会降低三颗针的功效。

其味苦，性寒，归心、肺、大肠经，有泻火解毒、清热燥湿的作用。内服治疗咽喉炎、赤眼、高热、肝炎、急性肾炎、外伤感染等症。

病毒性心肌炎出现早搏，心动过速，我用三颗针搭配甘松、磁石。一般的心律失常，我用甘松、磁石，而对于病毒性心肌炎，我则要加上三颗针，因为三颗针可以解毒。

三颗针，可以提高人体的抗病毒能力。如果血压高的人，碰到感冒、腹泻的情况，放点三颗针进去，既降压，又清热解毒。三颗针，是血分药，可以进血分，经常血压高，容易产生炎症，此药可以消炎。还可恢复冠状动脉、心肌血管的弹性，跟北黄芪、红景天合用，可以提高免疫力。

十一、蛇床子

蛇床子，又叫野茴香、野胡萝卜子、蛇米等，为伞形科植物蛇床的干燥成熟果实。夏、秋二季果实成熟时采收，除去杂质，晒干。

其味辛苦，性温，有小毒，归肾经，具有温肾壮阳、燥湿祛风、杀虫的作用。主治阳痿，宫冷，寒湿带下，湿痹腰痛；外治外阴湿疹，妇人阴痒，滴虫性阴道炎等。

用蛇床子治疗心脏病，是我叶氏医家的一个祖传秘方。

饮邪壅滞于心而导致心胀大，以及各种心脏疾病导致的心力衰竭，我常用蛇床子搭配黄酸刺、红景天、漏芦，补心强心，再配上葶苈子、车前子等利水消肿之品，能有效地治疗心衰水肿。

十二、黄酸刺

黄酸刺，又叫沙棘、醋柳果、醋刺柳、酸刺，系蒙古族、藏族习用药材。为胡颓子科沙棘属植物沙棘的干燥成熟果实。秋、冬二季果实成熟或冻硬时采收，除去杂质，干燥或蒸后干燥。

其味酸、涩，性温，归脾、胃、肺、心经，具有健脾消食、止咳祛痰、活血散瘀的作用。用于治疗脾虚食少，食积腹痛，咳嗽痰多，胸痹心痛，瘀血经闭，跌仆瘀肿等。

《西藏常用中草药》：活血散瘀，化痰宽胸，补脾健胃，治跌打损伤，瘀肿，咳嗽痰多，呼吸困难，消化不良。

黄酸刺治心脏疾病。一方面，其性温，入心经，具有活血散瘀之力，使心脉得以通利；另一方面，入脾胃经，能健脾养胃，滋养气血化生之源，气足则脉行有力。体现了叶氏治心脏病重视健脾的用药特点。

现代研究表明，沙棘黄酮在抗心肌缺血、改善心肌细胞功能、抗心律失常、改善心肌肥大、抗血栓形成、降血糖、提高免疫等方面具有明显效果，也证明了沙棘是一味很好的治疗心脏病的中药。

用法：15 ～ 30g。

十三、疆贝母

产自新疆的疆贝母，是从叶氏祖传下来的治疗肺病的秘药。

其味苦、甘，性微寒，归肺、心经，具有清热化痰、润肺散结的作用。我用疆贝母治疗肺小结节，哮喘，气管炎，扁桃体炎，肺结核，瘰疬痛肿等多种肺病，疗效很好。

用法：疆贝母治疗各种咳嗽，常搭配其他药物使用，效果极好。一般感冒引起的咳嗽，用川贝、紫菀、款冬花；对于顽固性的慢性咳嗽，以及肺癌引起的咳嗽等病症，我用疆贝母，搭配炙鳖甲，配上浙玄参、款冬花、炙紫菀、肺形草，往往效果神奇；若见鼻塞，用疆贝母，加香白芷、苍耳子、辛夷，还可以适当加点北细辛。

十四、肺形草

肺形草，又叫穿藤金兰花、铁交杯、蝴蝶草、山蝴蝶、金丝蝴蝶等，为龙胆科植物双蝴蝶的幼嫩全草。初夏采收，晒干。名叫肺形草，是因为草的叶形和肺叶形相似之故。其茎叶根，均供药用。

其味辛甘苦，性寒，归肺、肾经，具有清肺止咳、凉血止血、利尿解毒的作用。主治肺热咳嗽，肺痨咯血，肺痈，肾炎，乳痈，疮痈疔肿，创伤出血，毒蛇咬伤。

叶氏治疗各种肺部疾病，都要用肺形草，效果很好。

现代药理提示，肺形草有一定的抗纤维化作用。

十五、臭梧桐叶

臭梧桐叶，又叫臭桐、八角梧桐、海州常山，为马鞭草科植物臭梧桐的嫩枝及叶。8—10月开花后采，或在6—7月开花前采，割取花枝及叶，捆扎成束，晒干。

臭梧桐叶，是一种传统中草药，《本草纲目拾遗》："治一切风湿，止痔肿……半边头痛……风气头风……两足软酸疼痛，不能步履，或两手牵绊，不能仰举。"

其味辛、苦，性寒，归肝经，有祛风除湿、平肝降压、解毒杀虫的作用。主治风湿痹痛，半身不遂，高血压病，偏头痛，疟疾，痢疾，痔疮，痈疽疮疥等。

叶氏中医用臭梧桐叶治疗高血压眩晕。臭梧桐叶除了能够通利脉道，还能起到补气的作用，这是我父亲传下来的我们家一个治疗理念——"以气补气"。治疗高血压眩晕，我常用臭梧桐叶，配伍紫葛花、罗布麻叶、玉米须。也常与豨莶草配合应用。

用法：煎汤，9～15g（鲜者50～100g）；或入丸、散；外用煎水洗，研末调敷或捣敷。

十六、漏芦

漏芦，又叫野兰、鬼油麻，狼头花，菊科植物祁州漏芦或禹州漏芦的根，秋季采挖，除去残茎及须根，洗净泥土，润透，切厚片，晒干。

其味苦，性寒，归胃经，功效清热解毒、消痈肿、下乳汁、舒筋通脉。主治乳痈肿痛，痈疽发背，瘰疬疮毒，乳汁不通，湿痹拘挛。

《本草纲目》："漏卢，下乳汁，消热毒，排脓止血，生肌杀虫。故东垣以为手足阳明药，而古方治痈疽发背，以漏卢汤为首称也。庞安常《伤寒论》治痈疽及预解时行痘疹热，用漏卢叶，云无则以山栀子代之，亦取其寒能解热，盖不知其能入阳明之故也。"《本草求真》："漏卢，遗精尿血能止，亦因毒解热除自止之意，非因漏卢寓有收涩之功也。"

现代药理研究表明，漏卢可抗动脉粥样硬化、抗缺氧，兴奋神经肌肉装置，促进周围神经的恢复，还有增强免疫功能等作用。同时叶氏历代临床发现漏卢有补气作用。

十七、茶树根

茶树根，为山茶科植物茶的根。原产我国南部，现长江流域及其以南各地广为栽培。

其味苦，性凉。归心、肾经。具有强心利尿，活血调经，清热解毒的作用。主治心脏病，水肿，肝炎，痛经，疮疡肿毒，口疮，汤火灼伤，带状疱疹，银屑病等。

叶氏医家主要将茶树根用于风湿性心脏病、高血压心脏病，以及肺源性心脏病，对改善症状有一定效果。一般服药后，心悸、气短及睡眠不好等即逐步改善；尿量增多，水肿逐渐消退；血压恢复正常，胸透复查，心脏阴影较治前有明显缩小或改善。

用法：挖取10年以上的茶叶树根（愈老愈佳），洗净切片，每剂50～100g，加适量糯米酒及清水置于瓦罐或瓷罐中以文火煎熬；亦可先用水煎成浓汁后再加糯米酒煮，无糯米酒单用水煎亦可。风湿性心脏病加枫荷梨50g、万年青6g，高血压心脏病加锦鸡儿50g，共煎。每晚睡前顿服。

十八、金鸡凤尾草

凤尾草，别名鸡脚草、金鸡尾、井口边草、井边凤尾、井栏草、凤尾蕨等，为凤尾蕨科植物凤尾草的全草。四季可采，洗净，鲜用或晒干用。

《植物名实图考》："治五淋，止小便痛。"《分类草药性》："治一切热毒，消肿，清火。治痈疮，乳痈，淋症。"《泉州本草》："治湿热小便不通，血淋，咽喉肿痛。"

其味淡微苦，性寒，归肝、肾、大肠经，具有清热利湿、凉血止血、消肿解毒的作用。主治黄疸型肝炎，肠炎，菌痢，淋浊，带下，吐血，衄血，便血，尿血，扁桃体炎，腮腺炎，痈肿疮毒，湿疹等。

我主要用金鸡凤尾草降血压，以及治肾衰。一般用量较大，30～120g。

十九、红景天

红景天，为多年生草本景天科植物大花红景天的根和根茎，全株也可入药。

其味甘涩，性寒，归肺经，具有补气清肺、益智养心、收涩止血、散瘀消肿的作用。主治气虚体弱、病后畏寒、气短乏力、肺热咳嗽、咯血、白带腹泻、跌打损伤等。

近年来国内外的药学工作者对红景天进行了深入的研究，提出了红景天具有类似人参"扶正固本"的"适应原样"作用，而且在某些方面还优于人参，没有人参兴奋作用过强的不足。红景天所含有效成分具有强心镇静、调节新陈代谢、调节神经系统和内分泌系统、双向调节血糖血压的作用。用于治疗脑血管疾病、老年性心功能衰竭、糖尿病、低血压等症，也用于病后体虚、年老体弱、神经乏力等。

但若是正在发热、咳嗽，则不建议使用。在中医理论中，体内有发炎情况，若再使用补气中药材，易有"引风邪入里"的情况，病况会更严重。

二十、水蛭

水蛭，又叫蚂蟥、马鳖、肉钻子，为水蛭科动物蚂蟥、水蛭或柳叶蚂蟥的干燥体。夏、秋二季捕捉，用沸水烫死，晒干或低温干燥。

水蛭为破血逐瘀之猛剂，效果远远超过桃仁、虻虫，是一种较为理想的治冠心病、心绞痛的药物。因此，我在治心脏病过程中，用水蛭代替穿山甲。

水蛭，味咸、苦，性平。有小毒。归肝经。《本草汇言》言"水蛭逐恶血，瘀血之要药也"，具有较强的破血、逐瘀、止痛作用。《本草纲目》认为其入肝经血分，能够破血逐瘀、通经，治疗蓄血、积聚。《医学衷中参西录》云："水蛭味咸，色黑，气腐，性平。为其味咸，故善入血分；为其原为嗜血之物，故善破血；为其气腐，其气味与瘀血相感召，不与新血相感召，故但破瘀血而不伤新血。"

现代药理研究，认为水蛭亦可以分泌一种组胺样物质，可以扩张毛细血管增加出血，其醇制剂抑制血液凝固的作用强于虻虫、桃仁。据报道，水蛭有直接溶解血栓的作用，它既可以与血浆中游离的凝血酶结合，又可以中和与纤维蛋白结合的凝血酶，防止血栓形成和延伸，从而治疗冠心病、心绞痛。

二十一、白毛夏枯草

白毛夏枯草，学名紫背金盘，又称破血丹、石灰菜、散血草、退血草、白头翁。一或二年生草本，茎通常直立。

对于经常感冒的心肌炎，我用白毛夏枯草，可以预防反复发作。得过心肌炎的病人，用白毛夏枯草，可以预防早搏复发。

红毛夏枯草，就是夏枯草，主要用来降血压。

二十二、猫爪草

猫爪草，又叫小毛茛、三散草、猫爪子，为毛茛科植物小毛茛的干燥块根。春、秋二季采挖，挖回后，除去茎叶及须根，洗净泥土，晒干。因为块根具有表面呈黄褐色、有数个簇生的纺锤形的外形，十分像猫爪子，故而人们称其为"猫爪草"。

其味甘、辛，性温，归肝、肺经，具有化痰散结、解毒消肿的作用。用于瘰疬痰核、疔疮肿毒、蛇虫咬伤等。现代多应用于治疗肿瘤、淋巴结核和肺结核等症，疗效显著。

猫爪草味辛善于行散，对于体内的痰饮、郁结等有明显的消散之效，加上其药性偏温，所以常用其入药来化解各种寒痰以及郁结日久而形成的瘰疬、痰核等。比如在农村的一些地方当人们因为寒邪入肺而出现寒痰咳嗽之症，就常去野外采挖一些猫爪草来煮茶喝，有一定的温化寒痰、止咳止嗽之功。

而对于一些人因为长期心中忧郁或是肝气郁结不舒、痰火郁结积聚等引起的皮肤内部出现瘰疬、无名的硬块结节、肿痛等情况，以猫爪草入药也是可以有效缓解的。中医里面就常用猫爪草来配伍清热降火的玄参、清肝泻火的夏枯草、解毒散结的山慈菇等药材同用煎汤内服，可以有效缓解此类瘰疬、硬结之症。

猫爪草的解毒散结之效是非常好的，对于很多疮痈肿痛皆有较好的效果。猫爪草还常被人们当作一种解"虫蛇之毒"的良药来使用。比如当人们在野外不幸被虫蛇咬伤之后出现皮肤红肿疼痛时，就常常会寻一些野生的猫爪草，然后将其捣烂后外敷于伤口处，有一定的解毒消肿止痛之效。

用法：15～30g，单味药可用至120g。

二十三、别直参

别直参，五加科植物人参带根茎的根，经加工蒸制而成。储藏期一般在5～10年，方法得当，可保存10年以上。

别直参有大补元气、生津安神、复脉固脱等作用，适用于惊悸失眠者，体虚者，心力衰竭、心源性休克等。现代医学研究显示，别直参有多种滋补效能。有强心苷类作用，可抗心肌缺血、减轻心肌损伤、扩张血管、减轻心肌前后负荷、减慢心率、改善血液循环。

叶氏医家用别直参代茶饮治消渴，往往与桑叶、玉米须相配。

二十四、磁石

磁石，又叫玄石、磁君、慈石、吸针石、灵磁石、活磁石等，为氧化物类矿物磁铁矿的矿石。主含四氧化三铁。

采收和储藏：开采后，除去杂石，选择吸铁能力强者（称"活磁石"或"灵磁石"）入药，磁石采集后放置日久，发生氧化，其磁性便会减退，乃至失去吸铁能力（称"死磁石"或"呆磁石"），影响药效。

《神农本草经》："味辛，寒。主周痹风湿，肢节中痛，不可持物，洗洗酸消，除大热烦满及耳聋。"《本草纲目》："磁石法水，色黑而入肾，故治肾家诸病而通耳明目。"

其味咸，性寒，归心、肝、肾经，具有平肝潜阳、聪耳明目、镇惊安神、纳气平喘的作用。主治头目眩晕，耳鸣耳聋，虚喘，惊痫，怔忡。

叶氏祖传下来的用磁石治疗心悸，用来治疗现代所谓房颤。磁石质重能安神镇惊，与朱砂同用更佳，亦常与抱茯神、酸枣仁、制远志等养心安神之药同用。

用法：一般用30g，中病即止，不宜多用。

现代药理研究表明，磁石有镇静、抗惊厥等作用，还有强壮补血的作用。

二十五、茺蔚子

茺蔚子，又叫小胡麻、三角胡麻，为唇形科植物益母草的干燥成熟果实。

首载于《神农本草经》，被列为上品，其味辛苦，性微寒，入心包、肝经，具活血调经、清肝明目、清热散结的作用。其作用与益母草近似，但兼能明目益精，行中有补。常用于肝热而致的目赤肿痛、目昏和眩晕、头痛、心烦等症。

现代药理研究，益母草注射液有抗血栓形成的作用。小剂量益母草碱有强心作用，大剂量时呈抑制作用。益母草水煎醚溶部分及益母草注射液对心肌缺血有明显保护与改善恢复作用；益母草煎剂可使冠状动脉流量增加，心率减慢。益母草碱有降压作用。

二十六、岩白菜

岩白菜，为虎耳草科植物岩白菜的全草。生于海拔 2 500 ～ 3 600 米的杂木林内阴湿处或有岩石的草坡上或石缝中。秋、冬季二季采挖，除去叶鞘和杂质，晒干。

其味涩微苦，性平，入肺、脾、肝经，具有收敛止泻、止血止咳、疏经活络的作用。用于腹泻，痢疾，食欲不振，头晕，内外伤出血，肺结核咳嗽，气管炎咳嗽，淋浊，白带，风湿疼痛，跌打损伤等。

《植物名实图考》言其"治吐血"，《分类草药性》曰："化痰止咳。治一切内伤吐血，气喘，淋症。"《全国中草药汇编》："清热解毒，调经。主治肺结核咳嗽，衄血，痢疾，功能性子宫出血，白带，月经不调，外用治黄水疮。"《峨嵋药植》用于治"头晕虚弱"，称之为"治痨要药"。

岩白菜的主要有效成分岩白菜素，在根茎部含量最高，具有祛痰止咳的作用，通常是治疗慢性支气管炎、肺气肿、支气管哮喘等呼吸系统疾病的特效药物。

岩白菜，要配合三颗针，治疗支气管炎引起的心动过速，效果非常不错。

二十七、紫葛花

葛花，是豆科葛属植物野葛的干燥花蕾。

其味甘，性凉，入阳明经，历代本草类书记载其具有解酒的功效。

我父亲在临床中观察到，葛花具有很好的降血压作用，且效果比葛根要好。他认为，葛花为花，花叶干了之后质地比较轻，走上焦，入心肺、头部。对于心动过速的人，有很好的效果，能降心率、降血压。

我在临床中运用葛花治疗高血压心脏病，疗效显著，具有稳定心律的作用。

二十八、万年青

万年青，又叫千年润、千年茜、斩蛇剑、状元红等，为百合科万年青属植物万年青的根状茎或全草。秋季采挖根状茎，洗净，去须根，鲜用或切片晒干。

其味苦、微甘，性寒，有小毒，归肺、心经，具有清热解毒、强心利尿、凉血止血的作用。主治咽喉肿痛，白喉，疮疡肿毒，蛇虫咬伤，心力衰竭，水肿臌胀，咯血，吐血，崩漏等症。

万年青具有强心利尿的作用，我在临床中常运用万年青治疗心力衰竭，尤其是风湿性心脏病引起的心衰，效果更好。

用法：煎汤，3～9g，鲜品可用至30g；或浸酒；或捣汁。外用适量，鲜品捣敷；或捣汁涂；或塞鼻；或煎水熏洗。

二十九、银柴胡

银柴胡，又叫沙参儿、牛胆根，为石竹科多年生草本植物银柴胡的根。8—10月挖根，除去须根，洗净，晒干。

其味甘，性微寒，归肝、胃经，具有清虚热、除疳热的作用。主治阴虚发热、骨蒸劳热、小儿疳热。

叶氏中医认为，银柴胡既能退虚热，也能除实热，故不论虚实，但见发热都可用银柴胡，尤其擅长用于小儿科。银柴胡常与苦桔梗搭配使用。

三十、鳖血柴胡、鸽血柴胡

柴胡，又叫地熏、芷胡、山菜、茹草、柴草等，为伞形科植物柴胡或狭叶柴胡的干燥根。按性状不同，分别习称"北柴胡"及"南柴胡"。春、秋二季采挖，除去茎叶及泥沙，晒干。

柴胡，我家祖传其炮制过后是专门用来治伤的药。柴胡用来治伤提气，主要有鳖血、鸽血两种炮制方法。

鳖血柴胡：取净柴胡片，用鳖血及适量清水拌匀，稍闷，待汁液被吸尽后，文火炒干，取出放凉。柴胡片每 100kg，用鳖血 12.5kg。

鸽血柴胡：用鸽血炮制，方法同鳖血柴胡。

在使用上对时间要求严格，以半个月为期。对于开过刀的，气虚者，用鳖血柴胡，补提气的效果更快。开刀半个月之后，才能用鸽血柴胡，刀口愈合之后，将来每逢天气变化，刀疤不会痛。鸽血柴胡如果用早了，刀疤容易留痕、变深，遇到天寒刀口要痛。

第二章
叶氏中医传统膏方

膏方是中药传统剂型之一，又称为膏滋方，将中药饮片反复煎煮，去渣取汁，经蒸发浓缩后，加辅料收膏，制成比较稠厚的膏状物。

叶氏中医传统膏方是我的太太公叶延寿从宫廷里带出来的。传统膏方的制作，需要有经验的临床医生根据求膏人的体质特点及当时的个体情况来辨证处方，专人专方，药房加工而成。充分体现了中医的辨证论治观念和因人、因时、因地制宜的个体化治疗原则，因此功效更为显著。

膏方的适用对象非常广泛。比如体质虚弱，经常感冒的人；或工作量过大，体力消耗透支过多又难以很快恢复的人；或虽然无明显疾病却常感各种不舒服的亚健康者，均可服用。或病后、产后、术后，癌症术后、放化疗后等处于恢复阶段，及患有慢性疾病已经恢复或虽未治愈但相对稳定者，都可服用膏方以巩固疗效，增强体质。

合理服用膏滋药，对于健康人来说，能起到保健强身、抗病延年的作用。对身体虚弱多病的人来说，可以增强抗病能力，提高免疫功能，有利于疾病的趋向好转和痊愈。

身体健康的青壮年，不宜进补；急性病和感冒发热者，不宜进补；慢性病急性发作者，不宜进补；元气衰脱、阴血亡散等急症，不宜使用；胃肠功能不佳者，不宜服用，应先调理脾胃功能；妊娠期间，不宜使用膏方。

服用膏方的季节，以冬令为宜，冬季是封藏的季节，对营养物质容易吸收，化生气血精微，为来年打下物质基础，使来年少生病或不生病。另外，根据病情需要，严格掌握膏方的使用方法，不在冬令亦可适时服用膏方。

服膏应从小剂量开始，如每日清晨空腹服 1 汤匙，若服者消化功能正常，或病情需要，再改为早、晚空腹各服 1 次。如果空腹服用引起腹部不适或食欲下降，服药时间宜在饭后 1 小时左右。一般膏滋药宜温服，均用开水冲饮。

在服膏期间要注意饮食宜忌。如服含有人参、黄芪等补气的膏方时，应忌食生萝卜；不宜饮茶；阳虚体质有寒者，忌滥用温补肾阳的食品，如鹿鞭、牛鞭等，忌服生冷饮食；阴虚体质，忌辛热食物，如狗肉、牛羊肉等；如为哮喘病者，宜忌食虾蟹腥味等。

一般服膏方期间应忌食生冷、油腻、辛辣等不易消化及刺激性食物，不暴饮暴食，酗酒，以免妨碍脾胃消化功能，影响膏方的吸收。

第一节　叶氏膏方制作工艺

一个好的膏方，有三个重要的条件。首先，开方的医师要有丰富的临床经验，辨证施治，四诊合参。其次，药材的好坏也很重要，叶氏中医膏方精选道地药材，仔细存放，严把药材关。最后，要有精良的膏方制作工艺。这三个条件缺一不可。

一、浸泡

每一料膏方煎煮前都需要进行浸泡，先将配好的药物检查一遍，将胶类和名贵药材拣出另放。其他常用中药材放在一起浸泡，令其充分吸收水分膨胀，浸泡后的中药更容易煎出药汁。浸泡时间因药物不同而不同，只有将饮片充分浸透，使水分能充分渗透，煎出的药效果才能最大化，一般要浸泡1小时以上。而膏方中名贵药材如人参、虫草等，需要另外分开浸泡。

二、熬煎

药材在砂锅里先大火煮沸，再转小火煎约3小时后，将头汁倒出，用纱布过滤出头道药汁，此为一煎。再加入热水，再煎1小时，此为二煎。待第三煎时，此时药汁气味已淡，滤净药渣后将药渣丢弃。后将三次煎煮所得药汁混合静置。名贵药材则要单独用小锅慢慢熬煎。

三、沉淀

将煎好的药汁自然沉淀6～8小时，去除沉淀物，此道工序甚为关键。长时间沉淀的最大意义在于去除筛网所不能去除的杂质，并使三道煎汁得以充分混合、和匀。

四、浓缩

煎膏必须要用特制的铜锅。先用大火煎熬，加速水分蒸发，使药汁一点点变稠，再改小火进一步浓缩，中间要不断搅动，防上下焦化。在浓缩的过程中，要不断撇去浮起的泡沫，搅拌到药汁滴在纸上不散开为度，此时可以暂停煎熬。这就是浓缩形成的清膏。

五、收膏

将蒸烊化开的胶类（如阿胶、龟甲胶等）与糖（如冰糖、蜂蜜等）倒入清膏中，小火慢慢煎熬，浓缩直至形成稠膏状，趁热用竹片取浓缩的药液滴于干燥皮纸上，以滴膏周围不见水连为度。这个环节要求最高，通常要由师傅来做，用竹片将浓膏挑起，形成一面旗帜状（称为"挂旗"）便可收膏了。

六、罐装

膏方的包装分两种，一种是家里存放的罐装膏方，一种是随身携带的袋装膏方。由机械灌装的每一袋膏方，都要检查包装的密封性，是消费者一天或者半天的服用量。

第二节　膏方验案及分析

验案1：早搏、高血压、糖尿病、高脂血症

罗某，男，68岁，书画家、摄影家。初诊日期：2011年11月22日。

患者有高血压、糖尿病、高脂血症病史20余年，早期因忙于事业，生活作息不规律，也未及时服药，导致病情逐渐进展，近年出现胸闷、心慌的症状，去当地医院检查，诊为频发早搏，这才引起重视，规律服用降压、降糖、降血脂西药，积极寻求中医药治疗，经过多方打听，最后在朋友的介绍下前来找我求治。针对患者的"三高"基础疾病及心失通稳而致的频发早搏，我以心的通稳学说为核心思想，从"通""稳"两个字入手，运用叶氏祖传的秘方治疗2年，患者现在血压、血脂、血糖稳定，心律正常，西药已逐渐减用。如今正值冬季，遂主动前来要求服用膏方调治。

虽患者未见明显的不适症状，但因已近古稀之年，脏腑功能减退，心阳不振；脾气也开始衰减，脾运失职，生化乏源，气血不足，水液内停，痰浊丛生；肝与肾不能相互制约、相互滋生，水不涵木，肝阳上亢，髓海不足，神不守舍，筋脉失于濡养。今时逢冬季，当顺应冬藏之性，予以滋补之品为主，储备足够的物质基础，以供来年生长变化之用。故以益气养阴，健脾和胃，活血化瘀，滋水涵木，养血稳心之法调治。处方如下：

北黄芪500g，关防风100g，明天麻150g，双钩藤200g，鬼针草400g，毛冬青400g，天花粉200g，霜桑叶400g，桑椹400g，地骨皮200g，生山楂500g，干荷叶400g，决明子300g，白僵蚕150g，天门冬200g，麦门冬200g，川牛膝200g，绵杜仲200g，淫羊藿200g，桑寄生200g，生地黄200g，熟地黄200g，阳春砂100g，白豆蔻100g，小青皮200g，广陈皮200g，紫丹参500g，红景天300g，制首乌200g，太子参500g，平地木30g，藏红花50g，别直参80g，龟甲胶150g，鳖甲胶150g，黄酒250g，木糖醇250g。

一料。

上药选用精品，按膏剂制作工艺规范精制、分装。有关服用方法和注意事项已均向服用者面嘱。

本方北黄芪、太子参、别直参，补益心气，太子参、别直参是叶氏中医治心病的特色用药；明天麻、双钩藤、鬼针草、决明子，清肝明目，降血压；毛冬青，清热解毒，配紫丹参、红景天、平地木、藏红花、川牛膝，活血化瘀，叶氏中医常用来防治冠状动脉粥样硬化；生山楂，活血化瘀，配干荷叶，升清降浊，降血脂；关防风、白僵蚕，为风药，能祛风定悸，化痰散结；霜桑叶、生地黄、熟地黄、地骨皮、天花粉、天冬、麦冬，养阴生津，润燥止渴，降血糖；制首乌、桑椹、桑寄生、绵杜仲、淫羊藿、桑寄生、生地黄、熟地黄，补肝肾，强筋骨，益肾填精；阳春砂、白豆蔻、小青皮、广陈皮，燥湿行气，健脾和胃，消积导滞；胶类药选龟甲胶、鳖甲胶，咸寒沉降，能滋阴潜阳，益肝肾，强筋骨；黄酒矫味，木糖醇为改善口感，同时又能起到补中缓急的作用。由于患者有糖尿病，故选用木糖醇，而不用冰糖、麦芽糖等。全方以补益为主，祛邪为辅，兼顾脾胃。

二诊：2012年11月15日。

经去年冬服用膏方调治后，患者基本稳定，血压、血脂、血糖稳定。在夏季，因情绪波动，加上劳累诱发早搏1次，经过充分休息，调节情绪后自行恢复。但患者毕竟年近古稀，脏腑功能减退，气血不足，心失所养则寐差，出现睡眠不实，易醒，醒后不易再次入睡的证候。今正值冬令，拟益气养阴固表，健脾和胃化痰，活血化瘀通络，滋水涵木息风，解郁益血安神之法调治。前方加入炒枣仁、合欢花，以增解郁安神之效。处方如下：

北黄芪 500g，关防风 100g，明天麻 150g，双钩藤 200g，鬼针草 400g，毛冬青 400g，天花粉 200g，霜桑叶 400g，桑椹 400g，地骨皮 200g，生山楂 500g，荷叶 400g，决明子 300g，白僵蚕 150g，天门冬 200g，麦门冬 200g，牛膝 200g，绵杜仲 200g，淫羊藿 200g，桑寄生 200g，生地黄 200g，熟地黄 200g，阳春砂 100g，白豆蔻 100g，小青皮 200g，广陈皮 200g，紫丹参 500g，红景天 300g，制首乌 200g，太子参 500g，藏红花 50g，别直参 80g，炒枣仁 300g，合欢花 200g，龟甲胶 150g，鳖甲胶 150g，黄酒 250g，木糖醇 250g。

一料。

上药选用精品，按膏剂制作工艺规范精制、分装。有关服用方法和注意事项已均向服用者面嘱。

以后每逢冬季患者即前来求膏方调治，我根据患者当时的具体情况，在前方的基础上加减制成膏剂，每年服一料，近 10 年来，患者基本稳定，频发早搏现象未见发作，或有轻微的不适，通过充分休息，调节情志，以及服用饮食方，很快能恢复过来。

为表达感谢之意，患者用心创作一幅作品送给我，我收到后心里非常的高兴。这不单是一幅作品，它代表着病人对我、对叶氏中医的信任和肯定。作为普通中医人中的一员，我有责任有义务，也有信心把中医传承好，让中医药在当代绽放出夺目的光彩。

验案 2：肺心病、房颤、慢阻肺、肺结节

秦某，男，71 岁，工人。初诊日期：2016 年 10 月 12 日。

患者喜好抽烟，每日 2 包以上，40 多岁时患慢性支气管炎，后逐渐进展为肺心病，因家庭经济压力较大，平时症状轻微时没有予以处理，只有等到喘咳、心慌等症状明显的时候才去抓药服用，待病情缓解即自行停药，因此导致病情进一步发展，自诉每年冬天间断咳嗽 2 个月余，用一般止咳药无效，5 年前因受凉喘憋、心慌心跳发作，在某地医院就诊，经过检查诊为肺心病，房颤，慢阻肺，肺结节。在当地找中医治疗 2 年，但效果不满意，后来多方向人打听有没有治疗心脏病的好医生，最后经朋友介绍才找到我。我在"通稳"思想的指导下，运用叶氏中医祖传治疗秘方，经过 3 年服汤药治疗，患者目前心律平稳，去医院检查，房颤未见，肺结节已治愈，今已入秋，患者要求服用膏方调理。

因素有痰饮，肺气不足，容易遭受外邪侵袭，影响到心，肺病及心，从而形成心肺同病。今已逾古稀之年，脏腑功能已减退，阴阳失衡。虽心律平稳，肺结节已治愈，但毕竟患者属痰浊体质，又加上年老体弱，气血不足，为巩固疗效，拟益气固表、健脾和胃、宽胸散结、清热化痰、养心安神之法调治。处方如下：

北黄芪 500g，关防风 150g，苦桔梗 300g，平地木 500g，金荞麦 500g，浙贝母 150g，川贝母 100g，枯黄芩 200g，银柴胡 200g，煅磁石 500g，炒酸枣仁 500g，制远志 150g，石菖蒲 150g，煅龙骨 500g，煅牡蛎 500g，桑白皮 300g，瓜蒌皮 300g，姜半夏 100g，广陈皮 200g，生地黄 200g，熟地黄 200g，阳春砂 100g，白豆蔻 100g，大红枣 100g，紫丹参 500g，红景天 300g，炒苍术 300g，云茯苓 500g，无柄赤芝 150g，藏红花 60g，鳖甲胶 150g，阿胶 250g，黄酒 250g，麦芽糖 250g。

一料。

上药选用精品，按膏剂制作工艺规范精制、分装。有关服用方法和注意事项已均向服用者面嘱。

本方北黄芪益气固表，配伍无柄赤芝，能补益心气，灵芝，《神农本草经》记载有六种，为赤芝、黑芝、青芝、白芝、黄芝、紫芝。赤芝，味苦平，主胸中结，益心气，补中气；金荞麦、浙贝母、川贝母、枯黄芩、银柴胡，清热解毒，止咳化痰，排脓祛瘀；关防风，味辛，能走，祛风解表，胜湿止痛；平地木、紫丹参、红景天、藏红花，活血补血，化瘀通络；煅磁石、炒酸枣仁、制远志、石菖蒲，配煅龙骨、煅牡蛎，补肝宁心，安神敛汗；桑白皮、瓜蒌皮、姜半夏、广陈皮、苦桔梗，宽胸利气，化痰散结；生地黄、熟地黄，滋补肾阴，配阳春砂、白豆蔻，醒脾化湿，以防滋腻太过，令中焦胀满；大红枣、云茯苓、炒苍术，健脾和胃，益气祛湿；胶类用鳖甲胶、阿胶，滋阴补血，黄酒、麦芽糖，调味矫味，能改善口感，利于患者接受。

二诊：2017 年 11 月 20 日。

经去年秋冬天服用膏方调治三个月，患者体内痰浊之邪得以消减。

外感明显减少，咳嗽不多，今年仅感冒一次。但患者毕竟已逾古稀之年，五脏六腑功能失调，气血不足，阴阳失衡，心阳不展，症见：胸闷心悸，寐欠安易醒，舌质淡红苔白，脉滑。正值冬季，再予益气固表，健脾和胃，宽胸散结，清热化痰，养血安神之法调治。前方加肺形草，广地龙。处方如下：

北黄芪500g，关防风150g，苦桔梗300g，平地木500g，金荞麦500g，浙贝母150g，川贝母100g，枯黄芩200g，银柴胡200g，煅磁石500g，酸枣仁500g，制远志150g，石菖蒲150g，煅龙骨500g，煅牡蛎500g，桑白皮300g，瓜蒌皮300g，姜半夏100g，广陈皮200g，生地黄200g，熟地黄200g，阳春砂100g，白豆蔻100g，大红枣100g，丹参500g，红景天300g，炒苍术300g，云茯苓500g，无柄赤芝150g，藏红花60g，肺形草150g，广地龙100g，鳖甲胶150g，阿胶250g，黄酒250g，麦芽糖250g。

一料。

上药选用精品，按膏剂制作工艺规范精制、分装。有关服用方法和注意事项已均向服用者面嘱。

以后每年冬季前来求膏方调治。在前方的基础上，我根据当时的具体情况予以加减煎制成膏，缓缓调治。随访4年至今，患者稳定，咳嗽已基本未作，也未见外感。

本案的关键之处在于"通稳"二字。

通，不仅体现在心，还体现于肺，肺亦以通为用。要知道，只有肺脉络通畅，才能正常呼吸，吐故纳新，从而治理和调节全身的气机、津液、血液的输布代谢。若肺气不足，痰浊壅堵肺络，导致肺络不通则肺胀。这时候，就必须用好"通"字诀，否则滥用滋腻之品，反而导致病情加重。

 验案3：心动过速、甲状腺癌术后

骆某，女，48岁，中学教师。初诊日期：2008年11月3日。

患者平时遇到事容易心慌心跳，3年前在某医院诊为甲状腺癌，行甲状腺癌切除手术，术后未化疗，在当地找多位中医看过，自觉疗效不满意，仍时常出现心慌心跳快的症状，多发生在工作压力大、过度疲劳或情绪波动比较剧烈之后，后来经朋友推荐，2年前来找我求治，我从心病多因失于通稳的理论出发，运用叶氏祖传秘方进行辨治，经过服用汤药治疗2年，近期复查肿瘤各项指标正常，心律平稳，未见心悸、胸闷、神疲乏力等症状。患者诉和她同时做手术的病友病情出现反复，一方面庆幸术后选择了中医药治疗，更幸运的是遇到了叶氏中医，患者对这2年的治疗效果感觉很满意，但也还是有些许的担心。考虑患者将近围绝经期，阴阳失衡，情绪容易受外界信息的影响，于是我和患者坦诚交谈，令其正确认识疾病，使自己心态平稳，树立战胜疾病的信心。正值冬季，经过分析评估，可以服用膏方进补。

已近围绝经期，脏腑功能减退，三阳脉皆衰，肝失疏泄，心阳不足，胸阳不振，痰气交阻，与血互结，停滞于颈前，而成甲状腺癌。虽目前没有心动过速的症状，但患者毕竟基本处于围绝经期，阴阳失调，遇事容易心烦，冬天有些怕冷，故拟滋阴清热，疏肝理气，养血宁心，益肾活血之法。处方如下：

潞党参500g，炒苍术300g，紫丹参500g，红景天300g，女贞子500g，墨旱莲300g，淫羊藿200g，巴戟天200g，菟丝子150g，云茯苓500g，怀山药500g，大红枣150g，鸡头米150g，炒白术300g，生地黄300g，熟地黄300g，阳春砂100g，白豆蔻100g，小青皮200g，广陈皮200g，制香附200g，炒白芍200g，肉苁蓉300g，制首乌200g，金蝉花150g，枸杞子300g，藏红花60g，西洋参100g，阿胶250g，黄酒250g，麦芽糖250g。

一料。

上药选用精品，按膏剂制作工艺规范精制、分装。有关服用方法和注意事项已均向服用者面嘱。

本方潞党参、西洋参，健脾益气，滋阴润燥；炒苍术、云茯苓、怀山药、大红枣、鸡头米、炒白术，健脾益气，祛湿和中；紫丹参、红景天、藏红花，活血化瘀，养血宁心；女贞子、墨旱莲，为二至丸，补肾养肝，淫羊藿、巴戟天，为二仙汤的主药，具有温肾阳的作用，配菟丝子、枸杞子、生地黄、熟地黄、肉苁蓉、制首乌，滋补肝肾，使肝肾得滋，肾阴肾阳得补；阳春砂、白豆蔻、小青皮、广陈皮、制香附，醒脾调胃，化湿开胃，行气宽中，膏方以补益为主，尤为重视脾胃功能，因补益药易滋腻，令人中满，故与阳春砂、白豆蔻等药物搭配，勿令中焦气滞；炒白芍，柔肝护肝；金蝉花，是一味名贵药材，具有提高免疫力、抗疲劳、保肾、改善睡眠、抗肿瘤、保肝明目等多重作用，人工培养的蝉花具有与天然冬虫夏草相似的有效成分，且较天然冬虫夏草安全，因此，我常用金蝉花作为冬虫夏草的代用品，可以起到滋补养生的作用；阿胶，补血滋阴；黄酒、麦芽糖，调味矫味，能改善口感。

二诊：2009 年 11 月 15 日。

《内经》云：女子"七七，任脉虚，太冲脉衰少"，患者今已步入围绝经期，虽经去年冬季膏方调治，肿瘤指标正常，今年心律平稳，心慌心跳亦未见发作，又到一年的服膏时节，患者主动前来求膏方调治。当下症见：月经周期紊乱，先后不定期，量少色暗，潮热汗出，时有心烦，怕冷。故拟以滋阴清热，疏肝理气，养血宁心，益肾活血，调理冲任之法调治。在前方的基础上，加上疏肝解郁的广郁金、银柴胡。处方如下：

潞党参 500g，炒苍术 300g，紫丹参 500g，红景天 300g，女贞子 500g，墨旱莲 300g，淫羊藿 200g，巴戟天 200g，菟丝子 150g，云茯苓 500g，怀山药 500g，大红枣 150g，鸡头米 150g，炒白术 300g，生地黄 300g，熟地黄 300g，阳春砂 100g，白豆蔻 100g，小青皮 200g，广陈皮 200g，制香附 200g，炒白芍 200g，肉苁蓉 300g，制首乌 200g，金蝉花 150g，枸杞子 300g，藏红花 60g，西洋参 100g，广郁金 100g，银柴胡 200g，阿胶 250g，黄酒 250g，麦芽糖 250g。

一料。

上药选用精品，按膏剂制作工艺规范精制、分装。有关服用方法和注意事项已均向服用者面嘱。

三诊：2010 年 12 月 11 日。

经过 2 年冬季的膏方调治后，患者月经周期已恢复正常，但经量较前有所减少，一般行经 3 天，潮热汗出消失，心烦心慌改善。故继续予以滋阴清热，疏肝理气，养血宁心，益肾活血，调理冲任之法。前方加一味行气解郁，活血调经的玫瑰花。处方如下：

潞党参 500g，炒苍术 300g，紫丹参 500g，红景天 300g，女贞子 500g，墨旱莲 300g，淫羊藿 200g，巴戟天 200g，菟丝子 150g，云茯苓 500g，怀山药 500g，大红枣 150g，鸡头米 150g，炒白术 300g，生地黄 300g，熟地黄 300g，阳春砂 100g，白豆蔻 100g，小青皮 200g，广陈皮 200g，制香附 200g，炒白芍 200g，肉苁蓉 300g，制首乌 200g，金蝉花 150g，枸杞子 300g，藏红花 60g，西洋参 100g，玫瑰花 120g，广郁金100g，银柴胡200g，阿胶250g，黄酒250g，麦芽糖250g。

一料。

上药选用精品，按膏剂制作工艺规范精制、分装。有关服用方法和注意事项已均向服用者面嘱。

患者以后每年冬季前来求膏方调治，平稳地度过了围绝经期，随访10余年至今，现在情况稳定，未见心慌心烦等症。患者认为服用膏方后，精神状态很好，也很少感冒，一到服膏的季节，早早地带着全家来求膏调治。

验案4：冠心病、高血压、快慢综合征、脑梗死、心肌梗死

余某，男，59岁，某建筑公司高级经理。初诊日期：2008年11月3日。

患者是浙江杭州人，但因为工作需要，经常去各个地方出差，管理工程项目，长年的生活起居不规律，5年前因头晕、心慌去医院检查，结果显示高血压、冠状动脉粥样硬化，经过服西药治疗，头晕心慌等症状缓解，患者担心长期吃西药会引起肝肾损害等毒副作用，故在病情缓解后遂自行减药，3年前因与人争论，气急后出现胸口绞痛，同事赶紧扶着就近送去医院，检查冠状动脉造影提示支脉有梗塞，脑部有陈旧性梗死，医院建议安装支架，患者拒绝，经常规治疗后，胸痛明显减轻，即签字离开医院，想寻求中医药治疗，先找了一位老中医看，老中医开的中药吃了1个月，患者的症状有了变化，以前是心慌，心跳慢，现在是有时心跳慢，有时心跳快，心律失常呈快慢交替性发作，于是四处寻找好的中医求诊，后来经病友介绍，找到我这儿来求治，我从"通稳"二字入手，用叶氏中医祖传的秘药疏通梗塞的脉道，稳定心律。经过服用汤药治疗2年，患者目前血压稳定，心律平稳，冠状动脉造影复查提示血管已通畅，心肌酶谱指标正常，胸闷、心绞痛症状已消失，看到检查结果显示堵塞已通畅，病人非常欣喜，见人就夸中医药好，吃了叶医生开的中药后，都可以不用安装支架了。如今正值冬季，患者提出服用膏方调理的要求。我通过全方位的评估，认为患者目前病情已稳定，可以服用膏滋方药，以巩固疗效。

素体心阳不振，痰饮、瘀血内生，痰瘀互结，闭阻心脉，脉道不通，则发为冠心病、脑梗死、心肌梗死，今又将步入花甲之年，脏腑功

能已减退，气血失调，脾失健运，痰湿内聚，心肾阳虚，不能温化痰浊，痰浊与瘀交织为患，呈多虚、多痰、多瘀的病理状态，故治拟健脾益气，补肾填精，活血化瘀，温阳通脉之法以调治。处方如下：

北黄芪 600g，关防风 150g，西赤芍 200g，杭白芍 200g，炒苍术 150g，炒白术 300g，云茯苓 500g，潞党参 400g，五味子 150g，麦门冬 200g，浙玄参 500g，制元胡 200g，阳春砂 100g，白豆蔻 100g，生地黄 200g，熟地黄 200g，川牛膝 200g，绵杜仲 200g，桑寄生 200g，紫丹参 500g，淫羊藿 200g，三棱 200g，莪术 200g，肉桂 50g，制黄精 300g，广陈皮 200g，锁阳 150g，蛇床子 150g，藏红花 90g，野山参 10g，阿胶 250g，鳖甲胶 150g，黄酒 250g，麦芽糖 250g。

一料。

上药选用精品，按膏剂制作工艺规范精制、分装。有关服用方法和注意事项已均向服用者面嘱。

本方北黄芪、潞党参、野山参，为参芪汤，具有健脾益气的作用；潞党参配炒白术、炒苍术、云茯苓、白豆蔻、广陈皮、杭白芍，补气健脾，祛痰和中；潞党参、野山参，配五味子、麦冬、浙玄参，益气复脉，养阴生津；北黄芪、炒白术、关防风，为玉屏风散，能益气固表；生地黄、熟地黄、川牛膝、绵杜仲、桑寄生、制黄精，补肾填精，补益肝肾；为防补益类药滋腻太过，配伍阳春砂、白豆蔻，醒脾开胃，和中化湿；肉桂、淫羊藿、锁阳、蛇床子，温补肾阳，振奋心阳，温阳通脉；制元胡，活血化瘀、行气止痛，是叶氏治疗冠心病的特色用药，配西赤芍、紫丹参、藏红花、三棱、莪术，破血攻瘀，疏通脉络；阿胶、鳖甲胶，补血滋阴；黄酒、麦芽糖，调味矫味，能改善口感。冬季宜进补，故全方以补心脾、益肝肾为主，活血化瘀、行气祛痰和中为辅。

二诊：2009 年 11 月 10 日。

经过去年冬天服用膏方调治，患者胸闷、心痛未见发作。但毕竟已步入花甲，诸脏皆虚，出现脾虚湿聚，心阳不振，痰瘀闭阻，气血运行不畅的病理状态，故拟健脾益气，补肾填精，活血化瘀，温阳通脉之法调治，为来年打下物质基础。前方加一味叶氏中医的特色药，即行气补气的小青皮。处方如下：

北黄芪 600g，关防风 150g，西赤芍 200g，杭白芍 200g，炒苍术 150g，炒白术 300g，云茯苓 500g，潞党参 400g，五味子 150g，麦门冬200g，浙玄参500g，制元胡200g，阳春砂100g，白豆蔻100g，生地黄200g，熟地黄200g，川牛膝200g，绵杜仲200g，桑寄生200g，紫丹参500g，淫羊藿200g，三棱200g，莪术200g，肉桂50g，制黄精300g，广陈皮200g，锁阳150g，蛇床子150g，藏红花90g，野山参10g，小青皮150g，阿胶250g，鳖甲胶150g，黄酒250g，麦芽糖250g。

一料。

上药选用精品，按膏剂制作工艺规范精制、分装。有关服用方法和注意事项已均向服用者面嘱。

患者以后每年冬季前来求膏方调治。我根据当时患者的具体情况开方，煎制成膏，并且嘱咐患者要坚持锻炼，选择一项适合自己的锻炼方法，散步，打太极拳或健身气功等，随访10年至今，患者自觉身体、精神尚可，胸闷心痛未见发作，血压、心律平稳。

 验案5：肝囊肿、糜烂性胃炎

徐某，女，38岁，销售经理。初诊日期：2014年12月10日。

患者过去为完成工作任务，经常加班加点，饮食不规律，某次忙着开会，未按时就餐，出现胃部烧灼样疼痛，去医院做胃镜检查，提示糜烂性胃炎，B超检查提示肝多发小囊肿，经过西药治疗后胃痛缓解，但因生活习惯未变，故胃炎反复发作，多与劳累、饮酒、熬夜等有关。7个月前胃炎再次发作，同时伴有心慌、胸闷，自行去药店购买西药片，服药后胃痛基本好转，但仍时有心慌，每到下午就深感精力不济，经朋友推荐，前来找我寻求中医药治疗。当时患者临床表现主要有心悸、神疲、乏力、纳差，此为肝胃不和，影响到心，病位在心、肾、肝、胃，运用叶氏中医祖传的秘方，经过半年的汤药及饮食治疗，目前患者肝多发小囊肿已治愈，胃镜复查已显示正常，心悸、神疲、乏力等不适症状皆已消失，纳食正常，二便调，今正值冬季，遂要求服用膏方调治。

虽然患者经医院复查提示肝囊肿、糜烂性胃炎已治好了，目前也无明显的不适症状，但毕竟已年近四十，阳气已衰减，平素心肾阳气不足，火不暖土，脾运失职，痰浊内生，痰火扰心，肝胃不和，气血失调，心失所养，为巩固疗效，预防复发，拟以益气健脾，行气益胃，化痰和中，益肾养血，通阳宁心之法调治。处方如下：

北黄芪 500g，太子参 500g，关防风 150g，炒鸡内金 200g，炒白芍 200g，炒扁豆 500g，怀山药 500g，大红枣 150g，广木香 150g，鸡头米 200g，莲子 150g，炒苍术 300g，云茯苓 400g，炒白术 300g，五味子 150g，麦门冬 200g，玄参 400g，生地黄 200g，熟地黄 200g，阳春砂 90g，白豆蔻 90g，小青皮 300g，广陈皮 300g，煅磁石 500g，煅龙骨 500g，煅牡蛎 500g，嫩桂枝 150g，淫羊藿 200g，仙鹤草 500g，仙茅 150g，肉苁蓉 400g，藏红花 60g，野山参 1 支，鳖甲胶 150g，鹿角胶 150g，黄酒 250g，麦芽糖 250g。

一料。

上药选用精品，按膏剂制作工艺规范精制、分装。有关服用方法和注意事项已均向服用者面嘱。

本方北黄芪，配伍太子参、野山参，能益气健脾，补元气；人参、五味子、麦冬，为生脉饮，能养阴生津，益气复脉；北黄芪、炒白术、关防风，为玉屏风散，能益气固表；炒鸡内金、炒白芍、炒扁豆、怀山药、大红枣、广木香、鸡头米、莲子、炒苍术、云茯苓、炒白术，健脾益气，行气益胃，化湿和中；嫩桂枝、淫羊藿、仙鹤草、仙茅、肉苁蓉、藏红花，温补肾阳，振奋心阳，养血宁心；玄参、生地黄、熟地黄，滋阴清热，补肾养阴；阳春砂、白豆蔻、小青皮、广陈皮，行气化湿和中，调理中焦脾胃功能，勿令补益药过于滋腻；煅磁石、煅龙骨、煅牡蛎，重镇安神宁心；鳖甲胶、鹿角胶，滋阴补阳；黄酒、麦芽糖，调味矫味，改善口感。

二诊：2015 年 12 月 12 日。

经过去年冬季服用膏方调治后，患者胃痛未见发作，精神体力尚可，但毕竟年过"五七"，阳明脉衰，面始焦，发始堕，平素肝胃不和，肝失条达，郁而化热，胃失和降，湿阻中焦，脾运失司，气不化津，现症见：冬天怕冷，胃胀嗳气则缓，偶尔劳累太过出现心悸、乏力，舌质红暗苔薄，脉细缓。故拟疏肝理气，和胃化痰，益气健脾，益肾养血，通阳宁心之法调治。前方加佛手片、紫丹参。处方如下：

北黄芪 500g，太子参 500g，关防风 150g，炒鸡内金 200g，炒白芍 200g，炒扁豆 500g，怀山药 500g，大红枣 150g，广木香 150g，鸡头米 200g，莲子 150g，炒苍术 300g，云茯苓 400g，炒白术 300g，五味子 150g，麦门冬 200g，玄参 400g，生地黄 200g，熟地黄 200g，阳春砂 90g，白豆蔻 90g，小青皮 300g，广陈皮 300g，煅磁石 500g，煅龙骨 500g，煅牡蛎 500g，嫩桂枝 150g，淫羊藿 200g，仙鹤草 500g，仙茅 150g，肉苁蓉 400g，藏红花 60g，野山参 1 支，佛手片 150g，紫丹参 200g，鳖甲胶 150g，鹿角胶 150g，黄酒 250g，麦芽糖 250g。

一料。

上药选用精品，按膏剂制作工艺规范精制、分装。有关服用方法和注意事项已均向服用者面嘱。

三诊: 2018 年 11 月 16 日。

经过 2 年冬季服用膏方调治，患者自觉身体、精神尚可，有 2 年未来求膏方调理，今因家庭问题，情绪波动较大，导致胃痛、心慌发作，此为肝胃失和，脾失健运，水液聚而成痰，痰湿阻中焦，气机升降不利，痰湿聚于心胸，气血运行不畅所致，症见: 心悸，寐差，纳差，恰逢服膏时节，遂前来求膏方，我治拟疏肝理气，和胃化痰，益气健脾，益肾养血，通阳宁心之法。在前方的基础上，加入疏肝解郁、养肝安神的炒酸枣仁、合欢花。处方如下:

北黄芪 500g，太子参 500g，关防风 150g，炒鸡内金 200g，炒白芍 200g，炒扁豆 500g，怀山药 500g，大红枣 150g，木香 150g，鸡头米 200g，莲子 150g，炒苍术 300g，云茯苓 400g，炒白术 300g，五味子 150g，麦门冬 200g，玄参 400g，生地黄 200g，熟地黄 200g，阳春砂 90g，豆蔻 90g，小青皮 300g，广陈皮 300g，煅磁石 500g，煅龙骨 500g，煅牡蛎 500g，嫩桂枝 150g，淫羊藿 200g，仙鹤草 500g，仙茅 150g，肉苁蓉 400g，藏红花 60g，野山参 1 支，炒酸枣仁 200g，合欢花 200g，鳖甲胶 150g，鹿角胶 150g，黄酒 250g，麦芽糖 250g。

一料。

上药选用精品，按膏剂制作工艺规范精制、分装。有关服用方法和注意事项已均向服用者面嘱。

此后患者每年冬季前来求膏方调治。随访 2 年至今，情况稳定，心慌、胃痛未见发作。并且听取了我的建议，调整了工作状态，不再拿身体去拼事业，注意饮食规律，不过度劳累，心态的转变，让生活质量得到大大提升。不久前还欣喜地告诉我，遇到了真命天子，组成了幸福的家庭。真是应了那句"幸福可能会迟到，但不会缺席"。

验案6：子宫肌瘤、围绝经期综合征

葛某，女，53岁，办公室文员。初诊日期：2009年12月10日。

患者小时候被父母送到姥姥家，和姥姥相依为命，凭着自己的努力，考上当地的中专，毕业后即和相中的对象结婚，青年夫妻日子过得虽然艰苦，但两人感情很好，全力支持丈夫全心搞专业技术。他们的孩子上小学时，丈夫就外出进修学习，留下患者一人在家，既要上班，又要照顾公婆和孩子，后来丈夫学成而归，被某单位聘请为高级技术人员，为专心照顾孩子和丈夫，患者辞职在家，随着二人文化程度相差越大，共同话题也愈发少了，患者感觉很自卑，不愿参加丈夫同事的各种聚会活动。2年前孩子上大学后，丈夫又经常加班，交流不多，故情绪比较低落，思虑较多，总感觉心慌、胸闷，去医院检查提示心动过速、子宫肌瘤，医院的医生建议手术治疗。患者不愿意手术，提出想看中医吃中药，夫妻俩到处打听，最后经朋友介绍，找到我这里求治，当时患者月经已停数月，围绝经期症状明显，其心慌、胸闷属处于围绝经期，阴阳失于平衡所致，运用叶氏中医祖传的秘方，从心肝肾入手，治疗1年有余，目前患者心悸、胸闷、潮热盗汗、烦躁、寐差等不适症状皆已消失，复查B超显示子宫肌瘤已消失。今值冬令，见到诊室有病人在求膏方，亦要求服用膏方调治。

目前虽无明显的围绝经期不适症状，但患者毕竟已过"七七"，肝气已衰，肝肾失调，水不涵木，肝阳上扰，气血不足，心失所养，心肾不交，肝气已衰，疏泄失职，津液与血液输布失常，易生成水湿痰饮及瘀血，痰气瘀互结，阻于胞宫则生肌瘤，滞于心脉则易出现心慌、胸闷等症，此即气滞、痰瘀阻滞而致"失于通"的基本病理，为防止患者来年失于通，故在冬藏时节，拟以益气健脾，平肝和胃，益肾滋阴，养血宁心，活血通络之法调治。处方如下：

北黄芪500g，潞党参500g，当归300g，关防风150g，玄参300g，天门冬200g，麦门冬200g，淮小麦500g，制香附200g，生地黄300g，熟地黄300g，制女贞子500g，墨旱莲300g，淫羊藿200g，巴戟天200g，怀牛膝200g，绵杜仲200g，制黄精300g，制玉竹200g，五味子150g，抱茯神500g，云茯苓500g，夜交藤500g，合欢皮500g，制远志200g，西赤芍200g，杭白芍200g，温郁金200g，阳春砂100g，白豆蔻100g，小青皮300g，广陈皮300g，佛手150g，紫丹参500g，正川芎 150g，粉丹皮 150g，怀山药 500g，百合蒜 300g，地骨皮 200g，菟丝子 200g，鸡血藤 500g，大红枣 150g，制首乌 300g，藏红花 90g，阿胶 250g，龟甲胶 150g，黄酒 250g，麦芽糖 250g。

一料。

上药选用精品，按膏剂制作工艺规范精制、分装。有关服用方法和注意事项已均向服用者面嘱。

本方北黄芪、潞党参，健脾益气；当归、鸡血藤、大红枣、藏红花，活血补血；关防风，祛风胜湿；玄参、天冬、麦冬、淮小麦、怀山药、百合、五味子，滋养心肺之阴，养心宁神，配制黄精、制玉竹，养阴润燥，生津止咳；生地黄、熟地黄、制女贞子、墨旱莲、地骨皮，滋补肝肾之阴；淫羊藿、巴戟天、菟丝子，滋补肾阳；怀牛膝、绵杜仲、制首乌，补肝肾，强筋骨；抱茯神、云茯苓、夜交藤、合欢皮、制远志，疏肝解郁祛痰，养心安神益智；西赤芍、杭白芍、温郁金、制香附，行气解郁，凉血破瘀；阳春砂、白豆蔻、小青皮、广陈皮、佛手，理气止痛，化湿和中；紫丹参、正川芎、粉丹皮，活血化瘀通络；阿胶、龟甲胶，滋阴补血；黄酒、麦芽糖，调味矫味，改善口感。

二诊：2010 年 10 月 15 日。

经过去年冬季服用膏方调治后，患者今年春夏季未见心悸、胸闷等症发作，性情也开朗很多，主动和丈夫交流沟通，为进一步增强体质，提前预防疾病的发作，故今刚入秋即前来求膏方调理，当前症见夜寐欠安，再拟益气健脾，疏肝和胃，益肾滋阴，养血宁心，活血通络之法。前方去怀牛膝，加川牛膝，再加一味疏肝解郁的合欢花。处方如下：

北黄芪 500g，潞党参 500g，当归 300g，关防风 150g，玄参 300g，天门冬 200g，麦门冬 200g，淮小麦 500g，制香附 200g，生地黄 300g，熟地黄 300g，制女贞子 500g，墨旱莲 300g，淫羊藿 200g，巴戟天 200g，川牛膝 200g，绵杜仲 200g，制黄精 300g，制玉竹 200g，五味子 150g，抱茯神 500g，云茯苓 500g，夜交藤 500g，合欢皮 500g，制远志 200g，西赤芍 200g，杭白芍 200g，温郁金 200g，阳春砂 100g，白豆蔻 100g，小青皮 300g，广陈皮 300g，佛手 150g，紫丹参 500g，正川芎 150g，粉丹皮 150g，山药 500g，百合蒜 300g，地骨皮 200g，菟丝子 200g，鸡血藤 500g，大红枣 150g，制首乌 300g，藏红花 90g，合欢花 200g，阿胶 250g，龟甲胶 150g，黄酒 250g，麦芽糖 250g。

一料。

上药选用精品，按膏剂制作工艺规范精制、分装。有关服用方法和注意事项已均向服用者面嘱。

以后每年冬季患者主动前来找我求膏方调治。每次来诊室都要和我聊很久，我知道她的心结所在，鼓励她要从家庭当中走出来，多交一些志同道合的朋友，三五人时常喝喝茶、聊聊天，或去做自己感兴趣但过去没时间去做的事，比如读读书、练练瑜伽，做一个健康、幸福的女士，优雅地老去。

追踪随访 10 余年至今，患者情况稳定，心悸未见发作，从家庭琐事中走出来后，选择拿起笔学习写作，如今成了圈内小有名气的作家，出版的小说很受读者的欢迎呢。

 验案 7：心动过缓、胃癌

陈某，男，50 岁，小学教师。初诊日期：2013 年 11 月 16 日。

患者小学毕业，因故未能完成初中的学业。改革开放后成立村小学，患者应召成为民办教师，投身于教育工作，后来因国家政策转为公办教师。过去学校、家里两头忙，经常顾不上吃饭；为更好地完成教育教学工作，半夜还在备课、批改作业；同时，作为村里唯一的老师，心里总惦记着村里适龄上学的孩子，经常走去家访，往往遭受到家长的白眼和不理解。劳累、饮食不规律、情志不遂等长年的积累，埋下了隐患。

患者育有 2 个儿子，均成为村里的大学生，小儿子留在杭州工作。患者 6 年前放寒假来杭州探望儿子期间，去某医院做了全身检查，发现早中期胃癌，并有心动过缓，未做手术，做了 8 个周期的化疗，但由于副作用比较大，身体耐受不住而停止化疗，故转而寻求中医药治疗，患者的小儿子托人四处打听，后来从同做化疗的病人家属那里知道了我，立即前来找我求治，我以扶正强心为主，兼以祛邪，经过服用汤药治疗 4 年余，患者心律平稳，去医院复查，肿瘤指标正常，遂要求服膏方调理。

目前，患者年已半百，近花甲之年，阳气已衰减，脏腑功能减退，心肾之阳不足，温煦功能不足，不能暖土，脾阳不足，痰湿内生，正值冬季，可服膏方缓缓进补，故拟健脾益气，温补心肾，益胃消食，和中化痰，益肾通络之法。处方如下：

北黄芪 500g，潞党参 500g，肉桂 100g，云茯苓 500g，龙眼肉 150，淫羊藿 150g，锁阳 150g，关防风 150g，生地黄 200g，熟地黄

200g，巴戟天 150g，菟丝子 200g，炒苍术 300g，阳春砂 100g，白豆蔻 100g，三叶青 100g，白花蛇舌草 400g，大红枣 100g，山萸肉 100g，广陈皮 300g，甘草 50g，焦六曲 300g，焦山楂 300g，炒麦芽 300g，炒鸡内金 200g，枸杞子 300g，肉苁蓉 300g，仙鹤草 300g，炒白芍 200g，鸡头米 200g，当归 200g，藏红花 100g，鹿角胶 150g，阿胶 250g，麦芽糖 250g，黄酒 250g。

一料。

上药选用精品，按膏剂制作工艺规范精制、分装。有关服用方法和注意事项已均向服用者面嘱。

本方北黄芪、潞党参、大红枣、仙鹤草，健脾益气，养血安神，其中仙鹤草又名脱力草，与大红枣相配，能强心肝，壮筋骨，能补益气血，我经常用来治疗虚衰病症，或年老体弱，或癌症化疗后身体虚弱等症；肉桂、龙眼肉、淫羊藿、巴戟天、肉苁蓉、锁阳，温补心肾之阳，振奋心阳，使心力增强；生地黄、熟地黄、菟丝子、山萸肉、枸杞子，补肝肾，益精髓，清肝明目；关防风，其味辛，在滋补的膏方中加入防风，取味辛能走能散之功，使补而不腻；炒苍术、阳春砂、白豆蔻、炒白芍、鸡头米、广陈皮、云茯苓、甘草，健脾燥湿，和中化痰；焦六曲、焦山楂、炒麦芽、炒鸡内金，健脾益胃，消食化积；三叶青、白花蛇舌草，清热解毒，消肿散结，叶氏中医用来治疗癌症的药对；当归、藏红花，活血补血，化瘀通络；胶类选用：鹿角胶，温补肝肾，益精养血，阿胶，滋阴润肺，补血止血；麦芽糖、黄酒，调味矫味，改善口感，又兼和中缓急。

本方以补气血、温心肾为主，加以益胃消食，调理脾胃功能，兼以清热解毒，活血化瘀，散结通络祛邪为辅。

二诊：2014 年 10 月 22 日。

患者去年冬季服用膏方调理，今年春夏季节病情稳定，心慌未见发作，但毕竟已年近花甲，阳气衰减过半，脏腑功能减退，肝阴不足，不能制约肝阳，火扰心神，故今年入秋以来寐差易醒，特前来求膏方调治。治以健脾益气，温补心肾，益胃消食，平肝和中，益肾通络之法。前方加炒酸枣仁、佛手片。处方如下：

北黄芪 500g，潞党参 500g，肉桂 100g，云茯苓 500g，龙眼肉 150g，淫羊藿 150g，锁阳 150g，关防风 150g，生地黄 200g，熟地黄

200g，巴戟天 150g，菟丝子 200g，炒苍术 300g，阳春砂 100g，白豆蔻 100g，三叶青 100g，白花蛇舌草 400g，大红枣 100g，山萸肉 100g，广陈皮 300g，甘草 50g，焦六曲 300g，焦山楂 300g，炒麦芽 300g，炒鸡内金 200g，枸杞子 300g，肉苁蓉 300g，仙鹤草 300g，炒白芍 200g，鸡头米 200g，当归 200g，藏红花 100g，炒酸枣仁 200g，佛手片 120g，鹿角胶 150g，阿胶 250g，麦芽糖 250g，黄酒 250g。

一料。

上药选用精品，按膏剂制作工艺规范精制、分装。有关服用方法和注意事项已均向服用者面嘱。

患者以后每年冬季前来求膏方调治。随访 6 年至今，情况稳定，心动过缓未见发作，其间复查肿瘤指标正常。患者因病办理提前退休，和小儿子住在一起。如今两个儿子都已成家、生子，儿子们也很孝顺，鼓励和支持患者每年到全国各地走一走，看一看，亲身感受祖国的山山水水，切实体验在小学课本上领略的美景。

 验案 8：房颤、甲状腺结节

付某，男，35 岁，大学教师。初诊日期：2011 年 11 月 16 日。

患者从小父亲因故去世，他和弟弟靠母亲一手拉扯大，兄弟俩很争气，先后考上了大学，大学毕业后，弟弟选择就业，而患者选择继续攻读硕士学位、博士学位，博士毕业后留在母校任教，自诉因为家庭的原因，有些自卑，有些愤世嫉俗，不太愿意和同学或同事交流，加上工作压力大，时常感到心慌心跳，遇到事情很容易激动，因为处了对象，害怕自己身体有问题，就去某医院进行检查，诊为房颤、甲状腺结节，医院医生给开了药，患者顾虑西药有副作用，没有接受，想自己通过生活作息锻炼等方式调理，效果不显，于是打算寻求中医药的帮助。通过上网搜索，对比好些中医生的介绍，最后选择到我这里求治，我考虑患者病由心生，心失通稳，故在看诊当中从心理上进行疏导，予以叶氏中医祖传秘方，经过 2 年的中药治疗，患者房颤未见发作，复查甲状腺结节已治愈，因患者计划明年结婚，不愿继续服用苦药汤，恰正逢冬令，见到好些病人前来我们这里求膏，了解到膏方效用之后，提出要服用膏方调理。

我考虑患者正值青壮年，经过前 2 年的治疗，目前身体情况稳定，可以服用膏方缓缓进补，以备来年之需。患者平素情志不遂，忧思伤脾，脾失健运，气血生成不足，心失所养，神不守舍，肝气郁结，痰气交结，阻滞气机，故拟以健脾益气，疏肝解郁，养血宁心，养心安神之法调治。处方如下：

北黄芪 500g，麦门冬 150g，五味子 100g，关防风 120g，杭白芍 200g，紫丹参 500g，煅磁石 400g，紫石英 150g，云茯苓 300g，抱茯神 300g，紫葛花 100g，夜交藤 500g，合欢皮 500g，合欢花 200g，炒苍术 300g，豨莶草 300g，制元胡 200g，制香附 150g，炒枳壳 150g，石菖蒲 150g，煅龙骨 300g，煅牡蛎 300g，炒酸枣仁 300g，制远志 150g，制黄精 200g，枸杞子 300g，大红枣 150g，龙眼肉 150g，温郁金 150g，百合蒜 200g，当归 200g，广木香 150g，广陈皮 300g，藏红花 60g，西洋参 100g，阿胶 250g，鳖甲胶 150g，黄酒 250g，麦芽糖 250g。

一料。

上药选用精品，按膏剂制作工艺规范精制、分装。有关服用方法和注意事项已均向服用者面嘱。

本方北黄芪、西洋参、麦冬、五味子，健脾益气，滋阴养心；紫丹参、藏红花，活血养血，化瘀散结；制黄精、枸杞子、大红枣、龙眼肉、当归，益精补血，养血宁心；煅磁石、紫石英、煅龙骨、煅牡蛎，此四药为矿物贝壳类药，平肝潜阳，镇静安神，软坚散结；云茯苓、抱茯神、夜交藤、合欢皮、合欢花、炒酸枣仁、制远志，疏肝解郁，健脾养心，补肝宁心，交通心肾，配石菖蒲，化湿开胃，开窍豁痰，醒神益智；紫葛花，是叶氏中医祖传的治疗房颤的特色用药，降心率效果好，可以预防房颤的发作；炒苍术、炒枳壳、杭白芍、广木香、广陈皮、制元胡、制香附、温郁金、百合蒜，疏肝解郁散结，宽中理气化滞，调节情志；豨莶草，辛、苦、寒，归肝、肾经，能祛风湿，利关节，解毒；关防风，祛风止悸；阿胶、鳖甲胶，滋阴潜阳，补血养心；黄酒、麦芽糖，调味矫味，改善口感，又和中缓急。

二诊：2012 年 12 月 3 日。

去年冬季服用膏方调理后，今年情况稳定，虽结婚前后较为烦琐劳累，也未见起急发脾气，但毕竟因有些事情想不通，偶尔情绪有些抑郁，经过自我调节后能缓解，今正值冬季，遂又前来求膏方。继以健脾益气，疏肝解郁，养血宁心，养心安神之法调治。前方制黄精加 100g。处方如下：

北黄芪 500g，麦门冬 150g，五味子 100g，关防风 120g，杭白芍 200g，紫丹参 500g，煅磁石 400g，紫石英 150g，云茯苓 300g，抱茯神 300g，紫葛花 120g，夜交藤 500g，合欢皮 500g，合欢花 200g，炒苍术 300g，豨莶草 300g，制元胡 200g，制香附 150g，炒枳壳 150g，石菖蒲 150g，煅龙骨 300g，煅牡蛎 300g，炒酸枣仁 300g，制远志 150g，制黄精 300g，枸杞子 300g，大红枣 150g，龙眼肉 150g，温郁金 150g，百合蒜 200g，当归 200g，广木香 150g，广陈皮 300g，藏红花 60g，西洋参 100g，阿胶 250g，鳖甲胶 150g，黄酒 250g，麦芽糖 250g。

一料。

上药选用精品，按膏剂制作工艺规范精制、分装。有关服用方法和注意事项已均向服用者面嘱。

三诊：2016 年 11 月 8 日。

经过 2 年服用膏方调治后，患者自觉身体和情绪稳定，有 3 年未前来求膏方。自年初孩子出生后，在生活多方面与夫人的观念有冲突，闹着要离婚；母亲总埋怨他不照顾弟弟，催着拿钱给弟弟买房、结婚，还去借了不少高利贷；因在学校的职称评定未能通过，认为不公平等等，多种因素综合起来，导致患者情志难舒，稍微受点刺激就容易激动，和人发生争执，感觉心慌心跳，胃胀不适，需要很长的时间才能缓解，担心继续下去身心吃不消，恰逢秋冬季节，故前来找我求膏方调治。我观其病理状态大致和以前相同，又已步入四十，脏腑功能减退，抗压能力本就较弱，故心易失稳。治拟健脾益气，疏肝解郁，养血宁心，养心安神之法。沿用前方，加一味健脾益气的炒白术。处方如下：

北黄芪 500g，麦门冬 150g，五味子 100g，关防风 120g，杭白芍 200g，紫丹参 500g，煅磁石 400g，紫石英 150g，云茯苓 300g，抱茯神 300g，紫葛花 120g，夜交藤 500g，合欢皮 500g，合欢花 200g，炒苍术 300g，豨莶草 300g，制元胡 200g，制香附 150g，炒枳壳 150g，石菖蒲 150g，煅龙骨 300g，煅牡蛎 300g，炒酸枣仁 300g，制远志 150g，制黄精 200g，枸杞子 300g，大红枣 150g，龙眼肉 150g，温郁金 150g，百合蒜 200g，当归 200g，广木香 150g，广陈皮 300g，藏红花 60g，西洋参 100g，炒白术 300g，阿胶 250g，鳖甲胶 150g，黄酒 250g，麦芽糖 250g。

一料。

上药选用精品，按膏剂制作工艺规范精制、分装。有关服用方法和注意事项已均向服用者面嘱。

以后患者每年冬季前来求膏方调治。另外，我建议患者选择一项适合自己的体育运动，并坚持锻炼，主要是要在不断挑战和突破自我的过程当中去体验自己蓬勃的生命力，分泌更多的快乐因子。经过考虑，患者选择了慢跑这一项运动，在慢跑中结识了一群喜爱跑步锻炼的朋友，经常一起参加活动，心情很好。随访至今，患者情况稳定，房颤未见发作。

 验案9：冠心病、颈动脉斑块

吴某，女，60岁，作家。初诊日期：2017年12月8日。

患者以前在文联工作，做事认真、细致，力求完美，经常受到领导的肯定和夸赞，同时把家庭照顾得也很好，为事业、家庭付出了很多，10年前时常感觉心慌、头晕，去某医院就诊，经过检查诊为冠心病、颈动脉斑块。以前和朋友聚会活动，常听朋友们提起我，说叶氏祖传治疗心脏病效果好，所以当患者查出有冠心病后，立即拜托曾到我处看过病的作家朋友带着来找我求治。我从心失通稳的观念出发，运用叶氏中医祖传秘方治疗，建议凡事要根据自己的情况，量力而行，不要太过操劳。经过3年的治疗，复查冠状动脉通畅，颈动脉斑块消失，并且顺利地度过围绝经期。患者对于治疗的效果很满意，不由赞叹叶氏中医果真名不虚传，为此还写了一首小诗以表感激之意。病既已痊愈，患者就不愿再吃汤药，每天吃我给配的药粉，7年来病情稳定，心慌头晕等未见发作。随着近年流行服用膏方，加上自觉身体素质不如以往，故前来要求服用膏方调理。

如今患者步入花甲之年，脏腑功能已渐衰减，心气亏虚，推动无力，气血运行不畅，瘀阻心脉，心阳不足，温煦失职，脾失健运，湿阻中焦，故见有时胸闷，纳差。正值冬令，遂予膏方调治，拟温阳通脉，宽胸理气，活血攻瘀，健脾化湿之法。处方如下：

潞党参500g，紫丹参500g，三棱150g，莪术150g，正川芎150g，嫩桂枝200g，云茯苓500g，炒白芍300g，西赤芍200g，当归尾150g，燀桃仁150g，石菖蒲150g，薤白200g，炒枳壳200g，大红枣150g，粉丹皮200g，苏方木200g，小青皮200g，广陈皮200g，制黄精300g，红景天300g，三七片100g，姜半夏150g，干姜片150g，阳春砂100g，白豆蔻100g，全瓜蒌300g，甘草60g，炒苍术300g，炒蒲黄200g，藏红花90g，野山参1支，鳖甲胶150g，阿胶250g，麦芽糖250g，黄酒250g。

一料。

上药选用精品，按膏剂制作工艺规范精制、分装。有关服用方法和注意事项已均向服用者面嘱。

本方潞党参、红景天、野山参，健脾养心，活血补血，补元气；石菖蒲，温心气，能化湿开胃，开窍豁痰，醒神益智；嫩桂枝、薤白、干姜片、全瓜蒌，宽胸理气，温阳通脉；紫丹参、三棱、莪术、正川芎、西赤芍、当归尾、燀桃仁、粉丹皮、苏方木、三七片、炒蒲黄、藏红花，破血攻瘀，养血补血；小青皮、广陈皮、姜半夏、炒枳壳、云茯苓、炒白芍，行气破气，化痰通络，疏肝柔肝；制黄精、大红枣，健脾调胃，阳春砂、白豆蔻，化湿和中；甘草，和中缓急，调和诸药；鳖甲胶、阿胶，滋阴潜阳，补血养心；麦芽糖、黄酒，调味矫味，改善口感，又和中缓急。

二诊：2018年12月2日。

去年冬季服用膏方后，患者的胸闷、纳差等症得到改善，但毕竟已逾花甲之年，脏腑功能衰减，心脾气虚，气血运行不畅，痰湿内生，痰瘀互结，脉道不利，今恰逢冬令，继以温阳通脉，宽胸理气，活血攻瘀，健脾化湿之法调治。前方加一味绞股蓝。处方如下：

潞党参500g，紫丹参500g，三棱150g，莪术150g，正川芎150g，嫩桂枝200g，云茯苓500g，炒白芍300g，西赤芍200g，当归尾150g，燀桃仁150g，石菖蒲150g，薤白200g，炒枳壳200g，大红枣150g，粉丹皮200g，苏方木200g，小青皮200g，广陈皮200g，制黄精300g，红景天300g，三七片100g，姜半夏150g，干姜片150g，阳春砂100g，白豆蔻100g，全瓜蒌300g，甘草60g，炒苍术300g，炒蒲黄200g，藏红花90g，野山参1支，绞股蓝150g，鳖甲胶150g，阿胶250g，麦芽糖250g，黄酒250g。

一料。

上药选用精品，按膏剂制作工艺规范精制、分装。有关服用方法和注意事项已均向服用者面嘱。

以后每年冬季前来求膏方调治。在前方的基础上，根据当时的具体情况予以加减煎制成膏。随访2年至今，情况稳定。

 验案10：风湿性心脏病

郭某，女，68岁，工程师。初诊日期：2006年12月5日。

自诉年轻时曾有心慌心跳，3年前心累加重，时有咳喘，去某医院做了检查，诊断为风湿性心脏病，服用西药进行治疗后症状缓解，但稍有不慎受凉感冒，则心慌心跳发作，为改善体质，转而寻求中医药的帮助，经过四处打听，在多位朋友的介绍下，前来我这里求治。我从心阳不足，受风湿热邪所累，而失于通稳进行辨治，予叶氏中医祖传秘方，经过2年的中药治疗，患者病情稳定，心慌心跳未见发作，现患者要求膏方调理。

患者将步入古稀之年，脏腑功能已衰减，心阳亏虚，失于温煦，水液输布障碍，形成痰饮，停聚于心胸，肺气亏虚，大气不足，卫外不固，易受风寒湿热邪等侵袭，刻下症见：咳嗽，咳白色泡沫痰，胸闷，气短。正值冬令，予膏方以缓缓图之，拟益气固表，清肺化痰，益肾健脾，养血宁心之法调治。处方如下：

北黄芪500g，关防风100g，荆芥100g，姜半夏150g，干姜片150g，炒米仁500g，苦桔梗300g，金荞麦400g，浙贝母150g，疆贝母100g，肺形草150g，枯黄芩150g，制黄精300g，炙玉竹150g，五味子150g，生地黄200g，熟地黄200g，阳春砂100g，白豆蔻100g，炙桑白皮300g，炒苍术300g，炒白芍300g，大红枣150g，怀山药500g，炒扁豆500g，鸡头米200g，制远志150g，枸杞子300g，甘草50g，紫丹参400g，藏红花60g，霍石斛150g，龟甲胶150g，阿胶250g，麦芽糖250g，黄酒250g。

一料。

上药选用精品，按膏剂制作工艺规范精制、分装。有关服用方法和注意事项已均向服用者面嘱。

本方北黄芪、关防风、荆芥，益气固表，祛风解表；干姜片，温阳寒散；苦桔梗、枯黄芩、金荞麦、浙贝母、疆贝母、肺形草、炙桑白皮、五味子，清热热毒，止咳平喘，化痰消肿；制黄精、炙玉竹、生地黄、熟地黄、怀山药、枸杞子、霍石斛，滋阴生津，益肾健脾；阳春砂、白豆蔻、炒扁豆、鸡头米、姜半夏、炒米仁、炒苍术、大红枣、炒白芍，健脾益胃，化湿和中；制远志，入心肾经，可以交通心肾，具有宁心安神、祛痰开窍、解毒消肿的作用；甘草，清热解毒，调和诸药；紫丹参、藏红花，活血补血，养血宁心；龟甲胶、阿胶，滋阴潜阳，益肾强骨，养血补心；麦芽糖、黄酒，调味矫味，改善口感，又和中缓急。

全方首先益气固表，预防外感之邪侵袭，以滋补脾肾为主，这是冬季服用膏方的主要目的，同时清肺化痰，防止内生痰饮等病邪壅滞心肺而生变，以及健脾化湿和中，我父亲常说，膏方必须通过脾胃的运化吸收才能输布全身，起到调治的效果，而膏方又是以补药为主，故必须要时刻兼顾脾胃，此外，佐用活血养血之品，取"血能生气"之意。

二诊：2007年12月10日。

经过去年冬季服膏方调治，患者诉今年春夏感冒咳嗽次数减少，只有过1次，认为效果还不错，于是入冬即前来求膏方调治，再拟益气固表，清肺化痰，益肾健脾，养血宁心之法。前方加叶氏中医治疗风心病的特色药胡芦巴，以及清热解毒的三叶青，以防治病毒侵犯心脏。处方如下：

北黄芪500g，关防风100g，荆芥100g，姜半夏150g，干姜片150g，炒米仁500g，桔梗300g，金荞麦400g，浙贝母150g，疆贝母100g，肺形草150g，黄芩150g，制黄精300g，炙玉竹150g，五味子150g，生地黄200g，熟地黄200g，阳春砂100g，白豆蔻100g，炙桑白皮300g，炒苍术300g，炒白芍300g，大红枣150g，山药500g，炒扁豆500g，鸡头米200g，制远志150g，枸杞子300g，甘草50g，丹参400g，藏红花60g，霍石斛150g，三叶青200g，胡芦巴100g，龟甲胶150g，阿胶250g，麦芽糖250g，黄酒250g。

一料。

上药选用精品，按膏剂制作工艺规范精制、分装。有关服用方法和注意事项已均向服用者面嘱。

以后每年冬季患者前来求膏方调治。随访10余年至今，患者情况稳定，风湿性心脏病未见发作。患者如今已经八十多岁，精神还挺好，仍在学习不已。

在这位学霸奶奶的身上，我看到一种不断学习的精神，这非常值得我们学习。在当下信息爆炸的时代，面对诸多的诱惑，很多人迷失其中，很难静下心来踏踏实实地学习了。写到这里，我不禁想起父亲曾经说过的话。

听我父亲讲，过去想要获取中医的知识和经验，途径其实是很少的。

在中医的传承里，比较常见的是拜师学艺，这是比较快捷的途径。不同的师门有不同的规矩。过去讲师徒如父子，师父有传道、授业、解惑的责任，授业之恩如同再造，而徒弟除了传承本门功夫之外，还有赡养师父的义务，倘若徒弟学成之后就不管师父了，是要遭受众人唾弃的。因此，不论是拜师，还是收徒，都是非常慎重的事。

过去寻师访道、拜师学艺不是一件简单的事，是要看机缘的。

"师看徒三年"，是指师父在正式把弟子收入门墙之前，先考察其品性，悟性，能不能传承本门的功夫，等等。"徒看师三年"，则是徒弟在拜师之前，除了看师父的技艺是不是高明之外，还要看师父的德行。因此，能够成为师徒，那都是莫大的缘分啊。

若没有机缘，或机缘未到，那就只能多读书，从书中获取知识和经验。而中医的经典书籍往往被少数人收藏着，要想能读书，就得千方百计地去求借，借来后，赶紧连夜点灯抄写下来。正因为得之不易，所以过去的读书人非常爱惜自己的书籍，无论走到哪里，书是一定要带着的，并且当成传家宝留给后人。

观当今，获取知识和经验就太容易了。各级地方有自己的图书馆，甚至一些社区都有自己的图书馆，借阅图书是非常方便的；还有些电子图书馆，在电脑或手机上下载图书，就能读书；购买书籍也很方便，各地有实体书店可以选购，甚至不出门，通过网络购买就能直接把书送到家呢。

资讯的发达，固然让我们获取中医相关知识的途径更为便利，但是也放大了人的惰性，增加了人的贪婪，让人变得浮躁、急功近利，而潜心学习中医的精髓，真正实践中医的人反而少了。这是我不轻易收徒弟的一个原因。

 验案 11：乳腺结节、围绝经期综合征

张某，女，55 岁，退休干部。初诊日期：2015 年 11 月 26 日。

患者为某图书馆职工，5 年前某次洗澡发现左侧乳房有 1 个小包块，去医院做了检查，结果提示乳腺结节，考虑良性，建议定期随诊观察，当时患者月经已开始紊乱，有时会心慌、胸闷，想通过吃中药整体调理身体，经朋友介绍直接找到了我求治。我从心肾不交、失于通稳辨治，予叶氏中医祖传秘方，治疗2年后去医院复查，乳腺结节已消失，心慌胸闷消失，1年前患者的丈夫因高血压引起脑梗死，故提前办理退休手续，专门照顾丈夫的饮食起居，近来有时心慌、胸闷，正值冬季，从病友那里听说我这里开的膏方效果很好，就前来找我要求膏方调理。

考虑患者已五十有五，脏腑功能衰减，气血不足，心阳不足，心阴亏虚，气血无力推输，气虚血瘀，肾阳亏虚，不能上承温煦脾阳，脾失健运，水液失运聚而生痰生湿，日久伤及肺气，卫外不固，易受外邪侵袭，风湿痰浊与气胶着互结，阻滞气机，症见：心悸，胸闷，神疲乏力，记忆力减退，汗出等。予以益气养血，健脾助运，通阳养心，疏肝补肾之法调治。处方如下：

北黄芪300g，潞党参300g，炒白术300g，关防风150g，紫丹参300g，炒白芍200g，西赤芍200g，正川芎150g，当归身200g，大红枣150g，枸杞子300g，菟丝子150g，淫羊藿150g，巴戟天150g，玫瑰花150g，制黄精200g，炙玉竹150g，覆盆子300g，女贞子300g，墨旱莲200g，生地黄200g，熟地黄200g，制香附150g，温郁金150g，小青皮200g，广陈皮200g，炒枳壳150g，鸡血藤300g，阳春砂100g，白豆蔻100g，云茯苓300g，肉苁蓉200g，锁阳150g，仙鹤草300g，明天麻200g，益智仁150g，怀山药300g，制首乌150g，西洋参90g，霍石斛150g，藏红花60g，阿胶250g，龟甲胶150g，鹿角胶150g，黑芝麻250g，核桃250g，红糖250g，黄酒250g。

一料。

上药选用精品，按膏剂制作工艺规范精制、分装。有关服用方法和注意事项已均向服用者面嘱。

本方北黄芪、西洋参，健脾益气，养阴生津；潞党参、炒白术、关防风，为玉屏风散，能益气固表，所谓"正气存内，邪不可干"；紫丹参、炒白芍、西赤芍、正川芎、当归身、鸡血藤、藏红花，活血化瘀，补血通络；菟丝子、淫羊藿、巴戟天、肉苁蓉、锁阳，温补肾阳；制黄精、炙玉竹、覆盆子、女贞子、墨旱莲、生地黄、熟地黄、益智仁、怀山药、制首乌、霍石斛、枸杞子，补益肝肾，滋阴生津，配黑芝麻、核桃，增强补肾之力；制香附、温郁金、小青皮、广陈皮、玫瑰花，疏肝解郁，行气化痰散结；炒枳壳、阳春砂、白豆蔻、云茯苓，宽中理气，化湿开胃；仙鹤草、大红枣，补气血，治虚弱；明天麻，平肝息风，祛风通脉，预防眩晕；阿胶、龟甲胶、鹿角胶，滋阴潜阳，益肾强骨，养血补心；红糖、黄酒，调味矫味，改善口感，选用红糖，又能缓急和中补血。

二诊：2016 年 11 月 20 日。

去年冬季服膏方调治后，患者自觉体质增强，围绝经期症状基本消失，感觉挺满意的，今又值冬令，服膏滋药进补的季节，遂主动前来求膏方调治。继拟益气养血，健脾助运，通阳养心，疏肝补肾之法。前方加合欢花、炒酸枣仁，以疏肝养肝，宁心安神。处方如下：

北黄芪 300g，潞党参 300g，炒白术 300g，关防风 150g，紫丹参 300g，炒白芍 200g，西赤芍 200g，正川芎 150g，当归身 200g，大红枣 150g，枸杞子 300g，菟丝子 150g，淫羊藿 150g，巴戟天 150g，玫瑰花 150g，制黄精 200g，炙玉竹 150g，覆盆子 300g，女贞子 300g，墨旱莲 200g，生地黄 200g，熟地黄 200g，制香附 150g，温郁金 150g，小青皮 200g，广陈皮 200g，炒枳壳 150g，鸡血藤 300g，阳春砂 100g，白豆蔻 100g，云茯苓 300g，肉苁蓉 200g，锁阳 150g，仙鹤草 300g，明天麻 200g，益智仁 150g，怀山药 300g，制首乌 150g，西洋参 90g，霍石斛 150g，藏红花 60g，合欢花 200g，炒酸枣仁 300g，阿胶 250g，龟甲胶 150g，鹿角胶 150g，黑芝麻 250g，核桃 250g，红糖 250g，黄酒 250g。

一料。

上药选用精品，按膏剂制作工艺规范精制、分装。有关服用方法和注意事项已均向服用者面嘱。

以后患者每年冬季前来求膏方调治。随访 4 年至今，情况稳定，心慌、胸闷未见发作。

患者认为服用膏方的效果非常好，跟我说她全靠每年冬天来求膏方，把身体调理得很棒，要不然哪还有精力照顾行动不便的丈夫呢，因此对膏方极为推崇。有邻居和朋友见她精神很好，好奇地问有什么秘诀，她就回复是吃了叶医生开的膏方。于是推荐了好些她的朋友来找我开膏方，甚至到进补的季节，带着朋友一起来求膏方。

附论 1：叶氏四季膏

对于心脏疾病，多有心虚的内在原因，包括：心气虚、心阳虚、心阴虚、心血虚，因此在病情较为稳定的情况下，冬令服用膏方，缓缓进补，最为适宜。

虽膏方宜冬令服用，但根据每个人的身体情况及四时的气候变化，个性化地制膏，我们称之为四季膏，即春膏、夏膏、秋膏、冬膏。

冬膏，冬季闭藏，最适宜进补，为来年的春生、夏长、秋收打下物质基础。故以补五脏虚为主，使得五脏安和，气血充沛，阴阳平衡。

常用的补益方有：

补肾：六味地黄丸及类方、大补元煎、无比山药丸、地黄饮子。

补气：参芪汤、四君子汤及类方、补中益气汤。

补血：四物汤、归脾汤。

补气血：八珍汤、十全大补汤、圣愈丸、人参养荣汤、天王补心丹。

调脾胃：香砂六君丸、参苓白术散、保元丸、小建中汤、归芪建中汤、苓桂术甘汤。

春膏，春季为升发的季节，容易感冒，主要是调肝调肺，调其他脏腑。常用药为：白芍、当归、沙参、麦冬、关防风等。

夏膏，夏季天热，尤其是长夏季节，以暑湿为主，容易皮肤病，以祛暑湿、调脾胃为主，调其他脏腑为辅。常用药为：藿香、葛根、薏苡仁、赤小豆、莲子、芡实等。

秋膏，春季天气始凉，容易外感，主要是调肺，以缓秋刑。常用方药为：苦桔梗、广陈皮、沙参、麦冬等。

 附论 2：叶氏素膏

很多上了年纪的老太太，包括现在很多人，都是信佛的。

信佛教的这些人，怎么吃膏方？你有没有想过。

我们叶氏中医的太太公们最早在宫里当差时，就碰到了这个难题。在清代，膏方就已经很流行了，吃得最多的肯定是那些银子最多最想"长生不老"的王公贵族们。清宫有一《慈禧光绪医方选议》，里面有内服膏滋方将近 30 首。晚清时膏方组成渐复杂，如张聿青《膏方》中膏方用药往往已达二三十味，甚至更多，收膏时常选加阿胶、鹿角胶、龟甲胶等。问题就来了，宫廷里很多人是吃素的，如果医生开的方子里面有胶类动物药，他们肯定会排斥。而膏方又要叫你开的。那你怎么办？

我们叶氏中医的老祖宗，想出了一个很巧妙的办法来解决这个问题。

吃素膏，用糯米粉做底膏。

我第一次看父亲做素膏是在 20 世纪 90 年代，那个时候我在跟着抄方。

在我们衢州老家，用现在时髦的话讲，我父亲叶宝鑫是很多人心中的"男神"，秋风一起，老百姓就讲，走，去找叶老开一贴补药。这个补药就是膏方。

我父亲 8 岁学医，从小就在自家药铺里当药堂倌，他熬膏是熬得很好的。我在边上看着小火炉笃悠悠，父亲手势上下，药香绵长，说爸爸这个糯米粉做膏方真稀奇，他说你尝尝看，我一尝，厚笃笃，甜滋滋的，蛮好吃！

这个味道，全中国我不晓得，江浙地区我们叶氏中医应该是独一份啰。太太公从宫里传到民间，从北方带到南方的秘技，也就是叶氏一脉保留下来了，但晓得的人并不多。

叶氏素膏，针对的还有糖尿病人。

老太公当时在宫里开素膏，针对的还有一类棘手的人群，"消渴症"，也就是现在的糖尿病人。

这个毛病民间很少，皇宫里倒经常碰到，因为这是个"富贵病"。中医对这个病的认识是长期"食用肥甘之物者，导致脾胃运化失职，积热伤津"，就会引发"消渴"。而过去老百姓吃饭都吃不饱，更别提吃"肥甘厚味"了，也只有皇宫内才能见到。

老太公在太医院里开膏方，最要紧是问来人一句：有没有小便特别多？有没有经常口渴？这是"消渴"病的其中两个病症。

有的，就开素膏。传统"滋补膏方"能强壮身体，但大多含肥甘厚味之品，对"消渴症"的病人来讲这不是药，是毒，碰不来的。

那就只有素膏好用。所以你看，虽然从前的中医不知道什么叫"血糖高"，也没有木糖醇，但他们用中国式的智慧很好地回避和解决了这个问题。

我现在碰到这类病人，用的还是老祖宗的办法。有些既有老年性心脏病又有糖尿病的人，除了"三高"还有"四高"，高血糖、高血压、高血脂、高尿酸，这种病人，必须先治疗一年，我才给他用膏方。

糖尿病人吃的素膏里，甜的调味剂如蜂蜜、麦芽糖等都不可用，我们用的是枸杞子。枸杞子有一点点甜味，重用枸杞子会很好地提升膏方的整体口感；另外，适量再加一味五味子，它带点酸味，这一点酸味能把其他中药的苦味和异味给掩盖掉。所以，我开膏方一般都喜欢放点五味子，一个是它有调味的作用，一个是这味药也可以安神。

小孩子，也很适合吃素膏。

小儿膏方讲究平和，也不能开荤膏，要开素膏。有些地方没有这个顾忌，荤膏也开给小孩子吃，但我们家是不准给孩子开荤膏的。

一般来说，吃膏方的小孩子总是这几种情况：一个是早产的孩子，先天不足的，这种孩子需要补，但阿胶是成年女性用来养颜补血的，小孩子并不适宜吃。

还有些孩子本身有哮喘，夜里呼吸像拉风箱；或者经常感冒咳嗽，这样的孩子吃荤膏肯定也不好的。因为有的荤膏用的是龟甲胶，哮喘的人群对腥的东西绝对要有禁忌。

小孩子开膏方我常用甘草做调味剂，尽量能不用糖就不用糖。有些气管炎、感冒、哮喘的小孩子，我就改用麦芽糖当调味剂，因为麦芽糖它本身就有生津止咳润肺的作用。这样开出来的素膏，像甜果冻一样的味道，小孩子吃得很开心。

我父亲给人开膏方才是真讲究，规矩到胆子小的程度。他常讲的一句话是："膏方不是说所有人都能开的。"如果说这个人处于现在所谓的"亚健康"状态，那直接给他开膏方了。但万一他有比较严重的肠胃病、脾胃病，或者有慢性病如心脏病、糖尿病、高血压的，那可能就是："今年都给你调身体，明年再给你开膏方。"父亲给病人打回票了。

我一般也不随便给人开膏方，一定是感到这个病人治疗到一定程度的时候，他想吃膏方了，我感觉他也可以吃了，才会开给他。

膏方的组成有膏方的特色，真的不能随便开。开膏方我们讲究辨证，这是基本核心。几十味药组成一个既是滋补又是治疗的大方剂，往往是补中有治，治中有补。所以膏方的配伍必须要严谨，组方一定要精当，这个肯定要做到的。

素膏比荤膏要难做，要求不一样。做得好的素膏，确实是效果蛮好。

用来做素膏的糯米粉，本身也是一味食疗的好药材。糯米味甘，性温，入脾、胃、肺经；具有补中益气、健脾养胃、止虚汗之功效，而且糯米暖胃，补气血，最适合寒冷的天吃，吃完全身上下都感到暖乎乎，对脾胃虚寒、食欲不佳、腹胀腹泻有一定缓解作用。

那么糯米粉做的膏方，怎么保存呢？有的病人担心这点，容易坏吗？

放冰箱里没事。

以前没有冰箱，我父亲就交代服膏方的人将其放在家里朝北的窗台上。朝北太阳不太晒得到，冬天刮的又是北风，从前的门窗没现在这么密闭，所以朝北窗台上阴凉通风，一料膏方在那里放一个月也没事。

开的量也有讲究，不要一次性全部熬好，两个月的膏方开一半的量，这个月吃完了再来开下一个月。

吃膏方的人一年比一年多，膏方也越吃越贵，恨不得把名贵中药材都加进去，大家有一种用钞票换健康，保值的心理。所以有些病人来开膏方会说，叶医师你给我放枝参进去，我说这个参也不是随便想吃就吃的。

送大家一句我太公传下来的话，叫"秋冬巧补，来春可打虎"。

这句话细想想真有嚼头。第一，什么叫"巧补"？就是说不能盲目地补。动不动来枝参的，就属于盲目地进补。

第二，也不是"冬令进补"，而是秋天就可以开始补，"秋收冬藏"，大自然的规律，秋天是收获的季节，这个时候吃膏方，对身体来讲就是一种"收获"；冬藏，到了冬天就收起来好好"养藏"，来年春夏人才有蓬勃生长的资本。

这一切，都是我们智慧的老祖宗留给子孙后代的馈赠，感恩。

第三章
叶氏中医传统膏丸方

　　衢州中医药文化源远流长，神农殿，流淌着关于"岐黄之术，医者仁心"的悠悠遗韵。叶氏中医就扎根在这片沃土之上，祖传"保心药丸"极具特色，传统膏丸制作技艺代代相承，在心脏病治疗方面独树一帜，进一步推动了衢州中医药文化的发展。

　　叶氏家族一直有着中医世家的美誉，最早源于明代。由于战乱，叶氏中医家族于19世纪末从北方举家迁居衢州，并由在衢州的第一代传承人叶延寿在水亭街创办了"同德堂"药店，一直传承叶氏中医文化。第二代传承人叶维藩，第三代传承人叶佑生、叶松生、叶龙生，都是响彻一方的名中医。抗日战争期间，衢州远近闻名的中医叶佑生率家人为抗日战士送医送药，广结善缘，深受赞誉；新中国成立后，"同德堂"在水亭街由叶龙生率家人坐堂问诊，服务百姓；1956年公私合营时，"同德堂"并入衢州医药站。第四代传承人叶宝鑫是衢州名中医，精通心血管、内科、妇科、儿科、整骨和针灸等多家医术，1996年创办"衢州叶宝鑫中医药研究所"。第五代传承人叶秀珠自幼师从父亲叶宝鑫，后又师从中医泰斗吉良晨、国医大师路志正、国医大师张灿玾，尽得真传，现为著名心脏病医生，2014年开设"愈心堂"，将叶氏中医发扬光大。2016年，叶秀珠之子第六代传承人梅煜川开设"永萃堂"，融会新知，不断开拓。叶氏中医传统膏丸制作技艺历史脉络清晰，延绵不绝，传承至今。

　　叶氏中医家族家教甚严，一直遵循"为医者，先明药，细察疾，精遣方"的祖训，还要熟读《素问》《灵枢》《伤寒论》《金匮要略》《本草纲目》等经典才可触摸祖上的医书。

　　叶氏中医传统膏丸制作以叶氏中医历代总结归纳的心脏病"通补学说""妇科三角论""心肺同治，兼顾脾胃""通稳学说"等理论体系为基础，并坚持选用道地药材，遵古纯手工制作，形成一整套独特的工艺，主要流程有"开方配料→石磨研磨→石臼敲打→慢火熬制→搓制膏丸→

炭炉烘干”等多道工序。

　　叶氏中医强调四诊合参，再根据叶氏历代医家总结出来的理论体系开具处方，后交给药师抓药。将配方中的贵细药材先放在炭火上烘干，后放入石臼中敲碎，再放入石磨碾磨成粉。将怀山药和枣放入砂锅用炭火熬煮若干小时（高血糖者可以不放枣泥），再加入炒麦粉，放入石臼反复敲打，作为固体赋型剂。将配方中的粗料（如黄芪、党参、丹参等常用药材）放入砂锅中煎煮三次。三次煎出的药汁合并然后浓缩收膏，放入敲打好的山药麦粉糊。再将碾磨成粉的贵细药材倒入膏中，用手反复揉捏，将药物混合均匀。将揉捏好的材料手工搓成直径 5mm 左右的药丸。最后将药丸放置于竹筛上，用炭火将其烘干。

　　叶氏中医治未病膏丸兼具传统膏方的治病及补虚功能，又具有丸剂方便携带的优点。祖传的“保心药丸”无副作用，疗效显著，广受社会各界的高度认可。如今，叶氏中医传统膏丸已得到国内中医界的广泛认可，名扬海内外。

　　目前，叶氏中医传统膏丸制作技艺属于独门独秀，尚未处在更好、更科学的保护和利用状态中。为进一步推动叶氏中医传统膏丸制作技艺的传承发展，叶氏中医成立了以叶秀珠为组长的“叶氏中医传统膏丸制作技艺”保护小组，启动师承工程，做好传统膏丸制作技艺资料的搜集、整理工作；建设叶氏中医研究所，加强学术研究和交流，为传播中医药文化，更好地服务大众、服务社会做出应有的贡献。

第一节　叶氏膏丸制作工艺

一、开方

　　首先叶氏医家会对患者进行望闻问切，四诊合参，再结合叶氏中医历代总结归纳的心脏病通补学说、叶氏中医妇科三角论、心肺同治、肠胃兼顾、心的通稳学说等理论体系开具药方，后交给药师抓药。

二、烘干

　　将配方中的贵细药材（如野山参、虫草等）拣出，先放在炭火上烘干，后放入石臼中敲碎，再放入石磨碾磨成粉。

三、浸泡

将方中其他常用中药材放在一起浸泡，令其充分吸收水分膨胀，浸泡后的中药更容易煎出药汁。浸泡时间因药物不同而不同，只有将饮片充分浸透，使水分能充分渗透，煎出的药效果才能最大化，一般要浸泡1小时以上。

四、熬煎

药材在砂锅里先大火煮沸，再转小火煎约3小时后，将头汁倒出，用纱布过滤出头道药汁，此为一煎。再加入热水，再煎1小时，此为二煎。待第三煎时，此时药汁气味已淡，滤净药渣后将药渣丢弃。后将三次煎煮所得药汁混合静置。

五、沉淀

将煎好的药汁自然沉淀6～8小时，去除沉淀物，此道工序甚为关键。长时间沉淀的最大意义在于去除筛网所不能去除的杂质，并使三道煎汁得以充分混合、和匀。

六、浓缩

煎膏必须要用特制的铜锅。先用大火煎熬，加速水分蒸发，使药汁一点点变稠，再改小火进一步浓缩，中间要不断搅动，防上下焦化。在浓缩的过程中，要不断撇去浮起的泡沫，搅拌到药汁滴在纸上不散开为度，此时可以暂停煎熬。这就是浓缩形成的清膏。将清膏放在阴凉处静置。

七、搓丸

将怀山药和枣放入砂锅用炭火熬烂（高血糖者可以不放枣泥），将熬烂的怀山药和枣泥加入炒麦粉，放入石臼敲打，作为固体赋型剂。将固体赋型剂和静置的清膏，还有贵细药材碾磨而成的粉混合，反复揉搓。将揉捏好的材料手工搓成直径5mm左右的药丸。

八、烘干

将药丸放置在竹筛上，用炭火将其烘干。

九、罐装

最后，将烘干的膏丸罐装入瓶中。

第二节　膏丸方验案及分析

验案1：肺心病、房颤、慢阻肺、前列腺癌

关某，男，73岁，退伍军人。初诊日期：2018年11月12日。

患者有多年的饮酒吸烟史，从部队转业后返回地方，在某事业单位上班，平时喜欢结交朋友，与朋友一起吃饭、喝酒，因心慌、咳喘去医院检查，诊为慢阻肺、肺心病、房颤。经服用西药治疗后，症状得到明显缓解，但因饮食生活习惯未变，心慌、胸闷、咳喘时有发作。3年前因排尿困难去医院，检查发现前列腺癌，医院予以根治性放疗。患者同时想吃中药，中西医结合治疗，经过朋友介绍来找我求治。我从心失通稳出发，运用叶氏祖传秘方，经过3年的治疗，患者病情稳定，肿瘤指标正常，要求服用膏丸。

已年逾古稀，脏腑功能已减退，心气不足，推动无力，心阳不振，痰饮阻滞，肺气受损，大气不足，痰瘀壅滞于心胸，又影响心的功能，久病及肾，阴阳失调，痰瘀互结，聚而成积。因病情稳定，为便于服用，求制成膏丸服用。治以益气健脾，行气化痰，清热解毒，活血化瘀，温阳通脉之法。处方如下：

别直参30g，炒鸡内金18g，炒白术18g，疆贝母30g，关防风18g，宁前胡18g，太子参18g，金荞麦18g，鱼腥草18g，荔枝草18g，玄参18g，霍石斛18g，炒酸枣仁18g，白蒺藜18g，川红花18g，紫丹参18g，肉桂18g，生姜片18g，姜半夏18g，银柴胡18g，三叶青18g，水杨梅根18g，紫葛花18g，藤梨根18g，积雪草18g，鹿含草18g，海螵蛸18g，苦桔梗18g，浙贝母18g。

以上药选用精品，按膏丸制作工艺规范精制、罐装，有关服用方法和注意及禁忌事项已均向服用者面嘱。

本方别直参、太子参，益气健脾，配炒鸡内金、炒白术，健脾益胃，消积化滞；疆贝母、浙贝母、鱼腥草、荔枝草、玄参、宁前胡、金荞麦、银柴胡，清热解毒，消痈排脓，其中疆贝母、荔枝草，为叶氏中医治疗肺心病的特色药；关防风，祛风解表；姜半夏，燥湿化痰，降逆止呕，消痞散结；海螵蛸，除湿，制酸，止血，敛疮；霍石斛，益胃生津，滋阴清热；白蒺藜，入肝经，能平肝解郁，活血祛风，明目止痒；

川红花、紫丹参，活血化瘀；肉桂、生姜，温补心阳，通利脉道；三叶青，清热解毒；紫葛花，降心率，用来预防房颤发作；炒酸枣仁，养肝宁心，安神敛汗；水杨梅根、藤梨根、积雪草、鹿含草，清热解毒，散瘀止痛，利尿通淋，为叶氏中医治疗癌症的特色用药。

二诊：2019年11月2日。

去年服用膏丸之后，患者病情稳定，近期因一些事想不通，情绪有些抑郁、焦虑，故前方加上一味合欢花，以疏肝解郁，宁心安神。处方如下：

别直参30g，炒鸡内金18g，炒白术18g，疆贝母30g，关防风18g，宁前胡18g，太子参18g，金荞麦18g，鱼腥草18g，荔枝草18g，玄参18g，霍石斛18g，炒酸枣仁18g，合欢花18g，白蒺藜18g，川红花18g，紫丹参18g，肉桂18g，生姜片18g，姜半夏18g，银柴胡18g，三叶青18g，水杨梅根18g，紫葛花18g，藤梨根18g，积雪草18g，鹿含草18g，海螵蛸18g，苦桔梗18g，浙贝母18g。

以上药选用精品，按膏丸制作工艺规范精制、罐装，有关服用方法和注意及禁忌事项已均向服用者面嘱。

除了服药，患者听取了我的建议，每天和老伴一起做饭、散步、打太极拳等，烟酒也戒了，生活很有规律。随访至今，患者情况稳定。

验案2：冠心病、高血压、围绝经期综合征

陈某，女，51岁，下岗工人。初诊日期：2006年10月15日。

患者在读小学二年级的时候被体校的教练选中，成为一名举重运动员，一直训练到上中学，在一次地区的选拔比赛中，举起站立时膝关节半月板受伤严重，不得不中断了举重运动生涯。因家境不好，不能够继续上学，因此患者初中没毕业就出来挣钱养家，经常一个人干好几个人的活，长年的劳累加上过去举重训练积累的旧伤，导致一身病痛，5年前被医院诊为冠心病、高血压，吃了一段时间的西药，症状缓解后没有继续治疗，3年前患者心慌、胸闷、头晕等症状逐渐加重，从以前的同事那里打听到叶氏中医治心脏病效果很好，并且用药还不贵，于是几经辗转找到我这里求治。当时患者处于围绝经期，阴阳失调，我依据心失通稳辨治，运用叶氏祖传秘方治疗2年，患者血压正常，心慌心跳未见发作，睡眠好转，情绪稳定。要求服用膏丸。

虽冠心病、高血压已治愈，但毕竟患者已年逾五十，脏腑功能减退，气血不足，心气亏虚，气虚血瘀，瘀阻心脉，肝肾不足，水不涵木，肝阳上亢，脾气不足，健运失职，湿滞中焦，气血生成乏源，血不养心，神不守舍。病情稳定，遂予膏丸以缓缓图之。治拟益气活血，益肾平肝，健脾化湿，养血宁心之法调治。处方如下：

人参30g，川红花18g，明天麻18g，双钩藤9g，小胡麻9g，三七粉18g，紫丹参18g，红景天9g，北黄芪18g，炒白术18g，灵芝18g，炒白芍18g，怀山药24g，鸡头米24g，云茯苓18g，红枣泥18g，玄参18g，牡丹皮9g，炒酸枣仁18g，抱茯神18g，桑椹18g，覆盆子18g，枸杞子18g，补骨脂18g，广陈皮18g，阳春砂18g，白豆蔻18g，苏方木18g，霍石斛18g。

以上药选用精品，按膏丸制作工艺规范精制、罐装，有关服用方法和注意及禁忌事项已均向服用者面嘱。

本方人参、北黄芪、炒白术，益气健脾以扶正；明天麻、双钩藤、小胡麻，平肝息风止痉，配炒白芍柔肝缓急，能降血压；川红花、三七粉、紫丹参、红景天、牡丹皮、苏方木，活血化瘀，补血养血，养血则安神；灵芝，具有补气安神、止咳平喘的作用，是一味较为平和的补药，对于心神不宁、失眠、惊悸、咳喘痰多、虚劳证等，均有较好的疗效；怀山药、鸡头米、云茯苓、红枣泥，健脾益气，化湿和中，红枣泥味甘，还能调和诸药；炒酸枣仁、抱茯神，清肝宁心，安神定志；桑椹、覆盆子、枸杞子、补骨脂，滋阴养血，清肝明目，温肾助阳；广陈皮、阳春砂、白豆蔻，行气化湿，和中开胃；玄参，清热解毒，滋阴生津；霍石斛，生津益胃，清热养阴。

二诊：2007年11月14日。

去年服用膏丸，患者病情稳定，心慌心跳未见发作，降血压西药片已停用，血压正常，身体的恢复让患者很开心，好像浑身有使不完的劲，告诉我她正在学习推拿按摩，准备再就业呢。今值冬季，继续以益气活血，益肾平肝，健脾化湿，养血宁心之法调治。处方如下：

人参30g，川红花18g，明天麻18g，双钩藤9g，小胡麻9g，三七粉18g，紫丹参18g，红景天9g，北黄芪18g，炒白术18g，灵芝18g，炒白芍18g，怀山药24g，鸡头米24g，云茯苓18g，红枣泥18g，玄参18g，牡丹皮9g，炒酸枣仁18g，抱茯神18g，桑椹18g，覆盆子 18g，枸杞子 18g，补骨脂 18g，广陈皮 18g，阳春砂 18g，白豆蔻 18g，苏方木 18g，霍石斛 18g。

以上药选用精品，按膏丸制作工艺规范精制、罐装，有关服用方法和注意及禁忌事项已均向服用者面嘱。

以后每年冬季患者前来求膏丸调治，随访 10 余年至今，患者情况稳定。

运动员是值得尊敬的。我想每一位运动员都是以能代表国家参加比赛为荣，把能站在世界级运动会的领奖台上，让五星红旗冉冉升起，让《义勇军进行曲》响彻世界，视为一生奋斗的目标。几乎所有的职业运动员在退役时都有伤病。每当遇到这种曾是职业运动员的患者，我的内心总会油然而生一种尊重，尽自己的所能去帮助他们。

比如，本案的患者跟我说想从事推拿按摩工作，我就介绍当地较有名气的小儿推拿按摩老师给患者，跟着一边学习一边在老师的店里实践，因为有一股不服输的精神，患者学得很认真，2 年以后技术手法相当熟练，于是自己开了一家小儿推拿按摩的门店，附近带着小孩来做过推拿调理的家长都说效果蛮好，故还很受欢迎呢。

 验案 3：频发早搏

毛某，男，35 岁，待业在家。初诊日期：2011 年 12 月 2 日。

患者小时候和姐姐经常被母亲打骂，导致他和姐姐性格比较内向。母亲身体有病，曾做过几次手术，也干不了什么活，家里只有父亲一个人工作，养活一家四口。母亲在患者上初中时因病去世，生活的变故，使得患者愈发不喜与人交谈。3 年前患者的父亲因病去世，悲伤之中，患者心慌心跳发作，晕倒在地，被亲戚送去医院，经过检查诊为频发早搏。医院开的药吃完后，患者心慌心跳明显缓解，因其不愿去看病吃药，患者的叔叔不忍心，带着患者来找我求治。我从心失于稳辨治，用叶氏祖传的秘方，随症加减治疗，同时辅以情志疏导，治疗 1 年后，心律平稳，频发早搏消失，今欲服用膏丸。

素体心阳不足，心阴亏虚，气血失调，阴阳失和，虽频发早搏经过治疗已愈，病情稳定，但毕竟患者久病体虚，心、肝、肾功能减退，容易因外邪、劳累、情绪等诱发，为巩固疗效，治拟益气固表，补肾滋阴，理气健脾，活血宁心之法调治。处方如下：

人参30g，川红花15g，云茯苓18g，抱茯神18g，枸杞子18g，灵芝孢子粉18g，霍石斛18g，桑螵蛸18g，桑椹18g，白蒺藜18g，山萸肉18g，当归身18g，鹿角霜18g，炒白术18g，菟丝子18g，莲子18g，百合蒜18g，墨旱莲18g，女贞子18g，金蝉花18g，制黄精18g，制首乌18g，炒白扁豆18g，红枣泥18g，广陈皮18g，麦门冬18g，紫苏子18g，紫苏叶18g。

以上药选用精品，按膏丸制作工艺规范精制、罐装，有关服用方法和注意及禁忌事项已均向服用者面嘱。

本方人参益气固表，扶正以预防外邪侵袭；川红花、当归身，活血化瘀，养血宁心；云茯苓、抱茯神，健脾利湿，宁心安神；枸杞子、灵芝孢子粉、霍石斛，滋补肝肾，生津止渴；鹿角霜、菟丝子，温补肾阳；炒白术、莲子、炒白扁豆，健脾祛湿，养心益肾；百合蒜，养阴润肺，清心安神；墨旱莲、女贞子、制黄精、制首乌、桑螵蛸、桑椹、白蒺藜、山萸肉、麦冬，补肾滋阴，养心安神；金蝉花，散风热，宣肺，定痉；红枣泥，健脾益气，补气血；紫苏子、紫苏叶，降气平喘，宣通肺气；广陈皮，理气燥湿，在补益药中加入行气之陈皮，使补而不腻，令全方灵动活泼起来。

二诊：2012年12月10日。

去年服用膏丸之后，患者心慌未见发作。依靠着父亲留下的房子和毕生的积蓄，姐弟俩基本能在城市里生存下去。但患者总是会回想以前那些不好的事，心情很压抑，几天都缓不过来，要不然就是玩手机，让自己暂时不去想那些让心情不好的事。正值冬季，患者的叔叔又带着他来求膏丸。继续拟益气固表，补肾滋阴，理气健脾，活血宁心之法调治。前方加上合欢花，以解郁安神，理气开胃，活络止痛。处方如下：

人参30g，川红花15g，云茯苓18g，抱茯神18g，枸杞子18g，灵芝孢子粉18g，霍石斛18g，桑螵蛸18g，桑椹18g，白蒺藜18g，山萸肉18g，当归身18g，鹿角霜18g，炒白术18g，菟丝子18g，莲子18g，百合蒜18g，墨旱莲18g，女贞子18g，金蝉花18g，制黄精18g，制首乌18g，合欢花18g，炒白扁豆18g，红枣泥18g，广陈皮18g，麦门冬18g，紫苏子18g，紫苏叶18g。

以上药选用精品，按膏丸制作工艺规范精制、罐装，有关服用方法和注意及禁忌事项已均向服用者面嘱。

每年冬季患者前来求膏丸调治。随访8年至今，患者情况稳定，早搏未见发作。

患者有一个不幸的童年，他或许始终都没办法原谅原生家庭带给他的伤害，他和姐姐或许需要用一生去治愈。面对这位患者，我除了给他用药之外，最重要的是真心地和他交流，给予他温暖，让他真切地感受到这个世界上有人在关心着他，希望他过得好。通过一次次的交流，患者渐渐地从阴霾中走了出来，每天去公园锻炼身体，买菜、做饭、收拾屋子，关心和照顾着姐姐，越来越阳光了。

验案4：心动过缓

洪某，男，68岁，某公司董事长。初诊日期：2009年11月10日。

因家族遗传，患者的心率比普通人要慢，血压在正常范围的下限，10余年前不明原因突然头晕、心慌、胸闷，去医院做了检查，诊为心动过缓，医生给开了提高心率的药物，建议考虑安装起搏器，患者不愿安装起搏器，想寻求中医药的帮助，经过多方打听，最后经朋友推荐来找我求治。我从心失于稳，强心出发，用叶氏中医祖传秘方，治疗2年余，患者心慌胸闷、头晕等症状消失，心率提高至正常范围。今年有时感觉心慌、胸闷不适，虽经充分休息、保暖等方式能够缓解，正值秋冬季节，前来要求膏丸调治。

患者已近古稀之年，脏腑功能已减退，心气不足，气虚血瘀，肝气不足，失于条达，气滞血瘀，脾失健运，水湿内蕴，外感风寒，风寒湿交织为患，虽其心动过缓已治愈，病情稳定，但毕竟已近古稀之年，为巩固疗效，预防心动过缓再次发生，治拟益气养阴，疏肝健脾，化湿和中，补肾填精，温阳祛风通络之法调治。处方如下：

人参30g，川红花18g，红景天18g，紫丹参18g，制香附18g，玄参18g，制黄精18g，制首乌18g，肉苁蓉18g，炒细辛6g，肉桂9g，玫瑰花18g，云茯苓18g，抱茯神18g，怀山药30g，鸡头米18g，枸杞子18g，天精草18g，炒鸡内金18g，莲子18g，墨旱莲18g，女贞子18g，乌药18g，广陈皮18g，蛇床子18g，五爪龙18g。

以上药选用精品，按膏丸制作工艺规范精制、罐装，有关服用方法和注意及禁忌事项已均向服用者面嘱。

本方人参补益心气，强心；川红花、红景天、紫丹参，活血补血，化瘀通脉；制香附、玫瑰花，疏肝行气，开郁宁心；云茯苓、抱茯神，健脾利湿，宁心安神，配莲子，补脾止泻，益肾涩精，养心安神；玄参，凉血滋阴，泻火解毒；肉苁蓉、蛇床子、乌药，温肾散寒，其中蛇床子是叶氏中医治疗心力衰竭的特色用药；枸杞子、天精草、墨旱莲、女贞子、制黄精、制首乌、怀山药，补肾填精，补益五脏之精气；炒细辛，以气为治，细辛气味辛香盛而味烈，疏散风邪之力较大，配温通之肉桂，能驱心脏之寒，开结气，宣郁滞，内宣络脉而疏通百节，外行孔窍而直透肌肤；五爪龙，祛风除湿，祛瘀消肿，配乌药，顺气止痛；鸡头米、炒鸡内金，健脾益胃，和中化湿。

二诊：2010年11月5日。

去年服用膏丸调治后，患者心慌胸闷未见发作，精力有明显好转，今年一到进补的季节即前来求膏丸方。继续拟益气养阴，疏肝健脾，化湿和中，补肾填精，温阳祛风通络之法调治。处方如下：

人参30g，川红花18g，红景天18g，紫丹参18g，制香附18g，玄参18g，制黄精18g，制首乌18g，肉苁蓉18g，炒细辛6g，肉桂9g，玫瑰花18g，云茯苓18g，抱茯神18g，怀山药30g，鸡头米18g，枸杞子18g，天精草18g，炒鸡内金18g，莲子18g，墨旱莲18g，女贞子18g，乌药18g，广陈皮18g，蛇床子18g，五爪龙18g。

以上药选用精品，按膏丸制作工艺规范精制、罐装，有关服用方法和注意及禁忌事项已均向服用者面嘱。

之后患者每年冬令前来求膏丸调治，服用10年至今，患者情况稳定，心慌胸闷未见发作。

对于心动过缓的患者，我往往要叮嘱：平时生活上，要注意休息，日常注意保暖，避免劳累；饮食上，营养要均衡，不吃油腻、辛辣、刺激的食物等。另外，我给他配了能强心的茶饮方，每日饮用。

 验案5：先天性心脏病术后

严某，女，39岁，中学老师。初诊日期：2016年12月18日。

患者的父母属于近亲结婚，患者出生后，发现听力明显不如正常的孩子，容易感冒，呼吸困难，去医院检查，结果提示为先天性心脏病。患者6岁时做了手术，之后基本能和别的孩子一样正常上下学，但是不能做较为剧烈的运动。从师范毕业后在某中学当英语老师，因工作压力较大，半年前开始容易疲乏，时常感到心慌、憋闷，想求助于中医药，经朋友介绍，从浙江某县城特意前来找我求治。我认为，患者病位在心，与肺、肾、脾相关，耳聋与先天不足有关，故以扶正为主，调理各脏腑的生理功能，予叶氏中医祖传秘方，服用中药治疗6个月，患者自觉身体恢复良好，正值冬令，遂要求服用膏丸。

素体禀赋不足，心气虚弱，宗气不足，卫外不固，易感外邪，脾气虚弱，健运失职，清气下走，气血生成乏源，自觉身体恢复良好，病情稳定，未见心慌、憋闷等症，今正值冬季，可以服用滋补类膏丸徐徐进补，故拟健脾益气，益胃化痰和中，调补肺气，益肾补心之法调治。处方如下：

潞党参15g，太子参15g，川红花15g，云茯苓18g，怀山药18g，鸡头米18g，炒白术18g，炒鸡内金18g，炒白扁豆18g，红枣泥18g，天门冬18g，麦门冬18g，天精草18g，枸杞子18g，金蝉花18g，浙贝母18g，苦桔梗18g，银柴胡18g，川贝母15g，生地黄30g，熟地黄30g，制香附18g，玄参30g，霍石斛18g，赤芝18g，广陈皮18g，养心草18g。

以上药选用精品，按膏丸制作工艺规范精制、罐装，有关服用方法和注意及禁忌事项已均向服用者面嘱。

本方潞党参、太子参、赤芝，健脾益气，增强人体免疫力；川红花，活血养血，通利脉道；云茯苓、怀山药、鸡头米、炒白术、炒鸡内金、炒白扁豆、红枣泥，健脾益胃，化湿和中；天冬、麦冬、天精草、枸杞子、生地黄、熟地黄，补益肝肾，调肺养心；金蝉花、浙贝母、苦桔梗、广陈皮、银柴胡、川贝母、玄参，行气化痰，清热生津；先心病患者先天不足，体质较弱，不能像正常人一样跳跳闹闹，且容易反复感冒，又加重病情，故长年情绪较为抑郁，故配制香附、广陈皮，以疏肝理气，开郁；霍石斛，益胃生津，滋阴清热；养心草，又叫费菜，是叶氏中医防治心脏疾病的常用的食疗方，具有活血止血宁心、解毒利湿消肿的作用。

二诊：2017年12月13日。

去年服用膏丸后，患者病情稳定，体力有增加，感冒过1次，经过充分休息，能够较快恢复，又值冬令，继续拟健脾益气，益胃化痰和中，调补肺气，益肾补心之法调治。处方如下：

潞党参15g，太子参15g，川红花15g，云茯苓18g，怀山药18g，鸡头米18g，炒白术18g，炒鸡内金18g，炒白扁豆18g，红枣泥18g，天门冬18g，麦门冬18g，天精草18g，枸杞子18g，金蝉花18g，浙贝母18g，苦桔梗18g，银柴胡18g，川贝母15g，生地黄30g，熟地黄30g，制香附18g，玄参30g，霍石斛18g，赤芝18g，广陈皮18g，养心草18g。

以上药选用精品，按膏丸制作工艺规范精制、罐装，有关服用方法和注意及禁忌事项已均向服用者面嘱。

之后每年冬天前来求膏丸，而春夏秋季不用膏丸及汤药，平时予养心草茶，而当出现心慌、胸闷等症状时，服用我给配制的药粉，即能缓解，症状缓解后就停用药粉。随访3年至今，患者情况稳定。

患者为近亲结婚的父母所生，患有先天性心脏病，以及先天性耳聋。当我了解到患者的情况时，内心是无比同情的。我能做的就是尽我所能开好药方，予以情感上的关怀，尽力减轻患者的痛苦。

 验案6：心动过速、慢性胃炎

柴某，男，46岁，公司职员。初诊日期：2005年11月2日。

患者是一位程序员，在某互联网公司工作，经常因为加班编写代码而错过吃饭的时间，饮食不规律，加上熬夜加班，导致慢性胃炎反复发作，因经常出现心慌心跳，去某医院检查，诊为心动过速，服过一些西药，但效果不满意，想寻求中医药治疗，经过网络搜索找到我，然后自行前来找我求治。我从心失通稳出发，运用叶氏中医祖传秘方，治疗2年后，患者病情稳定，心慌心跳未见发作，偶尔不注意会出现胃部隐隐不适，及时自我调节能恢复。近期感觉精力有些不够用，时正逢冬季，进补时节，于是前来要求服用膏丸。

虽心动过速、慢性胃炎已治愈，但毕竟患者已年过四十，心气阴亏耗，肝失条达，疏泄失职，横逆犯脾胃，脾失健运，气血生成不足，血不养心，脾气不足，运化失职，痰湿内生，郁久化热，痰热扰心，为扶正祛邪，令精力充沛，拟健脾益气，益肾和胃，清热化痰，养血稳心之法调治。处方如下：

人参30g，川红花24g，紫丹参24g，炒鸡内金24g，炒白术24g，炒白芍15g，川厚朴15g，炒白扁豆15g，红枣泥15g，怀山药30g，云茯苓 15g，肉苁蓉 15g，生地黄 15g，熟地黄 15g，玄参 15g，浙贝母 18g，乌梅 18g，制黄精 18g，香三奈 18g，莲子 18g，紫葛花 18g，甘松香 18g，阳春砂 15g，白豆蔻 15g，广陈皮 15g，三颗针 18g。

以上药选用精品，按膏丸制作工艺规范精制、罐装，有关服用方法和注意及禁忌事项已均向服用者面嘱。

本方人参健脾益气以扶正；川红花、紫丹参，活血化瘀，补血养心；炒鸡内金、炒白术、炒白芍、川厚朴、炒白扁豆、红枣泥、怀山药、云茯苓，健脾益胃，和中化湿；阳春砂、白豆蔻、广陈皮、香三奈，温中除湿，行气消食，止痛；莲子，入心脾肾经，具有补脾止泻、益肾涩精、养心安神的作用；肉苁蓉、生地黄、熟地黄、制黄精，补益肾精，滋阴降火；玄参、浙贝母、三颗针，清热解毒，祛痰利湿，化瘀散结；乌梅，敛肺，涩肠生津；紫葛花、甘松香，这是叶氏中医用来治疗心动过速的特色药对，具有理气止痛、开郁醒脾、降心率的作用。

二诊：2006 年 11 月 9 日。

经过去年服用膏丸，患者精力明显好转，胃脘未见不适，心慌心跳未见发作，今值冬令，继续拟健脾益气，益肾和胃，清热化痰，养血稳心之法调治。患者有时出现寐差，故前方加炒酸枣仁、合欢皮，以养肝解郁，宁心安神。处方如下：

人参 30g，川红花 24g，紫丹参 24g，炒鸡内金 24g，炒白术 24g，炒白芍 15g，川厚朴 15g，炒白扁豆 15g，红枣泥 15g，怀山药 30g，云茯苓 15g，肉苁蓉 15g，生地黄 15g，熟地黄 15g，玄参 15g，浙贝母 18g，乌梅 18g，制黄精 18g，香三奈 18g，莲子 18g，紫葛花 18g，甘松香 18g，阳春砂 15g，白豆蔻 15g，广陈皮 15g，三颗针 18g，炒酸枣仁 18g，合欢皮 18g。

以上药选用精品，按膏丸制作工艺规范精制、罐装，有关服用方法和注意及禁忌事项已均向服用者面嘱。

三诊：2010 年 11 月 9 日。

患者服用膏丸 2 年，感觉身体恢复挺好，加班也不感觉疲劳，故有 3 年未来求膏丸方。今年因公司裁员，工作变动较大，时有心慌心跳出现，值秋冬季节，主动前来求膏方。患者已年逾五十，其身体状态与以前大致一样，故仍拟健脾益气，益肾和胃，清热化痰，养血稳心之法调治。处方如下：

人参 30g，川红花 24g，紫丹参 24g，炒鸡内金 24g，炒白术 24g，炒白芍 15g，川厚朴 15g，炒白扁豆 15g，红枣泥 15g，怀山药 30g，云茯苓 15g，肉苁蓉 15g，生地黄 15g，熟地黄 15g，玄参 15g，浙贝母 18g，乌梅 18g，制黄精 18g，香三奈 18g，莲子 18g，紫葛花 18g，甘松香 18g，阳春砂 15g，白豆蔻 15g，广陈皮 15g，三颗针 18g，炒酸枣仁 18g，合欢皮 18g。

以上药选用精品，按膏丸制作工艺规范精制，罐装，有关服用方法和注意及禁忌事项已均向服用者面嘱。

此后，每年冬季患者前来求膏丸调治。随访 10 年至今，患者情况稳定，随着 2 年前退休，生活饮食规律，加上每天锻炼身体，患者的状态越来越好了。

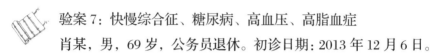

验案 7：快慢综合征、糖尿病、高血压、高脂血症

肖某，男，69 岁，公务员退休。初诊日期：2013 年 12 月 6 日。

因过去饮食不规律，经常饮酒及食用肥甘厚味，患者于 10 余年前某次体检查出血糖高、血压高、血脂高，初虽有服用西药，但不规律，后来出现头晕、心慌等症状，才引起重视，去某医院检查，诊为糖尿病、高血压、高脂血症、心动过缓。经过治疗后病情缓解，之后一直服用降糖、降压、降血脂西药。3 年前因劳累、失眠或情绪波动剧烈等诱发心律失常，被某医院诊为快慢综合征，经多方辗转求医，西药中药吃了不少，但效果不理想。2 年前经好朋友介绍前来找我求治，我从心失通稳的观点出发，采用祖传的秘方予以治疗，辅以叶氏中医特色的食疗方绿茶捞饭及茶饮方等。经过 2 年的持续治疗，目前患者未见心慌等不适症状，医院复查，血糖、血压、血脂平稳，心律正常，降糖、降血脂西药片已逐步撤掉，降压药已撤减为只服用一种。

听到我说现在已经不需要每天喝汤药，以后每年冬天来找我开膏丸方调治，第二年春、夏季就不用每天喝苦药汤了，患者表示很开心，难以用语言表达感激之情。

虽目前患者病情平稳，但毕竟将入古稀之年，脏腑功能已逐渐减退，气血衰减，肝气不足，水不涵木，肝阳上亢，脾肾功能失调，湿浊内生，炼湿成脂，走窜脉络，使气血行通不畅，心气不足，心阴亦亏，心神被扰，时正逢冬季，为巩固疗效，亦为来年的春生夏长打下物质基础，现予膏丸缓缓图之，治拟益气健脾，平肝和胃，益血稳心，祛湿消脂，益肾滋阴之法。处方如下：

别直参30g，紫丹参15g，川红花15g，白僵蚕15g，天花粉15g，冬桑叶15g，明天麻15g，茺蔚子15g，臭梧桐叶15g，生山楂15g，干荷叶15g，土茯苓15g，石韦9g，北细辛6g，甘松香9g，紫葛花9g，云茯苓15g，怀山药30g，制黄精15g，肉苁蓉15g，天精草15g，三叶青15g，炒鸡内金15g，广陈皮15g，生地黄30g，熟地黄30g，玄参30g。

以上药选用精品，按膏丸制作工艺规范精制、罐装，有关服用方法和注意及禁忌事项已均向服用者面嘱。

本方用别直参补益心气以扶正；紫丹参、川红花，活血化瘀，通利脉道；白僵蚕、天花粉、冬桑叶，清热生津，清肺润燥，清肝明目；明天麻、茺蔚子、臭梧桐叶，平肝息风，清肝平目，祛风湿，三者搭配，降血压效果更佳；生山楂、干荷叶，活血化瘀，祛湿化浊消脂；土茯苓、石韦、三叶青，清热解毒，活血止痛，利尿通淋；北细辛祛风散寒，通窍止痛，温肺化饮，是叶氏治疗心动过缓的特色药，搭配叶氏中医常用的降心率、降血压药对甘松香、紫葛花，能有效地稳定快慢综合征的心率；怀山药、制黄精、肉苁蓉、天精草、生地黄、熟地黄、玄参，滋补肝肾，健脾益气，滋阴生津；云茯苓，渗湿利水，健脾和胃，宁心安神；炒鸡内金、广陈皮，行气和胃。

二诊：2014年11月19日。

经过去年服用膏丸，患者自觉效果挺好，今正逢冬令，继续拟益气健脾，平肝和胃，益血稳心，祛湿消脂，益肾滋阴之法调治。处方如下：

别直参30g，紫丹参15g，川红花15g，白僵蚕15g，天花粉15g，冬桑叶15g，明天麻15g，茺蔚子15g，臭梧桐叶15g，生山楂15g，干荷叶15g，土茯苓15g，石韦9g，北细辛6g，甘松香9g，紫葛花9g，云茯苓15g，怀山药30g，制黄精15g，肉苁蓉15g，天精草15g，三叶青15g，炒鸡内金15g，广陈皮15g，生地黄30g，熟地黄30g，玄参30g。

以上药选用精品，按膏丸制作工艺规范精制、罐装，有关服用方法和注意及禁忌事项已均向服用者面嘱。